国家卫生健康委员会"十四五"规划教材

全国高等中医药教育教材

供中药学、中医学、中西医临床医学等专业用

中药药理学

第 3 版

中藥

主　编　陆　茵　彭代银

副主编　曾　南　苗明三　王小莹　王芙蓉

编　委（按姓氏笔画排序）

王　艳（山西中医药大学）　　　陆　茵（南京中医药大学）

王小莹（天津中医药大学）　　　苗明三（河南中医药大学）

王志琪（湖南中医药大学）　　　赵　晖（首都医科大学）

王芙蓉（山东中医药大学）　　　洪　敏（南京中医药大学）

方　芳（北京中医药大学）　　　高建平（上海中医药大学）

刘　明（贵州中医药大学）　　　郭　洁（陕西中医药大学）

刘　波（江西中医药大学）　　　彭代银（安徽中医药大学）

刘俊珊（南方医科大学）　　　　韩　冬（长春中医药大学）

李　梢（清华大学医学院）　　　韩晶岩（北京大学医学部）

汪　宁（安徽中医药大学）　　　曾　南（成都中医药大学）

秘　书　王爱云（南京中医药大学）　　韩　岚（安徽中医药大学）

人民卫生出版社

·北京·

图书在版编目（CIP）数据

中药药理学/陆茵，彭代银主编. —3 版. —北京：
人民卫生出版社，2021.10（2025.11重印）
ISBN 978-7-117-31606-4

Ⅰ.①中… Ⅱ.①陆…②彭… Ⅲ.①中药学－药理
学 Ⅳ.①R285

中国版本图书馆 CIP 数据核字（2021）第 211058 号

人卫智网	www.ipmph.com	医学教育、学术、考试、健康， 购书智慧智能综合服务平台
人卫官网	www.pmph.com	人卫官方资讯发布平台

中药药理学
Zhongyao Yaolixue
第 3 版

主　　编：陆　茵　彭代银
出版发行：人民卫生出版社（中继线 010-59780011）
地　　址：北京市朝阳区潘家园南里 19 号
邮　　编：100021
E - mail：pmph @ pmph.com
购书热线：010-59787592　010-59787584　010-65264830
印　　刷：三河市宏达印刷有限公司
经　　销：新华书店
开　　本：889×1194　1/16　印张：25
字　　数：655 千字
版　　次：2012 年 6 月第 1 版　　2021 年 10 月第 3 版
印　　次：2025 年 11 月第 6 次印刷
标准书号：ISBN 978-7-117-31606-4
定　　价：89.00 元

修 订 说 明

为了更好地贯彻落实《中医药发展战略规划纲要(2016—2030年)》《中共中央国务院关于促进中医药传承创新发展的意见》《教育部 国家卫生健康委 国家中医药管理局关于深化医教协同进一步推动中医药教育改革与高质量发展的实施意见》《关于加快中医药特色发展的若干政策措施》和新时代全国高等学校本科教育工作会议精神,做好第四轮全国高等中医药教育教材建设工作,人民卫生出版社在教育部、国家卫生健康委员会、国家中医药管理局的领导下,在上一轮教材建设的基础上,组织和规划了全国高等中医药教育本科国家卫生健康委员会"十四五"规划教材的编写和修订工作。

为做好新一轮教材的出版工作,人民卫生出版社在教育部高等学校中医学类专业教学指导委员会、中药学类专业教学指导委员会和第三届全国高等中医药教育教材建设指导委员会的大力支持下,先后成立了第四届全国高等中医药教育教材建设指导委员会和相应的教材评审委员会,以指导和组织教材的遴选、评审和修订工作,确保教材编写质量。

根据"十四五"期间高等中医药教育教学改革和高等中医药人才培养目标,在上述工作的基础上,人民卫生出版社规划、确定了第一批中医学、针灸推拿学、中医骨伤科学、中药学、护理学5个专业100种国家卫生健康委员会"十四五"规划教材。教材主编、副主编和编委的遴选按照公开、公平、公正的原则进行。在全国50余所高等院校2 400余位专家和学者申报的基础上,2 000余位申报者经教材建设指导委员会、教材评审委员会审定批准,聘任为主编、副主编、编委。

本套教材的主要特色如下:

1. **立德树人,思政教育** 坚持以文化人,以文载道,以德育人,以德为先。将立德树人深化到各学科、各领域,加强学生理想信念教育,厚植爱国主义情怀,把社会主义核心价值观融入教育教学全过程。根据不同专业人才培养特点和专业能力素质要求,科学合理地设计思政教育内容。教材中有机融入中医药文化元素和思想政治教育元素,形成专业课教学与思政理论教育、课程思政与专业思政紧密结合的教材建设格局。

2. **准确定位,联系实际** 教材的深度和广度符合各专业教学大纲的要求和特定学制、特定对象、特定层次的培养目标,紧扣教学活动和知识结构。以解决目前各院校教材使用中的突出问题为出发点和落脚点,对人才培养体系、课程体系、教材体系进行充分调研和论证,使之更加符合教改实际、适应中医药人才培养要求和社会需求。

3. **夯实基础,整体优化** 以科学严谨的治学态度,对教材体系进行科学设计、整体优化,体现中医药基本理论、基本知识、基本思维、基本技能;教材编写综合考虑学科的分化、交叉,既充分体现不同学科自身特点,又注意各学科之间有机衔接;确保理论体系完善,知识点结合完备,内容精练、完整,概念准确,切合教学实际。

4. **注重衔接,合理区分** 严格界定本科教材与职业教育教材、研究生教材、毕业后教育教材的知识范畴,认真总结、详细讨论现阶段中医药本科各课程的知识和理论框架,使其在教材中得以凸显,既要相互联系,又要在编写思路、框架设计、内容取舍等方面有一定的区分度。

5. 体现传承,突出特色　本套教材是培养复合型、创新型中医药人才的重要工具,是中医药文明传承的重要载体。传统的中医药文化是国家软实力的重要体现。因此,教材必须遵循中医药传承发展规律,既要反映原汁原味的中医药知识,培养学生的中医思维,又要使学生中西医学融会贯通,既要传承经典,又要创新发挥,体现新版教材"传承精华、守正创新"的特点。

6. 与时俱进,纸数融合　本套教材新增中医抗疫知识,培养学生的探索精神、创新精神,强化中医药防疫人才培养。同时,教材编写充分体现与时代融合、与现代科技融合、与现代医学融合的特色和理念,将移动互联、网络增值、慕课、翻转课堂等新的教学理念和教学技术、学习方式融入教材建设之中。书中设有随文二维码,通过扫码,学生可对教材的数字增值服务内容进行自主学习。

7. 创新形式,提高效用　教材在形式上仍将传承上版模块化编写的设计思路,图文并茂、版式精美;内容方面注重提高效用,同时应用问题导入、案例教学、探究教学等教材编写理念,以提高学生的学习兴趣和学习效果。

8. 突出实用,注重技能　增设技能教材、实验实训内容及相关栏目,适当增加实践教学学时数,增强学生综合运用所学知识的能力和动手能力,体现医学生早临床、多临床、反复临床的特点,使学生好学、临床好用、教师好教。

9. 立足精品,树立标准　始终坚持具有中国特色的教材建设机制和模式,编委会精心编写,出版社精心审校,全程全员坚持质量控制体系,把打造精品教材作为崇高的历史使命,严把各个环节质量关,力保教材的精品属性,使精品和金课互相促进,通过教材建设推动和深化高等中医药教育教学改革,力争打造国内外高等中医药教育标准化教材。

10. 三点兼顾,有机结合　以基本知识点作为主体内容,适度增加新进展、新技术、新方法,并与相关部门制订的职业技能鉴定规范和国家执业医师(药师)资格考试有效衔接,使知识点、创新点、执业点三点结合;紧密联系临床和科研实际情况,避免理论与实践脱节、教学与临床脱节。

本轮教材的修订编写,教育部、国家卫生健康委员会、国家中医药管理局有关领导和教育部高等学校中医学类专业教学指导委员会、中药学类专业教学指导委员会等相关专家给予了大力支持和指导,得到了全国各医药卫生院校和部分医院、科研机构领导、专家和教师的积极支持和参与,在此,对有关单位和个人表示衷心的感谢!希望各院校在教学使用中,以及在探索课程体系、课程标准和教材建设与改革的进程中,及时提出宝贵意见或建议,以便不断修订和完善,为下一轮教材的修订工作奠定坚实的基础。

人民卫生出版社
2021 年 3 月

◆◆◆ 前 言 ◆◆◆

　　本教材是国家卫生健康委员会"十四五"规划教材,为满足中药学、中医学、中西医临床医学等专业的培养目标而编写。本教材的编写结合现代科学知识及最新的研究成果,力求对中医药理论、中药复方的药效物质及作用机制进行科学、系统的阐述。在强调基础理论、基本知识和基本技能的基础上,尽可能地包含该领域的最新进展,丰富有关中医药理论指导下的中药药理学方面的知识,将重点放在培养学生的创新思维上,力求达到"授人以渔"的目的。

　　本教材的特点:总论部分,第一章着重论述中药药理学的研究为什么要在中医药理论的指导下进行。在第二章中药药效学和第三章中药药动学部分,努力体现中药及中药复方的自身规律和特点。第六章依据中药作用的方式不同,阐述开展中药药理研究的思路与方法,体现与时俱进,并以著名中药复方研究成果作为案例,使学生把握学科前沿动态。在第2版的基础上,将中药网络药理学的最新内容纳入本教材中,以培养学生综合分析、解决问题和科学创新的能力。各论部分,每章均包含概述和常用中药,概述部分注重总结各类药的共性作用,增加了中药及中药复方药效物质基础与作用机制、各单味药及中药复方药动学的内容。临床应用由传统应用、现代应用和经过药理研究后新的临床应用三部分组成,并绘制了中药活性成分分子机制图,使教材图文并茂,更易于学生理解。希望通过各论各章节的学习,学生能够了解各类中药的研究思路与方法,以及各类中药作用的特点与规律。

　　全书在编写过程中力求做到图文并茂,言之有据,注重参考文献的权威性、准确性。教材中涉及中药的基源均以最新版《中华人民共和国药典》作为重要参考。

　　本书呈现了国内外中药药理研究领域顶尖专家学者长期以来的研究成果,凝聚了各编委的集体智慧。编写组的每位教授根据其长期的教学经验及特长,对文稿进行精心编排,以期本书能够达到教师易教、学生爱学的目的,在此深表谢意!

　　本教材的编写得到了南京中医药大学领导的大力支持;南京中医药大学药学院药理系的教授和研究生做了大量的校对和绘图工作,王爱云教授承担了本教材的编写秘书工作;南京中医药大学的韦忠红老师,邹伟、贾琦等博士研究生做了很多编务和协助工作,在此一并致谢。

　　由于时间有限,难免存在疏漏和不足,敬请教师和学生在教材的使用过程中给予指正,以便再版时完善并提高。

编者

2021 年 3 月

◇◇◇ 目　录 ◇◇◇

总　论

各　论

总　　论

◇◇◇ **第一章** ◇◇◇

绪　论

📝 **学习目标**

　　通过学习中药药理学的概念,明确中药药理学的主要学科任务,掌握中药药效学与中药药动学的基本概念、中药药理学的发展简史,为后续章节进一步了解中药药理作用的特点及中药药理的研究思路奠定基础。

第一节　中药药理学的概念和任务

一、中药药理学的概念

　　中药药理学(pharmacology of Chinese materia medica)是以中医药理论为指导,运用现代科学的研究方法,研究中药和机体(人体、动物及病原体)相互作用及作用规律的一门学科。中药(Chinese materia medica)是指在中医理论指导下应用的药物,是我国中医学临床应用的药物总称。

　　中药药理学的研究内容分为中药药效学(pharmacodynamic of Chinese materia medica)和中药药动学(pharmacokinetic of Chinese materia medica)。中药药效学是在中医药理论的指导下研究中药对机体的作用及作用机制;而中药药动学是应用药动学的基本原理研究中药的活性成分、组分、中药单方和复方的体内过程及动态变化规律。

　　中药成分是指来源于中药材、饮片或方剂中化学物质的总称,其中能够通过药效学实验证明对某种疾病具有治疗作用时,则称有效成分。有效部位指含有一种主要有效成分或一组结构相近的有效成分的提取分离部位,如皂苷类、黄酮类、酚酸类等。中药组分来源于有效部位或者部位群,是具有同质性的成分群或者按照一定比例形成的组合物,其化学成分可识别、且各成分比例相对固定,其活性一般可表征并可重复。

　　中药药理学的研究应该遵循中医药理论的指导:

　　一是由中医学理论体系的特点所决定。中医药理论的特点是整体观念和辨证论治。中医治病不仅是针对某个病因和病灶进行治疗,而是立足于调整人的整体,遵循辨证论治,使人的整体功能达到平衡状态,从而治愈疾病。

　　二是中医药理论发展的需要。中医药学是中国历代医家在长期与疾病作斗争的过程中反复验证形成的医学理论体系,蕴含着丰富的科学内涵。诸如治未病学说、藏象学说、经络学说、体质学说、药物"四气五味"和"归经引经"学说。中医药学由于受历史条件的限制,有些理论不能用现代科学的语言阐释,有待于通过中药药理学的研究去阐明和发展。

　　三是中医药学中蕴含着祖先不少重大的发明创造,能从中发掘出具有我国自主创新的新成果、新技术。如根据古方安宫牛黄丸研制成治疗热病神志异常的"清开灵",又如治疗心绞痛的麝香保心丸源于《太平惠民和剂局方》所记载的苏合香丸等,这些新药都来源于古代文献,又高于古代文献,是自主创新的重要成果。

因此,中药药理学的研究只有在中医药理论的指导下,应用现代科学技术和方法来研究中药的主治功效与药理作用的内在关系,阐明中药及中药复方治疗疾病的内在规律和科学内涵,才有助于指导中医临床更为合理、准确地用药,提高中医药临床疗效,同时也有助于促进中医药理论现代化的进程,使中医药走向世界。

二、中药药理学的主要任务

（一）阐明中药及中药复方治疗作用的物质基础及作用机制

中药复方是多成分、复杂的,且多成分作用于多靶点产生整体协同效应是其作用特点,与化学药物的"一个药物一个靶点"的研究方法不同。如何阐明中药及中药复方的药效物质基础及作用机制是推动中医药走向现代化和国际化的核心问题。

化学药物与中药的主要差别见表1-1。

表 1-1 化学药物与中药的主要差别

	西药	中药
理论体系	西医理论	中医理论
应用理念	还原论	系统论
研究对象	单一化合物	中药和方剂
作用方式	专一性	多效性
作用靶点	特异性靶点	多靶点
作用层次	单层次	多层次
作用机制	对抗性	调整性

（二）从中药及方剂中发现有效治疗疾病的现代中药新药

目前,从中药中发现的新药主要有3类:第一类是单体成分,如麻黄碱、青蒿素、东莨菪碱、紫杉醇等;第二类是中药中的某一类混合成分,如银杏叶制剂、西红花总苷片等;第三类是中药复方制剂,如根据活血化瘀、理气止痛的治法研制成治疗冠心病的"复方丹参滴丸"等。除此以外,全世界推出的药物小分子新化学实体中,约有61%来源于天然产物或受天然产物的启发而合成的衍生物或类似物,而具体在抗菌药物和抗肿瘤药物方面,天然产物来源的药物更是分别高达78%和74%。自然界中数量庞大的生物,永远是人类开发新药的源泉。

（三）阐明中医药理论的科学内涵,指导中医临床更为科学、合理地用药

中医药理论以整体观念为指导,追求人与自然和谐共生,从整体上系统把握健康与疾病互相转化的规律。当风、寒、暑、湿、燥、火和疫疠之气等由外入侵机体致病时,中医学强调提高人体对不利环境因素刺激的适应力,并不求彻底清除和消灭。对机体内部环境的失衡,中医不会使用对抗疗法,而是扶其正,助祛邪之势,重视个体差异和病证的特点,追求动态平衡。在方药上,根据药物性味归经,运用七情和合的配伍法则,制订方剂而起到增效减毒的作用。这与现代医学发展的思维趋势不谋而合。当前,科学发展飞速,因此紧紧掌握世界科技相关的最新进展和成就,及时为我所用,阐明中医药理论的科学内涵,促进中医药现代化显得尤为重要。

第二节　中药药理学的发展简史

早在远古时代，人类就从自然界中发现治疗疾病的药物，如在采集、狩猎自然产物作为食物的生存过程中，偶然地发现某些天然物质可以治疗疾病与伤痛，如麻黄平喘、大黄导泻、柳皮退热等，这些是人类对药物最早的认识。在宗教迷信及封建君王寻求长寿的活动中，人类也有意识地寻找药物，使得药物学有所发展。自从有了文字以来，民间及官方均有意地将民间长期积累的医药实践经验编集成本草著作保存下来，这在我国及古埃及、古希腊、古印度等均有记载，例如我国的《神农本草经》、明代李时珍的《本草纲目》，以及古埃及的《埃伯斯医药集/籍》(Ebers papyrus)等。这些医药实践经验是当时人们运用望、闻、问、切等诊断方法直接获得的药物作用于患者的疗效及药物的作用规律。这些宝贵的经验均为中药药理的研究提供了重要的信息。

一、中药药理学的形成和发展

17世纪，人们开始用实验观察的方法取代纯理论化的医学思想，着重观察临床实践中所使用传统药物的作用，至此，出现了主要研究药物的制剂及其应用方法的药理学的前身——药物学。随着西方自然科学的进步，具备了提取分离中药化学成分的手段。1806年，德国化学家泽尔蒂纳(F. W. Serturner)从罂粟中首次分离出具有镇痛作用的单体化合物吗啡(morphine)，开创了从天然产物中寻找活性成分的先河，同时提示天然药物治疗疾病的作用与其含有的化学成分有关，这是人类利用纯单体化合物作为药物的开始，也是天然药物化学形成的标志，也使人们利用离体的器官或在体的动物研究药物的作用成为可能，从而创立了实验药理学。19世纪，中国出现了中西两大医学体系的碰撞和渗透，中国的学者也开始尝试用现代科学的研究手段对中医中药从不同的侧面进行研究，并积累了大量的研究资料，从而形成了中药药理学。

20世纪20—40年代，我国学者陈克恢等对中药麻黄进行了化学成分和药理作用的研究，发现与麻黄平喘作用有关的主要化学成分是麻黄碱，其具有拟肾上腺素样作用。该研究结果引起人们对中药研究的极大兴趣，随后学者们对延胡索、鸦胆子、柴胡、乌头、蟾酥、仙鹤草、防己、贝母、使君子、常山等一大批常用中药进行了不同程度的化学和药理研究。

中华人民共和国成立以来，中医药学的研究得到了空前的发展。在20世纪50—70年代，科研工作者除进行了大量单味药的化学及其药效筛选的研究外，还对其中的部分药物进行了系统的药效学研究，其中"545种中药的抗菌作用筛选"堪称这一时期中药大规模筛选研究的代表。至今已对至少250余种中草药进行了较为详细的化学和药理学方面的研究，确定了600余种药理活性成分。如从延胡索中得到镇痛的主要成分延胡索乙素，从黄连和苦参中获取抗心律失常的成分小檗碱（又称黄连素）以及苦参碱，其中最具代表性的成果是屠呦呦从中药青蒿（黄花蒿）中提取得到抗疟的有效成分青蒿素。屠呦呦因此于2015年成为我国第一位获得诺贝尔生理学或医学奖的本土科学家。20世纪70—80年代，中药药理研究开始重视揭示中药的用药特点，强调在中医药理论的指导下进行研究，这一时期的研究不仅关注单味中药的研究，还重视中药理论的研究，如四气、五味、归经等药性理论的药理研究，获得了一批非常有价值的成果。1984年，国家颁布《中华人民共和国药品管理法》，开启了中药药理研究的一个新阶段，开始从基础研究转向研制新药的应用研究。

研究紧密结合社会需求,与化学、药理学、临床医学等多学科合作,注意单味中药的有效部位和有效成分的研究,使中药药理研究跨上了一个新的台阶。临床有效的中药及中药复方经过规范的药学、药效和毒理研究,达到现代化新药水平而批准上市。在紧缺或名贵中药材的人工制成品研究方面也取得了重要成就,如人工麝香、人工牛黄、人工繁殖的虫草菌丝、人工熊胆等。

1996—2015 年,据不完全统计,我国科学工作者开发出诸如丁苯酞、注射用丹参多酚酸盐等多个中药大品种,产生了较大的社会效益和经济效益,对我国中药现代化、产业化具有显著的促进示范作用。

20 世纪末,有关复方研究的思路和方法渐成体系。明确中药复方的药理作用是多层次、多靶点、多环节的,强调中药复方作用的整合调节作用,取得了显著的成果,如银翘散加减麻杏石甘汤的标准汤剂治疗甲型 H1N1 流感、复方黄黛片治疗急性早幼粒细胞白血病等分子机制的研究,这些在国际顶尖刊物发表的基础研究,不仅带动了中医药学术水平的提高,而且在国际学术舞台上阐明了中医药学的科学内涵。

随着分子生物学的发展,许多单味中药的药理作用研究由原来的系统、器官水平深入细胞、分子乃至基因水平。随着分子生物学技术的发展,一直困扰学术界的中药粗制剂体外研究的方法学问题也得到了很大程度的解决。中药毒理的研究也有了较大的发展,马兜铃、雷公藤、关木通、朱砂等中药的毒性问题已引起国内外学者的高度重视。

回顾 20 世纪中药药理学的发展历程(图 1-1),虽然经过药理工作者的努力探索,但还存在未能得到解决的问题:首先是中医"证"的病理模型;其次是中药药动学研究由于方法学的问题,迄今尚处于探索阶段。

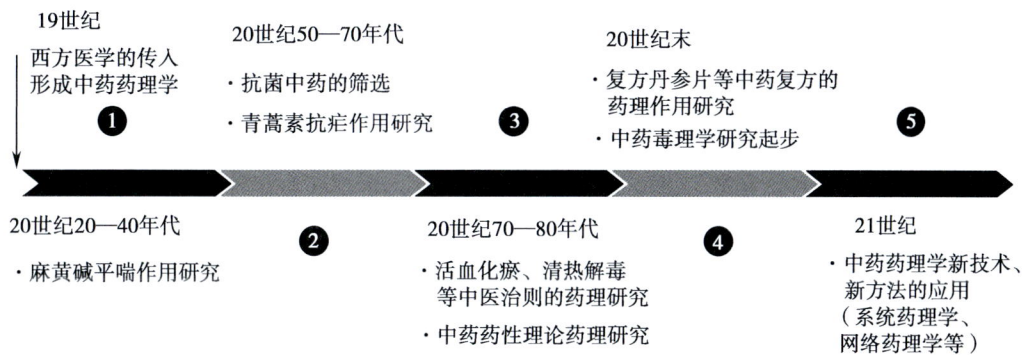

图 1-1　中药药理学的形成与发展

二、中药药理学的未来

进入 21 世纪,传承与发展中医药事业上升为国家战略,各国医学界和政府显示出对传统中医药学的热情,中药药理学肩负着用现代医药学理论去诠释传统中医药学的重要使命。随着以系统生物学、网络药理学、化学生物学、计算机化学等为标志的当代新学科兴起,中药药理学的研究有了更多、更好的研究技术与方法,中药药理学迎来了多学科渗透和飞速发展的大好时机。通过科学家的研究阐明中医药如何调节机体的稳态和提高机体的防御反应机制,开辟"从还原到系统"的中医药研究方法,并对中医药的特色内涵赋予新的理解和发展,从而为构建一个高于传统意义上的中医和西医的全新医学模式作出应有的贡献。中药药理学是一门年轻的学科,具有强大的生命力和发展空间。

学习小结

中药药理学的概念 —— 研究内容分为中药药效学和中药药动学两部分

绪论

- 中药药理学的概念 —— 研究内容分为中药药效学和中药药动学两部分
- 中药药理学的主要任务
- 中药药理学的发展简史
  - 形成与发展
    - 古代本草学时期
    - 近代中药药理学
  - 展望未来
    - 面向21世纪的中药药理学

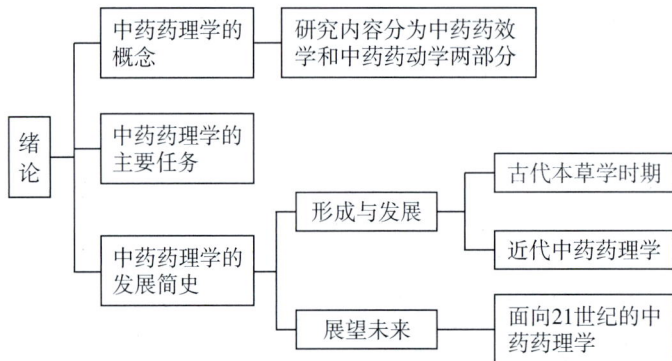

扫一扫，
测一测

（陆　茵　彭代银）

复习思考题

1. 中药药理学为什么离不开中医药理论的指导？
2. 中药与化学药物有什么本质的不同？
3. 中药药理学的发展简史对我们今后的中药药理研究有何启迪？

02章PPT

PPT 课件

第二章

中药药效学

📌 学习目标

　　通过本章的学习,了解中药的作用及作用原理,了解中药药理作用的特点;认识中药的不良反应,理解中药成分的毒性;为后续章节如中药的发现及后续开展中药药理学的研究思路和方法的学习奠定基础。

　　中药药效学(pharmacodynamic of Chinese materia medica)研究中药对机体的作用规律,是在中医药理论的指导下,应用现代科学的基本原理和手段,研究中药活性成分单体和组分、中药单方及复方中的多成分对机体器官生理功能及细胞代谢活动的影响及变化规律的一门学科。

第一节　中药的基本作用

　　"调者和也"是中医治病的最高境界。内环境的稳态和机体防御反应调节机制是机体自我健康能力所在。"阴平阳秘,精神乃治。"扶正祛邪、调节平衡是中药的基本作用。中药通过扶正祛邪来增强机体的抗病能力,祛除病邪;通过调节平衡来调整阴阳失调、调和气血运行,从而使正胜邪去、阴阳和合。

一、扶正祛邪作用

　　"正气"指维持人体正常生命活动的基本物质和抵抗力。中药的扶正作用表现为 3 个方面:①增强机体的免疫功能,从而抵御外来或内生的致病因素对机体的侵害;②增强机体对不利环境的应激能力,提高机体对缺氧、高热等恶劣环境的适应能力,增强机体对各种有害刺激的非特异性抵抗能力,使紊乱的功能恢复正常;③增强损伤机体的自我修复能力,促进蛋白质和核酸的合成代谢或提高其更新速率,或提高机体的激素水平(因为体内的各种激素水平可以直接影响器官组织的反应能力和水平),达到修复作用。如人参、黄芪、补中益气汤、当归补血汤等。植物源中药受环境胁迫后产生的次生代谢产物,能提高生物机体对环境胁迫(高温、寒冷、紫外线等)的耐受性,因为在自然选择压力下人体保留着感知这些胁迫信号分子的能力,从而激活进化保守性的细胞应激响应机制,提高逆境适应能力。如人参适应原样作用(图 2-1)。

　　"邪气"泛指各种致病因素及其病理产物。祛邪作用如辛温解表药可以通过发汗解热等作用祛除表邪;黄连等清热解毒药通过清热泻下作用治疗邪热犯胃之证等。

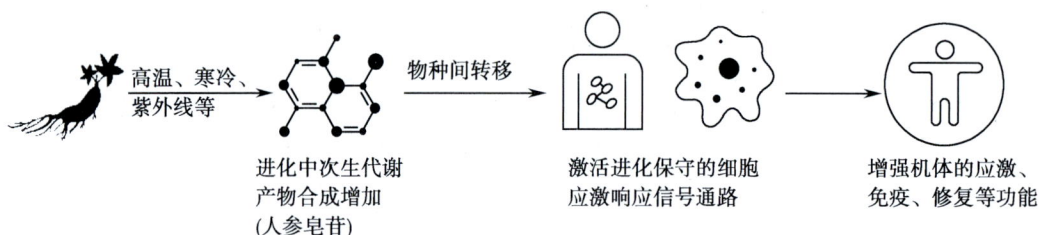

图 2-1　人参异种兴奋效应（适应原样作用）

二、调节平衡作用

调节机体的功能状态是中药的特色与优势,以方剂为载体或通过中药偏性调节机体阴阳的偏盛与偏衰,或通过扶正祛邪达到阴阳平衡。中药的活性成分按照一定配伍组合,以多靶点、多途径为调节平衡的主要表现形式。主要体现在以下两方面:①调节机体的反应水平。如温热药能提高寒证患者的神经内分泌功能和代谢水平;寒凉药能抑制热证患者的神经内分泌功能,使机体代谢下降,产热减少。②调节机体的反应能力。机体反应水平是指机体对外界刺激所表现出来的一些指标的水平高低。机体的反应能力是指机体对刺激产生反馈作用的能力大小。反应水平只反映静态水平的变化,而反应能力是反映机体应对动态变化的能力。人参有兴奋下丘脑-垂体-肾上腺皮质轴,使其功能增强的作用;半夏厚朴汤可以调节抑郁状态下的中枢单胺类神经递质能神经系统、机体氧化防御等多个功能系统。

中药的整合调节作用可以表现为双向调节,如同一给药剂量、同一给药途径的桂枝汤能使发热者的体温降低、低体温者的体温升高,便秘者通便、腹泻者止泻,免疫亢进者可抑制、免疫抑制者可增强,可以将异常的功能状态调整趋于正常水平。在治疗心肌缺血时,丹参能够通过促进血管生成,改善心肌缺血状态;但在肿瘤治疗中,丹参则能够通过抑制肿瘤内部血管生成,从而抑制肿瘤的转移。其内在的分子机制是:在缺血性疾病中,丹参有效成分能够抑制血小板聚集,抑制黏附分子表达,并上调血管内皮生长因子(vascular endothelial growth factor,VEGF),从而促进人脐静脉内皮细胞增殖、迁移和管腔形成,促进缺血区域血管新生。而在肿瘤中,丹参有效成分则能够促进周细胞覆盖,抑制尖端细胞出芽,减少血管内皮细胞 VEGF 的自分泌,从而抑制人脐静脉内皮细胞的增殖、迁移和管腔形成。因此,可进一步确证丹参对血管新生是抑制还是促进,与肿瘤组织及心肌缺血组织的血管新生网络及组织的功能状态有关。而中药的双向调节机制是中药有别于西药的重要作用方式。这些研究结果可以用 Wilder 提出的"初始值法则"(the law of initial value)予以解释:刺激(如某一中药成分)的作用与其所作用的反应系统的原始水平(初始值)有关,初始值愈高,对兴奋性刺激(如另一中药成分)的反应愈低,对抑制性刺激的反应增强;反之,机体的初始值愈低,对兴奋性刺激的反应愈高,对抑制性刺激的反应减弱。

第二节　中药药理作用的基本原理和特点

一、中药药理作用的基本原理

中药成分结构复杂多样,契合生物多靶。多成分之间协同发挥作用是中药发挥作用的基本方式。中药中的化学组分(药效物质)与生物体(人)内的细胞、离子通道、酶、受体、基因等分子组成的生物分子"网络"相互作用,从而体现了多靶点协同、拮抗、整合、调节的作用特点。以四物汤为例,四物汤中的各味中药所含的成分往往多达几十种、上百种,甚至几千种,起疗效的物质基础可以包括小分子化合物(挥发油、生物碱、黄酮类、皂苷类)及生物大分子(肽、蛋白、糖肽及多糖等)。四物汤的补血、调经作用是四物汤的最终效应,其内在机制是中药中的活性物质群通过多靶点、多途径、多因微效经整合发挥作用的结果(图 2-2)。

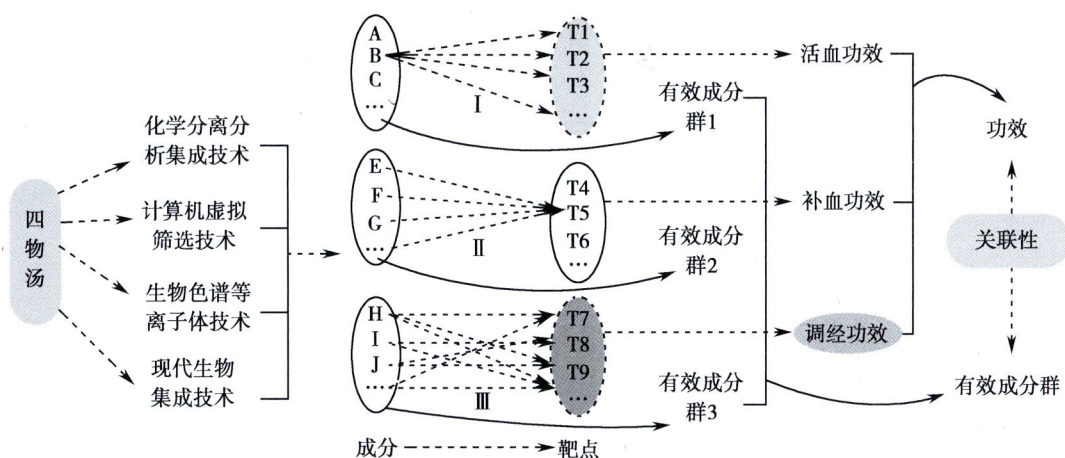

图 2-2　四物汤多靶点、多环节整合调节作用示意图

中药的协同作用可以在药效动力学层面,如根据成分与成分作用靶标间的关系,中药的不同成分可以作用于同一靶标,或作用于同一调控通路的不同靶标,或作用于 2 条相互联系通路的不同靶标而发挥作用;也可以在药动学层面,如一个成分可以通过影响另一个成分的吸收、分布、代谢、排泄过程产生协同作用。其机制如下:

1. 中药多成分作用于不同靶点发挥协同作用　如机体发生炎症时,感染引起花生四烯酸代谢通路激活,产生各种炎症介质,并激活核因子 κB(NF-κB)信号通路,继而激活下游细胞因子表达。丹参的有效成分群能分别抑制炎症过程中的 5-脂氧合酶(5-LOX)、环氧合酶-2(COX-2)以及 IκB 激酶-2(IKK-2)等关键靶标,从而产生抗炎作用(图 2-3)。

2. 中药可以作用于不同环节发挥协同作用　如桑叶中的不同成分能够作用于不同环节发挥协同降糖作用。生物碱和多糖是桑叶中主要的降血糖有效成分。其中生物碱单体 1-脱氧野尻霉素(1-deoxynojirimycin,DNJ)可高效抑制 α 葡糖苷酶(α-glucosidase,αGlu)活性,从而减少糖在小肠的分解与吸收,降低餐后血糖的高峰值。DNJ 是口服生物利用度最高的桑叶生物碱单体,其次是荞麦碱(fagomine)。荞麦碱及桑叶多糖可促进 β 细胞分泌胰岛素降低胰岛素抵抗,从而增加细胞对糖的利用、促进肝糖原合成并改善糖代谢,完成协同降糖效应(图 2-4)。

3. 增敏作用,降低或逆转病原体的耐药性　如黄连含有小檗碱和 5′-甲氧大风子品(5′-methoxyhydnocarpin,5′-MHC)。小檗碱单独应用时抗菌效价低,但当有 5′-MHC 时,由于 5′-MHC 是专一的微生物多药耐药泵(MDR pump)抑制剂,可以使小檗碱的最低抑菌浓度(MIC)降低到单独使用小檗碱时的 1/500,抗菌效价提高 500 倍(图 2-5)。

4. 中药或者中药复方中的一个成分可以影响另一个成分中的活性成分的溶解度或吸收率,通过增强吸收和生物利用度来提高药效或减轻不良反应　如桔梗皂苷具有表面活性剂的作用,可以增加银翘散中多种难溶性成分的溶解度,从而提高活性成分的生物利用度,

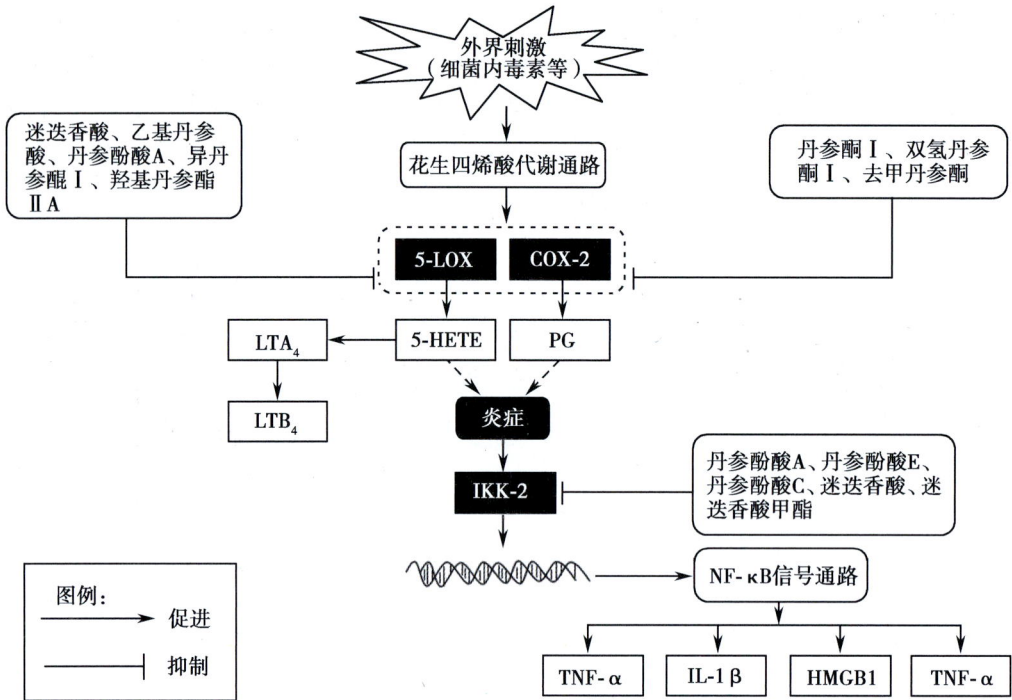

图 2-3　丹参抗炎效应的多成分、多靶点作用机制图

5-LOX:5-脂氧合酶;COX-2:环氧合酶-2;5-HETE:5-羟基二十碳四烯酸;LTA$_4$:白三烯 A$_4$;LTB$_4$:白三烯 B$_4$;PG:前列腺素;IKK-2:IκB 激酶-2;TNF-α:肿瘤坏死因子-α;IL-1β:白介素-1β;HMGB1:高速泳动族蛋白 B1

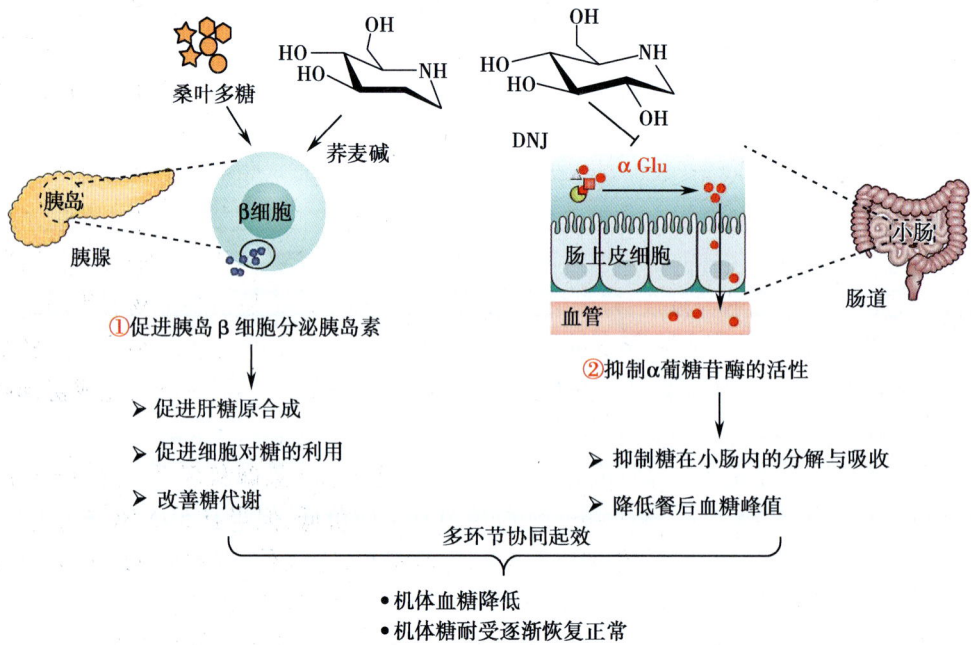

图 2-4　桑叶中的生物碱与多糖作用于不同环节协同起效

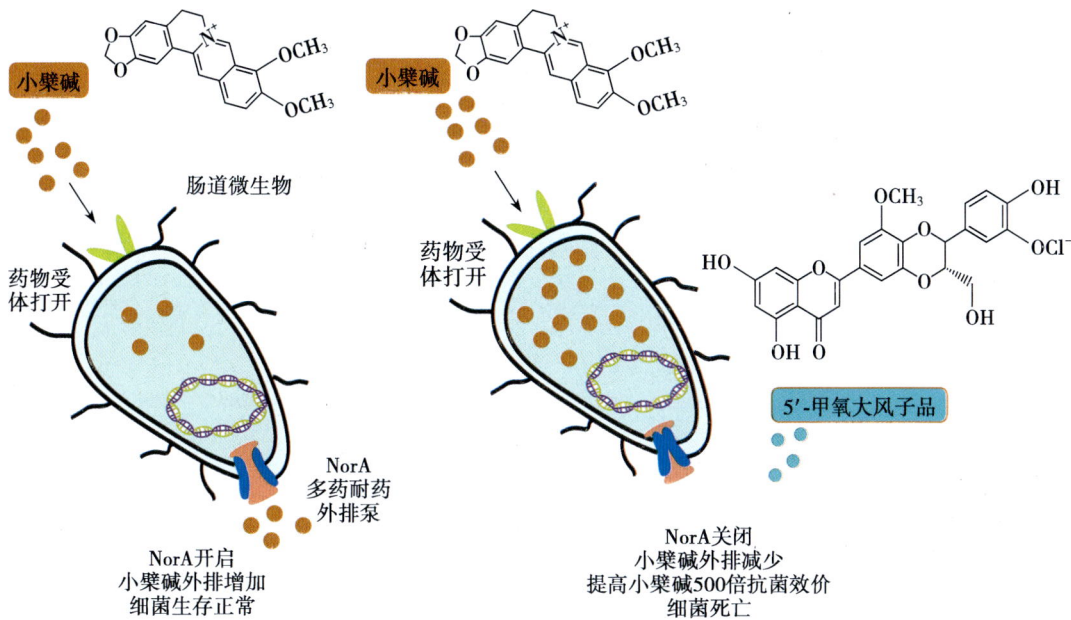

图 2-5 小檗碱和 5′-MHC 的协同抗菌机制

使银翘散的药理作用增强。苦参与甘草是固定的中药配方,与单独使用甘草相比,该配方可减少甘草次酸的吸收,增强代谢,因此减少甘草次酸在体内的积蓄,从而降低甘草水钠潴留的副作用。

5. 提取物中的几种成分作用相互拮抗,使药效降低或降低毒副作用 如丹参中的水溶性成分丹参素和原儿茶醛对冠状血管的作用完全相反,丹参素可明显扩张冠状血管,而原儿茶醛则明显收缩冠状血管;甘草中的甘草酸(又称甘草甜素、甘草皂苷)、甘草次酸有促进水钠潴留的作用,可减弱甘遂甾萜成分的峻下逐水作用。

因此,中药在慢性、多基因复杂疾病中有着不同于单靶点化学药物的作用特点。

二、中药药理作用的特点

(一)中药的作用具有多效性与广泛性

中药成分的结构复杂多样,一味中药至少有成百上千个化合物,进入体内更可代谢衍生出成千上万种代谢产物,而且几乎每一个单体化合物都有多个靶点,这就造成了中药作用的多效性,如姜黄(图 2-6)。中药多效性另一个重要的原因是受体的杂泛性(promiscuity)。受体杂泛性是指受体的结合部位可以与结构多样的配体相匹配和结合。在进化过程中,为了结合、代谢和清除结构多样性的内源和外源性物质,蛋白具有广泛和可变的结构容纳性,无须对每种化合物都准备特异的蛋白,体现了受体的杂泛性。受体靶标蛋白具有保守性和多样性。保守性体现在折叠成二级结构的结构域比较固定和保守,因而与配体分子的结合互有交盖,具有交叉反应性。多样性体现在精细的结构内涵,相似的结构域因为有不同的氨基酸序列,功能是不同的,体现了特异性,因而靶标多为"一专多能"的蛋白。

(二)中药的生物效应相对缓和

中药对机体的生物靶点的亲和力大多相对较弱,而经典的西药对最佳靶点具有很高的结合能力,作用强而明显。如抗心律失常的西药和中药对抗心律失常药物作用的最佳靶点

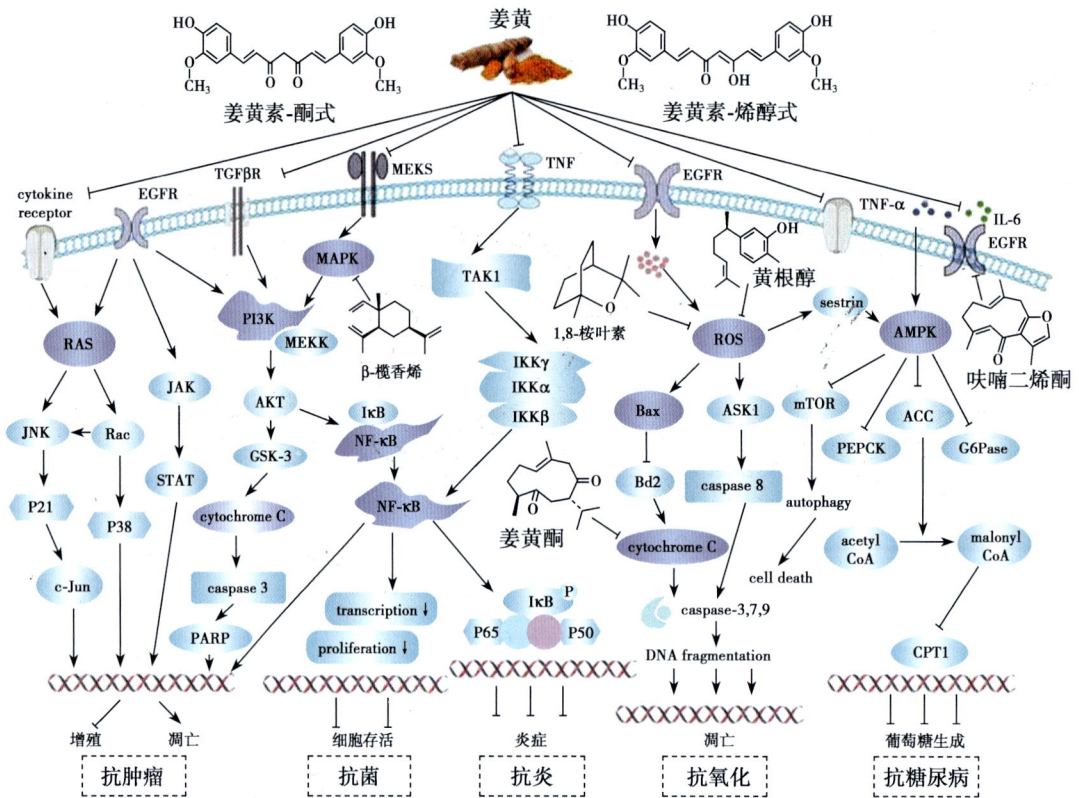

图 2-6　姜黄作用的多效性与广泛性

cytokine receptor:细胞因子受体;EGFR:表皮生长因子受体;TGF-βR:转化生长因子-β 受体;TNF:肿瘤坏死因子;IL-6:白介素-6;JNK:c-Jun 氨基末端激酶;JAK:JAK 激酶;MAPK:丝裂原活化蛋白激酶;ROS:活性氧;AMPK:AMP 活化蛋白激酶;mTOR:哺乳动物雷帕霉素靶蛋白;PEPCK:磷酸烯醇丙酮酸羧化激酶;acetyl CoA:乙酰辅酶 A;ACC:1-氨基环丙烷-1-羧酸;malonyl CoA:丙二酰辅酶 A;G6Pase:葡糖-6-磷酸酶;CPT1:肉毒碱棕榈酰转移酶 1;autophagy:自噬;cell death:细胞死亡;ASK1:凋亡信号调节激酶 1;caspase:胱天蛋白酶;cytochrome C:细胞色素 C;NF-κB:核因子 κB;IKK:IκB 激酶;STAT:信号转导及转录激活蛋白;PARP:多腺苷二磷酸核糖聚合酶;transcription:转录;proliferation:增殖;DNA fragmentation:DNA 断裂

均有作用,但西药对最佳靶点的作用强,而中药对最佳靶点的亲和力相对较弱。在人体生物系统中,很多信号的传递是依赖物理相互作用,参与分子间的作用本身就是比较弱的,从而保证信号调控的灵活性。此外,单一活性成分起效所需的剂量和浓度均较中药材中所含的量高,如丹参中的隐丹参酮等,且多数有效成分代谢动力学特征不理想,进入特定组织或细胞的有效成分浓度低。因此,中药及其复方是通过多成分、多靶点、多环节来发挥整合协同作用的。

知识链接

抗心律失常的靶点

和心律失常的发生与发展密切相关的通道称抗心律失常的靶点,其中起主导和调控作用的通道称抗心律失常药物作用的最佳靶点。

（三）中药的量效关系具有复杂和非线性的关系

自古就有"中医不传之秘在量上，中医治病的巧处在量上"的说法。中药的量效关系的变化规律有异于西药的量效关系而有其自身的特点，包含以下几个方面：①中药作用的效应随药量变化而发生质的改变，因为每味中药都由不同的化学成分组成，中药有效活性成分的含量是决定中药功效的主要因素。如人参小剂量能增强心脏收缩力，大剂量则减弱其收缩力并减慢心率；白术小剂量止泻，大剂量通便；柴胡在小柴胡汤中为君药，用量大于其他药味1倍有余，意在透邪外出，而在逍遥散中为臣药，用量与各药相等，起疏肝解郁作用。②调整用量配比能够改变药物作用的性质，适用于不同病证的治疗。如左金丸（黄连∶吴茱萸＝6∶1）在动物胃热证模型上对胃黏膜损伤具有较好的保护作用，反左金丸（黄连∶吴茱萸＝1∶6）在胃寒模型上对胃黏膜发挥较好的保护作用。《普济方》中载有佛手散，由当归6两、川芎4两组成，主治妊娠伤胎、难产、胞衣不下；《证治准绳》中芎归散的药味与佛手散亦同，用川芎、当归（去芦）各等分，主治脚气、腿腕生疮等。③整方服用剂量随主症变化而变化。初病用量宜大，取其量大力专而猛之势，以祛病邪；久病用量宜小，取其量小而力缓，使疾病逐渐向愈。

（四）时效关系难以用时效曲线来表达

由于中药及中药复方是多成分的组合物，因而难以用单一成分在体内浓度的变化去体现中药或中药复方的时效关系。如柴胡皂苷a在胃肠道内受到微生态环境影响，代谢为9种化合物进入血液循环；又如黄芩汤中的11个成分，它们在血液中的最高浓度（C_{max}）从60ng/ml到1 626ng/ml不等，达峰时间（t_{max}）从0.82小时到17.21小时不等，消除半衰期从2.71小时到49.22小时不等。

中药及中药方剂的时效关系难以用时效曲线来表达，因为受以下因素影响：①复方中药药味的配伍、配比变化可以影响活性成分群在体内的浓度和动力学的过程。如复方活络效灵丹加减方（含川芎）提取物和单味川芎提取物经口服给药后，大鼠血浆洋川芎内酯Ⅰ在复方内比单味药的曲线下面积（AUC）和C_{max}显著降低，清除率（CL）显著增加，说明配伍降低了洋川芎内酯Ⅰ的血药浓度及达峰浓度且体内清除加快。②中药或复方制剂以口服为主，药物在经过消化道进入血液循环的过程中，经过胃肠吸收转化后，药物变成新的成分而发挥作用；也可能在肝微粒体酶CYP450的介导下，在肝内代谢成其他化合物。③中药的体内过程与机体的功能状态有关，即同一药物在不同证型的动物模型或人体内的药动学参数有差别。

第三节　中药的不良反应

在临床上，中药针对疾病的治疗目的所起的作用称治疗作用，而与治疗目的无关的且不利于患者的作用称不良反应。此处所指为药理学意义上的中药不良反应。中药的不良反应有以下几个方面：

1. **副作用**　由于选择性低，药理效应涉及多个器官，当某一效应用作治疗目的时，其他效应就成为副作用。如麻黄在平喘的同时引起失眠。

2. **毒性反应**　中药的毒性反应是指在剂量过大或使用中药时间过长时所引起的机体生理生化功能和结构的病理变化。急性毒性是指大量毒物短时间内进入机体，很快出现中毒症状甚至死亡。急性毒性多损害中枢神经系统、心血管系统、呼吸系统、消化系统、泌尿系统以及造血系统的功能。如乌头、附子的有毒成分是双酯性的二萜类生物碱,其中毒性最大的是乌头碱(aconitine),口服之后会导致全身神经活动(以及肌肉活动)紊乱,兴奋迷走神经,通过兴奋刺激作用,导致起搏异常、传导障碍和各种异位节律,继而引起心源性脑缺血综合征。慢性毒性反应系指中药或中成药经长期服用或反复服用所出现的,造成靶器官结构性损伤的反应。损伤的靶器官中,以肝、肾、胃肠道损伤的发生率最高,其次是心肌、骨骼、肺、中枢神经、内分泌腺体,如关木通中马兜铃酸的肾毒性。克银丸临床用于治疗银屑病,但可导致肝损害和剥脱性皮炎。

3. 特异质反应　少数人因遗传原因(如个体酶缺陷)导致用药后发生与药物药效无关的病理反应。如有口服常规剂量的板蓝根糖浆剂而发生溶血的报道,该症状与该患者红细胞内葡糖-6-磷酸脱氢酶缺陷有关。

4. 后遗效应　是指停药后血药浓度已降至阈浓度以下时残存的药理效应。如服用洋金花、天仙子等可致次日口干、视物模糊。

5. 停药综合征　是指突然停药后而出现的与原来本身的作用相反的效应。如服用大黄通便,突然停药后则引起便秘。

6. 变态反应　系指机体受到中药或中药注射剂刺激后,体内产生抗体,当该药再次进入机体时,发生抗原-抗体结合反应,造成组织损伤或生理功能紊乱。轻者表现为皮疹、红斑、皮肤水疱及发热,严重者出现剥脱性皮炎、过敏性休克等。如服用天花粉引起流泪、打喷嚏、呼吸急促、口唇发绀、全身不适等过敏症状;中药注射剂也可能引起变态反应,如双黄连注射剂、鱼腥草注射剂等。

7. 致畸胎、致突变及致癌作用　有些中药可以干扰胚胎的正常发育而引起畸胎,如雷公藤、雄黄、砒霜等;有些中药可以引起癌变,如大戟等。

8. 继发效应　由于药物作用而引发的反应称继发效应。如长期服用番泻叶、麻仁丸、大黄引起久泻而致维生素 B 缺乏导致的口腔炎。

9. 依赖性　长期应用某些中药(如罂粟壳类)会产生不能停药的渴求,在停药后会产生戒断症状,这种现象称依赖性。

第四节　中药成分的毒性

中药种类复杂、品种众多、毒性物质多种多样。文献报道的毒性物质主要有生物碱类、有机酸类、苷类、毒蛋白类、萜类及内酯类、重金属类等。

1. 含生物碱类成分中药的毒性　川乌、草乌、附子、天雄、雪上一枝蒿等含乌头碱,对神经系统、心血管系统和消化系统均有明显的毒性。雷公藤、昆明山海棠含雷公藤碱,可引起视丘、中脑、延髓、脊髓的病理改变,肝、肾、心可发生出血与坏死。乌头碱对心脏的毒性主要表现为严重的、复杂多变的心律失常,特别与乙醇合用可导致严重的室性心律失常甚至室性心动过速、心室颤动发生,其发生机制主要是对迷走神经有强烈的兴奋作用和直接作用于心室肌产生异位节律及形成折返激动。马钱子含士的宁(又称番木鳖碱),可选择性地兴奋脊髓,对中枢神经有极强的兴奋作用,中毒量则抑制呼吸中枢。洋金花所含的莨菪碱、东莨菪碱作用于传出神经系统,其机制与阻断 M 受体而抑制心脏有关。

2. 含有机酸类成分中药的毒性　马兜铃、关木通、细辛、天仙藤、广防己、青木香等中药含有马兜铃酸,对肾损害的主要特点是肾间质纤维化,致肾小管间质性病变,引起急性肾衰竭和慢性肾衰竭,其中以慢性肾衰竭最为多见。马兜铃酸对肾毒性的主要原因是其直接刺激肾间质成纤维细胞或激活肾小管上皮细胞,分泌大量转化生长因子(如 TGF-β_1)、血小板衍生生长因子(PDGF)、表皮生长因子(EGF)等,促进肾间质成纤维细胞分泌 I 型胶原(Col-I)、层黏连蛋白(LN)、纤维连接蛋白(FN)等细胞外基质(ECM),使 ECM 在肾间质蓄积,从而引发肾间质纤维化而致肾病变。

3. 含苷类成分中药的毒性 含强心苷类成分的中药有洋地黄、万年青、八角枫、蟾酥、夹竹桃,小剂量有强心作用,较大剂量或长时间应用可致心脏中毒,严重时可出现传导阻滞、心动过缓、异位节律等,最后因心室颤动、循环衰竭而致死,其主要原因是抑制心肌细胞膜上的 Na^+-K^+-ATP 酶,使心肌细胞内失 K^+。含氰苷类成分的杏仁、桃仁等中毒表现为组织缺氧,如头昏、头痛、发绀、呼吸困难、心悸、四肢厥冷、抽搐、血压下降等,严重者可因窒息及呼吸衰竭而死亡。含皂苷类成分的商陆、黄药子可引起胃肠刺激症状,产生腹痛、腹泻,大剂量可引起中枢神经系统麻痹及运动障碍,长期服用可损害肾、肝等。含黄酮苷类成分的芫花、广豆根等能刺激胃肠道引起恶心、呕吐,也能导致肝损害,出现黄疸等症状。

4. 含毒蛋白类成分中药的毒性 苍耳子所含的毒蛋白是一种细胞原浆毒,常损害肝、心、肾等内脏实质细胞,使之发生混浊、肿胀、坏死,并使毛细血管扩张,血管渗透性增加,引起广泛性出血。蓖麻所含的蓖麻毒蛋白中毒首先出现呼吸窘迫、发热、咳嗽、恶心与胸闷,之后大量出汗并造成肺水肿,最后可能因低血压及呼吸衰竭而死亡。

5. 含萜类及内酯类成分中药的毒性 毒性成分为萜类及内酯类的中药有大戟、芫花、黄药子、艾叶等,毒性作用主要表现为局部的强烈刺激作用,内服可引起肝细胞损害、抑制中枢神经系统等毒性反应。艾叶油对皮肤有刺激作用,内服可刺激胃肠道及引起肝细胞损害。马桑中含有多种倍半萜酯类物质,主要毒性成分为马桑内酯和吐丁内酯等。马桑内酯和吐丁内酯为 γ-氨基丁酸受体拮抗剂,能兴奋中枢神经系统,增强脊髓反射,产生惊厥。中毒的早期症状为恶心、呕吐、头晕、头痛、胸闷、腹部不适等,继之为焦虑、烦躁不安、血压升高、呼吸加快、全身抽搐。患者可因呼吸、心搏骤停而死亡。

6. 含重金属类成分中药的毒性 含重金属类成分的中药主要包括含砷、含汞、含铅类的中药。砒霜、雄黄等含砷类化合物,劣质代赭石、冰片可混含砷杂质,主要成分分别为三氧化二砷、二硫化二砷,而二硫化二砷遇热易分解变成有剧毒的三氧化二砷。砷化合物具有原浆毒作用,可与含巯基的酶结合,从而抑制酶的活性,严重干扰组织代谢,引起心、肝、肾和肠充血,造成肝小叶中心坏死、上皮细胞坏死、毛细血管扩张等中毒现象。

水银、朱砂、轻粉、红粉等含汞类化合物,其主要成分分别是金属汞、硫化汞、氯化亚汞、氧化汞等。汞化合物进入人体后,汞离子与酶蛋白的巯基结合,使酶失活,阻碍细胞呼吸与正常代谢。

黄丹、密陀僧、樟丹、黑锡丹等含铅类化合物,主要成分分别为一氧化铅、粗制氧化铅、四氧化三铅、氧化亚铅等。铅中毒可造成卟啉代谢紊乱,阻碍血红蛋白合成,且可直接破坏红细胞和抑制骨髓造血功能,导致贫血、溶血;可引起胃肠炎性改变,并通过神经反射引起平滑肌和血管痉挛而致肠绞痛。铅进入人体后迅速分布到骨骼、肝、肾、大脑等重要器官中,可导致多系统损害,引起中毒性肝、肾损害及中毒性脑病。

笔记栏

学习小结

```
                              ┌─ 基本作用 ──┬─ 扶正祛邪作用
                              │             └─ 调节平衡作用
                   ┌─ 治疗作用 ┤
                   │           │            ┌─ 多效性与广泛性
                   │           │            ├─ 生物效应相对缓和
                   │           └─ 药理作用特点┤
                   │                         ├─ 量效关系具有复杂和非线性关系
        中药药效学 ┤                         └─ 时效关系难以用时效曲线来表达
                   │
                   │           ┌─ 副作用、毒性反应、特异质反应、后遗效应、停药综合征、
                   │           │   变态反应、致畸胎、致突变及致癌作用、继发效应、依赖性
                   └─ 不良反应 ┤
                               └─ 中药有毒成分的不良反应(含生物碱类、有机酸类、苷类、
                                   毒蛋白类、萜类、内酯类以及重金属类中药的毒性)
```

（陆　茵）

复习思考题

1. 中药的基本作用和特点有哪些?

2. 请分析中药多成分、多环节整合调节作用的内在分子机制,并能举例说明。

3. 大多数中药为天然植物,为什么会产生不良反应?

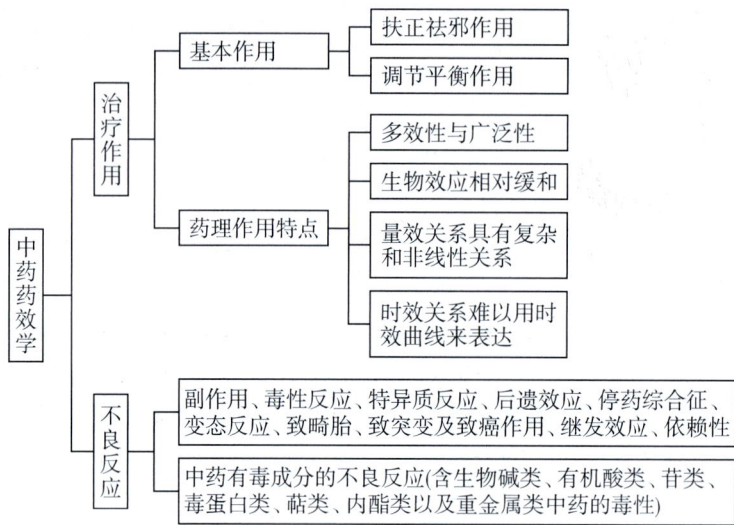

扫一扫,
测一测

第三章

中药药动学

📌 **学习目标**

　　通过学习中药药动学及其研究思路,掌握中药体内过程及其动态变化的特点,熟悉中药药动学目前的研究思路与方法,了解其研究的热点和难点,从而加深对中药药效物质基础和药效特点的认识,并为各论药物的学习提供基础。

　　中药药动学(pharmacokinetic of Chinese materia medica)又称中药药物代谢动力学,是在中医药理论的指导下,应用药动学的基本原理,研究中药活性成分单体和组分、中药单方及复方中多成分的体内过程及动态变化规律的一门学科。

　　中药药动学经过 50 多年的发展历程,目前已取得了令人瞩目的快速进展,对于阐明中药作用的物质基础、揭示中药的作用机制及其科学内涵、阐明中药复方配伍理论的科学性、设计和指导临床给药方案、促进中药新药开发和剂型改造、推动中医药走向世界具有重要的理论和实际意义,已成为中药现代化研究的热点。由于中药所含成分的复杂性、中医临床应用的辨证施治及复方配伍等中医药特色,使中药的体内过程及动态变化规律有别于化学药品,有其特殊性。因此,中药药动学研究具有挑战性,其理论体系和研究方法仍有待于进一步完善和发展。

第一节　中药的体内过程及体内动态变化特点

一、中药的体内过程

　　中药的体内过程包括吸收(absorption,A)、分布(distribution,D)、代谢(metabolism,M)和排泄(excretion,E),简称 ADME(图 3-1)。

(一)吸收

　　吸收是指药物从给药部位进入血液循环的过程。中药吸收部位包括胃肠道、口腔、皮肤、注射部位、肺、鼻黏膜等处。因中药以口服形式给药为主,故其所含的成分主要经胃肠道吸收。

　　中药在胃肠道吸收过程的主要特点:①吸收机制多样性。中药含有多种成分,多数成分以简单扩散的方式由胃肠道吸收,而有些成分的吸收需要转运体介导,如丹参中的隐丹参酮的肠道吸收过程由 P 糖蛋白(P-glycoprotein,P-gp)参与。②吸收形式多样性。有许多临床有效的中药有效成分原型吸收比较困难,如黄连的有效成分小檗碱的绝对生物利用度<1%。部分中药的成分在胃肠道可被代谢,如苷类成分在肠道菌群作用下水解成苷元被吸收,这些苷类成分常被称为"天然前药";如甘草中的甘草酸经肠菌酶水解成甘草次酸,主要以甘草次

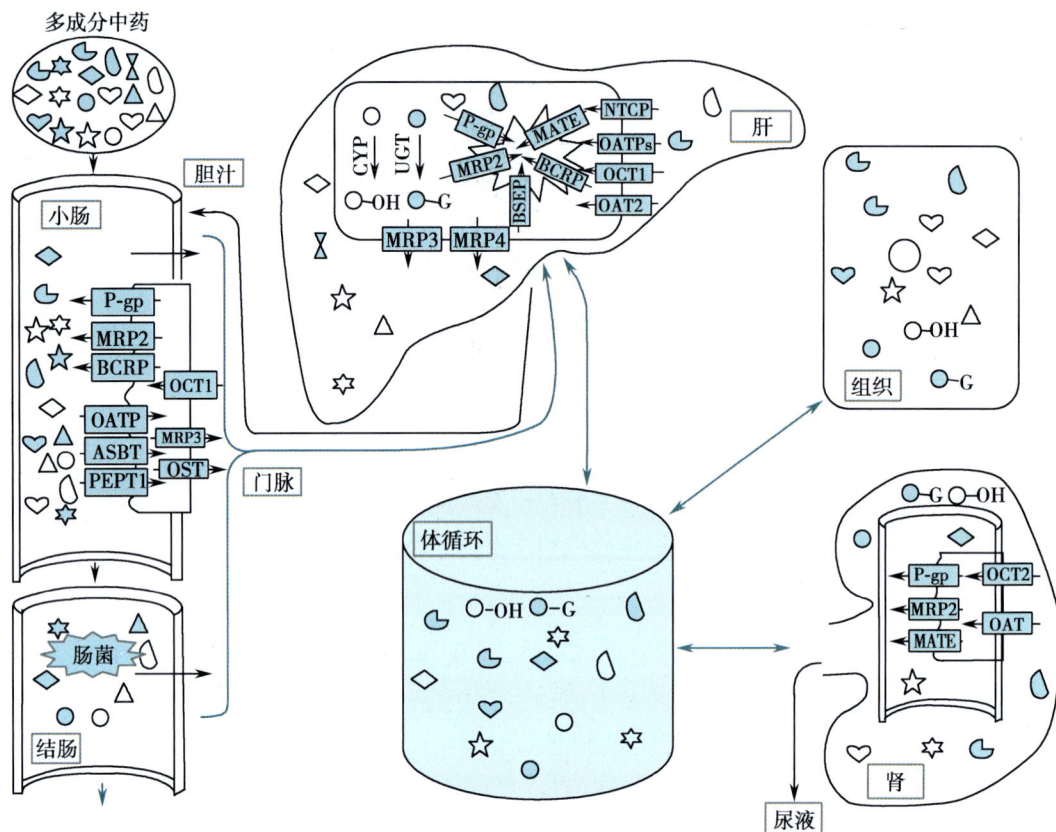

图 3-1　中药的体内过程

箭头表示药物转运方向。OAT:有机阴离子转运体;OATP:有机阴离子转运多肽;OCT:有机阳离子转
运体;PEPT:寡肽转运体;MATE:多药-毒素外排转运体;MRP:多药耐药相关蛋白;P-gp:P 糖蛋白;
BCRP:乳腺癌耐药蛋白;BSEP:胆盐输出泵;ASBT:顶端钠依赖性胆盐转运体;OST:有机溶质转运体;
NTCP:钠-牛磺胆酸盐共转运多肽;CYP:细胞色素 P450 酶;UGT:尿苷二磷酸葡糖醛酸转移酶;
○-OH:羟化代谢物;●-G:葡糖醛酸结合物

酸的形式吸收进入体内。③影响因素多。除影响化学药品吸收的因素如成分的理化性质、
制剂因素和机体因素等对中药口服吸收造成影响外,中药多种成分之间可能存在复杂的相
互作用,也会影响其吸收。因此,研究中药在胃肠道的吸收情况,对于阐明中药药动学规律
具有重要意义。

（二）分布

分布是指血液中的药物到达组织脏器的过程。药物在体内的分布具有不均一性和动态
性,即在不同组织中的浓度可能是不相同的,且随时间呈现动态变化。

中药体内分布的影响因素较多。除化学药品分布的影响因素如药物血浆蛋白结合率、
体液 pH、器官血流量、生理屏障、药物与组织的亲和力等外,中药在体内的分布还受下列因
素的影响:①中药多成分之间的相互作用。中药的多成分可能会通过转运体或血浆蛋白结
合等环节,影响中药成分或化学药物的分布,使组织器官中的浓度发生改变。②中药的一些
药性与中药成分的分布相关。某些引经药的引经作用与促进中药有效成分向靶器官的分布
有关,如冰片可提高血脑屏障对丹参素的通透性;再如麝香"通诸窍,开经络"功效的理论与
麝香中的有效成分麝香酮容易透过血脑屏障有关。

（三）代谢

代谢是指药物在体内所发生的化学结构的变化,且该过程又称生物转化。大多数中药

的代谢是在肝中进行的,部分代谢在肠道、肺、肾、皮肤和血液等其他器官中进行。代谢常常使药物灭活,也有部分使无活性或活性低的中药成分代谢为有活性或药理活性强的代谢物,即使药物活化。另,少数情况下代谢产生毒性代谢物。

中药代谢的特点:①肠道菌群参与代谢。除了肝代谢外,肠道菌群在口服中药后的多成分代谢中发挥重要作用。肠道菌群可以产生各种代谢酶,其中 β-葡糖苷酶是研究较多的一种水解酶,可以将外源性的 β-糖苷类转化为相应的苷元和糖。被肠道细菌代谢后的产物常常极性降低、脂溶性提高,往往伴有代谢产物的药理和毒理活性增强。如人参皂苷 Rb₁ 在哺乳动物宿主肠道菌群作用下的生物转化过程。口服原型人参皂苷 Rb₁ 生物利用度较低,哺乳动物肠道微生物群能够逐步水解人参皂苷 Rb₁,使其去糖基化,最终代谢为强活性成分 Compound K 及原人参二醇(图 3-2)。②中药多成分代谢具有复杂性。中药成分在体内可发生广泛的代谢,经转化可生成多种代谢产物,并且多成分间还可相互转化。③某些中药对代谢酶产生影响。如对代谢酶产生诱导或抑制作用,因而引起复杂的中药多成分间或与合用的化学药品间代谢的相互影响。如甘草可抑制 CYP2C9 等代谢酶的活性,当其与甘遂合用时使甘遂中的毒性成分甘遂萜酯 A 的代谢减慢。④某些中药的功效及毒性与其代谢相关。一些中药成分可经代谢活化,使药效或毒性增强。如千里光所含的吡咯里西啶类生物碱在肝的代谢过程中会形成肝毒性物质。

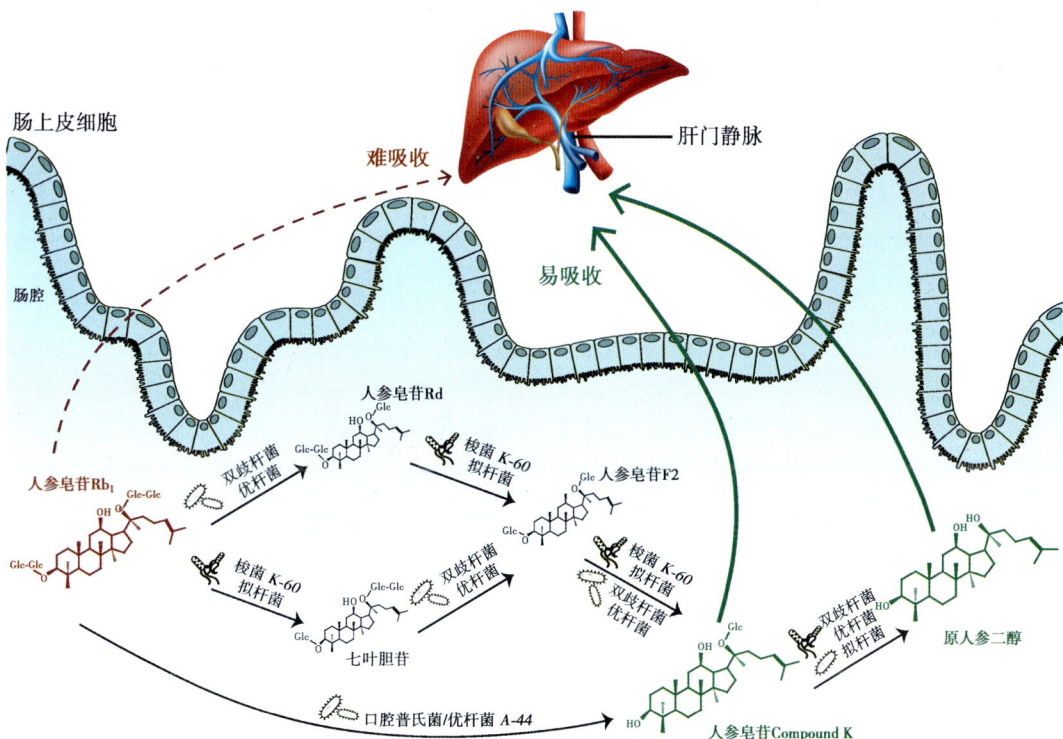

图 3-2　人参皂苷在肠道被肠道菌代谢生物转化过程

(四)排泄

排泄是指血液中的药物及其代谢物排出体外的过程。非挥发性中药及代谢产物主要通过肾排泄,且肾小球滤过、肾小管的分泌和重吸收功能参与其排泄过程。胆汁排泄是除肾排泄之外的另一条主要排泄途径。

中药排泄的特点:①中药多成分对排泄环境可能有一定的影响,如改变原尿的 pH,影响药物的解离度而影响原尿中药物的重吸收,从而影响排泄。②中药多成分可影响转运体功能。肾表达多种药物转运体,参与药物的排泄过程。转运体可受外源性异物影响,中药多成分可能通过影响转运体功能而影响药物排泄,如葛根素可抑制肾内有机阴离子转运体(organic-anion transporter,OAT),使与其合用的经此转运体排泄的药物的肾清除率下降。

二、中药的体内动态变化特点

药物在机体内随着时间变化不断地被吸收、分布、代谢和排泄,而且处在一种动态变化的过程中。反映中药体内动态变化的药物浓度-时间曲线(concentration-time curve,C-T 曲线)具有如下特点(图 3-3):①往往呈现多成分的 C-T 曲线。单味中药及复方中药给药后,体内存在多种原型成分及代谢产物,因而可以测定血液中多种成分的浓度,绘出多成分的 C-T 曲线。如甘草经口给药后可获得甘草酸、甘草次酸、甘草苷、甘草素、异甘草苷和异甘草素等多成分的 C-T 曲线。②血药浓度的变化呈现多样性。中药多成分在体内相互转化或因明显的肝肠循环等可使血药浓度的变化呈现多样性,C-T 曲线下降段的衰减往往不明显,表现为平坦甚至多峰。如黄芩给药后黄芩苷和汉黄芩苷的 C-T 曲线呈现双峰现象。③各成分 C-T 曲线的差异较大。有些中药多种成分含量高低不同、吸收程度不同,使吸收进入体循环的药量差异较大,加上有些成分可相互转化,使各成分 C-T 曲线的高低存在明显差异,而有的成分浓度很低,有时难以绘出完整的 C-T 曲线。如大黄经口给药后,大黄酸的峰浓度为大黄素峰浓度的 67 倍。④多成分的药动学-药效学(PK-PD)关系复杂。中药进入体内的成分复杂,有时效应成分、毒性成分或伴随成分不明确,使得多成分药动学与药效学之间的关系不符合经典的 PK-PD 模型,关系具有复杂性。

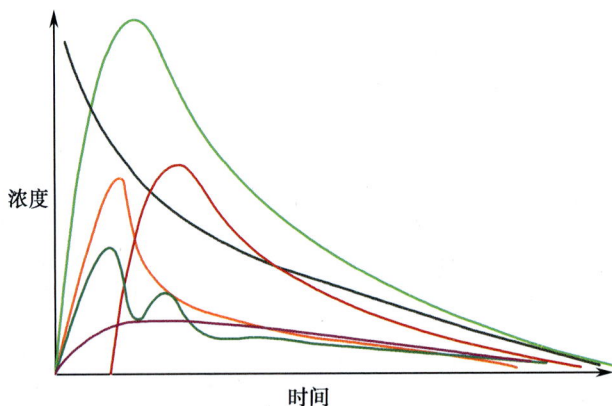

图 3-3 中药体内多成分动态变化

第二节 中药药动学研究思路与方法

中药药动学研究包括体内动态变化分析和体内过程分析。由于中药常常成分复杂,如中药组分、有效部位、单味中药及中药复方,在进行药动学研究时,首先应该采用现代色谱-质谱联用等分析技术对体内成分进行定性分析,确定中药的体内成分群,包括吸收成分群和代谢产物成分群;然后再对可定量的成分建立可靠的生物样品中中药成分浓度测定方法,研究其动态变化规律和体内过程。

一、中药成分动力学规律研究方法

中药体内动态变化规律研究目前仍以体内药物浓度测定法为主。该法适用于化学结构明确且其体内浓度能够用定量分析方法测定的中药活性成分的研究。对动物或人体给予中药单体成分或有效成分明确的中药(包括中药组分、有效部位、单味中药及中药复方)后,选择一定的时间间隔连续采集血样或尿样,应用相应的生物样品中药成分浓度测定方法测定中药成分体内浓度的动态变化,绘制 $C\text{-}T$ 曲线,选择合适的动力学模型,运用药动学软件进行动力学分析,计算各成分的药动学参数,定量描述中药成分在体内动态变化的规律。

对于含有多种有效成分的中药尤其是中药复方,常常通过测定体内多成分浓度的动态变化,绘出多成分的 $C\text{-}T$ 曲线,计算出多成分的药动学参数。有研究者将多成分进行综合分析,得到整合药动学参数。在单味中药的药动学研究中,应在单体成分药动学研究的基础上进行,并与单体成分的药动学比较,以阐明单味药的成分之间的药动学相互影响;在中药复方药动学研究时,应在单味中药药动学研究的基础上进行,并与单味药比较,以阐明中药复方配伍对药动学的影响。

二、中药成分体内过程研究方法

中药成分的体内过程可采用体内和体外模型进行研究,对于单体成分,体内和体外模型均适用,但中药提取物无法直接用体外模型进行研究。中药提取物、单味中药或中药复方可根据中药体内多成分药动学的研究结果,再选择需要研究的单体成分利用体外模型对多种成分共存时的 ADME 特征进行研究,阐明这些多成分共存时的体内过程特征和药动学相互影响的机制。

(一)吸收研究方法

1. 体内研究 分别测定静脉给药和口服或其他血管外给药的血药浓度动态变化,计算药-时曲线下面积(AUC),获得绝对生物利用度。

2. 体外研究 口服中药的主要吸收场所是小肠,因此吸收的体外研究方法主要以针对肠吸收的体外模型为主,主要有大鼠肠囊模型、细胞模型、尤斯灌流室(Ussing chamber)模型等。采用这些体外吸收模型研究中药成分的吸收过程,包括吸收成分、吸收部位、吸收速度、吸收机制、生物利用度、影响因素、吸收过程中各成分的相互作用等。

(二)分布研究方法

1. 体内研究 整体动物给药后,参考血中 $C\text{-}T$ 曲线的变化趋势,选择至少 3 个时间点分别代表吸收相、平衡相和消除相,测定各时相心、肝、脾、肺、肾、胃肠道、生殖腺、脑、体脂、骨骼肌等组织中的中药成分浓度,阐明在体内的主要分布组织和器官,得到血药浓度与靶组织药物浓度的关系。

2. 体外研究 采用组织切片、细胞模型等研究中药成分组织分布、影响因素及分布机制等。研究血浆蛋白结合率可采用平衡透析法、超过滤法等,而血脑屏障体外模型在药物体外分布模型研究中较为成熟,已用于芳香开窍药的血脑屏障作用机制研究,阐释了该类中药在脑中的分布以及"引药上行"的功效。

(三)代谢研究方法

进入机体代谢器官的中药成分可能会被代谢。中药成分的体内生物转化研究内容包括转化产物的结构、转化类型、主要转化途径及其可能涉及的代谢酶表型。可能存在较强活性或毒性的代谢产物时,应尽早对代谢产物进行研究,以确定全面开展代谢产物动力学试验的必要性。

1. **体内研究**　可与药物体内过程的其他试验同时进行,应用这些试验采集的样品,采用定性和定量的分析方法,进行代谢产物的鉴定及浓度测定。

2. **体外研究**　机体的主要代谢器官是肝,因此体外肝代谢模型在中药代谢研究中应用广泛。体外肝代谢模型分细胞、亚细胞组分、组织、器官、代谢酶 5 个层次,如目前应用较多的有肝细胞模型、肝 S9 模型、肝微粒体模型、肝胞质溶胶模型、重组代谢酶如 rCYPs 和 rUGTs等,以及精密肝切片模型和离体肝灌流模型。中药在胃肠道中也会发生代谢。体外的胃肠道代谢模型主要有肠道菌代谢模型、肠微粒体代谢模型和人工胃肠液模型。

（四）排泄研究方法

1. **体内研究**　当前中药成分的排泄研究以整体动物实验为主,给药后,通过收集不同时间的尿液、粪便或胆汁等,测定其中的中药成分和主要代谢产物的浓度或对代谢产物谱进行分析,计算药物和主要代谢产物经这些途径排泄的速率及排泄量。

2. **体外研究**　目前常用的体外药物排泄模型有离体肾灌流模型和肝细胞三明治培养模型,分别用于研究中药通过肾排泄和随胆汁外排情况,以及观察肾药物转运体和肝胆药物转运体功能及其调控的情况。

（五）跨膜转运研究方法

对药物吸收、分布和排泄过程研究均可采用计算机模拟、单层细胞、转运体(P-gp、BCRP、OATP1B1、OATP1B3、OAT1、OAT3 和 OCT2 等)转染细胞、转运体表达膜囊等体外模型研究药物跨膜转运机制。

三、中药药动学相互作用研究方法

中药药动学相互作用分为中药-中药之间的相互作用(herb-herb interaction,HHI)和中药-化学药物之间的相互作用(herb-drug interaction,HDI)。HHI 又可发生在单味中药内的成分之间或不同味中药之间:①单味中药内的成分之间相互作用研究,采用体内药动学的方法,对单味中药与相应的单体成分的体内成分 C-T 曲线进行测定,比较药动学参数的差异,阐明单味中药中的共存成分与药效成分药动学相互作用规律和机制。②对不同味中药之间的药动学相互作用,进行复方与相应的单味药、药对配伍及单体成分的体内药动学比较,测定研究成分的 C-T 曲线,比较药动学参数的差异。进一步分析配伍对药效成分体内过程的影响,阐明复方配伍的多成分体内过程变化规律和相互作用机制。

药动学相互作用可发生在药物体内过程的任一环节,主要由代谢酶或转运体介导,以代谢性相互作用更常见。

（一）代谢性相互作用研究

研究方法包括:①肝微粒体温孵法,最好选用人肝微粒体,利用不同的探针底物来评价中药对不同的 CYP 亚族酶、尿苷二磷酸葡糖醛酸转移酶(UGT)等代谢酶活性的抑制作用。②原代肝细胞培养法,利用探针底物进行中药对酶活性诱导和抑制的研究。③分子生物学方法,可测定药酶的基因和蛋白表达,同时结合酶活性实验,从不同角度分析中药对药酶的诱导作用。④体内试验方法,在获得体外相互作用的结果后,应进一步进行体内试验,通过测定特异性底物的血药浓度的变化,计算药动学参数,评价中药的代谢性相互作用。

（二）转运体介导的相互作用研究

转运体在体内分布广泛,由其介导的药物相互作用可发生在药物的吸收、分布、肝肾清除等多个环节。

1. **体外细胞模型**　①不含重组转运体的细胞系,如 Caco-2 等,用于观察转运体抑制剂对中药成分跨膜转运的影响或中药成分对转运体底物跨膜转运的影响,阐明吸收环节可能的相互作用。②原代细胞,如原代肝细胞,可用于观察摄取转运体抑制剂对中药成分摄取的影响或中药成分对转运体底物摄取转运的影响,阐明肝摄取环节可能的相互作用。③"三明治"培养原代肝细胞模型,可以模拟肝的功能,阐明肝外排环节可能的相互作用。④转染细胞,将重组转运体基因转染于不同的细胞系,可用于确认转运过程相互作用所涉及的转运体。

2. 离体器官模型　①肝、肾切片模型,用于观察肝、肾摄取转运体介导的相互作用;②外翻肠囊模型,用于观察转运体介导的吸收环节的相互作用。

3. 在体模型　在体肠灌流、肝灌流、肾灌流等模型可用于观察转运体介导的肠、肝、肾转运环节的相互作用。

4. 体内模型　采用整体动物模型或人体观察中药对转运体底物或转运体抑制剂对中药成分体内血药动力学或尿药动学的影响,分析药动学参数的差异,阐明转运体介导的相互作用。

对代谢酶或转运体介导的中药药动学相互作用研究有助于阐明中药复方配伍的规律和机制,可为指导临床合理用药提供基础。药物转运体影响药物体内过程的各个环节,采用上述方法进行药物相互作用研究时,需综合考虑各个方面因素对结果的影响,多种方法联合应用,综合分析及验证,以获得可靠的结果。

第三节　中药药动学研究的意义与难点分析

中药药动学研究在创新中药研究和中药国际化进程中具有重要作用,成为中药现代化研究的热点。但由于中药体内过程和动态变化的特点和复杂性,使得中药药动学研究仍然面临着一些困难。

一、单味中药药动学研究

单味中药药动学研究,通常是将单味中药的提取物给予动物或人体,进行体内动力学研究。单味中药药动学研究有助于阐明中药的药效物质基础,可为创新中药的作用机制阐明、质量标准制定、新型递药系统研发提供依据;此外,单味中药药动学研究还是复方中药药动学研究的基础。因此,单味中药药动学研究持续受到关注。

单味中药药动学研究面临的困难:①中药里有些成分浓度低,有些标准对照品获得困难,有些成分在体内发生较大的变化。因此,全面阐明中药体内的成分群及动力学规律存在困难。②单味中药含有多种化学结构不同的成分,其动力学规律差异大。③有些中药有效成分的血药浓度低,常常难以说明其有效性。④有些药物体内过程研究模型对研究中药的多成分共存有局限性,对多成分共存时体内过程特征的系统研究尚显不足。

二、中药复方药动学研究

中医方剂是我国中药新药研发的重要源泉,中药复方的药效物质基础是方剂中的多成分。中药复方药动学研究有助于确定药效物质基础及配伍规律,为创新复方中药的作用机制研究、质量标准制定、组方优化、安全性评价和临床合理用药提供依据。因此,中药复方药动学研究成为中药现代化研究中的热点。

由于中药复方的化学成分比单味中药更复杂、含量差异更大,除了单味中药药动学研究中的困难外,中药复方药动学研究还面临如下困难:①反映复方作用整体观念的困难性。现代分析手段可以获得中药血浆指纹谱或代谢物谱和多成分的 *C-T* 曲线,但如何对这些图谱和曲线进行分析,以综合反映复方整体的动态变化规律,是中药复方药动学研究的难点。②确定中药药效物质基础的困难性。中药复方有效成分的不确定性、中药药效的多样性以及配对对药效成分的影响等因素,导致仅仅通过复方体内多成分的药动学研究阐明中药的药效物质基础存在困难。③阐明中药配伍多成分共存时的体内过程特征的困难性。由于中药成分复杂、多成分间存在相互转化和共存成分的干扰等原因,使得研究中药配伍多成分共存时的代谢、转运规律和机制存在困难。

三、中药药动学-药效学联合研究

目前尚难以通过中药药动学研究来全面确定药效物质基础,因此中药 PK-PD 联合研究成为中药现代化研究的热点。整体动物给予中药后,测定中药多成分的药动学参数和药效学变化,进行 PK-PD 联合分析,有助于阐明中药复方的药效物质基础。近年也有报道用代谢组学方法评价中药的整体药效,进行中药体内多成分的代谢物组-中药复方代谢组学联合研究,以确定中药药效物质基础,但这些研究尚处于探索阶段。

四、中药经肠菌代谢研究

口服给药后,中药在肠道内会同肠道菌群直接接触,因此肠道菌群与中药之间的相互作用不可避免。肠道菌群可以产生多种代谢酶,中药经肠道菌的代谢后,有可能产生脂溶性更高、活性或毒性发生变化的代谢产物。近年来,中药肠道菌群代谢研究受到关注,已报道黄酮类、皂苷类、生物碱类、蒽醌类、单萜类等中药成分的肠菌代谢和一些中药复方如黄芩汤、甘草附子汤、双黄连经肠菌代谢的研究。

五、细胞药动学研究

经典的药动学可以用血药浓度的高低解释大多数情况下药理效应的强弱,但是对于某些特殊的组织器官或肿瘤细胞,采用血药浓度难以对药理效应进行全面和准确的反映。细胞药动学是指将细胞视为一个整体,定量研究药物在细胞内的处置过程,并通过建立数学模型阐明药物在细胞内的处置规律。

药物在细胞内的处置过程包括摄取、分布、代谢、靶标结合和外排。对于某些中药,血药浓度不能解释其在特定组织或细胞中作用,此时进行药物在靶细胞内的动力学过程研究能反映药物在靶细胞内的处置过程,阐明药物进入细胞的方式、胞内及亚细胞靶点处的药物浓度,评价药物的药效及阐明药物作用机制。但细胞药动学揭示的机制能否反映中药在体内作用的情况尚有待于进一步研究阐明。

六、中医药理论指导下的中药药动学研究

中医临床用药的精髓是辨证施治,因此进行"证候"状态下的中药药动学研究对指导临床用药更有意义。自 20 世纪 80 年代开始,有研究者对不同证候患者或动物模型口服中药后体内血药浓度及药动学参数的变化进行研究。但目前人体不同证候状态下的中药药动学研究报道还较少,大多是在动物模型上进行的,较难复制出符合中医特色的证候动物模型;且大多数研究中测定的成分有限,使得我们对临床证候状态下的中药复方药动学规律的认识有限。因此,在中医药理论指导下,对证候状态下的中药药动学特征有必要进一步深入研究,找出其规律及机制,以便制订科学的给药方案。

中药药动学是一门年轻的边缘学科,其研究方法正在不断发展。随着现代研究技术的

进步和多学科的相互渗透,将不断揭示中药体内过程的特征和动力学规律,不断探索中药药动学的研究方法,以便进行适合中药评价的药动学研究。

学习小结

```
                        ┌ 中药的体内过程及    ┌ 中药的体内过程
                        │ 体内动态变化特点    └ 中药的体内动态变化特点
                        │
                        │                   ┌ 中药成分动力学规律研究方法
                        │ 中药药动学研究思     │ 中药成分体内过程研究方法
          中药          ├ 路与方法           └ 中药药动学相互作用研究方法
          药动          │
          学            │                   ┌ 单味中药药动学研究
                        │                   │ 中药复方药动学研究
                        │                   │ 中药药动学-药效学联合研究
                        └ 中药药动学研究的    ├ 中药经肠菌代谢研究
                          意义与难点分析       │ 细胞药动学研究
                                            └ 中医药理论指导下的中药药动
                                              学研究
```

（高建平）

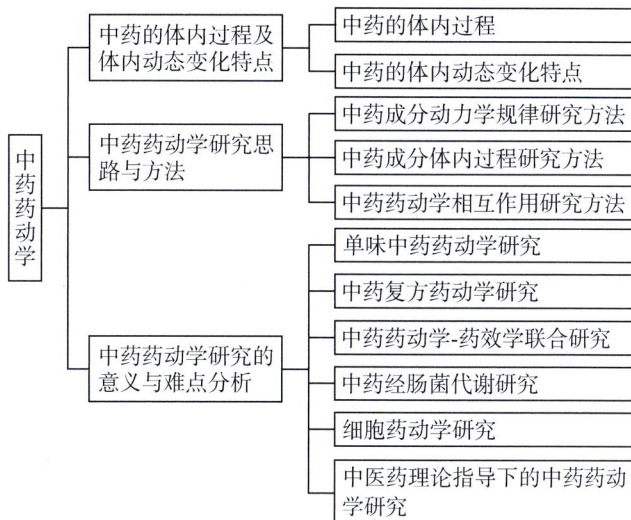

扫一扫,
测一测

复习思考题

1. 试述中药的体内过程、中药体内动态变化的特点。
2. 目前中药药动学研究中常采用的方法有哪些?
3. 中药药动学研究所面临的困难有哪些? 有何对策?
4. 试述中药药动学研究在中药现代化中的作用及地位。

第四章

影响中药药理作用的因素

学习目标

    学习药物、机体和环境等因素对中药药理作用的影响,掌握中药的基原、产地、药用部位、采收、贮藏、产地加工与炮制、制剂、临床应用等对中药药理作用发挥的显著影响;熟悉和了解机体的生理情况、病理状态、心理因素、长期用药以及地理条件、气候寒暖、饮食起居、昼夜节律等环境外因也是影响中药药理作用的重要方面。通过学习使学生具备合理选药、安全用药的基本思路,并为研究中药药理作用的有效性和安全性提供科学的指导。

第一节 药 物 因 素

知识链接

道地药材——自然与人文造就的品牌

    "道地药材"的历史可追溯到东汉时期的《神农本草经》,一些药材名就冠以地名以突出产地,如阿胶、巴豆、秦艽、吴茱萸等,可以说是道地药材的雏形。南朝陶弘景所著《本草经集注》明确了道地药材的优质性,认为"诸药所生,皆有境界",是现今确定道地药材的最早依据之一。后来,"道"是古代中国相当于现代省区一级的行政区划单位,"地"是"道"以下的具体产地,这种提法一直延续到今天。

    物种遗传基因是道地性形成的内在因素,自然生态环境是道地性形成的外在条件,生产技术与人文环境是道地性形成的可靠保障,而中医药临床实践结晶更是道地性形成的理论基础。《本草图经》载上党人参补气临床试验:"相传欲试上党人参者,当使二人同走,一与人参含之,一不与,度走三五里许,其不含人参者必大喘,含者气息自如者,其人参乃真也。"因此,正确认识、应用道地药材,研究道地药材的道地性,是中药传承创新的重要内容。

    药物是影响中药药理作用的首要因素。中药的品种、产地、采收、贮藏、产地加工与炮制、生产工艺与剂型、剂量、药物相互作用等对中药作用的发挥有显著影响。

一、基原

    我国地域幅员辽阔,一药多源的情况较为普遍。由于许多中药材是同名异物,在使用时,往往将同种同属甚至不同种属的植物作为一种药来应用。而不同科属、不同种的植物即使亲缘关系接近,有效成分的类型和含量亦可能出现明显差异,而使药理作用有区别,临床疗效不稳定。《本草纲目》中就有"一物有谬,便性命及之"的说法,可见古代就很重视中药的来源。

不同品种的同名中药有效成分含量差别大,如黄柏的有效成分之一是小檗碱,其中黄柏(黄皮树的干燥树皮,*Phellodendron chinense* Schneid.)含小檗碱 4%~8%,关黄柏(黄檗的干燥树皮,*Phellodendron amurense* Rupr.)的小檗碱含量为 0.6%~2.5%。不同品种的成分差异必然会影响药理作用和临床疗效,如大黄的有效成分之一是结合型蒽苷,其中掌叶大黄(*Rheum palmatum* L.),唐古特大黄(*Rheum tanguticum* Maxim ex Reg)或药用大黄(*Rheum officinale* Baill.)等正品大黄中的结合型蒽苷含量高,泻下作用明显,而其他混杂品种如华北、天山等大黄中的结合型蒽苷含量低,泻下作用差。在国际市场上,"当归"在中国、日本和韩国的传统医学中入药的功能、主治一致,甚至组方相同,但原植物基原不同,其药材的性状、气味,有效成分组成与含量,功效强弱也不完全相同,如中国当归的藁本内酯和阿魏酸等药效成分含量高,补血活性强。

此外,还有一种多品中药,即同一中药包括野生种、栽培品种以及通过变异或培育形成的优质新品种,它们在遗传学上属同一物种,但在性状等方面却有较大的差异,同时药效的差异可能也较大。

二、产地

不同的环境孕育了不同的物种,特有的物种具有特定的功效和药理作用。《神农本草经》提出:"土地所出,真伪陈新,并各有法。"中药大部分来源于天然的植物与动物,不同地区的土壤、水质、气候、日照、雨量等自然环境条件具有一定的区域性,对药用植物的生长、开花、结果等一系列生态过程有不同程度的影响,因此产地不同的同一种中药的质量就有很大的差异。自古就有"道地药材"的概念。道地药材(genuine regional drug)是指经过中医临床长期应用优选出来的,产在特定地域,与其他地区所产同种中药材相比,品质和疗效更好,且质量稳定,具有较高知名度的中药。如"浙八味""四大怀药"等。

产地不同,同一种中药所含的有效成分含量不完全相同。如四川的川芎含挥发油总量高于其他非道地产区;各地产的常山饮片,生物碱含量最高者与最低者相差 4 倍左右。

产地不同,药理作用差别也较大。如潞党参的解热作用及抗炎作用显著;板党参有一定的镇痛作用;而纹党参的镇痛作用显著。可见,中药的产地显著影响中药的有效成分及其含量,同时又影响中药的药理作用。

三、药用部位

中药不同药用部位所含化学成分的类型和质量可能不同,可出现不同药理作用或相反药理作用。桂枝为樟科植物肉桂的干燥嫩枝,肉桂为樟科植物肉桂的干燥树皮,二者虽均味辛、甘,但桂枝性轻而走表,肉桂性沉入里;《玉楸药解》中说肉桂"究其力量所至,直达脏腑,与桂枝专走经络者不同";现代研究表明,药性差异与两者中桂皮醛、桂皮酸等成分含量差异具有关联性。如麻黄以茎髓部麻黄碱和伪麻黄碱的含量最高,有发汗和升压作用;麻黄根中大环精胺类生物碱的含量较高,有止汗和降压作用。当归不同部位临床用药也具有趋向性,归头止血、归身补血、归尾活血、全当归活血补血,这与不同部位阿魏酸、藁本内酯、挥发油、多糖等药效物质含量具有关联性。

四、采收

道地药材非常重视采集时间。《新修本草》记载"乖于采摘,乃物是而时非",著名方剂二至丸,方名就是来自"冬至采女贞,夏至采旱莲草"之意。采收季节和采收方式因中药的品种和入药部位不同而有所不同,中药的根、茎、叶、花、果、种子或全草等不同的入药部位在不同的生长期所含有效成分的种类及其含量有所不同。

根茎类药材在晚秋季节地上部分枯萎或春初发芽前收获,此时植物生长缓慢,根及根茎中贮藏的各种营养物质丰富,有效成分的含量最高。如8月采收的人参,其人参皂苷含量为1月采收的人参皂苷含量的3倍以上;第4季度采收的丹参,其有效成分丹参酮的含量比其他季节高2~3倍。

叶类、全草类药材以花前盛叶期或花盛开期采收最佳。如青蒿在7—8月花前盛叶期采收,此时青蒿素的含量最高达6%,开花后含量下降;薄荷在开花盛期采收,挥发油的含量最高,发汗解热作用最佳;臭梧桐叶在5月开花前采摘,有效成分的含量高,降压作用强,开花后采集的臭梧桐叶则降压作用减弱。

花类药材多在含苞欲放或初开时采收,如槐花、金银花等;有少数花宜在花盛开时采摘,如菊花、旋覆花等。

果实、种子类药材一般在充分成熟后采收,如栝楼、枸杞等,此时营养物质、有效成分的含量最高;也有少数应在未成熟时采收,如青皮等。

树皮类药如厚朴、杜仲、川楝皮宜在春或夏初剥取,此时树汁多;根皮类药及藤本类药如牡丹皮、忍冬藤、红藤以秋末冬初采收为宜。

动物类药材传统上一般根据生长习性和活动规律来捕捉。如鹿茸在清明后45~60天锯取,成茸比高,角质化少;哈士蟆于秋末的"冬眠期"捕捉;蜈蚣秋季采收,蛋白质、游离氨基酸及组胺的含量均高于春季,镇痛作用也更强。

此外,由于不同药用部位所含化学成分的类型和质量可能不同,其药理作用也不完全相同。如麻黄以茎髓部麻黄碱和伪麻黄碱的含量最高,有发汗和升压作用;麻黄根中大环精胺类生物碱的含量较高,有止汗和降压作用。

五、贮藏

贮藏保管的条件对中药质量的优劣有直接影响。中药大都含有淀粉、糖类、蛋白质、脂肪油、纤维素、鞣质等成分,易受温度、湿度、空气、光照、仓虫、微生物等外部条件的影响而发生霉变、变色、走油、虫蛀及其他变质现象,从而导致药材成分的改变,使中药的疗效降低,甚至完全丧失药用价值。如当归、川芎、薄荷等含芳香挥发性成分的药材若保存不当,经日光照射,不仅使药物变色,而且使挥发油散失。苦杏仁中止咳平喘的有效成分苦杏仁苷不稳定,在贮存过程中因受温度、湿度等因素的影响,易被苦杏仁酶等分解,使苦杏仁苷的含量可降低10.5%~18.5%。刺五加在日照、高温(40~60℃)、高湿(相对湿度在74%以上)的条件下贮存6个月,其所含的丁香苷几乎完全损失。有些药材的有效成分易与空气中的氧发生氧化反应从而降低质量,影响药材的疗效,如矿物药氧化可使灵磁石变为呆磁石。部分药材极容易感染霉菌而腐烂变质,如富含营养物质的饮片如淡豆豉、瓜蒌、肉苁蓉等。

六、产地加工与炮制

(一)产地加工

中药材内部含水量高,若不及时加工处理,易霉烂变质,有效成分亦随之分解散失。除少数品种鲜用外,大部分药材需要在产地进行初步加工,以保证药材的质量,便于储藏和运输。通过适宜的产地加工方法,可以达到药材干燥的目的,或使药效物质得到最大保留、毒性成分含量降低,目前还发现新活性成分随之产生。如百合煮烫软后干燥就可以缩短干燥时间,白首乌产地去皮处理可使有毒金属元素含量大大降低。产地加工常有"一药多法",有时还产生了功效的差异,例如芍药的加工中,白芍需经沸水煮后刮去栓皮,然后再煮后晒干入药,具有养血调经、柔肝止痛的功效;赤芍则不去栓皮,芍药苷的含量增高,发挥清热凉血功效。

（二）炮制

绝大多数中药需经炮制后才能供临床应用。《本草蒙筌》指出:"酒制升提,姜制发散;入盐走肾脏,仍使软坚;用醋注肝经,且资住痛;⋯⋯乳制滋润回枯,助生阴血;蜜制甘缓难化,增益元阳。"中药经过炮制,可使化学成分的质和量发生变化,从而导致临床疗效的差异。

炮制影响中药的作用常见的有:

1. 消除或降低药物的毒性和副作用 如乌头中的乌头碱有心脏毒性,可致心肌纤维性颤动,而经过浸漂、煎煮后,乌头碱分解破坏,故毒性降低。

2. 增加有效成分的溶出,增强疗效 如延胡索的有效成分为生物碱,水煎液溶出量甚少,经醋炒后煎剂中溶出的总生物碱含量增加,故镇痛作用加强。

3. 改变药性,使之适合病情 如何首乌生用可以缓泻,制熟后游离蒽醌衍生物和糖的含量明显增加,而补肝肾。

4. 保持药效稳定 如用沸水略煮杏仁,便可使苦杏仁酶变性而失活,防止对有效成分苦杏仁苷的分解,使药物能长时间保存而不失效;同时加热处理可杀灭细菌和虫卵等,亦有利于药物的保存。

七、制剂

《神农本草经》指出:"药有宜丸者,宜散者,宜水煮者,宜酒渍者⋯⋯并随药性,不得违越。"剂型可影响药物的吸收速率和吸收程度,从而影响药物起效的速度、药效的强弱,甚至导致药理效应的不同。同一中药或复方的注射剂直接进入静脉比口服剂型到达作用部位的时间短,因而起效快、作用显著。中药制剂已由原来的丸、散、膏、丹等传统剂型发展到40多种新剂型。一般而言,汤剂、口服液较颗粒剂、散剂、片剂、胶囊剂等固体制剂容易吸收,而缓释制剂的吸收缓慢、作用温和而持久。

中药制剂制备中,粉碎、提取、纯化、成型等工艺全过程任何环节、条件参数的改变都会影响制剂有效成分的含量和药物作用。如古人在制备汤剂时,有先煎、后下、包煎、另煎等特殊煎法。现代研究发现,青蒿中的抗疟有效成分青蒿素在加热提取的过程中易受破坏,宜用低沸点乙醚冷浸提取。

此外,药用辅料的选择也会影响药物作用。

同一中药或复方即使剂量相等、剂型相同,但由于各药厂生产制剂的工艺不同,疗效和毒性可能有所区别;甚至同厂不同批号的产品也不尽相同。为了保证不同批号、不同药厂的同名产品有相同的疗效,应当采取一定的措施加强质量控制。目前均按《中华人民共和国药典》规定或国家药品监督管理局颁发的国家药品标准,指导中成药制剂和统一产品规格。

八、临床应用

（一）剂量因素

"中药不传之秘在于量"说明药物剂量不同,作用可能不同,如甘草在复方中1~2g可调和诸药,5~10g 可抗心律失常,30g 以上具有类皮质激素样作用。但有些中药的量效关系不明显,表现出小剂量有效,大剂量药效不明显或具有相反的效果,如人参小剂量可兴奋中枢,而大剂量则抑制中枢。

（二）给药途径

不同给药途径会影响药物效应、强弱、速率,临床应用或药物研究时,需根据不同病证选择不同给药途径。如中药青皮、枳实,口服给药有理气作用,静脉注射给药则具有强心升压作用。

（三）药物相互作用

1. 中药配伍　配伍是指有目的地按病情需要和药性特点有选择性地将 2 味和 2 味以上药物配合同用,不同的配伍将影响药物的药理作用。前人将单味药的应用及药与药之间的配伍关系称药物的"七情"。《神农本草经》记载:"有单行者,有相须者,有相使者,有相畏者,有相恶者,有相反者,有相杀者。凡此七情,合和时视之。"药物配合使用会产生相互作用,配伍可能改变方剂的药效物质组成或可吸收入血成分的药动学行为,组方配伍应遵循"君臣佐使"的配伍理论,才能使药物发挥最佳疗效和最低毒性。

（1）相须、相使:配伍发挥增效协同作用。相须即功效相类似的药物配合应用,可以增强原有的疗效;相使即以一种为辅药,辅药能提高主药的疗效。如黄连与连翘同用对金黄色葡萄球菌的抑菌力比单用黄连强 6 倍以上。中药在配伍过程中可能产生新的成分,如从生脉散合煎液中分离得到一个新成分(5-羟甲基-2-糠醛),与该方的药效直接相关,而在该方的单味药(人参、麦冬、五味子)分煎液中未见这一成分。

（2）相畏、相杀:配伍能降低或消除毒性。相畏即一种药物的毒性反应或副作用能被另一种药物减轻或消除;相杀即一种药物能减轻或消除另一种药物的毒性或副作用。《本草纲目》谓:"相畏者,受彼之制也……相杀者,制彼之毒也。"如截疟七宝散中的常山通过槟榔的相畏,抑制了常山致恶心、呕吐等消化道反应,但不影响其抗疟作用。

（3）相恶、相反:配伍产生拮抗作用。两药配伍,可使某些药理活性降低、丧失,或出现毒性反应或副作用,如知母、人参合用降血糖作用减弱,甚至消失。相反配伍则出现较多的不良反应或增强毒性,如甘遂和甘草合用后 CYP3A2 mRNA 水平、蛋白表达及酶活性均明显下降,提示甘草可能通过抑制 CYP3A2 表达使有毒中药甘遂的毒性成分代谢减慢,容易蓄积而导致毒性反应表现明显。

2. 中药与西药相互作用　中药起效慢,临床在治疗高血压、糖尿病、冠心病等慢性疾病时,通常合用西药。但中药成分复杂,与西药之间存在复杂的相互作用,有些中西药合用可降低毒副作用、增强疗效,有些中西药合用则可能加重毒副作用、降低药效。中药与西药的相互作用发生机制主要包括以下几个方面:

（1）发生理化反应:中药中的某些成分与西药成分发生理化反应,如海螵蛸、赤石脂、滑石、牡蛎、石膏、龙骨、石决明等含有钙、镁、铝、铁等金属离子,能与四环素、氟喹诺酮类抗生素生成螯合物,降低抗菌作用。

（2）药动学的影响:某些中药与西药合用会影响药物的体内过程,如黄芪、砂仁、木香和陈皮等对胃肠蠕动有抑制作用,能延长利福平、灰黄霉素在小肠上部的停留时间,有利于药物吸收,提高生物利用度。

（3）药效学的相互作用:中药与西药同用发生药效学上的相互作用,如银杏叶制剂与阿司匹林、华法林合用可以产生严重的自发性出血。甘草含有甘草酸,经酶作用可水解成甘草次酸和葡糖醛酸,其中甘草次酸具有糖皮质激素样作用,若与水杨酸衍生物等非甾体抗炎药合用能增加消化道溃疡的发生率;还可升高血糖,与口服降血糖药或胰岛素合用影响降糖效果。

笔记栏

（4）对肝药酶 P450 的影响:某些药物是肝药酶诱导剂或抑制剂,因此会对与其合用的药物代谢产生影响。如防己黄芪汤、麻黄汤、人参汤、半夏白术天麻汤、桂枝人参汤和柴金汤明显增强肝药酶活性,降低与其同用的地尔硫䓬等药物的生物利用度;延胡索乙素、甲基莲心碱和小檗碱均能抑制肝药酶活性,增强同用药物的血浆浓度和生物利用度。

第二节　机 体 因 素

知识链接

粪便何以成良药?

　　国际上正在掀起一场医疗革命,使用粪便微生物移植的特殊疗法可彻底治愈某些顽疾。早在 1600 年前,我国东晋医学家葛洪所著《肘后备急方》中就有记载:"并饮粪汁一升,即活。"现代科学研究也已经发现肠道菌群与情绪、糖尿病治疗、癌症治疗的关系,并有科学家证实粪菌移植可以作为治疗艰难梭菌感染的标准疗法。可见,人体自身微环境中的肠道菌群对人体健康具有不可替代的作用。中药多数以口服吸收而发挥作用,中药有效成分在进入肠道后不可避免地与肠道菌群发生关联,那么肠道菌群会对药物作用产生什么影响呢?

一、生理情况

（一）年龄

　　少儿期和老年人对药物的反应与一般成年人有区别。少儿期正处在发育阶段,许多器官、系统的发育尚未完善,而老年人的肝、肾功能普遍减退,影响药物的体内代谢及排泄功能,故用量应适当减少。中医学认为幼儿稚阳之体不能峻补,故小儿不宜用参类、鹿茸等大补之品;老年人体虚,对药物的耐受力较弱,故用攻病祛邪药物时宜减量。

（二）性别

　　女性在月经、怀孕、分娩、哺乳期时,由于血液中肽和甾体类激素水平的波动以及药物代谢酶活力的不同,对某些药物的敏感性及代谢能力不同。如月经期女性不用或少用活血化瘀药等,以免导致月经量过多或出血不止。催吐药、峻泻药若用于孕妇,则可导致流产。

（三）遗传因素

　　1. 遗传因素可引起不同个体或群体在服用药物时的药理学及毒理学效应差异,从而引起药物治疗效果　目前发现药物代谢酶,尤其是 CYP450 基因多态性是药物代谢行为产生差异的重要原因,此外药物转运蛋白、药物效应基因的差异也对药理作用产生影响。药物代谢酶在药物代谢中的种属差异十分明显,在不同种属中其Ⅰ、Ⅱ相代谢存在质(不同的代谢途径)和量(代谢途径相同,但代谢率不同)的差异。由于药物代谢过程由一系列酶促反应来完成,个体代谢酶水平不同则引起药物代谢过程的差异。

　　药物代谢酶通过 2 种途径影响中药的作用。①某药物为酶诱导剂,可使药酶活性增强,使其本身或其他药物的代谢加快,导致药物的疗效降低。如银杏叶诱导 CYP1A2 活性,与普萘洛尔同服时降低其血药浓度,可能影响普萘洛尔的临床疗效。②某药物为酶抑制剂,可使药酶活性减弱,使其本身或其他药物的代谢减慢,血药浓度升高。乌头碱主要由 CYP3A 和

CYP1A2 代谢,而瓜蒌、半夏、白及、贝母对 CYP3A 和 CYP1A2 的抑制作用会降低乌头碱的消除速率,使其在体内代谢减慢并在体内蓄积而增加毒性。

2. 转运蛋白　口服中药在肠道的吸收不仅是简单的被动转运,还通过肠道上皮细胞的药物转运体来实现。转运蛋白存在个体差异,因此药物吸收存在个体差异。按其功能分为 2 类:第一类是介导外排的转运蛋白家族,可以降低药物的生物利用度;第二类是摄入性的转运体,可以促进药物的吸收。某些中药中有效成分的生物利用度就与这 2 种不同功能的转运蛋白有关,这些化学成分吸收的最终结果由其与 2 种转运蛋白的亲和力以及 2 种转运蛋白的表达量共同决定。

多药耐药蛋白中的 P 糖蛋白(P-glycoprotein,P-gp)属于介导外排的转运体,广泛存在于肠壁、胆管、肾小管、血脑屏障和肿瘤组织中,能将药物(包括其他化学物质)从细胞内主动转运到细胞外,降低细胞内的药物浓度,影响药物的吸收和向靶组织的转运。山椒中的(R)-$(+)$-香茅醛及含该成分中药配伍的方剂,在消化吸收过程中可能通过抑制 P-gp 而提高配伍使用中药的细胞内浓度及生物利用度。研究转运蛋白对中药的作用,其意义在于:一方面可以利用转运蛋白的生物学特性,对药物进行必要的结构修饰,通过增加其与促吸收蛋白的亲和力而促进吸收;另一方面可利用药物外排泵底物结构修饰、底物与外排泵抑制剂联合用药等方式,提高口服药物的生物利用度。

3. 肠道菌群　人的胃肠道内寄居着种类繁多的微生物,即肠道菌群。肠道菌群按一定比例组合,彼此互相制约、互相依存,形成一种生态平衡。在不同病理状态下,肠道内不同的细菌种类、数量发生变化,可产生不同的酶,催化不同类型的药物代谢反应。中药含多种化学成分,常以口服方式给药,与不同状态下的肠道菌群产生联系,这也是药效作用发生变化的原因。肠道菌群对中药的作用主要包括以下几个方面:

(1) 经过肠道菌群的生物转化后,某些中药的药效增加。目前已经发现许多种中药的有效成分被肠道菌群代谢后,产生出具有较强药理活性的代谢产物。如大黄和番泻叶中都含有番泻苷,它属于蒽酮苷类化合物,小肠吸收率很低,原型物不显示药理活性,本身无泻下作用,口服经大肠菌群代谢水解生成苷元后发挥泻下作用,这些药被认为“天然前体药物”。同样,黄芩苷在肠道内难以被直接吸收,只有被肠道菌群水解为黄芩素后才能被吸收入血液而发挥作用,而口服黄芩苷的无菌小鼠与常规小鼠相比,肠道内的黄芩苷则几乎没有被代谢。

(2) 经过肠道菌群的生物转化后,某些中药的药效减弱。如华蟾毒精和华蟾毒它灵为中药蟾酥的主要活性成分,经过肠道菌群转化,原型成分被去乙酰化,药理活性明显降低。

(3) 经过肠道菌群的生物转化后,某些中药的毒性增加。如普遍认为关木通和马兜铃的肾毒性成分是马兜铃酸,其实,经过系统研究后发现实际导致肾毒性的成分为马兜铃酸的肠内菌转化产物马兜铃内酰胺。

(4) 肠道菌群也介导中药不同成分之间的相互作用。如当芍药和甘草 1∶1 配伍时,甘草抑制芍药中芍药苷的转化;而当芍药和甘草 4∶1 配伍时,芍药则显著抑制甘草中甘草苷的转化。其机制可能是 2 种成分的共代谢途径——去糖基化均需要肠道菌群产生的 β-葡糖苷酶,是该酶对芍药苷和甘草苷竞争性催化的结果。

二、病理状态

相对正常机体而言,疾病本身影响机体的生理、生化功能和器官功能状态,从而影响药物的体内过程。因此,在正常状态和病理状态中,中药药理作用可能出现差异。如黄芩、穿心莲等药对正常体温无降低作用,但是能够对发热机体产生解热作用。机体在不同的病理状态下,中药药理作用也会发生变化。中医强调辨证论治,用药性之偏纠正人体之偏,令阴阳平衡、疾病向愈，即"方证对应"的原理。如人参适用于气虚证，如实证、热证而正气不虚者，用之不仅无益，反而有害。

三、心理因素

中医提出"七情五志"学说，认为喜、怒、悲、忧、恐等精神情志活动和脏腑功能盛衰、气血津液盈亏息息相关。现代研究亦发现，心血管疾病、溃疡性疾病、支气管哮喘和肿瘤等与患者的心理因素密切关联。愉快、乐观的情绪可提高大脑功能，使内分泌、免疫、体温等功能稳定，在此基础上治疗可以增加药物的疗效；而焦虑、抑郁等情绪使患者产生交感神经兴奋、内分泌紊乱、血液黏滞性升高等应激反应，影响药物的吸收和代谢。例如抑郁引起的畏食，延缓了胃排空速率，使药物在胃内长时间停留，不仅减慢药物的吸收，而且胃酸会破坏药物的结构，导致药效降低。另外，有试验证明患者的心理负担愈重，病程愈长，细菌的耐药性也越高，对药物的敏感性也降低。使用不含有效药物的安慰剂可提高许多慢性疾病的有效率，这种"安慰剂效应"不是药物作用而是由精神因素所取得的疗效，来自于患者对药物和医师的信赖以及自身的免疫系统。所以，临床用药不可忽视患者的心理因素、情绪状态，以便更好地发挥药物疗效。

目前，关于心理因素对中药药理作用的现代研究尚十分缺乏。

四、长期用药引起的机体反应性变化

很多中药长期服用会引起机体的反应性变化。如长期给动物服用寒凉药可使交感神经功能减弱、副交感神经功能增强，表现为心率减慢、尿中儿茶酚胺排出量减少、血浆中和肾上腺内的多巴胺-β-羟化酶活性降低。

长期服用使机体对药物产生耐受性、敏感性改变以及依赖性等。如长期使用罂粟壳易导致依赖性；慢性便秘患者长期泡服番泻叶可发生低血钾，并可能导致肝硬化，从而影响药物的代谢。

因此，中医对于同一病证的治疗讲究守法不守方，即不是一个方子一成不变地长期服用，而是要在使用一段时间后对药量、药味重新进行调整。

第三节　环 境 因 素

知识链接

生物钟也会影响药物作用吗？

2017 年诺贝尔生理学或医学奖授予 3 位美国科学家，他们发现控制昼夜节律的分子机制，解释了昼夜节律生物钟是如何发挥作用的，以及哪些基因和蛋白参与生物钟的昼夜摆动。基于 3 位诺贝尔奖得主的重大发现，生物钟生物学研究未来也将会成为一个高度动态化的研究领域，同时生物钟对于机体健康也至关重要。与之相应，"子午流注"学说也是中医药学一个独特的宝贵遗产，它源于《黄帝内经》，将 1 天（即 24 小时）划分为十二时辰，对应着十二地支，结合人体经络气血循行流注规律，有一定的时间节律性，在针灸、辨证与方药治疗、养生等多方面应用。那么，在临床用药时如何利用药物作用的昼夜节律性，更好地发挥药物作用并减少毒副作用呢？

"天人相应"是中医学的根本观点,环境对药物的影响众所周知,如地域环境、气候寒暖、饮食起居、时辰节律等对药物的功效都有影响。

一、地域环境

地域环境是人类生存环境的要素之一,主要指地势高低、地域性气候、水土、物产及人文地理、风俗习惯等。因此,人因长期生活在不同的地理环境中,具有不同的文化背景、食物来源和生活习惯,这些对药物代谢酶的活性和作用靶点的敏感性都有显著影响。如北方高寒地区对温热药耐受,而南方温热地区对温热药敏感,因此西北少用寒凉之品而东南慎用辛热之品。

二、气候冷暖

四时气候变化可以影响药物的疗效。如春夏腠理疏松,容易出汗;冬季腠理致密,不易出汗。解表药在夏季发汗作用强,在冬季发汗作用弱。广藿香具有芳香化浊、和中止呕、发表解暑的功效,而夏季多夹暑湿,因此藿香正气软胶囊用于治疗夏季胃肠型感冒。

三、饮食起居

药食同源,食物本身也有一定的药性及功能,如葱、姜、蒜性热,而苦瓜、百合、苋菜性寒。因此,热证患者在用寒药治疗时宜适当吃些寒性食物,寒证患者在用热药时宜适当吃些热性食物,实证患者在用泻药治疗时宜适当吃些润肠通便的食物,虚证患者在用补药治疗时宜适当吃些补性食物,治疗效果可得到一定的提高;相反则会使疗效有所降低。此外,饮食、生活习惯(如烟、酒、茶、咖啡等)也能或多或少地影响中药的代谢和药物的性能。

四、时辰节律

环境有时辰节律,机体的生理活动也随昼夜交替、四时变更而呈现周期性变化,药物的效应和毒副作用也常随之有所变化。中医学有"子午流注"理论,也有"晨服参芪""夕用六味"等论述。现代时辰药理学研究显示,机体的体温、肾上腺素和皮质激素分泌、某些代谢酶的活性等生物活动常表现出与外界环境相关的节律变化,这种节律变化影响药物在体内的吸收、分布、代谢、排泄过程,从而影响药物的药效。近年来,时间药物动力学研究结果表明,某些代谢酶的活性具有时辰节律性,如细胞色素 P450 总量、细胞色素 P450 还原酶(又称 NADPH-细胞色素 C 还原酶)和二甲基亚硝胺脱甲基酶均具昼夜节律性变化,对探讨中医学择时用药原则有一定的意义。如补阴药应在"阳消阴长"中滋阴,六味地黄丸、知柏八味丸、杞菊地黄丸等宜在晚间服用;青藤碱卯时(7:00)给药,血浆和脑中的青藤碱浓度明显高于酉时(19:00)给药;天麻素辰时(8:00)给予大鼠,吸收较慢,药效较差,而戌时(20:00)给药则吸收快,药效明显。

同样,环境时辰节律也会影响药物的毒性或副作用。如雷公藤的乙酸乙酯提取物,小鼠给药后 1 周内的死亡率,以午时(12:00)给药死亡率最高,亥时(22:00)至次日辰时(8:00)给药死亡率最低。有研究表明,黄连相同剂量在不同时间给药的死亡率也有不同。在临床用药中应用这些原理,对制订最佳给药方案以及进行药理学研究都具有重要的参考价值。

学习小结

```
                                            基原

                                            产地

                                            药用部位

                                            采收
                         药物因素
                                            贮藏

                                            产地加工与炮制

                                            制剂                    剂量因素

影                                          临床应用              给药途径
响
中                                                                药物相互作用
药
药                                                                年龄
理
作                                          生理情况              性别
用
的                                                                遗传因素
因
素                       机体因素            病理状态

                                            心理因素

                                            长期用药引起的机体反应性变化

                         环境因素          地域环境、气候冷暖、饮食起居、时辰节律
```

（彭代银　韩　岚）

复习思考题

1. 你所在的省份有哪些道地药材？强调中药材道地性的原因何在？

2. 炮制对中药药理有何影响？如何从药理学的角度来阐明中药的炮制意义？

3. 如何从中药药理作用个体差异的角度理解中医辨证论治？举例说明。

4. 检索资料并举例说明中医学"子午流注"理论的科学依据。

5. 影响中药药理作用的因素有很多,我们在进行中药药理学研究时,要求中药来源品正质优、提取给药结合临床经验、病证模型整体实验的核心要义是什么？

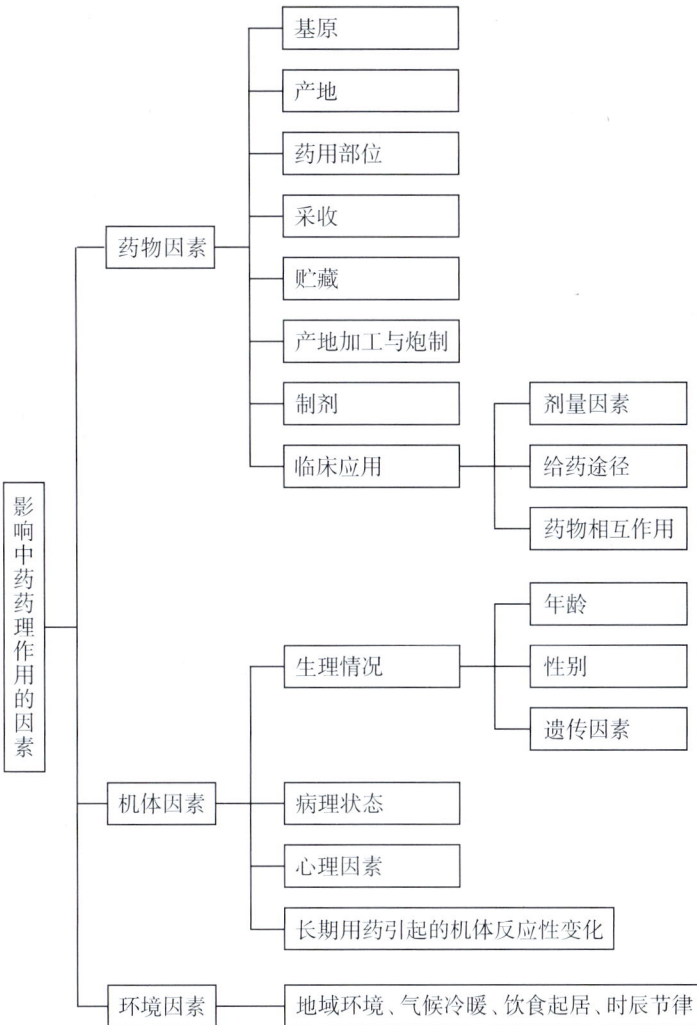

扫一扫,
测一测

第五章

中药药性理论的现代研究

学习目标

　　通过本章的学习,理解中医药理论的现代认识,掌握中医药理论的现代研究结果,重点掌握中药药性理论的现代研究内容,尤其是中药四气与药理效应及物质基础之间的关联特点;熟悉中药性味归经、升降浮沉、有毒无毒、配伍禁忌的现代内涵;了解中药药性理论现代研究思路与方法,增强对中医药理论进行科学探究的兴趣。

　　中药药性是研究中药的性质、性能及运用规律的理论,是前人在长期医疗实践中通过不断认识、总结形成的;主要包括四气(四性)、五味、归经、升降浮沉,有毒、无毒及配伍禁忌等方面,是中药理论的核心内容之一。运用现代科学方法和技术手段揭示中药药性理论的现代内涵,对促进中药理论发展具有重要意义。中药药性理论来自于临床,从临床角度研究中药药性理论可能是适宜的研究方法,但因医学伦理所限,应用化学研究、生物实验等成为了主要途径。

第一节　中药四气（四性）理论的现代研究

　　四气(四性)是指寒、热、温、凉四种不同的药性,是中药作用于机体所表现出的寒性与热性两种不同的性质。中医治病是利用中药之偏性调整疾病所表现的阴阳偏盛、偏衰,从而达到阴阳之间的相对平衡,即"寒者热之、热者寒之"及"疗寒以热药、疗热以寒药"。具有清热、泻火、凉血、滋阴等功效,能减轻或消除热证的中药,药性属于寒凉;具有温里、祛寒、助阳等功效,能减轻或消除寒证的中药,药性属于温热。对中药四气的现代研究,重点应从四气与药理效应及物质基础的关联特点进行探讨(表5-1)。

　　1. 四气(四性)与药理效应　中药四性与药理效应之间有明显关联,主要体现在对神经系统、内分泌系统以及能量代谢等方面的调节。温热药多表现为兴奋作用,寒凉药多表现为抑制作用。

　　(1) 调节中枢神经系统:热证患者常见精神亢奋、语高声粗、高热惊厥等中枢兴奋症状;寒证患者则常有精神倦怠、语音低微、静卧少动等中枢受抑表现。寒证患者用温热药治疗或热证患者用寒凉药治疗,能改善上述症状。寒凉药多具有抗惊厥、镇静等中枢神经系统抑制作用,而温热药则多具有兴奋作用,表明药性之寒热能调节机体的中枢神经系统功能。

　　采用寒凉中药或温热中药可造成"寒证"或"热证"动物模型,表现出类似于寒证或热证患者的中枢神经系统功能异常及脑内兴奋性或抑制性神经递质含量变化。如温热药(熟附子∶肉桂∶干姜＝1∶1∶1)可使大鼠脑内参与合成儿茶酚胺的多巴胺-β-羟化酶(DβH)活性增强,去甲肾上腺素(NE)、多巴胺(DA)含量增多,并维持在较高水平。而寒凉药(生石膏:龙胆:黄柏:知母 = 2:1.2:1:1.5)可使大鼠脑内 DβH 活性减弱,兴奋性神经递质(NE、DA)含量减少,抑制性神经递质 5-羟色胺(5-HT)含量增多。灌服龙胆、黄连、黄柏、金银花、连翘等寒凉中药所致的寒证模型大鼠痛阈值和惊厥阈值升高,说明动物中枢处于抑制状态;灌服肉桂、干姜等温热中药所致的热证模型大鼠痛阈值和惊厥阈值降低,说明动物中枢处于兴奋状态。

表5-1　四气与现代药理学研究

四气的代表药	证候	功效作用	总体趋势	药理作用			
				中枢神经系统	自主神经系统	内分泌系统	功能代谢
寒凉药(龙胆、黄连、黄柏、金银花、连翘、生石膏、大黄)	热证	清热、解毒、凉血、泻火、滋阴	抑制	NA↓ DA↓ 5-HT↑ 痛阈↑ 惊厥阈↑	自主神经平衡指数↓ 副交感神经-M 受体-cGMP 系统↑	下丘脑-垂体-肾上腺轴↓	T_3、T_4↓ Na^+-K^+-ATP↓
温热药(附子、干姜)或温性补气药(党参、黄芪)	寒证	祛寒、温里、助阳、补气	兴奋	NA↑ DA↑ 5-HT↓ 痛阈↓ 惊厥阈↓	自主神经平衡指数↑ 交感神经-β 受体-cAMP 系统↑	下丘脑-垂体-肾上腺轴↑	T_3、T_4↑ Na^+-K^+-ATP↑

(2)调节自主神经系统:寒证或热证患者常有自主神经功能紊乱表现。自主神经平衡指数(包括唾液分泌量、心率、体温、呼吸频率、收缩压和舒张压 6 项定量指标)可以反映交感神经-肾上腺系统的功能状态。寒证患者的自主神经平衡指数降低(唾液分泌增加、心率减慢、基础体温偏低、呼吸频率减慢、血压偏低),即交感神经-肾上腺系统功能偏低;而热证患者的自主神经平衡指数升高,即交感神经-肾上腺系统功能偏高。用寒凉药或温热药给动物长期服用,也可观察到类似的自主神经功能紊乱表现,如长期灌服寒凉药可使大鼠心率减慢、尿中儿茶酚胺排出量减少、血浆中和肾上腺内多巴胺-β-羟化酶活性降低,并可使尿中17-羟皮质类固醇排出量减少、耗氧量降低;用温热中药(附子、干姜、肉桂)治疗后能纠正上述大鼠机体交感神经-肾上腺系统的不平衡状态。

四气(四性)与药理效应的相关性还表现在对自主神经受体以及环核苷酸水平的影响。寒证患者尿中 cGMP 水平明显高于正常人,阳虚患者血中 cGMP 水平偏高,提示寒证、阳虚证患者副交感神经-M 受体-cGMP 系统功能亢进。温热药和助阳药能提高寒证、阳虚证患者细胞内 cAMP 含量,使 cAMP/cGMP 比值恢复正常。热证患者尿中 cAMP 水平明显高于正常人,阴虚患者血中 cAMP 水平偏高,提示热证、阴虚证患者交感神经-β 受体-cAMP 系统功能偏亢。热证、阴虚证患者服用寒凉药和滋阴药后能提高细胞内 cGMP 水平,使 cAMP/cGMP 比值恢复正常。

(3)调节内分泌系统:中药四气可影响机体内分泌系统功能。温热药对内分泌系统有兴奋效应,寒凉药有抑制作用,主要通过影响下丘脑-垂体-肾上腺皮质轴、下丘脑-垂体-甲状腺轴及下丘脑-垂体-性腺轴而实现。长期给予动物温热药,可使其甲状腺、肾上腺皮质、卵巢等内分泌系统功能增强,而寒凉药则使这些内分泌系统功能受到抑制。如用温热药(附子、干姜、肉桂)复方喂饲寒证(虚寒证)模型大鼠,可使大鼠血清促甲状腺激素(TSH)水平升高、基础体温升高,并促进肾上腺皮质激素合成与释放,缩短动情周期,同时促黄体生成素(LH)释放增多;而使用寒凉药复方如三黄汤等,则可产生与此相反的变化。

（4）调节能量代谢：基础代谢是指维持心跳、呼吸等基本生命活动所必需的最低能量代谢。寒证或阳虚患者基础代谢偏低，热证或阴虚患者基础代谢偏高。中药四气影响能量代谢主要通过调节下丘脑-垂体-甲状腺轴功能，以及 Na^+-K^+-ATP 酶活性实现。寒凉药或温热药可通过影响垂体-甲状腺轴功能和细胞膜钠泵（Na^+-K^+-ATP 酶）活性，纠正热证（阴虚证）或寒证（阳虚证）异常的能量代谢。寒凉药多能抑制能量代谢，温热药多能增强能量代谢。

寒性中药（苦参、栀子、黄柏、黄芩、黄连和龙胆）可通过降低肝内线粒体琥珀酸脱氢酶（SDH）活性从而减少腺苷三磷酸（ATP）生成，降低肝内 Na^+-K^+-ATP 酶、Ca^{2+}-ATP 酶活性从而减少 ATP 消耗，减少肝内解偶联蛋白 2（UCP2）mRNA 表达而减少产热。热性中药（制附子、干姜、高良姜、花椒、肉桂和吴茱萸）通过促进肌糖原分解、增加 SDH 活性、减少解偶联蛋白 3（UCP3）mRNA 表达而减少骨骼肌产热，从而产生更多 ATP，通过增加 Na^+-K^+-ATP 酶和 Ca^{2+}-ATP 酶活性而增加 ATP 消耗，起到调节骨骼肌能量代谢作用。

上述研究为"疗热以寒药、疗寒以热药"提供了药理学依据。

（5）其他：清热药、辛凉解表药等药性寒凉，多有抗感染作用。如清热药黄芩、黄连、连翘、金银花、大青叶、板蓝根等和辛凉解表药柴胡、薄荷等具有抑菌、抗病毒、抗炎、解热等与抗感染相关的药理作用。寒凉药还有增强机体免疫功能作用，如穿心莲、金银花、黄连、白花蛇舌草等能增强巨噬细胞吞噬能力，提高机体免疫力，促进病原微生物和毒素的清除。

寒凉药对肿瘤也有抑制作用，不少已明确了其抗肿瘤活性成分，如喜树（喜树碱）、野百合（野百合碱）、三尖杉（三尖杉碱）、长春花（长春新碱）、青黛（靛玉红）、冬凌草（冬凌草甲素）、山豆根（苦参碱）等。

2. 四气（四性）与物质基础　中药寒热药性与所含活性成分密切相关，因此开展中药寒热药性物质基础研究是揭示中药药性理论科学内涵的途径之一。

中药四气与其所含物质基础有关。如寒凉药多含生物碱、挥发油、卤素及其盐类、重金属元素、蒽醌类等。上述成分多有解热、镇静、降压、抗菌作用，是寒凉中药的物质基础。温热药所含生物碱、芳香刺激物质成分、激素及其类似物、某些营养成分及使机体获得能量而呈现温热效应的成分，被认为是温热药的物质基础。如消旋去甲乌药碱，其化学结构与儿茶酚胺类结构相似，是 β 受体兴奋剂，这一成分在热性药附子、乌头、细辛、高良姜、吴茱萸、丁香、花椒等中都含有，是热性中药药效的共同物质基础之一。辛温药多含芳香刺激的挥发油类成分等，具有兴奋中枢神经系统、呼吸系统及循环系统的作用。多数热性中药的色谱峰个数和色谱峰面积均高于寒性中药，说明热性中药中含有的挥发性成分无论是种类还是相对量均高于寒性中药。此外，温热类中药的糖类、脂类、氨基酸类、蛋白质类含量高于寒凉类中药，可见物质基础与效应之间具有明显关联性。

中药四气的现代研究应以药性理论为指导，坚持多学科结合、宏观研究与微观研究相结合、定性研究与定量研究相结合、实验研究与临床研究相结合的研究方法，既要注重在分子层次的药性、药效、物质基础的研究，亦应从整体上、宏观上把握药性本质，建立基于药性理论，符合现代科学规律的中药理论表征体系。

第二节　中药五味理论的现代研究

中药五味是药性理论的重要内容。《素问·脏气法时论》所述"辛散""酸收""甘缓""苦坚""咸耎"是对五味作用的最早概括。辛、酸、甘、苦、咸部分反映中药的真实滋味，是中药味道与功效的概括与总结。五味功效、物质基础、药理效应三者之间密切关联，并且存在规律性。

1. 辛味药　辛味药具有发散、行气、活血、健胃、化湿、开窍等功效。辛味药具有扩张血管、改善微循环、发汗、解热、抑制病原微生物、调整肠道平滑肌运动等作用。上述作用与辛味药所含挥发油、苷类、生物碱等成分有关。如麻黄的挥发油成分左旋 α-松油醇可兴奋汗腺,增加排汗;姜中的挥发油成分姜酚及姜烯能使血管扩张,促进血液循环。

2. 酸味药　酸味药具有敛肺、涩肠、止血、固精、敛汗等功效。涩味药与酸味药的功效相似,具有止泻、止血、治疗烧伤、促进胃溃疡愈合等作用。有机酸类成分的 pH 偏低,以及氢离子是酸味药的基本物质基础。酸涩味药或单涩味药均含有大量鞣酸。鞣酸作用于溃疡面、烧伤表面及局部出血组织,能与组织蛋白结合形成水不溶性化合物,沉积或凝聚于组织表面形成保护层,有助于黏膜保护、局部止血及组织修复。酸味药中的无机元素钾含量较高,而钾本身具有维持体液正常渗透压及酸碱平衡的作用。

3. 甘味药　甘味药具有补虚、缓急止痛、缓和药性或调和药味等功效。甘味药具有调节机体免疫功能、调节神经系统、抗炎、抑菌、缓解平滑肌痉挛等作用。甘味药的化学成分以糖类、蛋白质、氨基酸、苷类等为主。甘味药成分可与其他中药成分通过共价缩合、氢键键合、络合与缔合形成超分子集团,进入血液、淋巴液与体液,在病灶处形成有利的超分子结构,增强中药对病灶的作用。如甘味药甘草含甘草甜素,具有提高免疫和解毒作用,所含的甘草酸和多种黄酮类成分能缓解平滑肌痉挛,有"缓急止痛"作用。

4. 苦味药　苦味药具有清热、祛湿、降逆、泻下等功效。苦味药具有解热、抑菌、抗炎、平喘、止咳、泻下等作用,与苦味药多含生物碱和苷类等成分,其次为挥发油、黄酮、鞣质等成分相关。如大黄含蒽醌衍生物,对消化道有局部刺激作用,可促进肠管运动而引起泻下;黄连、黄柏、苦参等含生物碱,都具有抑菌、抗炎、解热等作用。苦味中药在有毒中药中占有较高比例,应引起关注。

5. 咸味药　咸味药具有软坚散结等功效。咸味药具有抗肿瘤、抗炎、抗菌、泻下等作用。咸味药主要含有碘、钠、钾、钙、镁等无机盐成分。咸味药的数量较少,多为矿物类和动物类药材。如海藻、昆布含碘,可治疗单纯性甲状腺肿(瘿瘤);芒硝含有硫酸钠,有容积性泻下作用;温肾壮阳药中咸味药占较高比例,如鹿茸、海马、蛤蚧等。富含无机元素是咸味药的突出特征,高铁、高锌、高钠是咸味药的元素谱征,也是其功效的物质基础。

目前,五味的现代研究着重于与化学成分的相关性、与微量元素的相关性、与药理效应的相关性等方面(表5-2)。从本质上揭示中药五味理论的现代内涵,还需要大量科学数据和临床积累。

表 5-2　五味与现代研究

五味	功效	物质基础	药理作用
辛味	A. 发散、行气、辛润 B. 疏通气机、消除气滞、健胃祛风 C. 通畅气血、消除瘀滞	多含挥发油,其次是苷类和生物碱	解表药:发汗、解热、抑菌、抑病毒 理气药:兴奋或抑制胃肠道平滑肌 活血化瘀药:扩张冠状动脉、增加冠状动脉血流量,降低心肌耗氧量、抑制血小板聚集,抗血栓形成等
酸味	收敛	含酸性成分,其次为鞣质	使组织蛋白质凝固,在黏膜或创面形成保护膜,起到收敛止泻、止血的功效;抑菌、抗炎
苦味	泻、燥、降、坚	多含生物碱、苷类成分	泻下;抑菌,抗炎,抑病毒;镇咳平喘;致泻,止吐
甘味	补、缓、和	含糖、蛋白质等	调节免疫,调节神经系统,抗炎,抑菌,缓解平滑肌痉挛
咸味	软、下	无机盐	抗肿瘤,抗炎,抑菌,致泻,调节免疫系统

第三节　中药升降浮沉理论的现代研究

升降浮沉是根据中药气味厚薄阴阳的特性及调节人体脏腑气机升降出入功能紊乱的功能而概括形成的理论,反映中药性能在人体呈现的走向和趋势。一般具有升阳发表、祛风散寒、涌吐、开窍等功效的中药,作用向上向外,药性升浮;具有泻下、清热、利水渗湿、重镇安神、潜阳息风、消积导滞、降逆止呕、止咳平喘等功效的中药,作用向下向内,药性沉降。中药的升降浮沉具有针对病位与病理发展趋势、纠正脏腑功能失调的特性,是指导中医用药的药性基本理论之一。

中药升降浮沉理论的实验研究方法有药效观察法、生物物理法、子午流注法、数理统计法,以及基于中药药性量子假说的方法等。主要是基于相关中药或复方的药理研究,分析某些升浮类中药或复方的作用,有助于理解升降浮沉理论。如补中益气汤可以选择性地提高在体及离体动物子宫平滑肌的张力,去掉升麻、柴胡则作用减弱且不持久,单用升麻、柴胡则无作用。

中药升降浮沉药性与其他药性一样,反映的是中药特性的一个方面,遣方用药时应当结合中药气味、归经等综合考虑。在探讨升降浮沉药性现代内涵时,可借助药效学、生物化学、药代动力学等研究方法,分析特定物质的作用趋势,明确作用靶点与趋势;也有研究升降浮沉-临床应用-药理作用三者之间的联系,建立升降浮沉与药理作用的直接互通关系。升降浮沉药性研究亦宜与揭示性味、归经等现代内涵的研究相互借鉴,同步开展。以“功效-药性组合”为主线,揭示中药药性与功效的相互关系与规律性,但目前升降浮沉学说的现代研究多局限在文献汇总、观察验证及药效学方面,距揭示升降浮沉药性的本质还有很长的路要走。

第四节　中药归经理论的现代研究

归经理论是中药药性理论的重要组成部分。“归”是指中药作用的归属、定位,“经”是指经络及其所属的脏腑。中药归经是关于中药对机体脏腑经络选择性作用与适用范围的归纳。中药归经的最初确定是以藏象学说和经络学说为基础,包括中药的治疗作用,主要通过对脏腑生理功能与病理变化的影响而被认识,对中药作用部位的归纳也多以脏腑标识。如心主神明,酸枣仁、琥珀宁心安神,人参益智,均为归心经中药。经络内属脏腑外络肢节,是沟通机体内外的通道。经络既可辨识疾病部位所在,又是中药作用的归宿。经络系统也是中药归经的重要依据之一。如足阳明胃经起于鼻翼旁,沿鼻上行,并于齿中到前额,而白芷祛风止痛,长于治疗前额疼痛和牙龈肿痛,故白芷归足阳明胃经。中药五味亦是中药归经的又一主要依据。如《素问·宣明五气》亦云:“五味所入:酸入肝,辛入肺,苦入心,咸入肾,甘入脾。”根据五味对中药作用部位作了整体描述。中药归经理论的现代研究主要从归经与中药药效学、药动学、受体学说和核苷酸的关系等方面进行。

1. 归经与药效学　中药归某经即中药能治疗该经及其所属脏腑的病症,自然与相应药理效应存在相关性。对429种常用中药药理作用与归经进行分析,发现两者之间具有规律性联系。如具有抗惊厥作用的钩藤、天麻、羚羊角、牛黄、全蝎等22种中药均入肝经,入肝经率达100%,显著高于不具有抗惊厥作用中药的入肝经率,与中医理论认为“肝主筋”“诸风掉眩,皆属于肝”相吻合;具有泻下作用的大黄、芒硝、番泻叶、火麻仁等18种中药入大肠经率亦达100%,显著高于其他中药入大肠经率,与大肠是“传导之腑”的理论一致;具有止咳作用的杏仁、百部、贝母等18种中药,具有祛痰作用的桔梗、前胡、远志等23种中药,具有平喘作用的麻黄、款冬花等 13 种中药,入肺经率分别为 100%、100% 和 95.5%,符合"肺主呼吸""肺为贮痰之器"的理论;鹿茸、淫羊藿、补骨脂等壮阳药全部入肾经,与肾主生殖的理论相吻合。

2. 归经与中药活性成分体内分布和作用的选择性　分析 32 种中药的体内过程发现,无论是从药动学总体情况,还是从吸收、分布、代谢、排泄各环节,均与该药的归经密切相关。如冰片的主要成分龙脑、薄荷脑不但自身能透过血脑屏障,还能使某些水溶性较强的物质如磺胺嘧啶透过血脑屏障进入脑组织,被认为是冰片、薄荷脑"归经入脑"的依据。

3. 归经与微量元素　微量元素亦是中药的有效成分。中药所含某些微量元素在体内的迁移、富集和特异性亲和运动是中药归经的重要基础。如通过测定清肝明目、益肝明目、益精明目 3 组中药中铜、锰、锌的含量,发现归肝经的明目中药中铜、锰、锌含量丰富。对 180 余味中药的微量元素铁、铜、锰、锌含量与其归经关系进行分析,结果显示铁、铜、锰、锌可能是中药归肝经的物质基础之一。

4. 归经与环核苷酸　环核苷酸如环磷酸腺苷(cAMP)、环磷酸鸟苷(cGMP)是调节细胞代谢的重要物质,两者相互拮抗、相互制约。cAMP/cGMP 以一定比例维持机体的正常功能,若其比例偏高或偏低都会引起机体功能失调而导致疾病,这与中医的阴阳学说有相似之处。许多中药对机体的影响和对疾病的疗效可通过调节体内的环核苷酸含量来实现。如 6 种中药(五味子、鱼腥草、汉防己、天麻、桔梗、延胡索)导致动物不同组织脏器中环核苷酸含量变化显著的器官,与各药的归经情况基本吻合。

5. 归经与受体学说　中药归经强调中药对机体脏腑经络的选择性作用与适用范围,与现代受体学说有相似之处。受体学说认为中药活性物质需与特定受体结合才能产生相应药理作用。受体有跨系统、跨器官分布定位的特点。中药归经可能和中药活性物质与特定受体的亲和力有关,这种中药活性物质与特定受体的高亲和力被认为是中药归经的基础。如细辛归心经,其含的去甲乌药碱具有兴奋心肌 β_1 受体作用;麻黄可平喘入肺经,与麻黄碱兴奋支气管平滑肌的 β_2 受体有关。

中药归经理论所指的经络脏腑是中医特有的定位概念,与现代解剖学中的器官组织并非单纯的对应关系,而是有交叉、有重叠的复杂关系。中药归经与现代药理学中药理作用的选择性有相似之处,但在考虑中西药选择性作用的相似性时,也应考虑中西药选择性作用的差异性,考虑中药自身的特点。对中药归经的理解,应从系统的药效学及药动学研究入手,多维度考虑中药产生效应的部位,逐步建立基于中医药理论,同时又符合现代科学认知规律的中药归经理论表征体系,全面阐述中药归经的现代科学内涵。

第五节　中药有毒和无毒的现代研究

中药的有毒、无毒理论与中药的四气、五味理论同属于中药药性理论的组成部分。对中药有毒、无毒的认识可追溯到远古时代,如《淮南子》即载有"神农……尝百草之滋味……一日而遇七十毒",说明我们祖先在发现中药治疗作用的同时对中药的有毒与无毒有了初步的认识。中医所称的"毒药"有两种含义:一是在古代医籍中泛指一切中药,认为"药以治病,因毒为能。所谓毒者,以气味之有偏也"(《类经·疾病类·五脏病气法时》);二是指中药对机体的伤害作用,包括治疗作用过分强烈或治疗作用以外的不良反应。多数本草著作对有毒中药常以"大毒""小毒"标示其毒性强弱。

1. 有毒中药的利与害　中药的作用具有治疗效应与不良反应两重性,且在一定条件下可以相互转化,亦即所谓的"莫不为利,莫不为害"(《吕氏春秋》)。有毒的中药必含毒性成分,而含有毒性成分的中药也并非都是有害无益的。有毒中药用之得当,力宏效彰;无毒中药使用失当,也能杀人。列入我国"毒性药品管理品种",受《医疗用毒性药品管理办法》约束的中药共计 28 种,包括砒霜、砒石(红砒、白砒)、水银、生马钱子、生川乌、生草乌、生白附子、生附子、生半夏、生南星、生巴豆、斑蝥、青娘虫、红娘虫、生甘遂、生狼毒、生藤黄、生千金子、生天仙子、闹羊花、雪上一枝蒿、红升丹、白降丹、蟾酥、洋金花、红粉、轻粉、雄黄。它们虽被列为毒性药品,但临床应用并不少见。部分有毒中药的毒性成分也是治疗某些疾病的有效成分,如砒霜、雄黄中的 As_2O_3,用于治疗急性早幼粒细胞白血病有较好疗效。有毒中药还可通过炮制、配伍减少毒副作用,从而发挥治疗作用。如朱砂中的杂质主要是游离汞和可溶性汞盐,毒性较大,而用水飞法研磨可降低可溶性汞盐的含量,使朱砂的毒性减小。苍耳子炒焦、炒炭后破坏毒性蛋白的结构,从而降低其对肝、心、肾等的细胞毒性。附子通过高温处理能使毒性成分乌头碱水解成为毒性较小的乌头原碱;亦可通过与甘草、干姜、人参等配伍,使有毒成分双酯型生物碱的含量降低而发挥减毒增效作用。附子生物碱与甘草有效部位配伍能明显降低毒性,同时协同增加附子的强心作用。此外,部分有毒中药还可在制备过程中降低毒性;如以 20% 乙醇为溶剂制备的马钱子总生物碱,毒性成分士的宁的含量由 38.49% 减至 14%,小鼠口服的 LD_{50} 亦由 10.92mg/kg 增至 31.08mg/kg,由此可见,减毒制备工艺提高了马钱子总生物碱临床使用的安全性。

2. 中药的毒性分级　《中华人民共和国药典》和高等院校《中药学》教材均将中药的毒性分为"大毒""有毒""小毒"三级。2020 年版《中华人民共和国药典》收载 83 种毒性饮片,其中大毒 10 种、有毒 42 种、小毒 31 种。有根据急性毒性进行毒性分级的,如小鼠灌胃中药煎剂的 $LD_{50}<5g/kg$ 为大毒,$5\sim16g/kg$ 为有毒,$16\sim50g/kg$ 为小毒,$>50g/kg$ 为无毒。也有中药毒性四级分类法:①能导致毒性的中药:有多数规范的中药毒性临床研究报道,有多种毒性动物实验结论,有清晰的毒性机制研究;②有可能导致毒性的中药:有散在的中药毒性临床研究,有较多动物实验研究毒性报道,有可能导致中药毒性的机制研究;③有导致毒性风险的中药:有散在中药毒性临床报道、中药毒性动物研究;④有可能导致毒性风险的中药:有导致中药毒性的体外实验研究,有含该中药的复方导致中药毒性的临床报道,有中药的成分或部位导致中药毒性的动物研究。该四级分类方法可避免新发现毒性与已有毒性中药不一致的问题。目前依照中毒症状程度、半数致死量大小、有效量与中毒剂量差距、剂量的多少、中毒潜伏期的长短等多项指标对中药毒性进行分级(表 5-3)的方法得到较广泛的认可。

表 5-3　中药的毒性分级

毒性分级	中毒症状	器官损害	用量较大时	小鼠灌胃的 LD_{50}/(g/kg)	有效量与中毒量之间的距离	成人一次服用的中毒量/g	中毒的潜伏期/min
大毒	十分严重	重要器官	死亡	<5	十分接近	<3	<10
中毒	严重	重要器官	死亡	5~15	较大	3~12	10~30
小毒	一般不良反应	少见器官损害	不易死亡	16~50	很大	13~20	>30 或蓄积

3. 有毒中药减毒的策略

(1) 炮制、配伍减毒:常用的炮制减毒方法有蒸煮、砂烫、炒法、醋炙、制霜等。"以药制药"炮制技术减毒增效是一大特色,如金钱草、金银花、绿豆、白芍、甘草"以药制药"炮制雷公藤均可起到减毒作用。"配伍减毒":附子亦可通过与甘草、干姜、人参等配伍,使有毒成分双酯型生物碱的含量降低而发挥减毒增效作用。

（2）辨证用药控毒：中药毒性是中药进入机体后与机体发生复杂交互作用的结果，机体状态不同，毒性亦有差别。某些中药对健康状态机体有毒副作用，而对病理状态的机体没有或仅出现轻微的毒副作用。如大黄提取物对健康大鼠具有明显的肝毒性，而对四氯化碳诱导肝损伤大鼠则表现出显著的肝保护作用。70mg/kg 雷公藤多苷可诱发健康大鼠生殖毒性，而该剂量对关节炎大鼠无明显的生殖毒性。根据中医学"有故无殒"毒性理论，中药应在因人制宜、辨证论治理论指导下使用。

（3）中药毒性风险预警：建立中药毒性及不良反应数据库，根据毒性预警指标变化，及早进行预警，减少中药不良反应发生。

第六节　中药配伍禁忌的现代研究

中药配伍禁忌是指处方用药时会发生不良反应的中药配伍。古人总结中药配伍禁忌的主要内容有"十八反""十九畏"。导致中药配伍禁忌的可能机制包括：中药相互作用促进毒性物质的溶出释放而增毒；中药相互作用产生新的毒性成分而致毒；成分间相互转化致使毒性成分的含量增加而增毒；中药相互作用抑制功效物质的溶出释放而降效；中药相互作用导致某功效物质的破坏或失活而减效；中药在机体内相互作用产生毒性代谢产物而致毒；中药相互作用对中药的体内过程产生不利影响；中药与机体相互作用对中药代谢酶系的活性及其调控产生不利影响。

1. "十八反"的现代研究　　"十八反"是指药性相反，配伍使用会引起不良反应或使毒性增加。即"乌头反半夏、瓜蒌、贝母、白蔹；甘草反大戟、芫花、甘遂、海藻；藜芦反五参、细辛、芍药"。同时注明"五参为人参、丹参、玄参、沙参、苦参"。明代李时珍认为，相反药虽不宜配伍，但也不是绝对禁忌。为揭示"十八反"配伍禁忌实质，已开展如下方面研究工作（图 5-1）。

（1）化学成分研究：反药之所以相反，主要是配伍后有新的有毒物质产生，或是有毒物质的含量增高；或是有毒活性成分的毒效相互抵消；或是配伍应用后中药在体内的物理性质（如中药的溶出速度、生物利用度等因素）发生改变，从而引发致毒增毒或减效的情况。研究反药配伍前后化学成分的变化，发现乌头组反药配伍时，半夏、瓜蒌、贝母、白蔹可使乌头中乌头碱溶出率增加而出现毒性；甘草组反药配伍时，甘草可增加大戟、芫花、甘遂有毒成分的溶出，或延缓毒性成分在体内的消除速率而蓄积中毒；藜芦组反药配伍中以诸参与藜芦配伍研究较多，其中人参、苦参能够增加藜芦生物碱的溶出，丹参和藜芦配伍时藜芦定的含量增加。反药配伍前后化学成分变化的结果为揭示中药配伍理论"十八反"的科学内涵提供了物质基础依据。

（2）药效毒理研究：反药药组配伍后对实验大鼠的循环系统、消化系统及神经系统有不同程度的损害，肝功能及心肌酶谱有异常变化，心、肝、肾组织形态出现病变。反药配伍毒性大小与中药剂量及配伍比例相关；给药途径不同，毒性反应表现亦不同。甘草组各反药药组等量配伍，小鼠腹腔注射较灌胃给药的死亡率高。对"半蒌贝蔹及攻乌"中的各单味药及反药组合进行急性毒性试验，发现反药组合的配伍比例对"半蒌贝蔹及攻乌"急性毒性的变化有重要影响。藜芦可降低或抵消人参的扶正功效，妨碍人参的雌激素样作用，与生理和病理条件有关。近年有提出建立基于中药体内代谢过程的中药配伍禁忌研究方法，评价配伍禁忌的反药组合中药在体内的吸收、分布、代谢、排泄过程，揭示其致毒增毒、减效降效的可能

生成新成分

溶出释放增加

成分破坏降解

溶出释放减少

促进成分吸收

抑制成分吸收

改变分布部位

促进代谢降解

抑制代谢降解

加速排泄消除

抑制排泄消除

效应协同促进

效应拮抗抵制

致毒作用

增毒作用

减效作用

显效作用

中药十八反配伍

药动学相互作用过程

生物效应相互作用

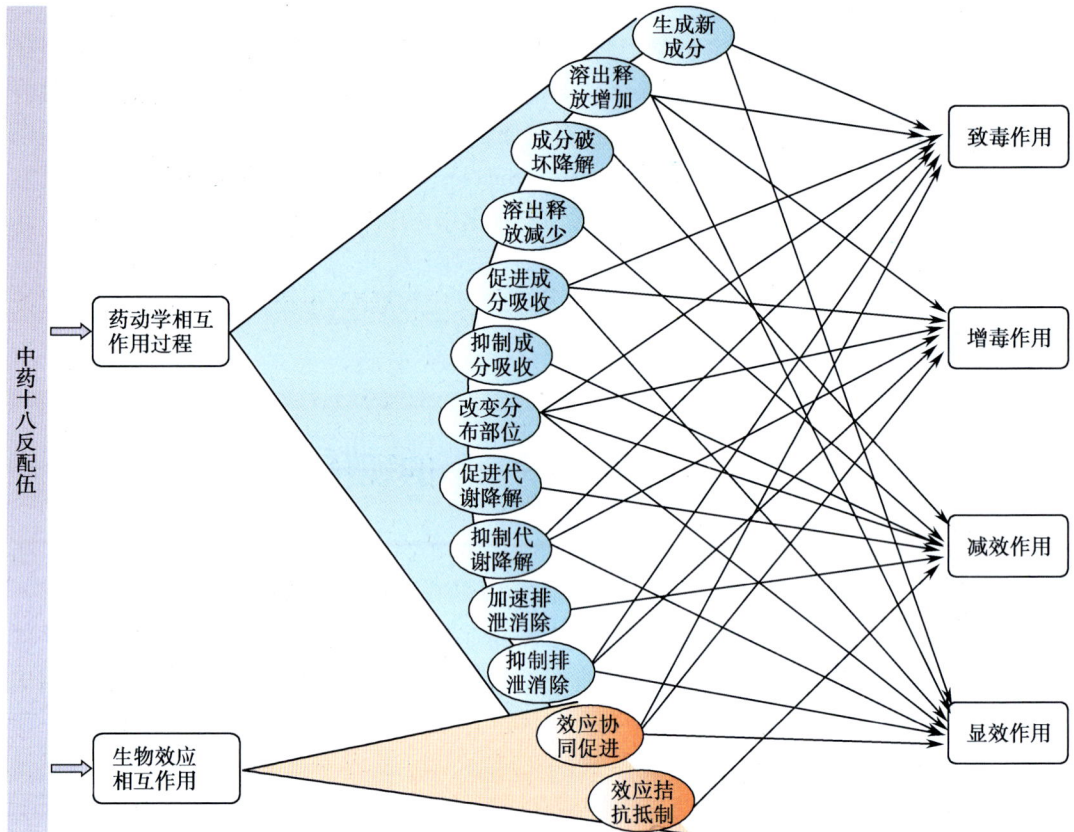

图 5-1　中药"十八反"配伍机制研究

途径、内在机制及其影响因素等科学实质。

（3）细胞色素 P450 与 P 糖蛋白研究：将现代药理学中中药相互作用的分子基础细胞色素 P450（CYP450）引入中药相互作用研究。CYP450 作为重要的 I 相中药代谢酶系统，对中药代谢和中药之间的相互作用有重要影响。复方是中医临床使用的主要形式，多种中药成分可能为 CYP450 的底物、诱导剂或抑制剂，从而影响中药的效应。如乌头组及藜芦组反药配伍能抑制 CYP450 的活性，使反药中所含的有毒成分代谢减慢而发生毒性。甘草能诱导肝内 CYP450 的表达及活性上升，与甘遂配伍能促使甘遂所含的前致癌物质和前毒物转化成致癌物和毒物，从而表现出"十八反"中药配伍禁忌的特征；与芫花配伍也因芫花能降低 CYP450 的含量，两者配伍产生拮抗效应，也呈现"相反"的作用。

P 糖蛋白是一种能量依赖性膜转运蛋白，可将细胞内的化合物逆浓度梯度转运至细胞外，发挥外排泵的作用，从而降低细胞内中药浓度。存在于肠黏膜的 P 糖蛋白可抑制中药的肠道透膜吸收。芫花与甘草合用后较单用芫花对 P 糖蛋白的抑制作用增强，导致中药的吸收增加，从而产生毒性。

2."十九畏"的现代研究　"十九畏"的意义与"十八反"类似，属于配伍禁忌范畴。即硫黄畏朴硝，水银畏砒霜，狼毒畏密陀僧，巴豆畏牵牛，丁香畏郁金，川乌、草乌畏犀角（犀角现为禁用品），牙硝畏三棱，官桂畏赤石脂，人参畏五灵脂。

对"十九畏"的现代研究在一定程度上说明"十九畏"配伍禁忌的合理性。如硫黄与芒硝合用，两药的镇痛作用及泻下通便作用减弱，脾指数下降，炎症肿胀率上升，但未见明显毒副反应及实验动物的死亡现象。巴豆与牵牛子同用，对胃黏膜损伤加重，泻下作用增强，抑制免疫。狼毒含生物碱，而密陀僧主要含氧化铝，两者配合可产生沉淀而减弱药效并产生有毒成分。人参所含的皂苷、多糖等有效成分可被五灵脂所含的尿素或尿酸破坏而降低疗效，两者配伍可使实验动物产生先兴奋、后抑制的效应；但亦有报道将人参与五灵脂两药同用治疗气虚血瘀、虚实夹杂的冠心病，五灵脂并不抵消人参的"扶正"作用，临床观察也未见任何不良反应。

由于"十八反""十九畏"包含诸多药组，加之中药的影响因素复杂，至今无论从文献资料、临床观察或实验研究，均未得出公认一致结论。实验与临床均有"十八反""十九畏"的中药应用，未见明显毒性，甚至还有好的疗效报道，但只是研究。目前，"十八反""十九畏"仍属配伍禁忌，揭示"十八反""十九畏"配伍实质仍是一个长期、艰巨任务，应建立符合现代认知的中药配伍禁忌表征方式与系统规范的研究方法，包括中药配伍禁忌的文献研究、相关中药品种资源的研究、物质基础研究、药效学研究、毒理学研究、药动学研究、循证医学研究等，多维度揭示中药"十八反""十九畏"的现代实质。探讨中药配伍禁忌的现代内涵，将有助于中药配伍禁忌理论的发展，丰富和完善中药配伍理论。

学习小结

中药药性理论的现代研究
- 四气
  - 与药理效应相关 → 调节中枢神经系统、自主神经系统、内分泌系统、能量代谢等
  - 与物质基础相关
- 五味
  - 与功效、物质基础、药理效应相关
- 升降浮沉
- 归经 → 与药理效应、药动学、微量元素、环核苷酸、受体学说等相关
- 有毒、无毒
- 配伍禁忌
  - "十八反"的现代研究
  - "十九畏"的现代研究

（苗明三）

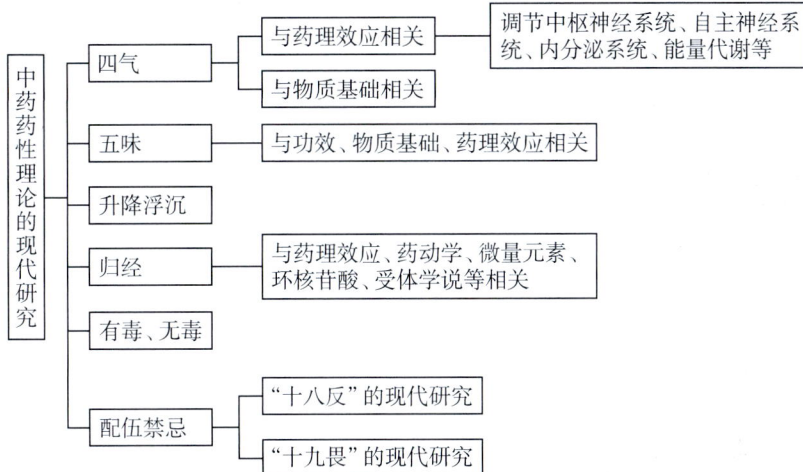

扫一扫，测一测

复习思考题

1. 结合对中药四气的现代研究，谈谈你对中药四气的认识。
2. 谈谈归经与中药作用的选择性有何关联。
3. 如何辩证地看待中药的有毒、无毒？
4. 十八反、十九畏现代研究的科学意义有哪些？
5. 您认为最适宜的中药药性理论研究方法是什么？

第六章

中药药理研究的思路与方法

学习目标

通过本章的学习,掌握中药药理研究思路以及常用的研究方法;熟悉中药有效成分、单味药及复方配伍研究思路;了解中药药理研究的新方法和新思想,使学生初步具备中药药理学研究的能力,为开展中药的创新研究奠定基础。

中药中的有效成分生物利用度较低,与靶标之间的亲和力较弱,因此研究中药如何起效一直是中医药研究者不断研究和探索的重要课题。针对中药的起效机制,国内外学者进行了很多有益的探索,并提出中药是通过多成分、多靶点、多环节整合起效的,或是从网络药理学的角度提出中药是通过作用于特定的疾病靶点网络而引发协同作用,而肠道微生物在中药的起效过程中也发挥至关重要的调控作用。

中药有别于单一化合物的作用方式。近几十年中药药理研究的经验表明,中药的作用具有自身的特点,所以在研究思路和方法方面有其独特性。中药具有以下作用方式:

1. 单一中药成分 以原型方式吸收入血,直接作用于特定的靶点。如附子中的去甲乌药碱、附子苷等直接入血,激动 β 受体,提高血浆第二信使 cAMP 的水平而产生强心作用。

2. 中药或提取物 进入体内后代谢为有活性的化合物,后者再作用于特定的靶点。如槲皮素,其在体内被代谢为槲皮素-3-葡糖醛酸苷入血,因而降低脑内 β 淀粉样蛋白(Aβ)的生成。槲皮素-3-葡糖醛酸苷是槲皮素治疗阿尔茨海默病的真正起效形式。

3. 中药活性成分群 通过作用于机体不同的靶点并发生协同或拮抗作用,发挥药理效应。如用于治疗急性早幼粒细胞白血病的复方黄黛片,由雄黄、青黛、丹参以及太子参组成。研究表明,硫化砷为君药、丹参酮为臣药、靛玉红为佐药,三者均能作用于 PML-RARα 蛋白,且三者合用比两两联用药效更强。此外,丹参酮以及靛玉红也能作用于水甘油通道蛋白 9(aquaglyceroporin 9,AQP9),使得细胞内的硫化砷含量增加,充当使药作用,协同起效。

4. 中药进入体内后,通过调控内源性物质(如神经递质或激素等)间接地发挥药理作用。如来源于中药刺五加叶中的刺五加叶皂苷能够作用于胰高血糖素样肽-1(GLP-1),从而促进机体胰岛素的合成与分泌,发挥治疗糖尿病的作用。

5. 中药通过调控肠道微生物,经由肠道微生物发挥药理作用。如小檗碱的抗炎、调节代谢紊乱、抗糖尿病作用,现有研究认为主要是通过直接升高肠道菌群中丁酸盐的前体物质丁酰辅酶 A 以及巴豆酰辅酶 A 的水平、促进产丁酸盐细菌的丰度、促进肠道菌群丁酸盐的生成以及降低肠道内相关条件致病菌的丰度、降低肠道细菌内毒素的生成发挥的。

随着生命科学的飞速发展,中药的研究可以借助现代先进的技术和新的理论,发现中药新的作用方式,如中药可以调节肠道菌群的平衡等新的作用机制。因此,中药药理的研究应根据中药作用方式的不同选择合理的效应评价体系和方法。

第一节　研 究 方 法

中医药学以整体思想体系为基础,重视宏观控制与调节。所以,在进行中药药理研究时,应以整体实验为主,以离体实验为辅,两者互相补充。将整体与局部、分析与综合相结合是中药药理研究的主要思维和方法。

一、利用体内研究模型开展中药药效学研究

近20年来,结合现代生物医学的方法技术,建立了系列动物模型,包括自发性疾病模型,基因工程动物模型,传染病、药物诱导和手术动物模型以及模式生物模型等。整体动物模型包括正常动物模型和病理动物模型。病理动物模型是按照现代医学的发病机制复制的人类疾病动物模型(包括化学性、基因突变、基因敲除或转基因动物模型)和根据中医"证"的特点复制的中医证候模型。由于体内研究模型的特点是能够准确反映药物对机体的作用及在体内的代谢过程,缺点是个体差异大、药物用量大、成本高、实验周期长,因此,目前体内试验提倡用一些模式生物来代替。公认的用于药物筛选的常见模式生物(model organism)有噬菌体、大肠埃希菌、酵母、线虫、果蝇、斑马鱼等。果蝇、斑马鱼、酵母代表不同进化级别的模式生物(图6-1)。观察中药对模型动物的血液、组织、器官等生物学指标及病理形态学的改变以及影响,可精准、客观、迅速、经济地评价体内的中药药效学研究。人类对果蝇的研究有上百年的历史,对果蝇的遗传背景、基因定位与表型效应的认识远胜于其他实验动物,同时有比较成熟的遗传分析方法;斑马鱼具有较强的繁殖能力,是目前唯一可以进行大规模随机诱变筛选隐性突变体的脊椎动物;酵母菌是真核生物,而且基因组已全部测序,细胞繁殖快,易于培养,与哺乳动物细胞有许多共同的生化机制,存在许多与人类疾病相关的基因。

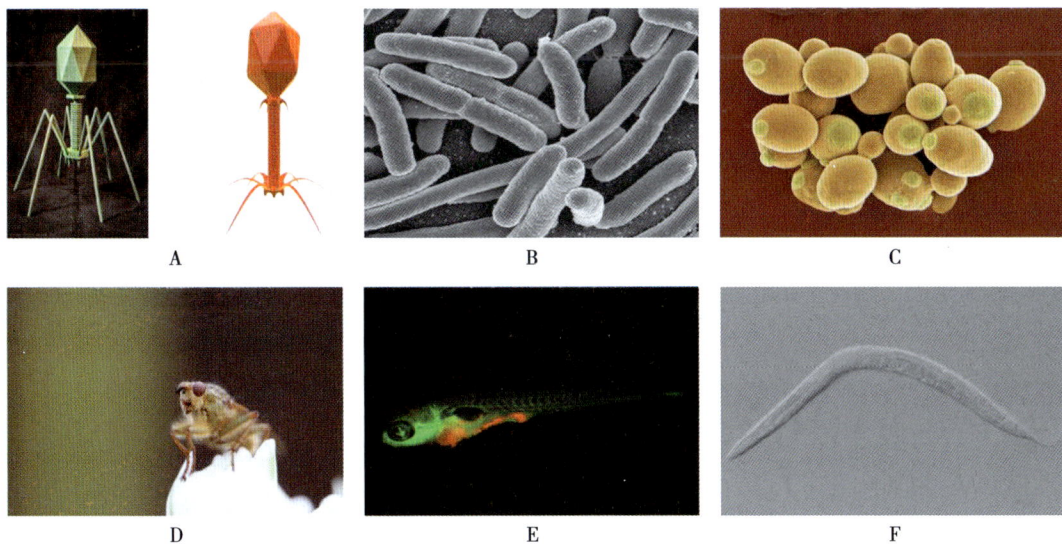

图6-1　公认的用于药物筛选的常见模式生物
A. 噬菌体　B. 大肠埃希菌　C. 酵母　D. 果蝇　E. 斑马鱼　F. 线虫

利用模式生物筛选模型具有用药量少、周期较短、整体作用、成本较低、操作简便等突出的优点。研究结果可以排除中药中的 pH、鞣酸及离子等非特异性成分的干扰。以利用线虫感染模型筛选新型抗菌中药为例，在筛选的 1 000 个天然化合物中，发现 9 个天然化合物具有显著的体内抗菌活性。非常有价值的是，该研究发现的许多具有体内抗菌活性的化合物在之前的体外抑菌斑筛选中并未发现具有抗菌活性。

二、利用体外细胞分子模型筛选中药的活性成分

采用体外细胞分子模型能够筛选出有明确作用靶标的中药有效成分，进而发现其构效关系，阐明中药的作用机制。

体外细胞分子模型的优点包括药物用量少、成本低、速度快、适合高通量筛选，可以在平行条件下比较研究中药的各有效部位、单体成分对同一分子水平靶点的生物学作用。

体外细胞分子模型的缺点包括体外实验不能反映药物对机体的内环境和神经体液的调控作用，缺少药物体内代谢的过程，且靶点单一，容易漏筛。对于作用靶标不明确的有效部位或成分则会产生信息偏倚，结果的可信度较低。中药粗提物在体外实验时易受中药中的 pH、鞣酸及离子等成分的干扰，产生假阳性结果。因此，在寻找中药活性成分的研究时宜在体内证实有确切疗效的前提下，根据体内研究模型的研究结果，采用体内和体外筛选模型相结合的方法，尽可能地选择多个不同的模型进行筛选。体内、体外模型的各自特点见表 6-1。

表 6-1　常用于中药活性筛选的体内、外模型及其特点

模型	体内/体外	受试样品		用药量	结果的稳定性
		提取物	单体		
整体动物疾病模型	体内	适合	适合	大	一般
组织、器官模型	体外	适合	适合	大	中等
细胞、分子模型	体外	不太适合	适合	小	高
模式生物模型	体内	适合	适合	中	中等

三、利用分子生物学研究手段确证中药作用的分子机制

在明确中药活性成分的体内外药效的基础上，可通过多种分子生物学手段联合的方式进行具体的分子机制研究，明确中药活性成分的作用方式。

分子生物学是从分子水平研究生物大分子的结构与功能，从而阐释生命现象的本质。将分子生物学手段与中药研究相结合，有助于研究中药发挥作用的新模式。研究方法主要包括正、反向遗传学研究手段，基因组学、蛋白质组学、转录组学、代谢组学以及化学基因组学等手段。

正向遗传学通过自发突变或人工诱变寻找生物个体或细胞相关表型的改变，然后找到对应的突变基因，并揭示其功能；而反向遗传学则通过改变某个特定的基因或蛋白质，从而寻找表型的变化。可通过正、反向遗传学手段，寻找基因型-表型之间的关系，开展中药药理分子机制研究，也可借用上述手段如基因沉默、基因的定向突变、构建过表达基因的质粒等来确证中药作用的分子机制，如在对苏木酮 A 抑制神经炎症的靶标挖掘中，首先采用细胞培养稳定同位素标记(stable isotope labeling with amino acids in cell culture，SILAC)实验、蛋白质

体外结合实验、表面等离子共振实验等证实苏木酮 A 可选择性与肌苷-5′-磷酸脱氢酶 2(inosine-5′-monophosphate dehydrogenase 2,IMPDH2)结合,结合位点为 140 位半胱氨酸,而将该位点突变后,苏木酮 A 便不能与其结合,利用小干扰 RNA(small interfering RNA,siRNA)将 IMPDH2 沉默后,苏木酮 A 对神经炎症的抑制作用也被显著削弱,揭示苏木酮 A 通过直接修饰靶点 IMPDH2 上的 140 位半胱氨酸发挥抗神经炎症作用。

多组学手段也可用于研究中药的具体作用机制。多组学包括基因组学、蛋白质组学、转录组学、代谢组学、化学基因组学等,分别从基因、蛋白、转录体、代谢物以及化学小分子层面揭示中药对生物个体或细胞的影响,获取庞大的组学数据,并从中挑选出有价值的信息,寻找关键信号分子或信号通路,用以阐释中药作用的分子机制。例如,在对升麻素苷增强程序性细胞死亡受体 1(programmed cell death 1,PD-1)抑制剂抗肿瘤效果的机制研究中,以在肿瘤细胞免疫逃逸、PD-1 抑制剂耐药中起重要作用的多核细胞样髓性抑制细胞(polymorphonuclear myeloid-derived suppressor cell,PMN-MDSC)为切入点,首先通过蛋白质组学测序结合基因本体(gene ontology,GO)功能注释分析、京都基因和基因组数据库(Kyoto Encyclopedia of Genes and Genomes,KEGG)通路富集分析和 Cytoscape 分析筛选出荷瘤小鼠 PMN-MDSC 中显著上调的 10 个关键蛋白质——Eprs、Gart、Umps、Paics、Atp5o、Hadha、Dld、Mrpl4、Rpl8、Mrpl14,以此为靶点,利用分子对接和权重分析法从中药单体库中进行高通量筛选,聚焦于中药防风的主要活性成分升麻素苷,然后利用上述蛋白质组学分析发现,升麻素苷主要影响 PMN-MDSC 的增殖和代谢,进一步采用代谢组学测序发现,升麻素苷通过抑制 PMN-MDSC 中精氨酸酶-1 和诱生型一氧化氮合酶的表达抑制精氨酸代谢和三羧酸循环,进而干扰 PMN-MDSC 的增殖、代谢、免疫抑制功能,与 PD-1 抑制剂发挥协同抗肿瘤作用。

近年来,在化学生物学思路的指导下开展了对中药活性成分的作用机制及靶标发现研究。例如应用蛋白质组学方法(包括小分子亲和色谱技术、活性蛋白质谱技术、分子对接技术、网络生物学技术等),通过蛋白质表达谱的差异性分析,可以揭示中药的作用靶点和作用过程,进而揭示中药多成分、多靶点的作用机制。如基于定量化学蛋白质组学技术鉴定黄芩苷改善饮食引起的肥胖及脂肪肝的关键靶点,首先合成具有与黄芩苷生物活性一致的黄芩苷光亲和探针,与稳定同位素标记的细胞裂解液共孵育,并对黄芩苷光亲和探针结合的蛋白进行富集、纯化,通过 LC/MS 鉴定出黄芩苷结合的靶蛋白谱,然后通过生物信息学分析和 siRNA 干扰技术筛选关键的结合蛋白,进一步通过细胞热转移分析、基因定点突变等技术确定了黄芩苷的关键靶点——脂肪酸氧化控制酶肉毒碱棕榈酰转移酶 1(carnitine palmitoyltransferase 1,CPT1),见图 6-2。

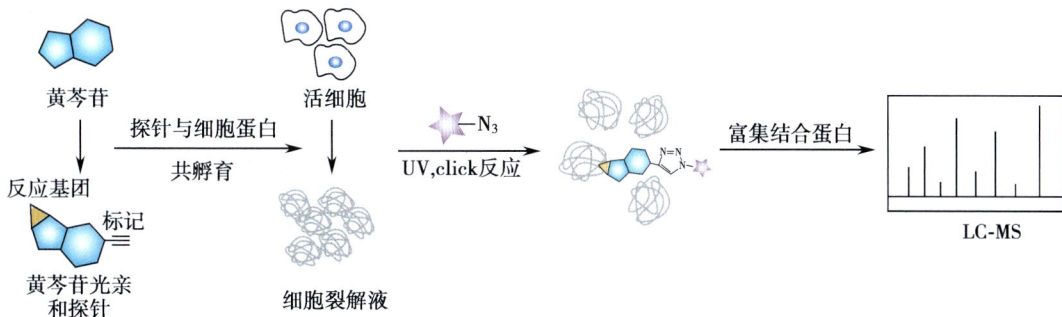

图 6-2 基于定量化学蛋白组学技术钓取黄芩苷靶蛋白的流程图

第二节　中药复方及其配伍规律的研究思路

中药复方是中药临床用药的主要形式,绝大多数中成药及医院制剂也以复方为主。中药复方及其配伍规律体现中医药理论的深刻内涵。准确理解中医理论的真实意蕴,把握中医治病的思维方式和理论方法,揭示中药复方及其配伍规律的科学内涵,不仅可为中医临床组方提供实验依据,在药效物质层面上确定复方中药物的最佳剂量配比,还可阐释中医药理论的科学内涵、促进中医药理论现代化,在此基础上研发质量可控的高效中药新药。本教材选用具有代表性的中药复方研究成果,介绍运用现代科学技术手段研究中药复方对机体的作用及其规律的思路和方法。

一、从饮片配伍过渡到组分配伍的研究思路与方法

组分配伍是以中医学理论为基础,以复杂性科学思想为指导,以临床有效的名优中药二次开发为切入点,遵循传统方剂的配伍理论与原则,在基本搞清方剂药效物质和作用机制的基础上,以组效关系为基础,优化设计,针对临床适应病证,筛选有效的中药处方。如复方丹参方的研究实现了从饮片配伍到组分配伍,明确了药效物质及作用机制,阐明了组分配伍的君臣佐使关系。基本思路如下。

1. 遴选合适的中药小复方的基本原则　①临床疗效确切的常用经典方;②组成复方的药味数量适中,涉及的药材品种比较明确;③防治常见病、多发病,且能体现中医用药特色。如复方丹参方由丹参、三七、冰片或降香油组成,治疗冠心病有确切的疗效。

2. 药理学研究指标的选择　为更好地阐明复方的现代药理作用及其与主治、功效的相关性,在研究中应注意复方的临床主要疗效与实验药理学研究的评价指标相一致。如复方丹参片具有活血化瘀、理气止痛的功效,用于气滞血瘀所致的胸痹,临床治疗冠心病,疗效可用现代药理学的指标表达(抗心肌缺血、抗血栓、改善微循环等),并且能够在整体与细胞水平建立相应的评价模型。

3. 明确复方的药效物质基础及作用机制　在活性导向下进行化学成分的分离筛选,将活性成分的主次按其作用性质与含量加以区分,使得方剂的药效物质、作用机制基本清楚。如明确了丹参中的丹参素、丹参酚酸B等丹参水溶性成分,丹参脂溶性成分丹参酮类,以及三七中的三七皂苷类成分等的化学结构,再利用心肌缺血、缺氧等整体动物模型,研究复方丹参方及各活性成分治疗冠心病的作用途径、主次靶点及其相关规律。同时,对冰片在复方中的佐使作用进行了研究、评价,揭示了冰片的作用机制和靶点。

4. 组分配伍、配比的优化　如何获得各有效组分在某种效应上的最佳组合,是研究组分配伍至关重要的一步。应针对临床适应病证,对中药有效组分进行配伍、配比2个层次的优化设计,以筛选较优的配伍、配比。如"复方丹参方"研究采用模糊数学、人工智能、聚类分析等方法与传统的数理统计同步进行数据处理,明确丹参、三七全成分治疗冠心病的最佳比例范围,确定丹参酚酸B和丹参酮II_A的最佳比例范围,以实现从饮片配伍过渡到组分配伍,从而组建新方。

5. 组分中药的机制阐明　最终的研究成果表明,复方丹参方中丹参素、丹参酚酸B等丹参水溶性成分的主要作用是扩张冠状动脉,增加冠状动脉血流量,并有起效快的特点,立足于活血止痛,治标;三七皂苷类成分(人参皂苷Rg_1、人参皂苷Rb_1等)的主要作用是启动内源性保护物质的释放,加强心肌缺血预适应,保护心肌,具有起效较慢的特点,立足于补益气血,治本;而丹参脂溶性成分主要是协同以上2类组分,改善心脏功能。该研究不仅说明

了复方丹参方治疗冠心病的药效物质基础和作用机制,诠释了复方丹参方标本兼治的科学内涵,而且挖掘了从饮片配伍到组方配伍的复方研究新方法。

二、从细胞分子水平探讨中药复方的"君臣佐使"配伍关系

如何从细胞分子水平理解中药方剂的君臣佐使配伍关系,一直是中药药理研究的热点和难点。很多课题虽然引入细胞和分子生物学技术,但还是停留在现象观察和有无药理活性的求证范畴。可喜的是,近年来国内外已有很多学者将中药药理研究切实地深入分子细胞水平,其中复方黄黛片的研究最具代表性。其基本思路如下:

1. 选择组方简单、疗效明确、活性成分清楚的复方。如"复方黄黛片"是由青黛、雄黄、太子参及丹参组成的,并且已知雄黄的主要成分是四硫化四砷、青黛的有效成分是靛玉红、丹参的有效成分是丹参酮Ⅱ$_A$。

2. 建立与人类疾病相似的动物、细胞模型。若要从分子水平阐明中药复方黄黛片治疗急性早幼粒细胞白血病的多环节、多靶点作用的分子机制,并将中药方剂"君、臣、佐、使"的配伍原则用现代分子医学的方法得到阐释,那么早幼粒细胞白血病的多个细胞模型及接近临床的早幼粒细胞白血病动物模型的建立是关键的一步。

3. 明确关于急性早幼粒细胞白血病发生的分子机制、信号转导调控网络及治疗靶标的发现,是从分子水平阐明复方君臣佐使关系的必备条件。

4. 充分吸收生命科学中的分子生物学技术结合定量药理学等方法。如在复方黄黛片的研究中采用原子吸收光谱技术测定四硫化四砷在细胞内的浓度,并通过 RNA 干扰技术抑制细胞膜上转运四硫化四砷的水甘油通道蛋白基因的表达等。

5. 研究结果显示,四硫化四砷是本方的"君药",它直接作用于癌蛋白,通过诱导其降解,从根本上逆转癌细胞的增殖,使其分化成熟。丹参酮和靛玉红作为本方的辅助成分,主要通过促进癌蛋白的泛素化并加快其降解,进一步促进白血病细胞的分化成熟,抑制癌细胞的细胞周期及分裂增殖来发挥作用。动物实验结果还表明,使用青黛以后,雄黄的毒副作用大幅降低,这些体现典型的"臣药"和"佐药"的功效;并且丹参酮和靛玉红通过增加运送四硫化四砷的通道蛋白的数量,显著增加进入白血病细胞的四硫化四砷浓度,从而提高疗效,两者都起到"使药"的作用。复方黄黛片通过各组分的联合应用,产生大于 3 个组分相加的协同效应。研究者从分子生物学和生物化学角度,阐明了复方黄黛片治疗急性早幼粒细胞白血病的分子机制。

三、应用拆方的方法研究经典名方六味地黄汤的组方原理

经典名方是中医药伟大宝库中最为精华的部分,承载着数千年中医药灿烂文化的深厚积淀。深入认识经典名方的作用机制,是体现中药科学性的最为重要的部分。在中医药理论的指导下,充分考虑中药复方的作用特点和特色,借鉴现代科学技术和方法,建立能够揭示、反映中药作用特点的药理学研究思路与方法,一直是我国中药药理学科研人员努力的方向。其中,中医滋补肾阴的经典代表名方六味地黄汤的组方配伍原理研究最具代表性,其研究的基本思路如下:

1. 研究思路　六味地黄汤以补肾为主,兼补肝脾,具有滋补而不留邪、降泻而不伤正,以补为主,泻中寓补的特点。六味地黄汤补肾的作用可能在于调节并恢复肾虚所导致的神经内分泌免疫调节网络(NIM)的功能平衡失调。因此,从调节机体生理功能和内环境平衡入手是研究六味地黄汤药理作用和组方原理的重要指导思想。六味地黄汤的组方特点是六味中药按"三补"(熟地黄、山茱萸、山药)、"三泻"(泽泻、牡丹皮和茯苓)的配伍原理组成,

笔记栏

以补肾为主,兼补肝脾,使三补和三泻合为一体。研究中将六味地黄汤按"三补"和"三泻"分成2个药对,以在药理学研究中所揭示的主要药效为指标与全方进行活性比较,从恢复肾虚所导致的NIM的功能平衡失调的角度阐述其三补和三泻的药理学特点及其在全方中的药理作用。

2. 动物模型的选择　可选择快速老化模型小鼠SAM、应激小鼠、肾上腺糖皮质激素处理小鼠等多种具有不同病理特征的NIM网络平衡失调的动物模型,分别从中枢神经(学习记忆功能)、内分泌(下丘脑-垂体-肾上腺轴和下丘脑-垂体-性腺轴)和免疫系统(细胞和体液免疫)的角度开展研究。此外,可配合使用具有特定病理特征的模型动物,如化疗药环磷酰胺所致的免疫功能低下模型小鼠、空肠弯曲杆菌致敏所致的自身免疫模型小鼠等。通过综合运用这些具有不同病理特点的模型小鼠,研究六味地黄汤的药理作用和作用机制,从而在不同的角度和层面反映六味地黄汤的组方特点和配伍原理。

3. 研究结果　从全方综合药效的角度看,单独应用三补或三泻在作用性质和作用的整体性等方面多不如全方,全方的药效不是三补和三泻药理作用的简单相加,两者存在相互增强、补充和制约等多种协同方式,其差异不仅表现在药效动力学方面,也表现在药动学方面,充分体现其配伍的科学性。

四、与功能主治有关的中药药理研究思路与方法

如何用现代科学的语言来诠释中药复方的主治功效是中药药理研究的重要内容,也是中药现代化的关键。如芪参益气滴丸补气活血的功效研究是一个很好的例证,其基本的研究思路如下:

1. 选择合适的中药复方作为研究对象　芪参益气滴丸是由黄芪、丹参、三七、降香组成的补气活血复方中药制剂,具有补心气行血的功效。临床用于气虚血瘀型冠心病心绞痛,在冠心病二级预防方面有明显的临床疗效。

2. 明确补心气行血功效的现代机制　中医学认为心气虚血瘀由产气不足或耗气过多所致。冠心病心绞痛、心肌缺血、心肌缺血再灌注损伤等所致的心气虚血瘀属于产气不足类;心肌肥厚、过劳等所致的心气虚血瘀是由耗气过多所致。气含有氧气和水谷精微,经过三羧酸循环最终产生机体所需的ATP,因此气为ATP的产生提供原料。而ATP与细胞骨架高亲和,可以将单个的细胞骨架(球状肌动蛋白,G-actin)组装成纤维状肌动蛋白(F-actin)。心肌细胞的F-actin是心肌细丝和粗丝的亚结构,维持心肌的收缩和舒张功能,发挥行血的作用。心气行血则指进入心肌线粒体的气(氧气和水谷精微)产生ATP,促进F-actin的组装,维持心肌的结构和舒缩功能,发挥行血作用。

3. 选择合适的动物模型

(1) 冠状动脉前降支结扎致心肌缺血模型:结扎大鼠冠状血管前降支可致大鼠心肌因缺血而出现ATP产生减少、F-actin和心肌纤维断裂、心肌间质水肿和线粒体肿胀,导致心肌功能障碍。此模型适用于评价心血管疾病治疗药物的抗心肌缺血作用。

(2) 冠状动脉前降支结扎再灌注致心肌缺血损伤模型:结扎大鼠或小鼠冠状动脉前降支、再通,可建立心肌缺血再灌注损伤模型。心肌缺血再灌注损伤是一个复杂的过程,缺血期间ATP产生减少、心肌F-actin和心肌纤维断裂;再灌注后,过氧化物过量增加,诱导心肌和血管内皮细胞凋亡、心脏微循环障碍、心肌损伤,进而经过病理性重塑,形成心肌纤维化的过程。缺血再灌注引起能量代谢异常、线粒体呼吸链电子传递障碍、氧化应激损伤、白细胞与血管内皮黏附、炎症因子释放、血浆白蛋白漏出、出血、血栓形成、病理性重塑等多个病理环节,可以评价中药复方改善缺血再灌注引起的多环节损伤。

（3）心气虚血瘀模型：用银夹长期夹闭大鼠引起心肌肥厚并导致心肌纤维化，建立耗气过多引起的心气虚血瘀模型。该模型与心肌糖酵解酶 ALDOA 和 ENOα 的增加及 ENOβ 和脂肪酸代谢酶 ECH 的降低导致的心肌能量代谢途径的异常、心肌线粒体呼吸链 ATP 合成酶的亚基 ATP5D 蛋白低表达、ATP 减少、腺苷二磷酸（ADP）和腺苷一磷酸（AMP）增多、心肌细胞 F-actin 断裂、心肌肌丝和心肌纤维断裂、氧化应激损伤增加、心功能低下、心肌灌流量降低有关，可以长期用药，从而体现中药复方的优势所在。

4. 明确芪参益气滴丸的药效物质基础及作用机制　如图 6-3、图 6-4 和表 6-2 所示。

（1）芪参益气滴丸对冠状动脉结扎引起的心肌缺血损伤的改善作用：芪参益气滴丸在缺血期间就可发挥补气行血的作用，其主要补气成分黄芪甲苷和人参皂苷 Rb$_1$ 承担其补气行血的作用。其机制为芪参益气滴丸及其主要补气成分黄芪甲苷、人参皂苷 Rb$_1$ 可以抑制心肌缺血大鼠心肌 F-actin 和心肌纤维断裂、心肌间质水肿和线粒体肿胀；抑制大鼠心肌线粒体复合物 V 的低表达，抑制 ATP/AMP、ATP/ADP 比值的降低，改善心肌的能量代谢。

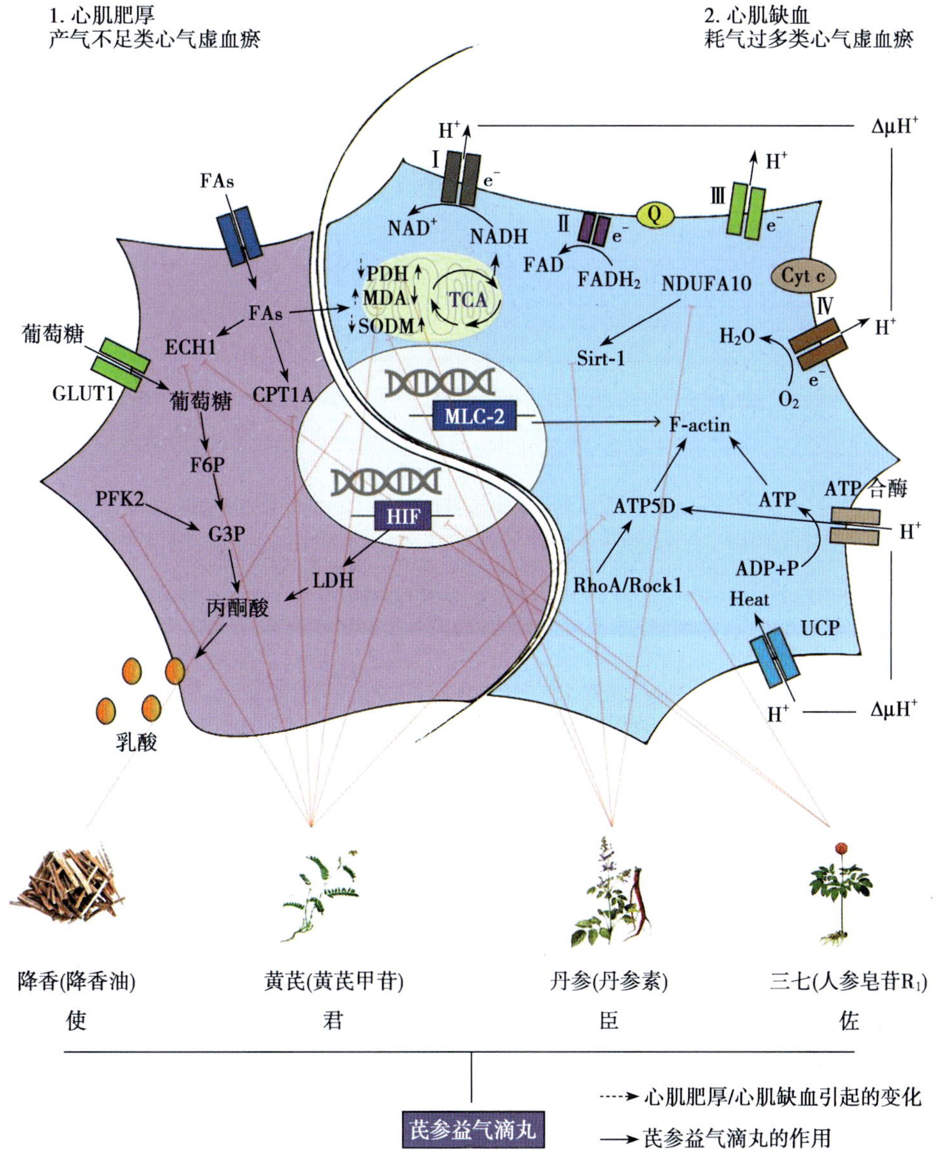

图 6-3　芪参益气滴丸补气活血、逆转心肌肥厚的作用机制

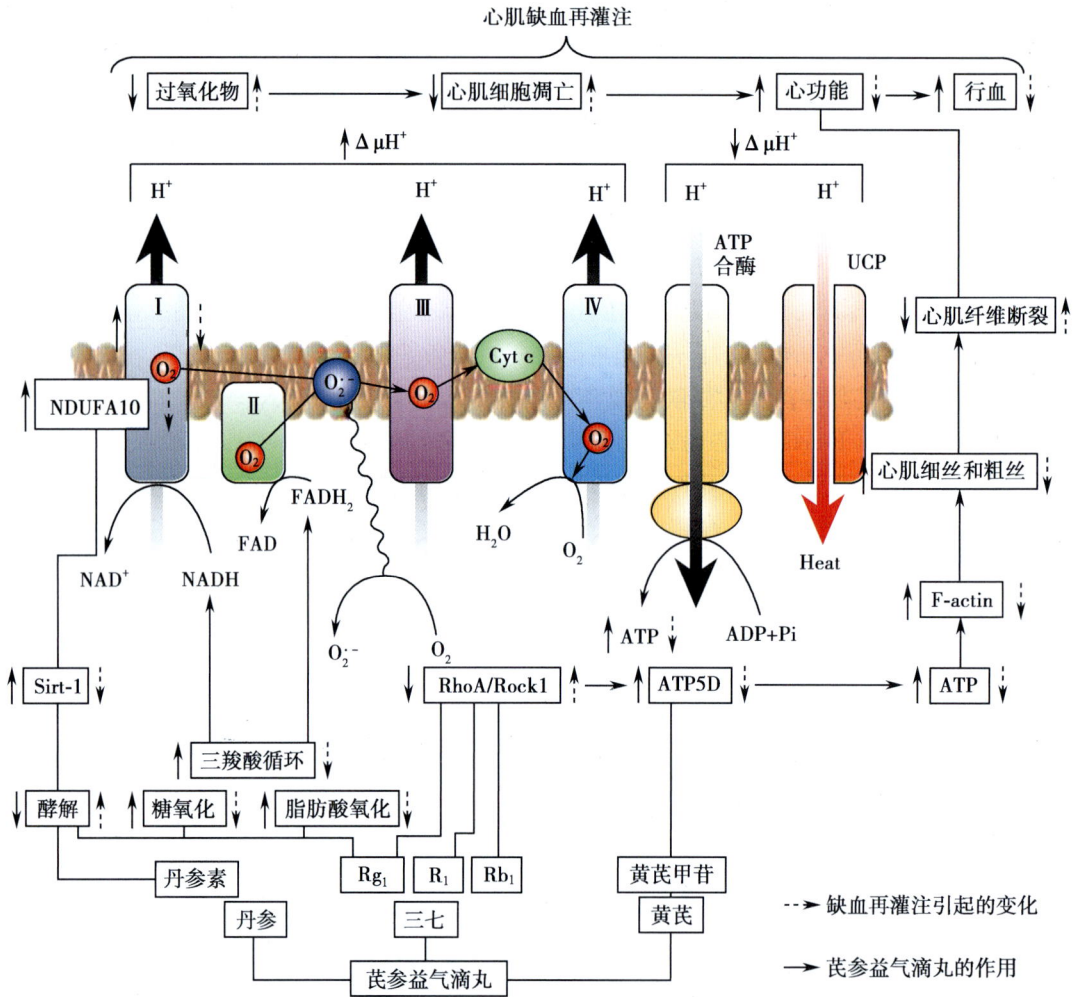

图6-4　芪参益气滴丸及其主要成分补气活血的作用机制

表6-2　芪参益气滴丸补气活血、逆转心肌肥厚的作用机制

	心肌肥厚	心肌缺血	芪参益气滴丸的作用
糖酵解	↑	↑	↓
脂肪酸代谢	↑	↑	↓
氧化应激	↑	↑	↓
糖有氧代谢	↓	↓	↑
ATP	↓	↓	↑
F-actin	↓	↓	↑
心肌肥厚	↑	—	↓
心肌损伤	↑	—	↓
心肌纤维化	↑	—	↓
心肌凋亡	—	↑	↓
心功能	—	↓	↑

（2）芪参益气滴丸对缺血再灌注所致心肌损伤的保护作用:芪参益气滴丸可以减少缺血再灌注后大鼠的心肌梗死面积,改善心脏灌流量;抑制缺血再灌注引起的大鼠心肌 F-actin 解聚、心肌粗丝和细丝断裂、线粒体水肿和空泡化;抑制心肌细胞凋亡。该作用与其上调心肌线粒体复合物Ⅴ的亚基 ATP5D 的表达,抑制 ADP/ATP、AMP/ATP 比值的增加,抑制 MLC 磷酸化的增加相关。

（3）芪参益气滴丸对心脏前阻力增加引起的心肌肥厚的改善作用:芪参益气滴丸可以逆转心肌肥厚、阻断心肌纤维化、改善心肌灌流量。其中,黄芪甲苷可抑制心脏前阻力增加引起的缺氧诱导因子-1(hypoxia inducible factor-1,HIF-1)、心肌糖酵解相关的 6-磷酸果糖激酶 2(6-phosphate fructose kinase 2,PFK2)、ALDOA 和 ENOα 的增加,ENOβ 和 ECH1 的降低,心肌能量代谢途径的异常,心肌 ATP5D 的低表达,心肌 ATP 含量减少,ADP 和 AMP 含量增多,心肌细胞 F-actin 和心肌肌丝断裂,从而改善心脏灌流量,阻断心肌纤维化,发挥补气的君药作用。丹参素抑制压力负荷引起的心肌氧化应激损伤。人参皂苷 R_1 既可部分抑制心肌能量代谢,又可部分抑制氧化应激损伤,与丹参素共同承担臣药的作用。降香油抑制线粒体膜上的促进脂酰辅酶 A 进入线粒体的 CPT1A 的低表达,促进脂肪酸 β 氧化,发挥佐使药的作用。黄芪甲苷、丹参素、人参皂苷 R_1、降香油两两和三三配伍增加部分作用,使芪参益气滴丸逆转心肌肥厚和阻断心肌纤维化的作用最佳。

心肌缺血、缺血再灌注可引起产气不足性的心气虚血瘀,心脏前阻力增加可引起耗气过多性的心气虚血瘀,心气虚血瘀是其共同的病理基础。心气虚血瘀与能量代谢途径异常、心肌线粒体复合物Ⅴ的亚基 ATP5D 的低表达、心肌能量代谢异常、氧化应激损伤增加、心肌结构和功能异常、心脏灌流量降低相关。芪参益气滴丸可以减少缺血再灌注后的心肌梗死面积,改善心脏灌流量;抑制缺血再灌注引起的大鼠心肌 F-actin 解聚、心肌粗丝和细丝的断裂、线粒体水肿和空泡化;抑制心肌细胞凋亡。

针对产气不足性的心气虚血瘀,芪参益气滴丸及其主要补气成分黄芪甲苷抑制线粒体复合物Ⅴ的亚基 ATP5D 的低表达;人参皂苷 Rb_1、Rg_1、R_1 抑制 RhoA 的活性,抑制线粒体复合物Ⅴ的亚基 ATP5D 的低表达;人参皂苷 Rg_1 调控心肌能量代谢途径;其主要活血成分丹参素抑制 Sirt-1 低表达诱导的线粒体复合物Ⅰ及其亚基 NDUFA10 的低表达,改善线粒体呼吸链,抑制过氧化物产生和心肌细胞凋亡,抑制心肌肌动蛋白和心肌纤维断裂,改善 I/R 引起的心肌结构损伤和功能低下,发挥补气行血的作用。芪参益气滴丸能够逆转心肌肥厚、阻断心肌纤维化、改善心肌灌流量。其中,黄芪甲苷可抑制心脏前阻力增加引起的 HIF-1 和 PFK2 增加、心肌能量代谢途径的异常以及心肌 ATP 减少等,从而改善心脏灌流量、阻断心肌纤维化。

针对耗气过多性的心气虚血瘀,芪参益气滴丸及其主要补气成分黄芪甲苷抑制能量代谢途径的异常,丹参素抑制氧化应激损伤,人参皂苷 R_1 既部分地改善心肌能量代谢、又部分地抑制氧化应激损伤,降香油上调 CPT1A,从而综合发挥补气活血的作用,逆转心肌肥大,阻断心肌纤维化。

五、基于中医方证代谢组学的研究思路与方法

中医方证代谢组学(chinmedomics)是以方剂为研究对象,以证候的生物标记发现为起点,依据中医临床给药方式,在整体评价方剂有效性的基础上,发现或找到与临床疗效相关联的药效物质基础的应用科学。它是近年来兴起的新兴学科,整合了中药血清药物化学理论与代谢组学技术,在鉴定证候生物标志物的同时,建立方剂有效性评价体系,进而发现药效物质基础。下面以开心散防治阿尔茨海默病为例,阐明方证代谢组学的具体实施方法。

1. 开心散防治阿尔茨海默病病证结合的理论基础研究　中医方证代谢组学以中医药理论为基础,故疾病的证型必须和中药方剂的主治病证相吻合。

阿尔茨海默病(Alzheimer's disease,AD)是痴呆的最常见类型,是一种与年龄相关的可导

致痴呆的神经退变性疾病,以记忆力减退、认知障碍及性格改变为主要临床表现,属于传统医学的"呆病"。传统医学认为其病机为心气不足,伴有痰浊、瘀血蒙蔽心窍,并可渐进加重。

开心散始见于唐代孙思邈的《备急千金要方》,"主好忘",由"远志、人参各四分,茯苓二两,菖蒲一两"组成,为益智健脑的代表方剂,有开心益智、聪明不忘、抗衰老之效。该方可通过益气养心、祛痰定志达到治疗 AD 的目的。

2. 动物模型的制备和分组　根据病证特点选择适宜且稳定的动物模型。如灌胃给予氯化铝,并同时腹腔注射 D-氨基半乳糖复制 AD 大鼠模型。根据疾病的进程和动物反应情况,采用适宜的造模时间跨度。将模型动物分为模型组、开心散组,另设空白对照组,每日连续给药。

3. 药效学指标检测　根据疾病特点,选择具有特异性、敏感性、客观定量的若干指标。对于 AD 模型的治疗,常常选用莫里斯水迷宫(Morris water maze)行为学评价(包括定位航行实验、空间搜索实验等)指标。

4. 生物样本采集和分析　代谢组学研究和药物效应成分的指认均需要对生物样本(尿液、血液、脑脊液等)进行采集分析,故应收集动物给药后不同天数的尿液和血清,进行血清/尿液代谢组学数据采集和开心散体内外化学成分数据采集。

(1)代谢组学数据采集:将得到的数据输入 Progenesis QI 等软件进行化合物鉴定和多变量统计分析,对各组不同时间点的数据进行主成分分析(principal component analysis,PCA),同时对各组所获得的信息数据进行统计学分析,比较组间的各离子含量是否具有统计学差异,然后筛选出这些有差异的离子作为潜在的生物标志物。对于潜在的标志物,将得到的保留时间和质核比数据,结合软件中的化合物鉴定功能与代谢产物数据库(HMDB)搜索,对这些差异离子进行初步确认。然后利用超高效液相色谱-串级质谱法(UPLC-MS/MS)等分析技术对潜在的离子进行二级扫描,分析碎片信息及其可能的裂解方式,并进行匹配,最后鉴定或表征各潜在的生物标志物。

(2)开心散体内外化学成分分析:运用 UNIFI 天然产物整体解决方案,以超高效液相色谱-质谱法(UPLC-MS)采集的 MSE 数据为基础,将高、低碰撞能下获得的准分子离子和碎片离子与药物数据库进行匹配,对药材来源及入血的开心散原型成分进行快速解析。并对其入血后的代谢成分进行表征,如 UNIFI 软件通过质量短缺过滤技术(MDF)结合 Mass Fragment™ 模块智能进行母药和代谢产物的二级碎片解析,进行结构确认,并给出详细的化合物可能的生物代谢转化及化学元素组成。

(3)相关性分析:运用代谢标志物与血清化学成分相关性分析方法(plotting of correlation between marker metabolite and serum constituent,PCMS)对血清中的外源性开心散成分与内源性标志物两组变量进行关联度分析,提取与内源性标志物高度关联的开心散入血成分作为防治 AD 的潜在效应物质。将开心散入血成分群与生物标志物含量变化矩阵导入 PCMS 软件,进行高度正(负)相关和极度正(负)相关设置,明确入血成分与生物标志物相关的个数,并以该入血成分为潜在的效应物质。

中医方证代谢组学是大数据时代精准医学的重要组成部分,已在中医证候精准诊断及方剂疗效精准评价等领域展开广泛应用,实现临床相关证候的精准诊断及方剂精准遣药。大力发展中医方证代谢组学技术平台有望促进中医药基础研究与临床资源优势的深度整合,有助于实现中国式精准医学模式,进一步提升中医药研发的原始创新能力。

第三节　中药资源替代的药理学研究思路与方法

珍稀濒危中药资源的替代性研究:随着药用动植物生存环境的恶化,以及人类对自然资源的不断索取和过度利用,导致部分物种的资源量锐减甚至濒临灭绝,包括名贵中药(如冬虫夏草、灵芝等)、濒临绝种的物种(如野山参)和保护动物(如熊、麝等)。

为了保持这些珍稀药用资源的可持续利用和医疗供给,可采用野生驯化、近缘资源替代、仿生合成和化学成分组合等策略,以实现珍稀中药资源的替代。如通过规范化、规模化驯化养殖,从而实现珍稀动物资源向经济性动物的转型发展;基于近缘物种具有相似的化学组成和生理活性的基本原理,以生物类群、化学成分、生理活性三者间的有机联系为基础,可从自然界中寻找和发现替代资源;或通过对动物性药材形成机制及其功效物质基础的系统研究和科学阐释,以实现仿生合成和化学成分组合替代性产品的创制。

通过近些年来的不断探索实践,部分珍稀濒危动物药资源替代性研究取得良好的进展,已研究和开发出多种替代品种。代表性珍稀濒危动物类中药资源的替代性研究如下:

1. 牛黄资源的替代性研究　天然牛黄系多种牛的胆囊中形成的病理性(结石)产物,资源稀缺。自 1972 年起,国家药政部门陆续批准了 3 种牛黄代用品,即人工牛黄、培植牛黄、体外培育牛黄。人工牛黄是按照天然牛黄的主要成分(胆红素、胆酸、胆固醇、无机盐等)及其相对配比经人工配制而成的产品,功效类似。培植牛黄是通过一定的外科手术,在牛的胆囊系统内放置特制的异物,并注射特制的菌苗,在异物和菌苗的刺激下形成结石状的牛黄。体外培育牛黄在阐明胆结石形成机制的基础上,以仿生学方法模拟胆红素钙结石在体内形成的生物化学过程和条件,应用现代生物工程技术在体外培育牛胆红素钙结石,并经临床相关病种、1 852 例患者的研究证明,体外培育牛黄与天然牛黄功效一致,以体外培育牛黄制成的安宫牛黄丸与天然牛黄制成的安宫牛黄丸功效一致。

2. 麝香资源的替代性研究　麝香为雄麝肚脐和生殖器之间的腺囊分泌物,干燥后呈颗粒状或块状,有特殊的香气,味苦,是高级香料,也是重要的中枢神经兴奋剂和芳香开窍要药,外用能镇痛、消肿。麝于 1988 年被定为二级保护动物后,国家又在 2003 年将麝科的所有种类由国家二级保护动物调整为一级保护动物。为解决药用问题,在揭示麝香中各类功效成分的组成及配比的基础上,开发出替代资源人工麝香。经现代药理学与安全性及临床研究表明,人工麝香具有与天然麝香近似的开窍醒神、活血通络、消肿止痛功效。

📖 学习小结

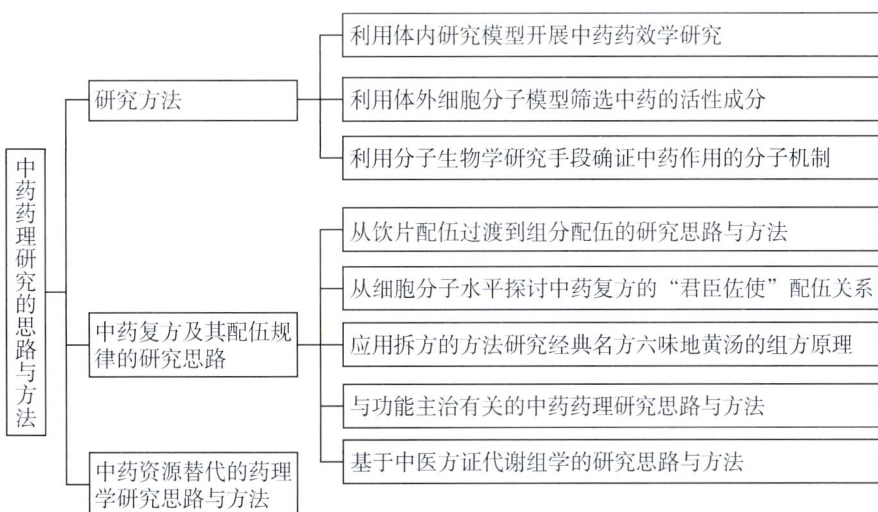

(陆　茵　韩晶岩)

复习思考题

1. 中药与生物体的相互作用有哪几种方式？

2. 为什么中药活性成分群作用的协同作用不是简单相加的生物学作用？

3. 作用靶标不明确的有效部位或成分若用细胞培养的方法来评价效应，为什么可能产生信息偏倚，而降低结果的可信度？

4. 利用整体动物评价中药或中药复方存在的最大问题是什么？

5. 使用模式生物开展中药药理研究的优势有哪些？

07章PPT

PPT 课件

第七章

中药及天然产物新药的研究与开发

📌 **学习目标**

　　通过学习中药新药的概念、中药新药发现的途径和方法,了解中药新药研发的现状和思路,中药新药的基本概念,中药新药发现的意义,中药新药发现的途径;了解以中药的特点与规律为基础发现新药的方法以及中药活性筛选方法的新进展。

　　自我国加入世界贸易组织(WTO)以后,长期依赖的仿制化学药物的发展受到了很大的冲击,而具有我国自主知识产权的中药迎来新的发展机遇。特别是近年来全球对传统药物注册政策的调整,给中药进入国际市场提供了良好的契机。因此,中药已经成为我国医药产业的新增长点,中药新药研发也将成为我国创新药物研发的重要方向之一。

　　中国医药学是中华民族经过长期的用药实践总结而成的伟大宝库,有着鲜明的民族特色和文化特色。中药新药是基于民众健康需求及时代发展的必然产物,其承载了继承和发扬中药特色、为人民健康服务的使命。因此,中药新药的研究与开发也成为中药现代化、国际化不可缺少的一环。

第一节　中药及天然产物新药的研究方法

　　中药新药是指首次上市的从中药中提取的有效物质,包括有效成分、有效部位制剂、复方制剂、经典方剂等。

　　有效成分:从各种植物中提取的具有生物活性或能起防病作用的化学成分称有效成分,如生物碱、黄酮、苯丙素类等成分。

　　有效部位:在中药化学中,常将含有一种主要有效成分或一组结构相近的有效成分的提取分离部位称有效部位。

一、从传统中药中发现新药的有效成分

　　中药源于自然,不乏独特结构、独特机制、独特疗效的有效成分,可以研究发展为新药。根据国内外的新药发现过程,结合我国中药新药研发的特点,可总结从其中发现新药的过程(图 7-1)。

　　1. 根据文献古籍调研,从民族/民间药物、临床名方/经验方中选择植物、矿物、动物,进行基源鉴定,将样品收集后进行提取,或采用溶剂粗分成几个部位,得到粗提物。

　　2. 根据拟开发药物的适应证,采用体外或体内的方法对提取物进行活性筛选,如果提取物有明显的活性,采用溶剂方法或色谱方法对粗提物进行进一步的分离;对分离后的各个

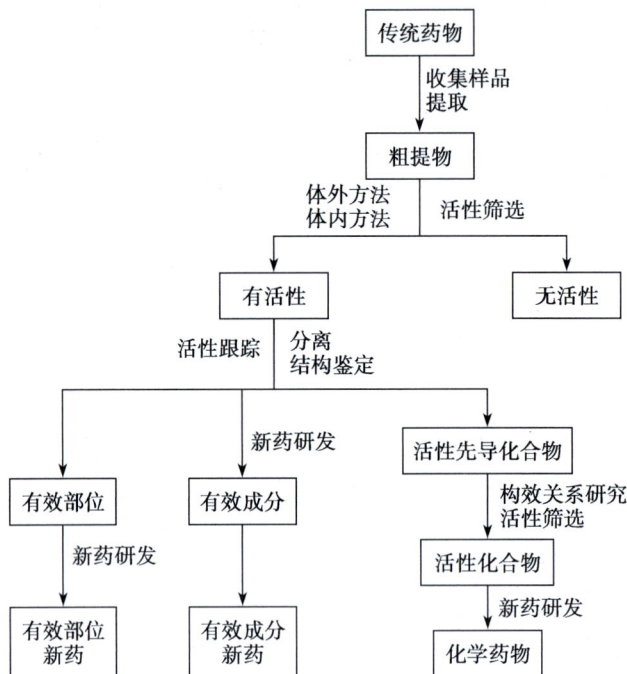

图 7-1　传统中药演变成中药新药的过程

部分进行进一步的活性筛选,发现活性部位;采用色谱方法对活性部位进行化合物的分离和结构鉴定;对分离的化合物进行活性筛选。在此筛选过程中,有时会发现某一部位活性很强,但进一步分离成单体化合物后活性没有提高,反而出现降低的现象,这可能是由于中药的各成分之间存在协同作用所致。这提示进一步纯化分离意义不大,取该部位开发新药可能更有前景,即有效部位新药。

3. 如果发现某一单体化合物的活性很强,具有临床应用前景,就可将单体化合物研发成为新药,即有效成分新药。

4. 但在活性成分研究中,大部分情况是分离的化合物具有一定的活性,但活性不太强,或毒性很大,可进入结构改造程序,这类化合物称活性先导化合物。

青蒿素是从青蒿中发现的具有过氧基团的倍半萜内酯,在自然界中罕见,并打破过去主张"一个抗疟药必须含有氮杂环"的观点。它的作用机制也比较独特,通过药物进入红细胞释放自由基阻断营养供应来杀灭疟原虫。在亚洲、非洲大规模的临床试验中,它对恶性疟的显著疗效得到验证。青蒿是从历代医籍、本草、地方药志和民间验方等收集整理得到的2 000多种中草药中筛选出来的有抗疟作用的中药。《肘后备急方》记载"青蒿一握,以水二升渍,绞取汁,尽服之",提示提取温度对青蒿的活性有影响,当以低沸点溶剂乙醚冷浸法提取,得到青蒿乙醚中性提取物,并进一步提纯分离获得活性单体——青蒿素。并且通过将其醇羟基醚化或酯化后,提高溶解度和药效,使其可供口服或注射给药,从而研发出蒿甲醚、青蒿琥酯、复方蒿甲醚等系列高效、低毒的抗疟新药,不仅有效解决当今疟疾治疗的耐药性问题,还为进一步设计合成新的抗疟药指明方向。

又如丁苯酞的发现:芹菜除食用及矫味外,江南民间还流传着榨取芹菜叶汁治疗癫痫发作的疗法。现代研究最初是从芹菜籽中提取分离丁苯酞作为抗癫痫的有效成分进行研究,但由于丁苯酞用于抗癫痫的作用剂量过大,与毒性剂量接近,其抗癫痫的研究被搁浅。经研究发现,脑卒中与癫痫的病理有某些共同点,故对丁苯酞重点进行防治脑卒中的药效学研究,包括在整体动物、器官、组织、细胞及分子水平证实丁苯酞能重建脑缺血区微循环,缩小脑梗死面积,并能保护线粒体功能,改善脑代谢。进一步临床试验也证实丁苯酞治疗缺血性脑卒中疗效显著,毒副作用小。丁苯酞也成为我国拥有自主知识产权的从中药中发现的又一新药。

通过以上路径发现的新药还有川芎嗪、丹参酚酸 B、紫杉醇等,它们的化学结构如图 7-2 所示。

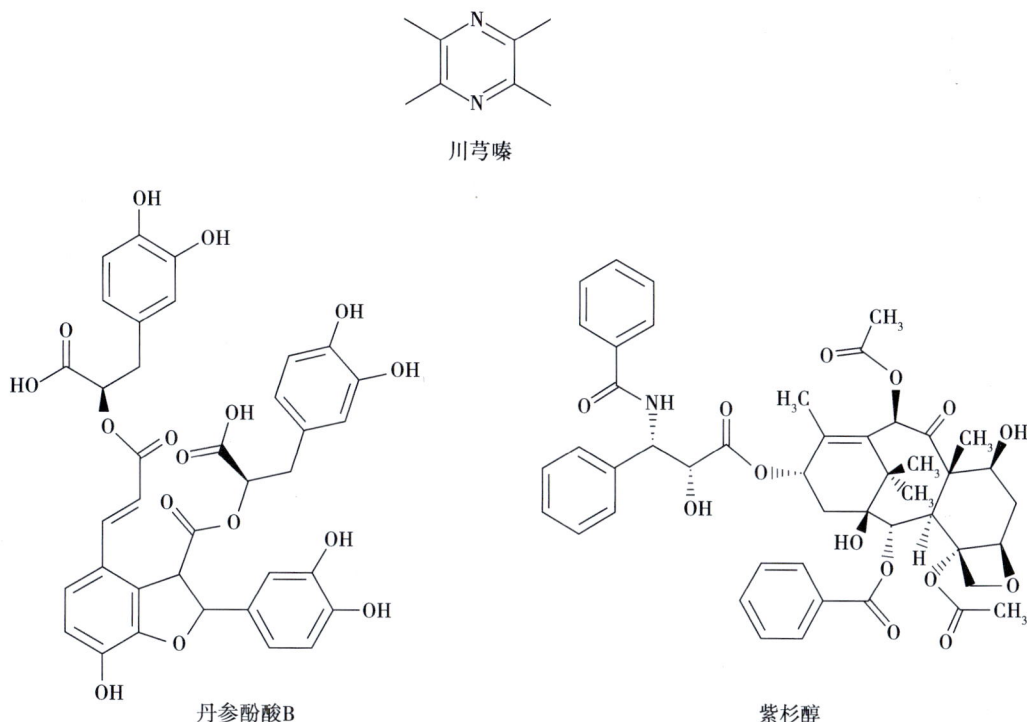

川芎嗪

丹参酚酸B

紫杉醇

图 7-2 中药新药川芎嗪、丹参酚酸 B、紫杉醇的化学结构

但并非传统中药通过以上过程均可成为中药新药,因为在由传统中药演变成中药新药研究的过程中会碰到各种问题,如雷公藤红素所面临的最大障碍是植物化学分离、分子机制确定,以及严重的毒副作用,使得临床应用受到很大限制;姜黄素的作用靶点广泛,具有抗炎、调节免疫、抗疟疾、抗癌等多个方面的作用,对多个细胞信号通路有作用,但其生物利用度低,导致成药性低。因此,姜黄素面临的挑战是在确证其发挥生物活性的靶标及关联机制的同时,还需提高生物利用度。

虽然从中药中发现新药困难重重,但据统计,目前世界畅销的 25 种药品中,12 种为天然产物或其衍生物。我国 50 年来研制的新药中,90% 以上与天然产物有关。全世界有近250 000 种植物,而《中华本草》中收载 8 980 味中药,其中仅有不到 10% 被研究过生物活性,进行过高通量筛选的更是微乎其微。因此,从有临床应用经验的中药中发现新药要比天然植物更有潜力,在未来相当长的时间内可能仍是产生新药的主要途径之一。

二、以药物靶标为基础的中药有效成分新药的发现

人类发现药物经历了从自然界中偶然发现药物、随机筛选发现药物到以机制为基础和以药物靶标结构为基础的新药发现与开发,该过程也是一个从盲目发现到理性设计和发现药物的历程。以药物靶标为基础的药物发现过程是目前化学药物研制的重要路径,也可成

为中药新药发现的新途径。

以药物靶标为基础的中药新药发现过程如图7-3所示。

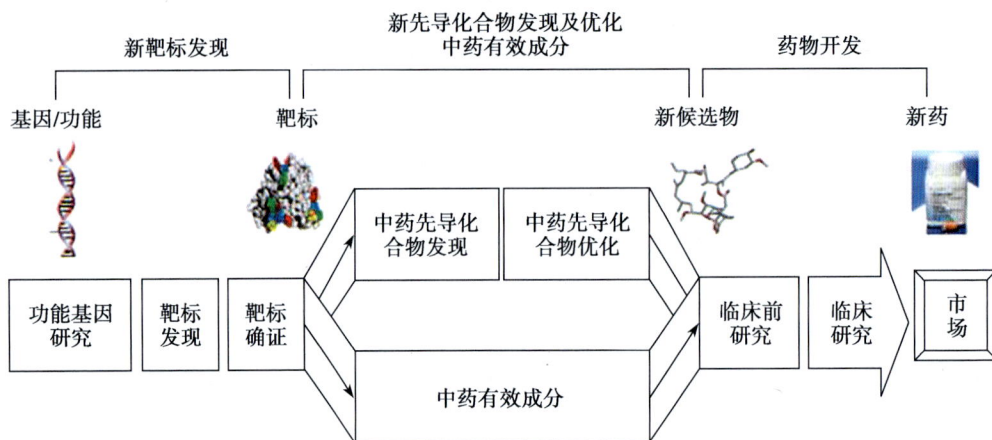

图7-3　以药物靶标为基础的中药新药发现过程

1. 首先选定药物作用的靶点。生物靶点的选定是发现中药新药的关键。通过现代研究发现的一些新颖的重要的酶和受体等都将成为研制具有独特作用机制的药物的新靶点。

2. 根据靶点的三维结构和中国天然产物数据库(CNPD)中中药化学成分的结构特征进行计算机虚拟筛选,从中发现既选择性地作用于靶点又具有药理活性的中药有效成分。

3. 建立分子、细胞或离体器官水平的生物模型进行体外活性评价,在体外筛选的基础上用动物的病理模型进行体内试验,从而确定中药有效成分作为候选药物或先导化合物。

4. 先导化合物可能特异性不高,药动学性质不好或毒性较大,不能直接开发为药物。可以将其作为新的结构类型和线索物质,并通过计算机辅助进行优化设计,对结构进行修饰和改造,即先导化合物的优化,以使生物学性质臻于完善,达到安全、有效和可控的药用目的。

5. 从这些优化的化合物中选出候选药物进行临床前研究,再进行Ⅰ期、Ⅱ期、Ⅲ期临床研究。

如阿尔茨海默病(AD)治疗药物的发现:AD患者记忆和认知障碍的主要原因是海马和大脑皮质胆碱能神经元变性死亡,导致突触间隙神经递质乙酰胆碱(ACh)水平降低,因此增加脑内的ACh水平是治疗AD的重要途径。乙酰胆碱酯酶(AChE)是ACh的水解酶。乙酰胆碱酯酶抑制剂(AChEI)可通过减少ACh的水解而增加大脑海马和皮质的ACh含量,从而改善认知功能。从中草药蛇足石杉(千层塔)中分离得到的单体有效成分石杉碱甲就是基于药物靶标筛选获得的一种乙酰胆碱酯酶可逆性抑制剂。经实验发现,石杉碱甲结合乙酰胆碱酯酶的过程较快,但解离乙酰胆碱酯酶所需的时间却比其结合过程长得多。石杉碱甲这一快进慢出的过程使得其与乙酰胆碱酯酶的结合时间较长,即药效时间长,并具有选择性高、毒性低等特点,被我国批准用于良性记忆障碍及各型痴呆和脑器质性病变引起的记忆障碍。

经过科研人员的努力和协作,从常用中药中发现了一批活性显著的有效成分,推动了有效成分的新药研究,开发了一些临床治疗效果显著的新药。在这些药物中,青蒿素是一个典型的代表。除青蒿素外,其他一些中药有效成分新药也在临床上发挥重要的治疗作用(表7-1)。

表 7-1　我国临床常用的中药有效成分新药

药品名称	组成	功效主治
穿心莲内酯胶囊	穿心莲内酯	清热解毒，抗菌消炎。用于上呼吸道感染、细菌性痢疾（菌痢）
石杉碱甲片	石杉碱甲	适用于良性记忆障碍，提高患者的指向记忆、联想学习、图像回忆、无意义图形再认及人像回忆等能力。对痴呆患者和脑器质性病变引起的记忆障碍亦有改善作用
葛根素注射液	葛根素	用于心律失常、心绞痛、视神经萎缩、室性心动过速、室性期前收缩、动脉粥样硬化、心肌梗死、眼底病、脑梗死、心脏病、耳聋、脑血管痉挛、冠状动脉粥样硬化性心脏病
黄杨宁片	环维黄杨星 D	行气活血，通络止痛。用于气滞血瘀所致的胸痹心痛，脉结代、冠心病、心律失常见上述证候者
盐酸小檗碱片	小檗碱盐酸盐	用于治疗胃肠炎、细菌性痢疾等，对糖脂代谢也有很好的调节作用
盐酸川芎嗪注射液	盐酸川芎嗪	用于闭塞性血管疾病、脑血栓形成、脉管炎、冠心病、心绞痛等
黄藤素片	黄藤素	具有广谱抑菌、抗病毒作用，明显增加白细胞吞噬细菌的多重药理作用，具有良好的抗炎和增强机体免疫力的作用。用于妇科炎症、细菌性痢疾、肠炎、呼吸道及泌尿道感染、外科感染、眼结膜炎
灯盏花素片	灯盏花乙素	具有活血化瘀、通络止痛的作用，临床上用于治疗脑供血不足

三、中药有效部位的新药研究

中药有效部位是指从中药中提取的一类或几类有效成分的混合体，其有效部位的含量达到总提取物的 50% 以上。与有效成分新药相比，有效部位新药由于含有一类或多类有效成分，在一定程度上可以体现中药的配伍原则，符合中药多成分、多靶点的作用特点。同时对原药材中的有效部位或有效成分进行分离纯化，除去无效、低效或有毒的成分，实现增效减毒，使服用剂量降低，大大提高中药的安全性、临床疗效以及质量控制水平，推动我国中成药向有效成分明确、质量可控、服用剂量小、剂型先进的现代中药发展，推动中药现代化和国际化。有效部位新药亦是中药现代化 20 余年综合成果体现的形式之一。

中药有效部位新药的剂型主要集中在胶囊剂、片剂、注射剂（包括粉针剂）等，适应证主要分布在心脑血管、精神神经、消化等领域（表 7-2）。

表 7-2　我国临床常用的中药有效部位新药

药品名称	组成	功效
龙血通络胶囊	龙血竭酚类提取物	活血化瘀通络。用于中风中经络（轻中度脑梗死）恢复期血瘀证。症见半身不遂，口舌㖞斜，言语謇涩或不语，偏身麻木，脉弦或涩
葛酮通络胶囊	葛根总黄酮	活血化瘀。用于缺血性中风中经络恢复期瘀血痹阻脉络证。症见半身不遂，口舌㖞斜，偏身麻木，语言不利，头晕目眩，颈项强痛等。动脉粥样硬化性血栓性脑梗死和腔隙性脑梗死见上述证候者
黄芩茎叶解毒胶囊	黄芩茎叶总黄酮	清热解毒。用于急性咽炎风热证。症见咽痛，咽干灼热，咽部黏膜或悬雍垂红肿等
人参茎叶总皂苷片	人参茎叶总皂苷	健脾益气。用于气虚引起的心悸，气短，疲乏无力，纳呆

63

续表

药品名称	组成	功效
注射用丹参多酚酸盐	丹参多酚酸盐	活血、化瘀、通脉。用于冠心病稳定型心绞痛，分级为Ⅰ级、Ⅱ级，心绞痛症状表现为轻、中度，中医辨证为心血瘀阻证者，症见胸痛、胸闷、心悸
注射用黄芪多糖	黄芪多糖	益气补虚。用于倦怠乏力、少气懒言、自汗、气短、食欲不振属气虚证因化疗后白细胞减少，生活质量降低，免疫功能低下的肿瘤患者

四、中药复方新药的研究与开发

中药复方是在中医药理论指导下，根据辨证施治、审证求因的原则，结合中药之药性（四气五味、归经、升降浮沉等）与功效主治，按七情和合或君臣佐使等配伍理论组合成方。

中药复方是中医理、法、方、药的重要组成部分，是历代中医临床智慧的结晶。经方历经数千年运用而不衰，正所谓"方以药成""方从法出""法随证立"，通过配伍，用其相须、相使增强功效，用其相畏、相杀纠正药性之偏性及降低其毒性，达到所谓的"方有合群之妙用"，是中医临床用药的主要手段。中药复方制剂主要包括来源于古代经典名方的中药复方制剂、主治为证候的中药复方制剂、主治为病证结合的中药复方制剂。

研究中药复方制剂应该具备以下基本条件：

1. 在传统中医药理论指导下组方，确有疗效。

2. 尽量明确药效物质基础，比较理想的是有明确的以有效成分为指标的质量控制方法。

3. 采用适宜的剂型。在满足疗效的基础上，努力研制剂量小、便于服用、奏效快、有效时间长的新剂型。

4. 切实有效的适应证或功能主治，并能指明主要症状与特征，作用机制相对清楚，疗效评价有公认标准。

5. 对毒副作用客观的、实事求是的表达。

6. 整个研究生产过程一般需要符合《良好农业规范》（GAP）、《药物非临床研究质量管理规范》（GLP）、《药物临床试验质量管理规范》（GCP）、《药品生产质量管理规范》（GMP）等标准规范。

在中药现代化的过程中，国内有学者为了使得质量可控、疗效稳定，开展中药复方的新药研究，其过程如图7-4所示。

1. 中医临床有效验方采用现代分离提取技术对药效物质进行提取分离，获得各类提取物、组分、成分，并可构建中药组分和成分库。

2. 通过组效关系等研究，筛选出与临床疗效相对应的各种有效组分。

3. 在中医药理论指导下采用优化的配伍设计方法，实现有效组分的配伍；利用中药信息学手段，采用整体筛选模式对中药配伍进行优化。整体筛选模式要求综合采用体现中医药整体作用特点的疗效评价指标对中药配伍进行整体水平的筛选，包括中医整体评价的方法（例如证候学评价量表、功能学评价指标等）、经典药理指标（包括整体动物、器官组织、细胞、亚细胞及分子生物学等药理层次）和系统生物学评价指标（包括基因组学、蛋白质组学、代谢组学等多种组学技术的系统生物学评价技术）。

4. 配伍优化后的组分配伍应用现代制剂工艺技术成为中药复方制剂，完成中药复方制剂的质量标准、药理学（药动学）和安全性评价等研究，获准进入临床研究。

5. 通过随机、对照、双盲多中心临床评价，最终成为中医药特色明显、配伍科学合理、成

```
┌──────────────────────────┐                    ┌──────────┐
│基于病证结合和中医治则治法的配伍│                    │ 古方、经方 │
└──────────────────────────┘                    └──────────┘
            │                                         │
            ▼                                         ▼
    ┌──────────────┐                        ┌──────────────┐
    │临床应用,筛选优化│                        │辨证论治,加减化裁│
    └──────────────┘                        └──────────────┘
            │                                         │
            └────────────────┬────────────────────────┘
                             ▼
                ┌────────────────────────┐
                │ 中医临床有效验方或名优中成药 │
                └────────────────────────┘
                             │
    ┌──────────────┐         ▼
    │提取物、组分、成分库│◄──┌──────────────┐
    └──────────────┘    │药效物质的提取分离│
                        └──────────────┘
                             │
                             ▼
                ┌──────────────────────┐
                │ 与临床疗效对应的有效组分筛选 │
                └──────────────────────┘
                             │
    ┌──────────┐             ▼          ┌──────────┐
    │复方配伍理论│──►┌──────────────┐◄──│优化设计方法│
    └──────────┘    │ 有效组分配伍 │    └──────────┘
                    └──────────────┘
                             │
    ┌──────────┐             ▼
    │中药信息学│──────►┌──────────┐
    └──────────┘    │优化复方配伍│
                    └──────────┘
                         │
                         ▼
            ┌────────────────────┐
            │ 组分配伍的中药复方制剂 │
            └────────────────────┘
```

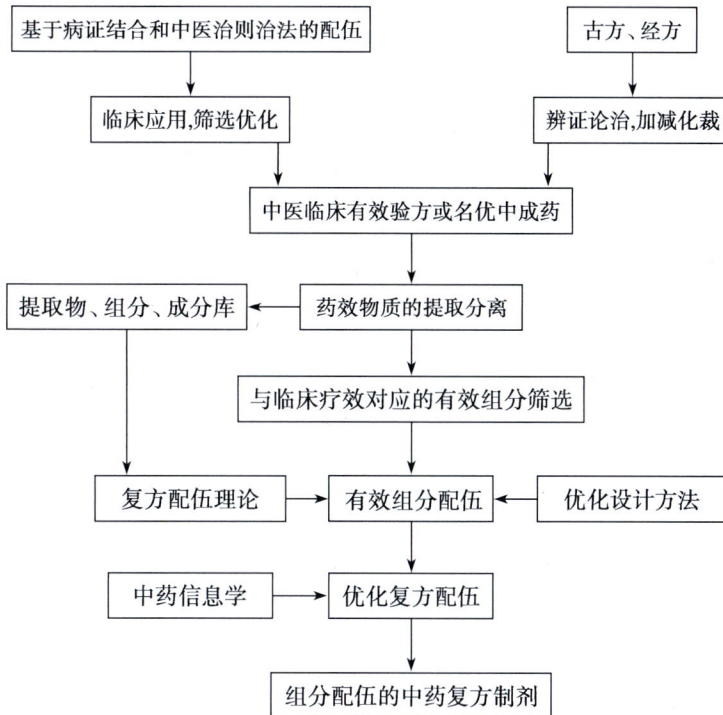

图 7-4　基于中药现代化的中药复方新药研究示范路径图

分基本清楚、机制基本明确、安全可控的组分配伍中药复方新药。

我国临床常用的中药复方新药见表 7-3。

表 7-3　我国临床常用的中药复方新药

药品名称	组成	功效
复方丹参滴丸	丹参、三七、冰片	活血化瘀，理气止痛。用于治疗气滞血瘀所致的胸痹，症见胸闷、心前区刺痛等
冠心丹参滴丸	丹参、三七、降香	活血化瘀，理气止痛。用于治疗气滞血瘀所致的胸闷、憋气、心悸气短等
通心络胶囊	人参、水蛭、全蝎、土鳖虫、蜈蚣、蝉蜕、赤芍、冰片	益气活血，通络止痛。用于冠心病心绞痛属心气虚乏、血瘀络阻证者，症见胸部憋闷、刺痛、绞痛，固定不移，心悸自汗，口舌㖞斜，言语不利
麝香保心丸	麝香、人参、牛黄、肉桂、苏合香、蟾酥、冰片	芳香温通，益气强心。用于气滞血瘀所致的胸痹，症见心前区疼痛、固定不移
芪苈强心胶囊	黄芪、人参、附子、丹参、葶苈子、泽泻、玉竹、桂枝、红花、香加皮、陈皮	益气温阳，活血通络，利水消肿。用于冠心病、高血压所致轻、中度充血性心力衰竭
参泽舒肝胶囊	山楂、泽泻、茵陈、丹参	祛湿降浊，疏肝健脾。用于非酒精性脂肪性肝炎
脑心通胶囊	黄芪、赤芍、丹参、当归、川芎、桃仁、红花、乳香、没药、鸡血藤、牛膝、桂枝、桑枝、地龙、全蝎、水蛭	益气活血，化瘀通络。用于气虚血滞、脉络瘀阻所致的中风，症见半身不遂、肢体麻木、口眼㖞斜、舌强语謇等

五、基于经典方剂的中药新药研究

经典方剂是中药新药研发的重要途径。随着近年来对经典方剂的研究日趋深入，基于经典方剂的中药新药（包括新剂型、新用途、新品种）不断涌现，使得经典方剂的临床应用日益广泛，已扩展到临床各科，对常见病、多发病、疑难病症等发挥出了独特的治疗效果，获得了良好的社会效益和经济效益。基于六味地黄丸、桂枝茯苓丸、生脉散等经典方剂开发而成的中成药，已经成长为重大中药品种。表 7-4 列举了源于经典方剂的临床常用中成药品种。

表 7-4　源于经典方剂的临床常用中成药品种

经典方剂	中成药	适应证
附子理中丸	附子理中丸、附子理中片、附子理中口服液等	脾胃虚寒，脘腹冷痛，呕吐泄泻，手足不温
小柴胡汤	小柴胡颗粒、小柴胡汤丸、小柴胡片、小柴胡胶囊等	1. 伤寒少阳证。证见寒热往来，胸胁苦满，默默不欲饮食，心烦喜呕，口苦，咽干，目眩，舌苔薄白，脉弦者 2. 妇人热入血室、经水适断，寒热发作，以及疟疾、黄疸等见少阳证者
六味地黄丸	六味地黄丸、六味地黄胶囊、六味地黄片、六味地黄口服液等	腰酸腿软，眩晕，耳鸣，潮热，盗汗，遗精，消渴，手足心热，牙齿动摇，小便淋沥，舌红少苔，脉细数
补中益气汤	补中益气丸、补中益气合剂、补中益气片、补中益气膏、补中益气口服液、补中益气颗粒等	1. 脾虚气陷证。证见饮食减少，体倦肢软，少气懒言，面色萎黄，大便稀溏，舌淡，脉虚，以及脱肛、子宫脱垂、久泻久痢、崩漏等 2. 气虚发热证。证见身热自汗，渴喜热饮，气短乏力，舌淡，脉虚大无力
逍遥散	逍遥丸、加味逍遥丸、逍遥颗粒、逍遥合剂、丹栀逍遥丸、丹栀逍遥片、红花逍遥片等	肝郁脾虚证。症见郁闷不舒，胸胁胀痛，头晕目眩，食欲减退，月经不调
桂枝茯苓丸	桂枝茯苓丸、桂枝茯苓片、桂枝茯苓胶囊	妇人宿有癥块，或血瘀经闭，行经腹痛，产后恶露不尽
玉屏风散	玉屏风口服液、玉屏风丸、丹溪玉屏风颗粒、玉屏风滴丸	表虚自汗或体虚易感冒风寒者。证见恶风自汗，面色苍白，舌质淡，苔薄白，脉浮缓
藿香正气散	藿香正气丸、藿香正气水、加味藿香正气丸、藿香正气片、藿香正气胶囊等	外感风寒，内伤湿滞证。证见恶寒发热，脘腹疼痛，呕吐，泄泻，舌苔白腻

第二节　中药新药研究与开发

一、中药新药研究与开发的程序

我国自 1985 年《中华人民共和国药品管理法》实施以来，新药研制和药品审评审批制度逐步完善。自 1999 年《新药审批办法》公布后，已有几千余种中成药上市，对人民的防病治病起到巨大作用，尤其在一些慢性病、疑难杂症和某些急症方面发挥了不可替代的作用。中药新药的注册管理要求历经 1999 年《新药审批办法》、2002 年《药品注册管理办法（试行）》、

2007 年《药品注册管理办法》和 2020 年《药品注册管理办法》等。随着新药研发的变化,中药新药的注册管理要求正逐步完善。根据现行的 2020 年《药品注册管理办法》,中药新药研究与开发的程序参照国家市场监督管理总局颁布的办法执行,详见图 7-5。

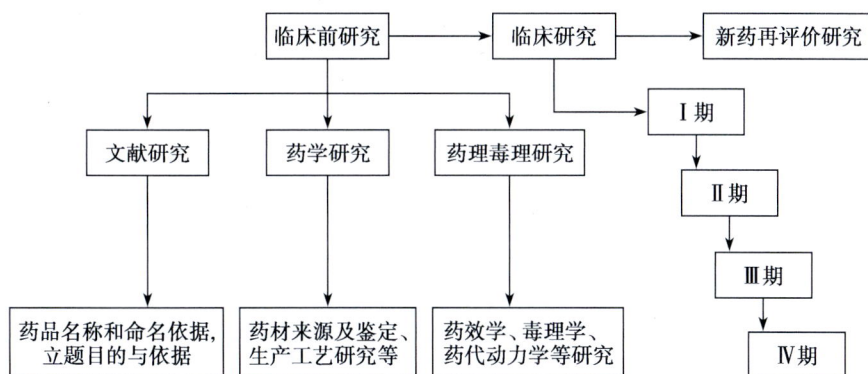

图 7-5　中药新药研究与报批的程序

中药新药临床前研究的药学研究的主要内容包括药材来源及鉴定、生产工艺研究及工艺验证研究(包括剂型选择)、化学成分研究、质量研究、质量标准研究、稳定性研究等,新发现的中药材还需进行药材生态环境、生长特征、形态描述、栽培或培植(培育)技术、产地加工和炮制方法、药材标准等研究;药理毒理研究的内容包括药效学、毒理学、药动学等研究。

针对非临床安全性评价研究,为保证其行为规范,数据真实、准确、完整,国家药品监督管理部门于 1999 年 9 月首次颁布《药品非临床研究质量管理规范(试行)》,2003 年 8 月正式颁布《药物非临床研究质量管理规范》,2017 年 7 月颁布新修订的《药物非临床研究质量管理规范》,对为申请药品注册而进行的药物非临床安全性评价研究提出全过程的质量管理要求。

按照药品注册相关管理办法的要求,新药临床研究必须在完成符合法规要求的药学、药理毒理研究,获得临床研究批准或许可后方可进行。中药新药临床研究的目的是评价某一药物对某种或某些疾病的有效性和安全性,其研究结论要回答该药物用于上述疾病是否具有临床实用价值及如何使用的问题,以决定该药物能否广泛用于临床。一般中药临床研究按照各自的目的,可采用各种不同的方法,既可能是前瞻性随机对照试验,也可能是回顾性对照分析,或者仅是临床观察等。而申请新药注册的药品,其临床试验一般分为Ⅰ期、Ⅱ期、Ⅲ期、Ⅳ期。Ⅰ期临床试验为初步的临床药理学及人体安全性评价试验;Ⅱ期临床试验为治疗作用初步评价阶段;Ⅲ期临床试验为治疗作用确证阶段;Ⅳ期临床试验为新药上市后的应用研究阶段。对于中药新药,根据其不同类别,需要进行相应期的临床试验。不同期有不同的设计要求,但为了客观评价药物临床应用的安全性和有效性,一般为随机、对照、双盲试验。临床试验必须执行《药物临床试验质量管理规范》(GCP)。

二、中药新药研发过程中的知识产权保护策略

中药新药研发工作需要投入大量的人力和物力资源,要在确保不侵犯别人的知识产权的同时,做好中药研发过程中的知识产权保护。

(一)我国中医药知识产权保护制度的特点

中药技术领域的知识产权主要是专利权、商标权和著作权。如对于品牌的保护方式主要为商标保护,中药秘方的保护可以采用技术秘密的形式加以保护。知识产权是近代知识

产权法律制度产生之后出现的一种无形财产权,是一种法律赋予的、由法律所保护的民事权利,其权利客体是人的创造性智力成果;它是一种独占的、排他的绝对权利。中药专利的保护类型包括产品专利、方法专利和用途专利3种类型。产品专利是指权利要求的前序部分撰写为一种产品,例如一种药品、药物组合物、药剂、提取物等。对于中药产品而言,主要表现为复方制剂,其成分难以分析清楚,因此在不能够以成分表述中药产品的情况下,采用国际上的通行做法,以方法定义产品的形式撰写权利要求。例如一种中药制剂,其特征在于制备该制剂的原料及其配比:人参50重量份,麦冬50重量份,五味子50重量份。需要指出的是,最近美国对于新分离出来的天然产物不再授予专利,因此对于从中药当中提取分离的提取物、有效部位或者化合物,在撰写申请时,需要特别指出这种物质在分离过程当中是否发生化学反应、结构是否已经发生改变,甚至公开其合成方法。方法专利包括制备方法、检测方法、炮制方法等,通常这类权利要求的特征部分包括工艺步骤和技术参数。用途专利实际上也是一种方法专利,它是药物的使用方法。随着中药现代化,对中药知识产权的保护意识在不断增强。

（二）中药新药研发过程中的知识产权保护策略

由于很多中医药传统制剂大部分已经对外部公开并且受到广泛流传,即使满足专利法申请的要求,也不符合专利法中新颖性和创造性的规定,而且现行的专利法中也没有针对中医药传统知识的保护方法。

如果新药的处方独特或者治疗新的适应证,可以申请产品或用途的发明专利;如果新药制备过程中的工艺具有新颖性和创造性,可以对制剂技术、炮制技术的技术改良和工艺改造部分予以发明专利保护;对新药制备过程中用的设备可以申请实用新型专利,对产品的包装盒及标签可以申请外观设计专利;也可以利用知识产权制度的邻接权对中药新药技术进行防御性保护,例如对炮制过程的经验进行技术秘密保护;用著作权的方式来保护其专论和专著;对中药制剂或炮制形成的成品进行商标保护等。例如石家庄以岭药业股份有限公司生产通心络胶囊,除中药获得"一种通心络药物组合物及应用""超微通心络中药组合物及其制备方法"和"一种人参提取物干燥方法"等发明专利外,还申请了药盒(通心络胶囊)、药盒(通心络胶囊30例)、药盒(通心络胶囊90例)等不同规格的外观设计专利。又如雅安三九药业有限公司申请的参附注射液相关专利有"一种参附冻干粉针及其制备方法""一种治疗气虚阳脱的参附高浓度注射液及其制备方法""一种治疗气虚阳脱的参附注射用片剂及其制备方法""一种治疗气虚阳脱的参附粉针剂及其制备方法""一种治疗气虚阳脱的参附注射液及其制备方法""一种参附注射制剂的质量控制方法"等,这些专利将对参附注射剂型起到强有力的保护作用。

（三）利用知识产权制度促进中药新药国际化

专利制度作为药品技术创新的法律保护措施,已被国际上大多数国家所接受、认可。中药企业必须了解和利用国际规则及当地国家的法律制度,促进中药新药国际化。例如国内天士力医药集团股份有限公司的海外专利申请始于2001年,当年共申请25件专利,其中18件是向俄罗斯、波兰、斯洛伐克、匈牙利、丹麦、西班牙等欧洲国家和欧洲专利局提交的申请,2002年又申请2项美国专利,为以后产品进军国际市场做好了知识产权的铺垫。相反,中国是第一个发现青蒿素可以治疗疟疾的国家,对于这样一项具有巨大市场前景的技术,研发单位没有就青蒿素及其衍生物申请国际专利,而美国、瑞士等研发机构和制药公司对青蒿素人工全合成、青蒿素复合物、提纯和制备工艺等方面进行广泛研究,申请了一大批国际专利,导致中国失去从应用广泛的青蒿素药物市场中获得垄断利益的机会。因此,我们的企业和研究机构应该在寻求知识产权保护时,由以往的行政保护转变为以专利保护为主,实现中药专利保护与国际规则接轨。

学习小结

中药及天然产物新药的研究与开发
- 中药及天然产物新药的研究方法
  - 从传统中药中发现新药的有效成分
  - 以药物靶标为基础的中药有效成分新药的发现
  - 中药有效部位的新药研究
  - 中药复方新药的研究与开发
  - 基于经典方剂的中药新药研究
- 中药新药研究与开发
  - 中药新药研究与开发的程序
  - 中药新药研发过程中的知识产权保护策略

（陆　茵　王爱云）

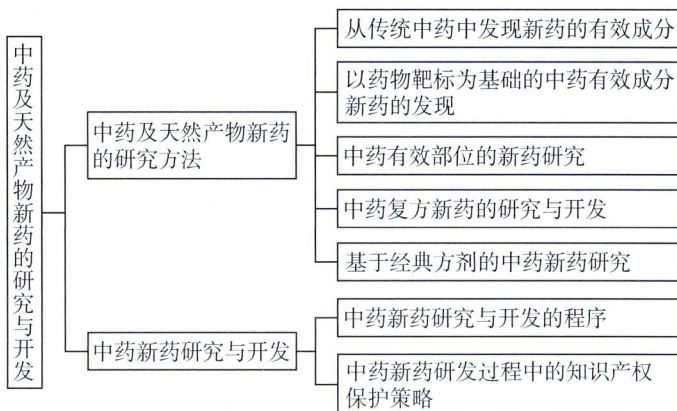

扫一扫，
测一测

复习思考题

1. 简述中药新药发现的基本路径,并分析可能遇到的障碍及对策。
2. 如何针对中药的特点来开展有效的新药研究?
3. 目前我国中药新药研发存在的主要问题有哪些?

◆◆◆ 第八章 ◆◆◆

中药网络药理学

📎 学习目标

中药网络药理学是中药药理学的一个新兴分支学科,也是一门富有前景的前沿交叉学科,与生物医药大数据、人工智能、生物信息学等领域密切相关。通过本章的学习,了解中药网络药理学的诞生与发展历史。结合中药网络药理学经典研究案例,理解中药网络药理学研究的基本思路与方法。通过生物网络调节理论加深对中药药效物质基础与作用模式的科学认识。

第一节 中药网络药理学理论

中药网络药理学是生物医药大数据、人工智能、生物信息学时代背景下,继网络药理学兴起之后,为理解中药系统性、整体作用特点及辨证施治原则而诞生的一门新兴分支学科,也是一门富有前景的前沿交叉学科。在理论上,它将病证("病"本章指现代疾病,"证"本章指中医证候)相关生物分子和药物作用靶标共同映射于生物分子网络来理解复杂病证(复杂病证是对机体在环境暴露、遗传易感性和年龄等众多因素复杂交互作用下发生的疾病、证候的统称)和系统性诊疗;在方法上,它运用计算和实验相结合的模式对中药方剂的物质基础、生物效应及其作用机制进行整合性研究;在应用上,它帮助理解中药传统功效的科学内涵,是符合中医药特色的原创性科学研究方法。"中药网络药理学"的鲜明特点是将中医病证和中药方剂配伍关系研究紧密衔接在一起,因此又称"中医药网络药理学"。

一、中药网络药理学概述

(一)中药网络药理学的提出

随着系统生物学和生物信息学等交叉学科的迅速兴起,国内外学者对疾病和药物开始从单一方面孤立地研究向多个方面系统性研究转变,其中一个重要的标志就是从"网络"这一整体的角度来理解复杂病证的内在机制和药物作用机制,这为中医药研究模式的深刻变革带来了前所未有的机遇和挑战。

中药网络药理学的发展过程可追溯至 20 世纪末。1999 年,我国学者李梢率先提出中医药和生物分子网络之间存在关联的假说;2002 年提出中药方剂可能通过对复杂病证的功能基因网络的影响,发挥"多因微效"的整体调节作用,从而"涌现"疗效;2007 年 1 月首次构建出中医寒热证的生物分子网络,并发现寒热方剂对该网络的调节效应,同年提出中药方剂网络调节的作用原理和研究框架,并首次提出网络药理学的"网络靶标"核心概念。随后,英国药理学家 Hopkins 于 2007 年 10 月提出"网络药理学"(network pharmacology)一词,并认为网络药理学是"下一代药物研发的模式",内容涵盖系统药理学、多向药理学等方面。

(二)中药网络药理学的核心内容

中药网络药理学的核心是"网络靶标"。"网络靶标"是指以生物分子相互作用网络来理解复杂病证的生物学基础,进而以病证生物分子网络及其关键环节为靶标来设计和预测最佳的药物干预方式,理解药物作用机制。"网络靶标"方法可以促使中医药创新发展,推动复杂病证的系统性诊疗。值得注意的是,网络靶标与单靶标和多靶标的概念存在本质区别,单靶标、多靶标是从药物作用性质上来定义的,缺乏明确的量化;而网络靶标是从对机体的病证生物分子网络系统调节的角度来定义的,强调对药物整体效应进行机制上的定性与定量分析。

中药的作用特点往往并非"单靶标-局部对抗"的形式,而是通过"网络靶标-系统调节"发挥整体疗效。网络既是机体复杂生物系统的构建基础,也是描述生物系统中要素和要素之间的关系的重要方法。作为生物系统的构建基础,网络在不同层次上具有不同的表现形式。狭义上,有基因调控网络、蛋白质相互作用网络、信号转导网络、代谢网络等;广义上,有生物功能网络、中药成分网络、中药配伍网络、疾病-疾病网络、中药-疾病网络等。总之,中药网络药理学的研究思路是将中药成分作用靶标和病证表型相关分子共同映射于生物分子网络,以生物分子网络为基础建立中药成分与病证表型的关联机制。

例如中药成分可以通过干预网络上具有特定关联的一组靶标,利用靶标效应在时间、空间上的网络联系,形成整体效应的"开、关"。理想情况下,优化的中药组方成分作用的靶标效应在病证生物网络上叠加或者协同,通过生物网络进行传播,超出效应阈值,使整体效应"开启",表现为产生疗效;同时,其靶标效应在毒性和副作用相关生物网络上分散或者拮抗,低于效应阈值,使整体效应"关闭",不产生毒性或使毒性降低(图 8-1)。

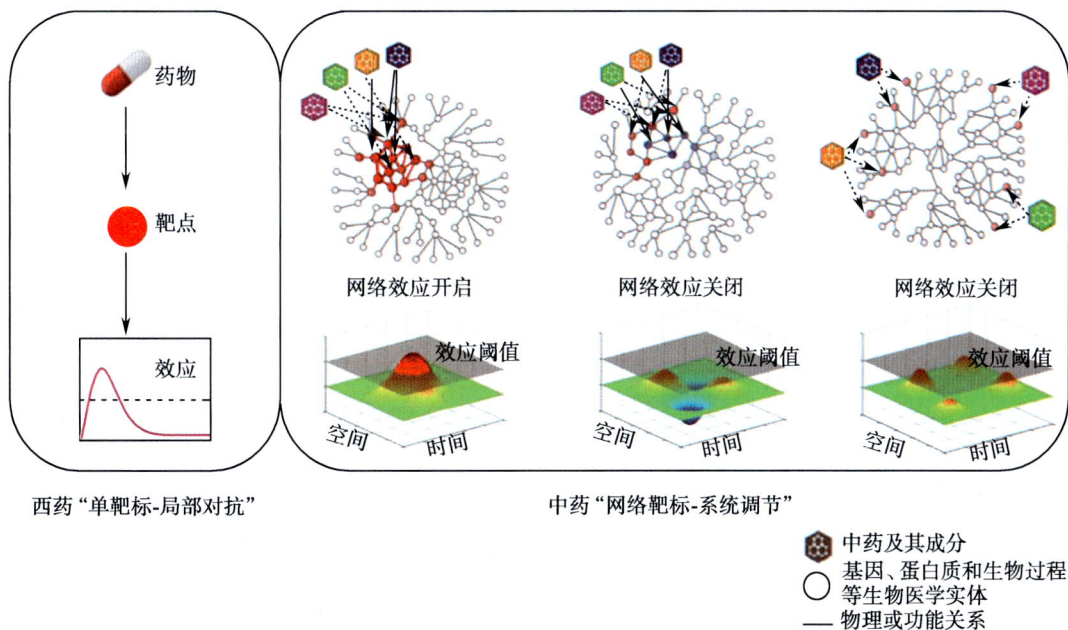

图 8-1　"单靶标-局部对抗"模型和"网络靶标-系统调节"模型

二、中药网络药理学的研究模式与特点

相比当前的"单靶标-局部对抗"研究模式,中药网络药理学以探索"网络靶标-系统调节"的新模式为特点,建立和发展计算与实验多学科交叉的方法手段,深入研究中药多成分、多途径、多靶标的特点,系统综合地分析中药对病证的整体干预作用。

首先,以网络靶标为核心的中药网络药理学研究方法具有系统性、关联性和预测性的特点。在系统性上,它以生物分子网络为基础来理解病证相关复杂生物系统,从网络的角度研究中药方剂的整体干预机制,体现研究模式的系统性;在关联性上,它将中药成分作用靶标和病证表型相关分子映射于生物分子网络,进而分析两者的相互作用和关联机制;在预测性上,网络靶标的方法可以对中药方剂成分的作用特点和组合效应进行定性与定量分析,为中药方剂的作用机制提供预测,并获得规律性发现。

同时,中药网络药理学在中医药的现代研究中体现出以下优点:①中药网络药理学在整体观念的基础上强调对生物系统的多途径调节,从生物网络平衡的角度系统地认识和评价中药的整体作用,避免了单一活性评价的不完整性;②它通过计算预测与实验相结合的方法阐释中药和中药方剂的药效物质基础、药理活性及作用机制,显著缩短研发周期,节省研发费用;③基于不同的生物网络,它可以分别预测和分析中药化学组成中的药效成分和毒性成分,以期在提高治疗效果的同时降低毒副作用。

第二节　中药网络药理学研究方法与应用

中医药通过"病-证-方"系统化诊疗模式进行辨证论治。那么,病证的生物学基础是什么? 中药方剂的效应成分是什么? 效应成分是如何进行配伍、如何发挥其特定的药理作用的? 中药网络药理学综合考虑上述问题,通过计算与实验多个学科交叉,提出符合中医药作用特点的多层次网络研究方法。主要包括以下三部分内容:①整合病证相关多层次生物信息,从生物分子、信号通路等多个层次构建病证生物网络;②通过对中药所含成分的物理化学特性、作用靶标、生物活性等进行分析,研究中药对病证生物分子网络的干预调节作用;③研究中药及所含成分之间的相互作用,分析中药配伍的科学内涵、整体调节作用机制,探索中药传统和现代功效的生物学基础,促进中药创制和临床精准使用。

基于上述3项内容,以病证生物网络、中药活性成分调节病证生物分子网络、中药方剂调节病证生物分子网络的代表性研究成果为案例,介绍中药网络药理学研究方法与应用。附录2至附录4为中药网络药理学研究的常用公共数据库、分析工具和计算方法列表。

一、生物网络：生物系统的构建基础

就分子层次而言,常见的生物网络有基因调控网络、蛋白质相互作用网络、信号转导网络和代谢网络等,如图8-2所示。①基因调控网络中的节点表示基因和基因产物,边表示基因和基因产物之间的调控关系。基因调控网络中的网络关系指的往往是RNA、蛋白质、代谢物等基因产物之间的多种相互作用关系,例如转录调控关系、共表达关系等。转录调控关系可通过检测蛋白质-DNA相互作用来获得,共表达关系可通过分析基因表达谱来获得。②蛋白质相互作用网络中的节点表示蛋白质,边表示蛋白质之间的物理相互作用。蛋白质相互作用能够通过酵母双杂交、蛋白质芯片、质谱分析等技术进行检测。③信号转导网络是指不同的信号转导通路之间"串话"(crosstalk)而形成的网络。④代谢网络中的节点表示代谢

物、酶促反应,边表示消耗、产出。代谢网络主要反映参与代谢过程的物质之间以及催化酶之间的相互作用。

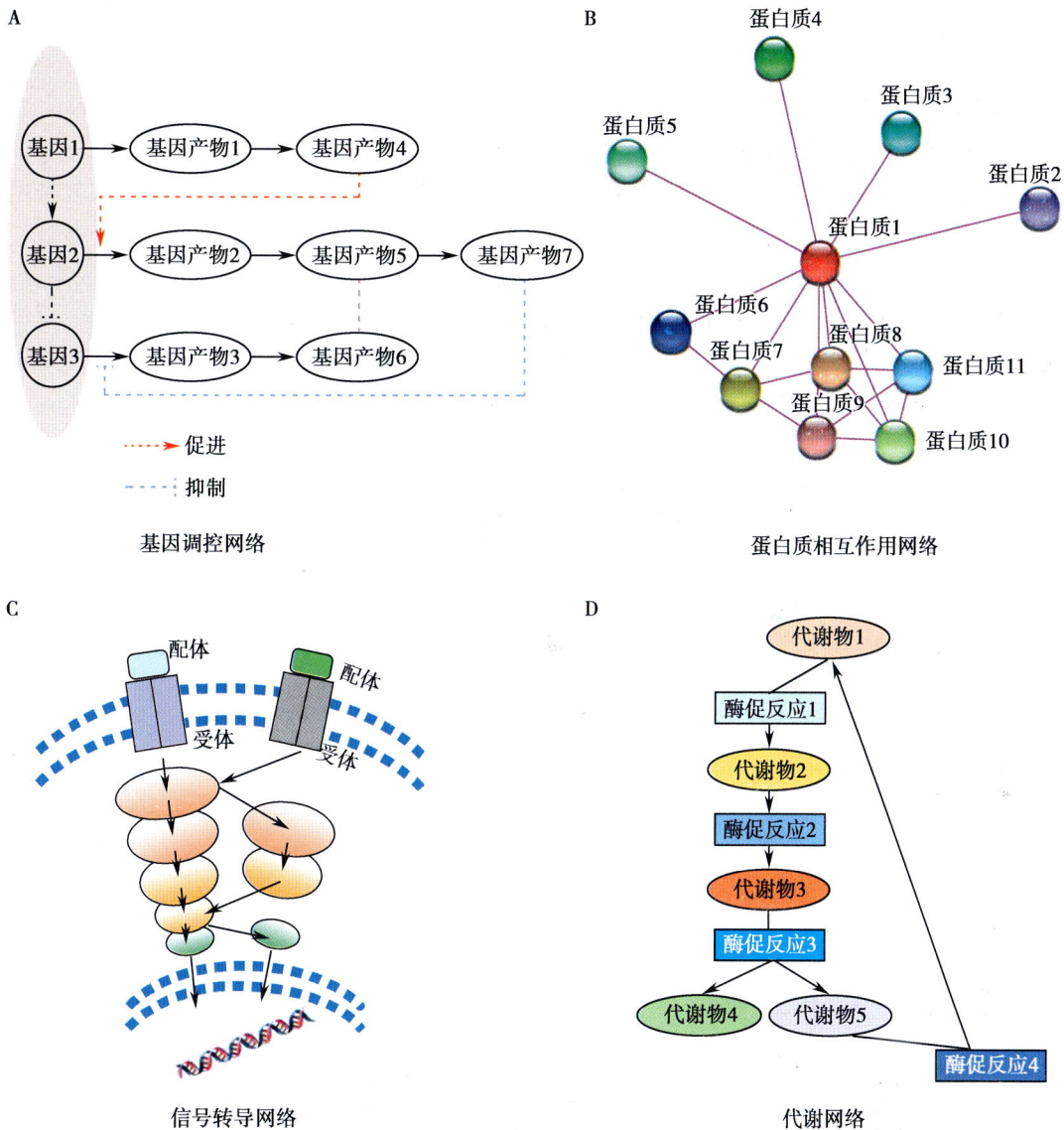

图 8-2　常见的生物分子网络

二、生物网络属性与功能的计算分析

生物网络在计算上可以用复杂网络理论和方法进行描述和分析,主要包括网络拓扑分析和网络动力学分析。中药网络药理学依据中医药的实际和特点,将多种复杂网络分析方法应用于病证和方剂相关生物网络的研究中,有助于从系统和整体的角度,定性与定量地分析病证的生物学基础、理解中药方剂的药效物质和整体调节机制。

(一)网络拓扑属性分析

如图 8-3A 所示,网络拓扑属性分析常常涉及节点度、度分布、介数、最短路径、聚类系数等概念。节点的度表示连接该节点的边数目总和,度分布则表示网络中度数的概率分布。节点的介数表示通过节点的最短路径数。最短路径表示 2 个节点之间的最短距离。节点的聚类系数表示与该节点相连的节点集合之间实际存在边数与总的可能存在边数之比,而网络的聚类系数是所有节点的聚类系数的均值。生物网络在拓扑上还有一些重要性质,如无尺度网络(scale-free network)和小世界网络(small-world network)。无尺度网络是指网络的度分布呈幂律分布,即大多数的节点都是低度节点,而只有一部分是高度节点,这些度数很高的节点即为中枢节点。小世界网络是指网络具有较大的聚类系数,网络中的每个节点都可以通过少量步数到达其他节点。

如图 8-3B 所示,从网络结构与功能的角度,网络拓扑属性分析涉及网络模体(network motif)和网络模块(network module)2 个概念。网络模体是指在复杂网络中出现频率显著高于随机网络情况下的子网。网络模块是指实现特定功能的节点集合。网络模体反映复杂网络的拓扑结构特性,网络模块反映复杂网络的功能特性。如图 8-3C 所示,中药成分通过干预病证生物分子网络上的部分关键靶标实现其整体调节作用,例如以下 3 类靶标或集合:①度数高、显著影响网络连通性的靶标或集合;②关键调控环节的靶标或集合;③串联、反馈通路上的靶标或集合。分析病证生物分子网络的网络模体和网络模块,能够从结构和功能 2 个角度识别网络的关键调控环节,从而为药物干预提供指导。

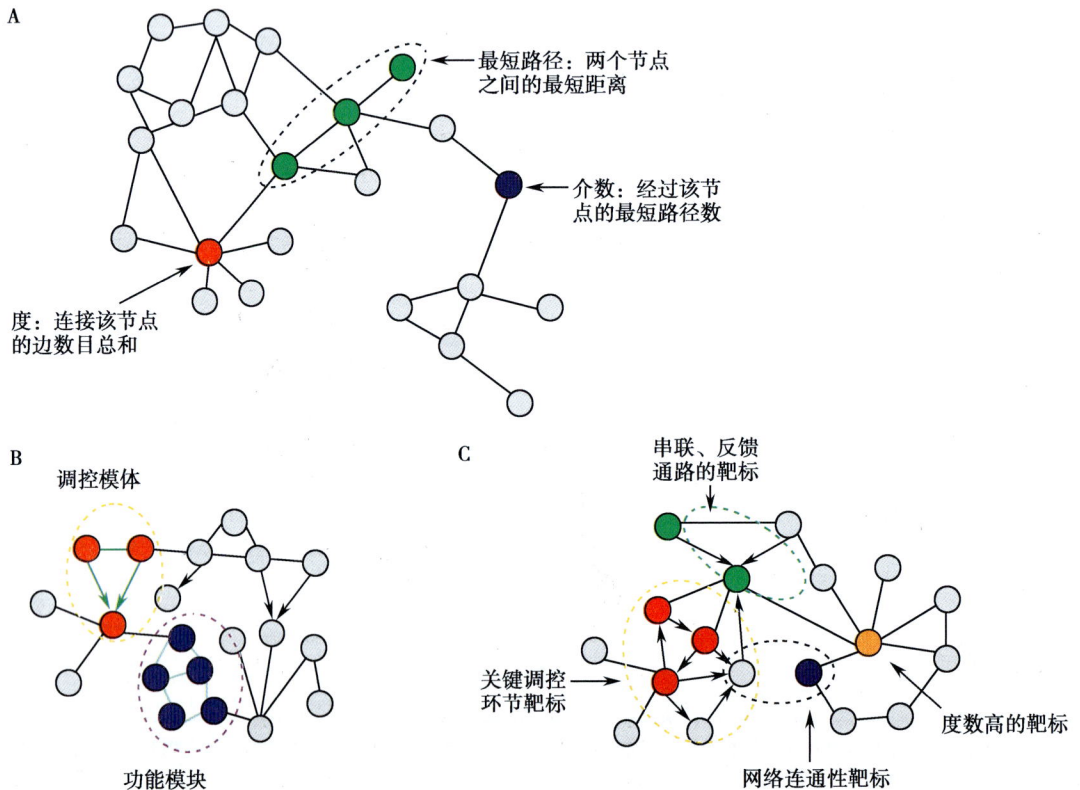

图 8-3　生物网络的部分拓扑属性

(二) 网络关键模块的功能富集分析

网络关键模块往往涉及较多的节点分子,为了快速理解关键模块的生物功能,可以采用功能富集分析的方法。功能富集分析方法通常将网络关键模块中的一组节点作为待测基因集,将 KEGG、GO 等数据库中的信号通路、生物过程等信息作为基因功能集,使用特定的统计学方法,评价两者之间的富集显著性。常用的功能富集分析方法包含 2 类。第一类方法使用 Fisher 精确检验、卡方检验以及二项分布检验等统计学方法来评价待测基因集在基因功能集中是否显著富集,其中使用最为广泛的是 Fisher 精确检验方法。第二类方法在考虑到每个基因的表达水平或表达差异值等信息的情况下,使用统计学中的非参数检验方法来评价待测基因集在基因功能集中是否显著富集,如常用的基因集富集分析 GSEA 方法。目前,许多工具平台及数据库提供功能富集分析功能。其中,DAVID 平台提供的基因功能集数据库较为全面,涵盖常用的基因功能集如 KEGG 通路和 GO 术语。

功能富集分析一方面可以增加对于网络关键模块的功能理解,另一方面生物网络本身也可以拓展到信号通路、生物功能层次的网络,也就是以一个信号转导通路,或者 GO 功能模块,或者利用通路与通路的"串话"关系、功能上的相关性、细胞-细胞通信为边来构建网络,从而在多个层面促进对病证内在机制、方剂作用机制的理解。

(三) 网络动力学分析

病证生物分子网络整体是复杂的,中药成分通过对网络上部分关键靶标的干预,有可能调节整体的病证生物分子网络,从而达到治疗的效果。生物网络的动力学分析通常通过微分方程等进行分析,需要很多生物化学反应的动力学参数,而真实生物网络中的参数并不容易确定,因此网络动力学比较适用于分析小规模生物网络在时间和空间上的演变。中药成分对病证生物分子网络的整体调节作用往往是通过干预网络上的少数关键靶标实现的,故网络动力学分析适用于分析中药成分对病证生物网络的整体调节效应。以网络靶标模型为例,如图 8-1 所示,在病证生物分子网络上,中药成分通过作用于网络上的一组相互关联的靶标组合,发挥协同或者叠加效应,并且这种效应能够在时间、空间上进行网络传播,从而产生疗效,最终使效应微弱的中药成分集合也能"涌现"出显著的疗效。在毒性和副作用相关生物分子网络上,中药成分作用于网络靶标而发挥的却是拮抗效应,或者中药成分作用的靶标相对分散而导致效应不能产生,最终的效果是毒性和副作用效应的关闭。中药成分通过"网络靶标-系统调节"模式最终产生的效果为在病证生物分子网络上的效应开启、在毒性和副作用生物分子网络上的效应关闭,从而发挥增效减毒作用,这是中药的一种可能的作用机制,值得深入研究。

三、病证生物分子网络

理解病证生物网络是开展中药网络药理学研究的前提和基础。生物网络有多种层次,包括细胞网络、微生物网络、生物分子网络等。细胞网络可以用来刻画不同类型的细胞之间的转录谱相似性,进而识别某些关键细胞类型的特定分子标志。其中一个典型案例便是在胃炎癌转化单细胞网络中发现具有特定分子标志的胃癌极早期细胞群,有望实现胃癌的极早期诊断。微生物网络的一个典型案例是通过构建胃炎舌苔微生物物种网络和基因功能网络,揭示胃炎发生与发展过程中舌苔微生物的多层次变化,提示中医舌诊具有特定的生物学基础,舌苔微生物有望发展成为一种无损、个性化、适合长期监测的新型生物标志物,从微生物网络的角度有望对中医舌诊的生物机制给予新的阐释,并助力中医舌诊精准化。疾病生物分子网络的研究现在较多,证候生物分子网络则是中药网络药理学的一个特色范畴,值得深入发掘。证候是中医整体观念、辨证论治、方剂用药特色诊疗体系的核心内容。

理解中医证候的生物学基础是认识中医理论和临床实践的科学内涵、指导中医药创新发展的一个关键,也是理解中药药性、方剂配伍等中药特色内涵和传统功效的前提与基础。长期以来,证候的生物学基础不清、病证方关联机制不明,对于理解中药方剂的传统功效、拓展中药方剂在现代医学体系下的应用造成一定的困难。证候来自于对患者整体状态的诊察,其生物学基础根植于机体复杂的生物系统,难以用单一的生理、生化指标来表达。中药网络药理学从能够表征复杂生物系统的"生物网络"角度研究证候的生物学基础和病证方关联机制,这是一条富有前景且符合中医整体观念和辨证论治特点的新途径。

图 8-4 是首次构建的中医寒证、热证生物分子网络。"寒证""热证"是中医从长期临床

实践中凝聚出的特色诊疗概念。早在《黄帝内经》中就提出"寒者热之、热者寒之",在《神农本草经》中提出"疗寒以热药、疗热以寒药",并指出中药具有寒热温凉等药性。寒证、热证生物分子网络主要通过关键词共现的文献挖掘方法构建,并进行计算、实验、临床多个方面的验证。在该网络中,寒证生物分子网络主要与激素有关且能够被热性中药组方干预,热证生物分子网络主要与免疫有关且能够被寒性中药组方干预,而神经递质则共同分布于这2个生物分子网络,表明该网络能有效区分寒、热组方的不同生物效应。

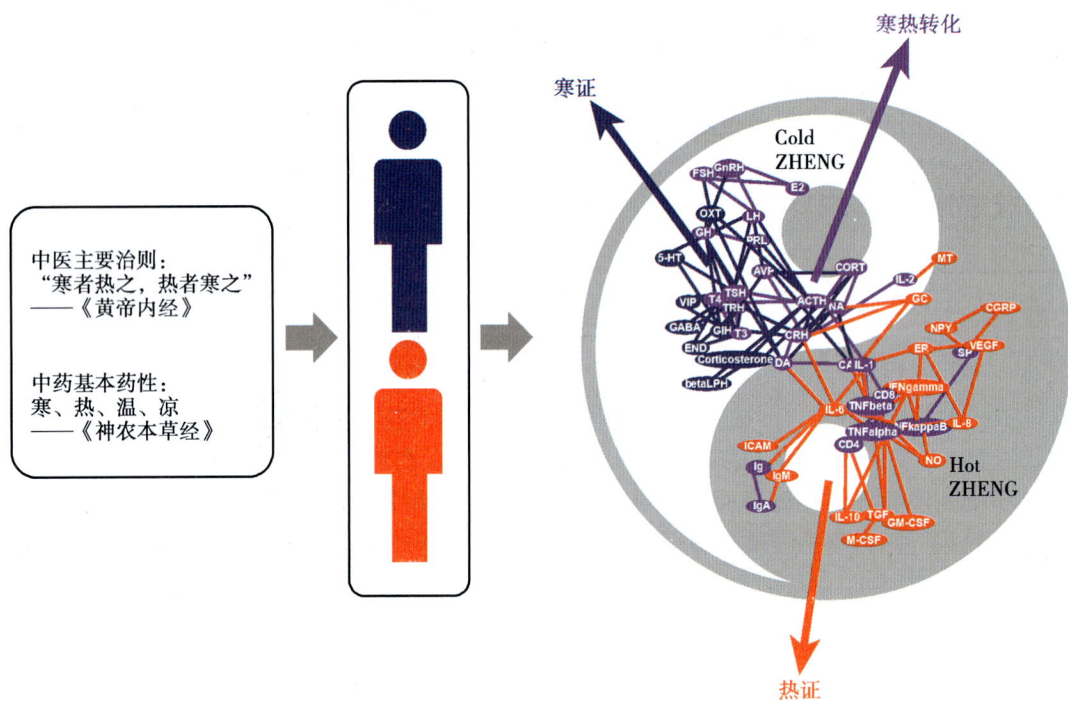

图 8-4　中医寒证和热证生物分子网络

四、中药活性成分调节疾病生物分子网络

中药成分对于机体的干预作用往往是影响多个靶标、机制较为复杂,同时,多数中药成分和靶标的结合往往具有低亲和力、弱活性、结合保留时间短等特点,因此中药成分的作用机制一直难以厘清。中药网络药理学的一个鲜明特色是采用多种计算与实验的方法分析中药所含成分作用的靶标、靶标谱,并且在病证生物分子网络的基础上理解中药成分的作用机制、评估中药多靶标干预对于机体的综合影响、"涌现"效应,从而理解中药成分的网络调节作用和中药成分的生物学功能,并发现中药新活性成分。在中药成分的网络调节作用理解方面,通过分析中药成分与机体内的生物分子之间的相互作用关系,明确不同的中药成分在中药发挥疗效时所起的作用,从而理解中药多成分、多靶标的作用机制。在中药成分的生物学功能发现方面,通过中药成分作用的关键模块的功能分析获得其可能影响的生物功能或信号通路,进而揭示中药成分的新功能或副作用。在中药活性成分发现方面,通过中药成分的网络调节作用理解中药成分的功效,发现作用于特定病证的中药活性成分。目前,中药成分的网络调节作用研究已经有许多成功的应用案例,例如复方黄黛片的活性成分四硫化四砷、丹参酮和靛玉红通过作用于生物分子网络的不同模块,发挥对急性早幼粒细胞白血病的网络调节作用,如图 8-5A 所示。还有青蒿素通过影响广泛的靶标、全面干扰疟原虫的生化过程而对抗恶性疟原虫的重要作用机制,如图 8-5B 所示。

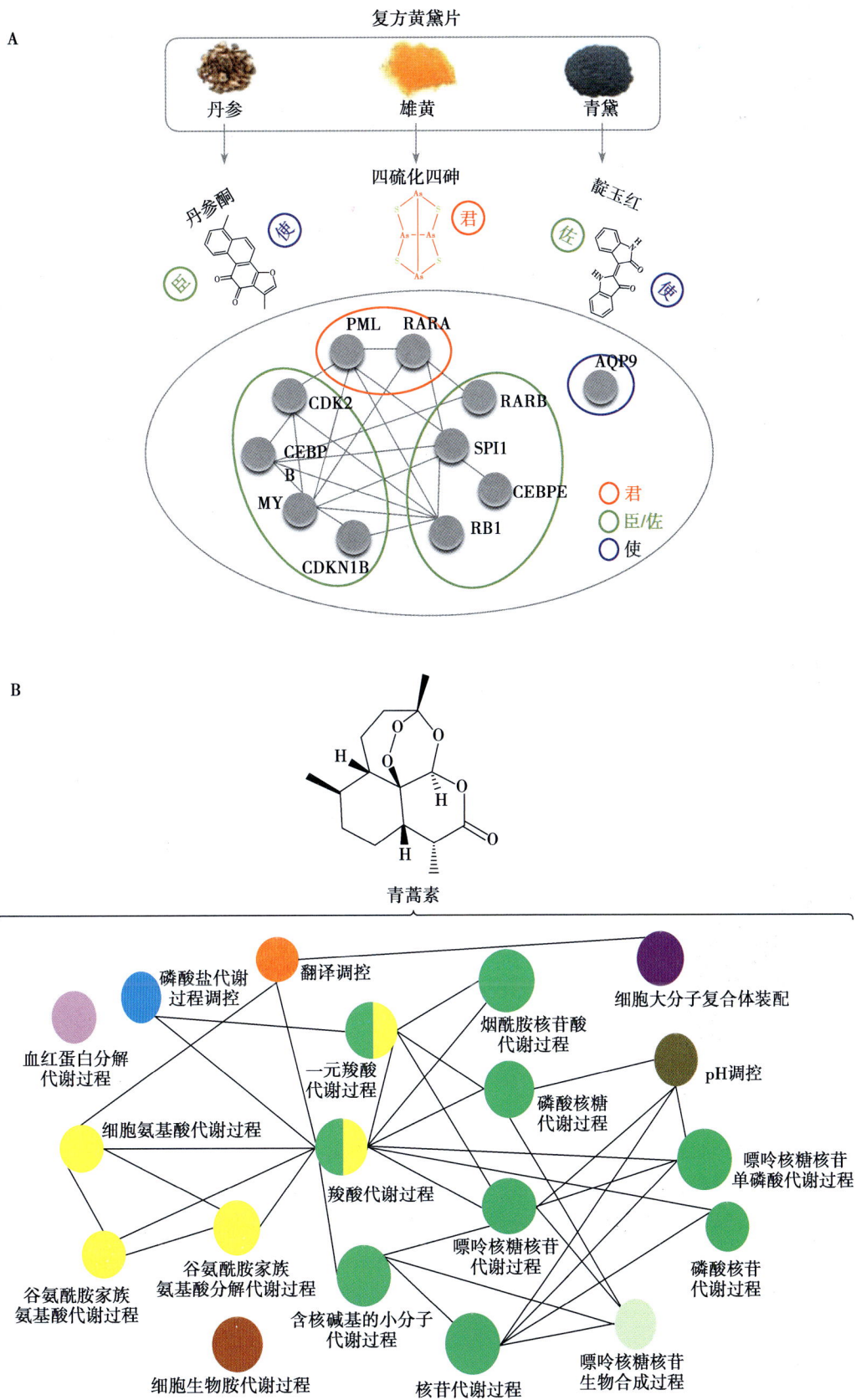

图 8-5
A.复方黄黛片活性成分对急性早幼粒细胞白血病的网络调节作用;B.青蒿素抗恶性疟原虫的网络调节机制

五、中药方剂调节疾病生物分子网络

中药方剂网络调节作用的研究主要是采用计算或实验的方法分析方剂不同组成中药所含成分的作用靶标,通过衡量这些靶标与病证生物分子网络关键模块的关系,阐释方剂的综合作用机制;通过分析这些靶标在病证生物分子网络上的分布规律,探索君臣佐使、增效减毒等中药方剂配伍规律的科学内涵;通过分析这些靶标所干预的病证生物分子网络,进一步阐释方剂的传统功效机制并发现新的适应证。例如在中药方剂六味地黄丸的相关研究中建立的"中药-生物分子-疾病"共模块网络,不仅有助于解释六味地黄丸方剂中的配伍规律和传统的滋阴补肾功效机制,还能发现该方具有在心血管疾病、炎症或肿瘤等治疗中的多种现代药理活性,由此对六味地黄丸临床上"异病同治"的机制给出新的阐释,如图8-6A所示。六味地黄丸的网络药理学研究还被英国《分子生物系统》刊物作为封面文章发表,这也是传统中药方剂的研究登上国际主流刊物的一个范例。在中药方剂清络饮对类风湿关节炎调节作用的研究中,方剂中4味中药的关键靶标通过作用于炎症反应、免疫反应以及血管新生等类风湿关节炎相关的生物过程,发挥方剂的整体调节作用。同时,方剂中的中药通过君、臣、佐、使的合理配伍,发挥增效减毒的作用,如图8-6B所示。

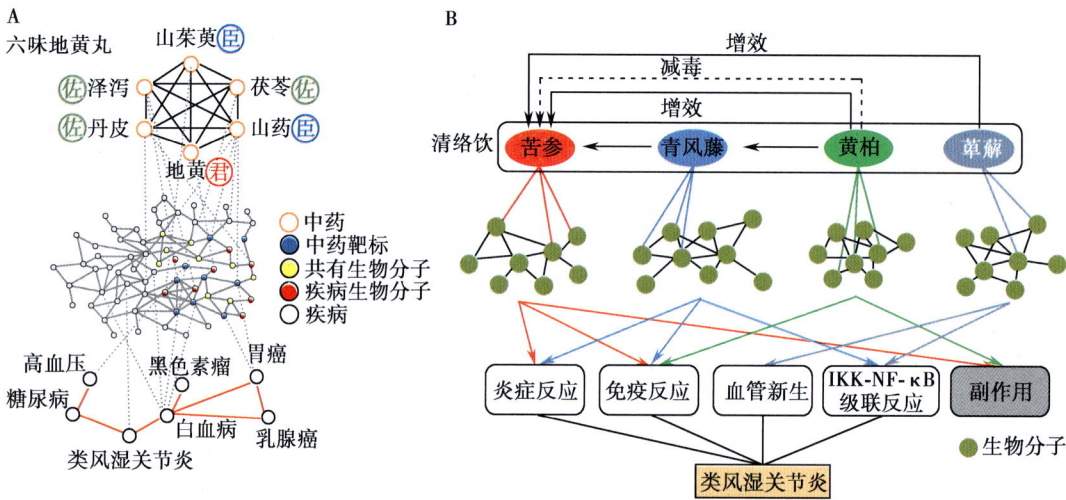

图 8-6
A."六味地黄丸-生物分子-疾病"共模块网络;B.清络饮对类风湿关节炎的网络调节作用

可见,中药网络药理学应用于中药方剂研究,能有效结合宏观整体与微观机制,有助于阐释方剂配伍的科学内涵、揭示中药方剂的整体作用机制,从而为中药方剂的临床合理使用、精准使用,以及发现经典方剂的现代适应证、生物标志物等提供科学依据。

学习小结

```
                          ┌─────────────────────────┐
              ┌──中药网络药理学├─中药网络药理学概述           │
              │   理论       └─────────────────────────┘
              │            ┌─────────────────────────┐
              │            └─中药网络药理学的研究模式与特点    │
              │              └─────────────────────────┘
 中                         ┌─────────────────────────┐
 药                     ┌───┤生物网络:生物系统的构建基础      │
 网                     │   └─────────────────────────┘
 络                     │   ┌─────────────────────────┐
 药─────┤                ├───┤生物网络属性与功能的计算分析     │
 理                     │   └─────────────────────────┘
 学                     │   ┌─────────────────────────┐
      └──中药网络药理学──┼───┤病证生物分子网络            │
         研究方法与应用    │   └─────────────────────────┘
                        │   ┌─────────────────────────┐
                        ├───┤中药活性成分调节疾病生物分子网络  │
                        │   └─────────────────────────┘
                        │   ┌─────────────────────────┐
                        └───┤中药方剂调节疾病生物分子网络     │
                            └─────────────────────────┘
```

（李　梢）

复习思考题

1. 如何将网络药理学理论运用于中药药效物质基础与作用模式的研究中？
2. 中药网络药理学的创新研究模式是什么？

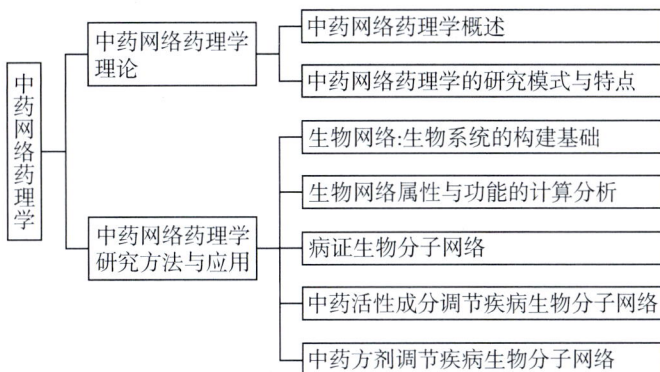

扫一扫，
测一测

各　论

◇◇◇ **第九章** ◇◇◇

解 表 药

　　通过本章学习解表药的中药药理研究思路、常用的研究方法及麻黄、桂枝、柴胡、葛根 4 味常用中药和经典名方桂枝汤、麻黄汤的药理作用、作用机制、药效物质基础及药动学特点,掌握与功效相关的主要药理作用;了解解表药研究的现状;具备进行解表类中药药效及物质基础研究、指导临床合理及安全用药的基本能力。

第一节　概　　述

　　凡以发散表邪、解除表证为主要功效,主治外感表证的药物称解表药。此类药物多味辛,归肺、膀胱经,偏行肌表,通过发散表邪,防止外邪由表入里,从而控制疾病的进一步发展。解表药根据药性和主治,分为辛温解表药和辛凉解表药。辛温解表药适用于风寒表证,代表药物有麻黄、桂枝、荆芥、防风等;辛凉解表药适用于风热表证,代表药物有柴胡、葛根、牛蒡子、薄荷、菊花等。部分解表药还兼有利水消肿、止咳平喘、透疹、除湿及祛风止痛等功效,可用于水肿、咳喘、麻疹、风疹、风湿痹痛等兼有表证者。

一、对主治病证的认识

　　表证泛指外邪侵犯人体肌表、发病时间较短所出现的一组病情较轻的证候群。中医认为"有一分恶寒,便有一分表证",有无恶寒是中医临床诊断表证的重要依据。表证的主要表现为恶寒(或恶风)、发热、头身痛、骨节酸痛、无汗或有汗、鼻塞、喷嚏、流涕、咽喉痒痛、咳嗽、苔薄白、脉浮等,与西医学的急性上呼吸道感染及感染性疾病初期的表现极为类似,因此表证可归属于病原微生物所致上呼吸道感染范畴。

上呼吸道感染的种类与治疗

　　上呼吸道感染包括流行性感冒(简称"流感")、普通感冒、病毒性咽炎、细菌性咽扁桃体炎等多种与病毒、细菌感染密切相关的疾病。恶寒、发热等是这类疾病最为常见的症状。由于 70%~80% 的上呼吸道感染由病毒感染引起,但目前临床尚无特异性抗病毒药物,所以西医学主要采用解热镇痛抗炎药进行对症治疗,伴有继发细菌感染或感染性疾病若属细菌感染的则采用抗菌药物治疗。

二、主要研究思路与方法

解表方药的现代研究思路主要根据解表方药的功效主治,结合中医临床用药经验与所治疾病的病因及生理病理过程进行。表证可归属于病原微生物所致上呼吸道感染范畴。恶寒、发热等是这类疾病最为常见的症状。因此,目前解表药的主要药效研究集中在抗病原微生物、抗炎、镇痛、解热、促进发汗等方面。

(一)抗病原微生物的研究

抗病原微生物是解表方药常涉及的研究内容,常采用体内和体外的实验方法进行。

🔍 知识链接

上呼吸道感染与病毒

上呼吸道感染包括流行性感冒、普通感冒、病毒性咽炎等多种疾病。引起上呼吸道感染的病毒主要是鼻病毒、呼吸道合胞病毒、流感病毒、副流感病毒、腺病毒等。病毒感染后可继发细菌感染,最常见的为溶血性链球菌,其次为肺炎链球菌、流感嗜血杆菌及肺炎支原体等。抗病毒药可通过直接灭活病毒,阻断病毒的吸附、穿入、脱壳、基因组复制、基因组转录与基因表达、装配、成熟与释放等增殖周期的具体环节及调动机体的免疫防御系统而发挥作用。

解表方药一般直接抑杀病原微生物的作用弱,因此,在研究中药抗病毒作用时不仅要观察中药对病毒直接杀伤的作用,还要观察病毒进入机体后的复制增殖作用,观察中药促进机体免疫系统杀伤病毒、减轻病毒对机体损伤等综合作用,体现"正气存内,邪不可干"。目前研究结果表明,多数解表方药的抗病毒作用发挥是几种作用机制并存,综合作用的结果。

抑菌实验是直接用来评价药物抗菌作用性能的经典实验方法,分为体内和体外抑菌实验。体内抑菌实验主要观察中药对感染病菌后动物的治疗效果,以动物存活数、存活时间、器官和局部病变程度等来评价药物的有效性及作用强度;体外抑菌试验则是利用体外培养细菌观察药物直接的抑杀作用,疗效指标常为药物的最低抑菌浓度(minimum inhibitory concentration,MIC)及最低杀菌浓度(minimum bactericidal concentration,MBC)。在进行抗菌药物的研究时,还会观察其抗菌作用的确切机制。

🔍 知识链接

细菌致病机制

细菌侵入人体后,依靠侵袭力与毒素使人致病。侵袭力是指病原菌突破机体防御功能,在体内生长繁殖、蔓延扩散的能力。某些病原菌在生长繁殖过程中还能产生一些与侵袭力有关的酶类,使细菌易于在体内扩散引起疾病。例如乙型溶血性链球菌产生透明质酸酶,能分解结缔组织细胞间的透明质酸,使细胞间隙扩大,结缔组织疏松,通透性增强,致使细菌在体内易于扩散和蔓延;而金黄色葡萄球菌产生血浆凝固酶,使血浆凝固,沉积在菌体表面,形成一层薄膜,从而抵抗人体吞噬细胞对细菌的吞噬作用,导致感染性疾病的发生。

但应注意,解表药进入人体后经过吸收代谢,在感染部位难以达到最低抑菌浓度(MIC);同时,对未经纯化处理的中药粗制剂(中药或中药复方的煎剂、粗提物)开展体外实验时,因其中含杂质、无机离子、皂苷及鞣质等,其理化性质(如酸碱度、各种电解质和杂质颗粒等)会对实验体系造成影响,进而会影响实验结果的可靠性。所以,中药的研究宜以体内结果为主要依据。

（二）抗炎作用的研究

知识链接

炎　症

炎症是机体对损伤因子刺激的一种防御反应,根据持续时间不同分为急性炎症和慢性炎症。急性炎症以血管反应为中心的渗出性变化为特点,表现为红、肿、热、痛、功能障碍等变化,同时常伴有发热、白细胞增多等全身反应;慢性炎症是由于致炎因子持续存在引起的组织损伤,以局部的增生病变改变为主。

上呼吸道感染是病原微生物侵犯上呼吸道引起鼻腔、咽或喉部炎症的概称,会出现炎性渗出和炎性细胞浸润等急性炎症的病理特征,因此解表药的抗炎作用评价应以渗出、肿胀、白细胞游走或毛细血管通透性增强等急性炎症过程为主要观察指标。如测定毛细血管通透性(皮内染料渗出法、腹腔染料渗出法)、炎症肿胀度(小鼠耳壳肿胀法、大鼠足肿胀法)评价药物的作用。由于炎症同时涉及白细胞的激活、黏附、趋化、聚集、吞噬、合成与分泌炎症介质等一系列复杂的生理生化反应,因此还可观察药物对炎症细胞的功能,如白细胞趋化运动及炎性细胞因子(如 IL-1、IL-6、IL-8 与 TNF-α)的含量测定,以及花生四烯酸代谢途径中主要炎症介质(如 PGE$_2$)的测定等。

（三）镇痛作用的研究

头痛、肢体肌肉酸痛是表证的常见症状之一。疼痛是包括机体接受内、外环境刺激后致痛物质从组织产生和释放、疼痛感受器的致敏、痛觉信息的传导和感觉中枢的感知,并最终进入意识阶段的一个非常复杂的过程。

最常用的镇痛研究方法是利用热板法与扭体法等来观察药物对疼痛反应的影响。热板法利用热刺激小鼠的足底以产生疼痛反应,所致的疼痛反应为直接刺激神经末梢,使之激活和敏化,并将疼痛信号通过传入神经系统向中枢传递而被感知,主要用于中枢性镇痛药的筛选;扭体法则是将化学刺激物注入小鼠腹腔内,引起炎症介质释放而致的炎性疼痛。区别中药的镇痛作用是在中枢还是外周,可结合中枢性镇痛模型来判断药物发挥镇痛作用的部位。

（四）解热作用的研究

知识链接

机体发热机制

恶寒与发热是感染性疾病的常见症状,两者密切相关。当病原微生物、内毒素、抗原-抗体复合物、类固醇等发热激活物作用于机体的单核细胞、组织巨噬细胞等致热原细胞时,产生的白介素(如 IL-1、IL-6)、肿瘤坏死因子(TNF)和干扰素(IFN)等内源性致热原(EP)可通过血-脑脊液屏障直接作用于体温调节中枢,导致前列腺素 E(PGE)、Na$^+$/Ca^{2+}、环磷酸腺苷(cAMP)等中枢发热介质的释放而引起体温调定点上移,此时机体骨骼肌收缩、寒战、产热增加,同时皮肤血管收缩、皮肤血流量减少、机体的散热减少,由于肌表温度下降刺激冷觉感受器而恶寒,继之发热(图 9-1)。

外源性致热原

（1）致病微生物及其产物　　（4）炎症灶激活物
（如尿酸结晶、硅酸结晶）

（2）内毒素　　发热激活物　　（5）淋巴因子
外毒素

（3）抗原-抗体复合物　　（6）类固醇
（如苯胆烷醇酮）

内源性致热原

IL-1
TNF
IFN
IL-6
……

促进致热性细胞因子产生

穿过血脑屏障

下丘脑
体温调节中枢

中枢体温正调节介质
Na^+/Ca^{2+}比值↑
cAMP↑
PGE↑

体温调定点↑

皮肤血管收缩
散热↓

骨骼肌紧张 寒战
产热↑

体温上升

图 9-1　机体发热机制示意图

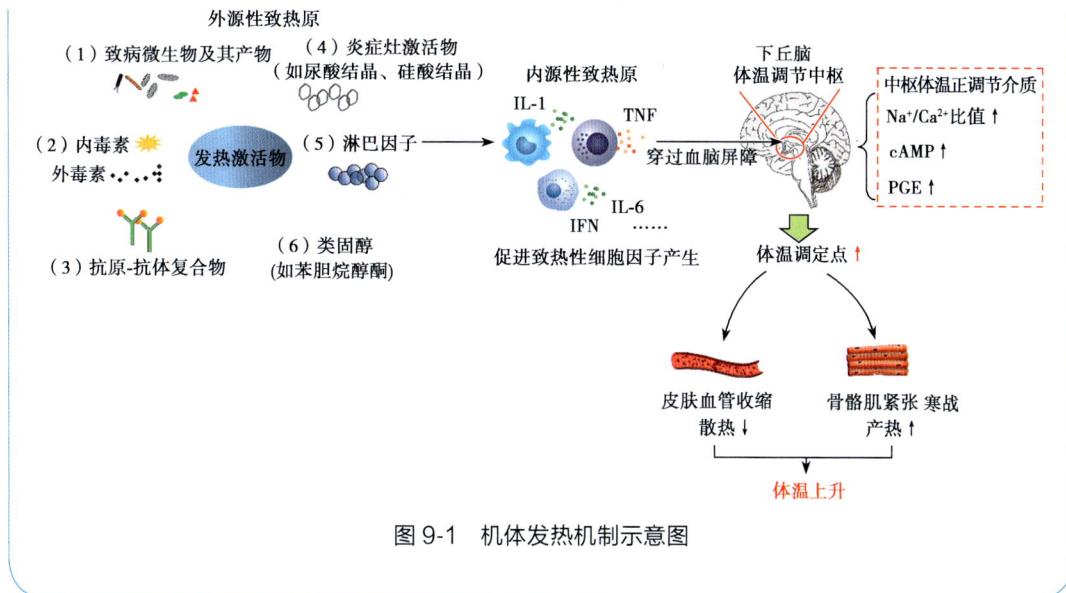

　　观察解表方药的解热作用及强度通常采用菌苗或内毒素等发热激活物引起动物感染性发热,通过检测实验性发热动物的 EP 含量及脑脊液中的 PGE 及 cAMP 含量、Na^+/Ca^{2+} 比值的变化,结合抗病原微生物等作用的研究结果,分析解表药对机体体温的调节作用及作用机制。

（五）发汗作用的研究

📖 **知识链接**

机体出汗的机制

　　机体在体温调节中枢的控制下,通过产热和散热维持体温的相对稳定,从而保证新陈代谢和正常的生命活动。汗液是由汗腺分泌的液体,出汗是由于外界气温升高或体内产热增加所致的热刺激引起的调节体温的一种生理功能。人体的汗腺分布于全身皮肤,受交感神经支配,其中分布到面部、手、足汗腺的是交感神经的肾上腺素能节后纤维,兴奋时表现为手、足及额等部位出汗;其他部位则为交感神经的胆碱能节后纤维,兴奋时表现为全身性发汗。汗腺分泌和排泄汗液分为温热性出汗、精神性出汗和味觉性出汗。温热性出汗表现为全身出汗,是散热的重要途径之一;精神性出汗主要见于手掌、足趾和腋窝 3 个部位,是一种应激反应,对体温调节意义不大;味觉性出汗是吃某些刺激性食物的一种生理现象。

　　研究解表药的发汗作用主要是利用碘-支链淀粉接触汗液呈蓝色的反应原理,于实验动物足跖部涂上和田-高垣氏试剂,可根据显色反应后汗点(深紫色着色点)出现的时间、颜色和数量判断药物的发汗强度,并可以根据汗点数进行汗液的粗略定量;还可通过皮肤汗腺导管扩张、腺体扩张等组织形态变化等研究解表药对汗腺分泌、汗腺活动及汗液分泌量的影响。

三、主要药理作用

（一）抗病原微生物作用

大多数解表方药具有一定的抗菌、抗病毒等对因治疗作用。如麻黄、桂枝、桂枝汤、银翘散等对流感病毒增殖有抑制作用；麻黄汤、桂枝汤对呼吸道合胞病毒增殖有不同程度的抑制作用；薄荷、柴胡等对单纯疱疹病毒有一定抑制作用。大多数本类药物对常见的呼吸道致病菌如金黄色葡萄球菌、溶血性链球菌等的生长有不同程度的抑制作用。

（二）抗炎作用

解表方药的抗炎作用良好。如麻黄、桂枝、生姜、羌活、荆芥、细辛、白芷、菊花、桑叶、薄荷以及桂枝汤、银翘散等对多种实验动物炎症模型有明显抑制作用。辛凉解表药的抗炎作用较辛温解表药强，主要抑制炎症早期毛细血管的通透性增加，部分可减少后期肉芽组织形成。其抗炎机制与抗病原微生物，抑制炎症介质的合成、释放，兴奋垂体-肾上腺皮质系统等有关。

（三）镇痛作用

白芷、防风、羌活、柴胡、细辛等解表药具有镇痛作用。辛温解表方桂枝汤、小青龙汤、九味羌活汤等有较强的镇痛作用。辛凉解表方桑菊饮、柴葛解肌汤、升麻葛根汤的镇痛作用较弱。

（四）解热作用

对多种致热原引起的动物发热模型解热作用明显，辛凉解表方药作用较强，其中单味中药中柴胡的作用最为显著。解表方药解热作用机制与抗病原微生物等发热激活物，减少 IL-1、IL-6、TNF 和 IFN 等内源性致热原含量，降低中枢发热介质 PGE、cAMP、Na^+/Ca^{2+} 释放等多个引起体温升高的环节有关。

（五）影响免疫功能

解表方药能提高小鼠唾液中的分泌型免疫球蛋白 A（sIgA）的含量以及溶菌酶活性，对滴鼻感染肺炎链球菌的小鼠及滴鼻感染流感 H1N1 病毒的小鼠模型有保护作用，显著降低小鼠的死亡率，提示解表方药可通过提高上呼吸道黏膜的屏障功能而发挥防治上呼吸道感染的作用。

病原微生物入侵机体后，是否进一步导致感染性疾病的发生，主要取决于病原微生物（攻击因子）的毒力、侵袭力及机体的防御功能（防御因子）是否完善。攻击因子与防御因子之间的平衡失调是感染性疾病发生的重要原因。以往对解表方药的研究偏重于药物如何削弱攻击因子、缓解疾病的临床症状，但研究结果发现无论是抗菌、抗病毒作用，还是解热作用，均无法与同类的化学药物相比，提示解表方药治疗上呼吸道感染的优势可能还涉及机体的防御因子。

🔍 知识链接

黏膜屏障防御体系

由于绝大多数的呼吸道感染发生在黏膜组织或与黏膜组织相关，因此完整的黏膜组织及其相关的免疫系统所形成的健全的黏膜屏障防御体系能有效预防呼吸道感染性疾病的发生。覆盖于呼吸道的黏膜系统是机体防御病毒、细菌等病原微生物经口鼻入侵的第一道防线，是机体天然免疫系统的重要组成部分，不仅具有一般性的机械屏障作用，还参与体液免疫和细胞免疫过程，是执行局部特异性免疫功能的主要场所。

（六）发汗作用

麻黄、麻黄汤、桂麻各半汤等辛温解表方药具有发汗作用。单味药中以麻黄发汗作用最为明显，其在温热的环境中发汗作用增强，且发汗作用与麻黄碱兴奋交感神经中枢有关。

（七）镇静作用

部分解表方药可以减少动物的自发活动，表现出镇静作用。桂枝总挥发油、水提物及其有效成分桂皮醛可使小鼠自主活动减少，协同巴比妥类催眠药的催眠作用。柴胡煎剂和柴胡总皂苷对中枢神经系统有明显抑制作用。

解表药的主要药理作用见表 9-1。

表 9-1　解表药的主要药理作用总括表

类别	药物	药理作用								
		抗菌	抗病毒	抗炎	解热	镇痛	镇静	抗过敏	发汗	其他
辛温解表药	麻黄	+	+	+	+	+		+	+	平喘、利尿、升压、兴奋中枢、镇咳、祛痰
	桂枝	+	+	+	+	+	+	+		利尿、强心、扩血管、抗肿瘤、利胆
	细辛	+	+	+	+	+	+	+		平喘、祛痰、强心、升压、抗氧化、抗衰老
	生姜	+	+	+	+	+	+	+		止吐、促消化液分泌、抗溃疡、保肝利胆、止咳、抗血栓、抗脑缺血、抗氧化、抗运动病、抗肿瘤、降血脂
	荆芥	+	+	+	+	+	+	+		止血、抗氧化、平喘、抗肿瘤
	防风	+	+	+	+	+	+	+		促进免疫功能、抗惊厥、抗凝血、止血、抗肿瘤、抗氧化
	紫苏	+	+	+	+		+	+		止咳、祛痰、平喘、止血、止呕、抗凝血、降血脂、抗氧化、保肝
	羌活	+	+	+	+	+		+		抗心律失常、抗心肌缺血、抗氧化
	藁本		+	+	+	+	+	+		解痉
	白芷	+		+	+	+		+		解痉、光敏作用、抗肿瘤
	辛夷	+	+	+				+		平喘、降压、兴奋子宫
	香薷	+	+			+	+			解痉
辛凉解表药	柴胡	+	+	+	+	+	+	+		保肝、利胆、降脂、抗癫痫、免疫调节、抗抑郁、抗肿瘤
	葛根				+	+				降血糖、调节血管平滑肌功能、改善脑循环与微循环、扩张冠状动脉、抗心肌缺血、抗心律失常、改善血液流变学、抗血栓、降压、抗衰老、降血脂、抗氧化、抗肿瘤、解酒
	薄荷	+	+	+	+		+		+	保肝、利胆、溶石排石、抗氧化、促透皮吸收
	桑叶	+	+		+	+				祛痰、镇咳
	菊花	+	+	+	+					降压、增加冠状动脉流量、降血脂、抗氧化、抗肿瘤、延缓衰老
	升麻	+	+	+	+	+				抗肿瘤、抗骨质疏松、调节平滑肌

第二节　常用中药

案例导入

　　现代中药药理学研究的创始人、药理学家陈克恢(1898—1988)运用现代天然药物的研究方法从麻黄中分离出左旋麻黄碱(简称麻黄碱),通过药理实验证实麻黄碱有拟肾上腺素样药理作用,可兴奋支气管平滑肌上的 $β_2$ 受体从而扩张支气管,从现代科学的角度对麻黄的宣肺平喘功效治疗哮喘的作用机制进行了阐释,于 1924 年在美国《药理学与实验治疗学杂志》发表了我国学者的第一篇中药药理研究论文《麻黄有效成分——麻黄碱的作用》。陈克恢的研究证明中药的功效是有药效及物质基础的,根据传统的中药功效采用现代科学的方法进行药效物质基础研究是一条行之有效的路径。

一、麻黄

　　麻黄为麻黄科植物草麻黄 *Ephedra sinica* Stapf. 、中麻黄 *Ephedra intermedia* Schrenk et C. A. Mey. 或木贼麻黄 *Ephedra equisetina* Bge. 的干燥草质茎,主产于呼伦贝尔沙地,新疆北部的广大干旱、半干旱地区。

　　麻黄味辛、微苦,性温,归肺、膀胱经,具有发汗散寒、宣肺平喘、利水消肿的功效,用于风寒感冒、胸闷喘咳、风水浮肿。

(一)药效物质基础

　　麻黄主要含生物碱、黄酮、挥发油、多糖及酚酸等。生物碱中的主要成分为左旋麻黄碱(L-ephedrine),占总生物碱的 80%~85%;其次为伪麻黄碱(D-pseudoephedrine)等。

(二)功效主治与主要药理作用及机制

　　麻黄长于发散风寒表邪,药效学研究始于与宣肺平喘功效有关的麻黄碱平喘作用研究。依据其功效主治,近年来药理作用研究主要集中在抗病原微生物、解热、抗炎、拟肾上腺素样作用、利尿、镇痛、发汗等方面(图9-2,图9-3)。

　　1. 抗病原微生物　麻黄煎剂和麻黄挥发油对金黄色葡萄球菌,甲、乙型溶血性链球菌,流感嗜血杆菌,肺炎双球菌,炭疽杆菌,白喉杆菌,大肠埃希菌,奈瑟双球菌等均有不同程度的体外抗菌作用;麻黄挥发油对甲型流感病毒 PR8 株感染小鼠有治疗作用。

　　2. 解热抗炎　麻黄水煎液、生物碱组分、挥发油组分及酚酸组分对酵母混悬液诱导的实验性大鼠发热模型有解热作用。麻黄水提物、醇提物可降低小鼠腹腔毛细血管通透性,抑

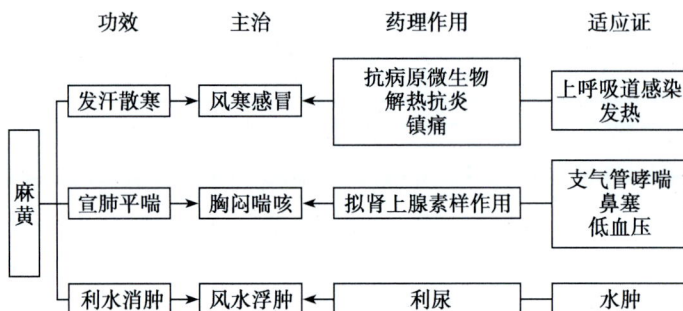

功效	主治	药理作用	适应证
发汗散寒 →	风寒感冒 →	抗病原微生物 解热抗炎 镇痛	← 上呼吸道感染 发热
宣肺平喘 →	胸闷喘咳 →	拟肾上腺素样作用	← 支气管哮喘 鼻塞 低血压
利水消肿 →	风水浮肿 →	利尿	← 水肿

图 9-2　麻黄的功效主治与药理作用

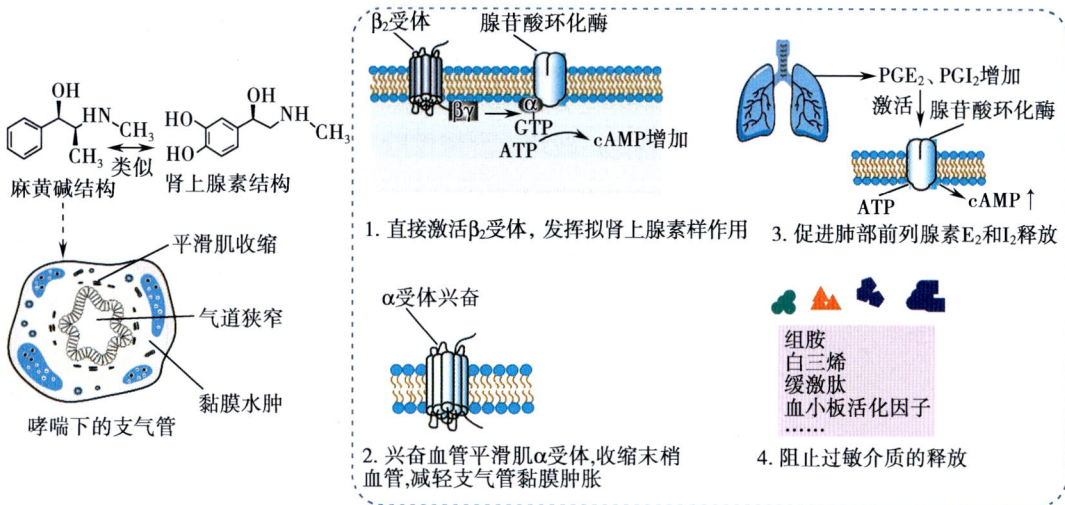

图 9-3 麻黄的平喘作用机制

制由右旋糖酐、角叉菜胶等引起的大鼠足跖部炎症反应。抗炎作用以伪麻黄碱最强,甲基麻黄碱、麻黄碱次之。抗炎作用的发挥与抑制花生四烯酸代谢有关。

3. 拟肾上腺素样作用 麻黄碱是麻黄中研究最为深入的成分,其能促进肾上腺素能神经末梢和肾上腺髓质嗜铬细胞释放去甲肾上腺素和肾上腺素,从而间接发挥拟肾上腺素样作用;麻黄碱的化学结构与肾上腺素相似,可直接激动肾上腺素受体,从而直接发挥拟肾上腺素样作用。

(1)平喘:麻黄水煎液、生物碱、多糖、挥发油、酚酸均有平喘作用。麻黄水煎液、生物碱、多糖能抑制豚鼠变态反应性哮喘,但生物碱、多糖的作用强度不如水煎液,生物碱组分与多糖组分按原比例配伍后,与水煎液的作用相当,表明两者在体内有协同作用;而体外实验表明麻黄水煎液、生物碱组分、挥发油组分、酚酸组分对组胺所致的离体豚鼠气管条均有松弛作用,多糖组分则无影响;麻黄水煎液及生物碱组分对乙酰胆碱引起的气管条痉挛有解痉、松弛作用,而酚酸组分、挥发油组分、多糖组分则无影响,提示麻黄的平喘作用与其含有的不同成分作用于不同途径、不同层次和不同靶点有关。

麻黄的平喘作用机制主要涉及(图9-3):①拟肾上腺素样作用,兴奋支气管平滑肌上的 β 肾上腺素受体,使支气管平滑肌松弛;②直接兴奋 α 肾上腺素受体,收缩末梢血管,有利于减轻支气管黏膜肿胀;③促进肺部 PGE_2、PGI_2 的释放,直接活化腺苷酸环化酶或抑制该酶的分解,增加细胞内的 cAMP 含量而松弛支气管平滑肌;④阻止过敏介质释放。

(2)缓解鼻塞:伪麻黄碱兴奋 α 肾上腺素受体,使鼻黏膜血管收缩,减轻鼻黏膜充血,缓解感冒后鼻黏膜充血引起的鼻塞。

(3)兴奋心脏,升高血压:麻黄碱能直接兴奋心肌 β_1 受体和血管平滑肌 α_1 受体而呈现正性肌力、正性频率作用,并使小血管收缩,血压升高。其升压特点是作用缓慢、温和、持久,反复应用易产生快速耐受性。

4. 利尿 麻黄水煎液、麻黄碱、伪麻黄碱均有利尿作用,以伪麻黄碱的利尿作用最为明显,作用机制与扩张肾血管、增加肾血流和肾小球滤过率、减少肾小管对钠离子的重吸收有关。

5. 兴奋中枢 麻黄碱有明显的中枢神经兴奋作用,治疗剂量即能兴奋大脑皮质、延髓呼吸中枢和血管运动中枢,引起精神兴奋、失眠、震颤等症状。麻黄碱增加小鼠自发活动的作用可被哌唑嗪拮抗,提示麻黄碱是通过激动中枢 α_1 受体来发挥中枢兴奋作用的。麻黄碱亦能提高中枢性痛觉阈值,产生镇痛作用。同样,麻黄水煎液可使大鼠自主活动增加,修饰行为及嗅探次数减少,且随着给药剂量的增加,大鼠进入高架十字桥开臂和旷场中心区域的次数和时间显著减少。

6. 发汗　麻黄水煎液、麻黄碱、伪麻黄碱均有发汗作用。麻黄水煎液、生物碱组分能使实验小鼠足跖部汗液分泌量增加,可见足跖及腋窝部皮肤汗腺腺体扩张,腺上皮胞质丰富,分泌旺盛。麻黄碱、伪麻黄碱等生物碱组分是麻黄发汗作用的物质基础。

知识链接

麻黄发汗利尿作用实验研究

采用着色法、组织形态学观察法和代谢笼法观察麻黄水煎液、全部化学拆分组分(生物碱组分、挥发油组分、多糖组分、酚酸组分)的发汗和利尿作用,结果表明水煎液组、生物碱组具有明显的发汗及利尿作用,由此认为麻黄的发汗和利尿作用是其"味辛性温"的功能体现,物质基础为麻黄化学拆分组分中的生物碱组分。

(三) 药动学研究

口服麻黄提取物后,血浆可检测到麻黄碱和伪麻黄碱,以麻黄碱为主。麻黄碱和伪麻黄碱吸收迅速而完全;在体内分布较广,肾、脑、肺中浓度最高,其次是肝和心脏;少量被代谢,60%~70%的原型经肾排泄。正常人口服麻黄粉胶囊后,麻黄碱的 t_{max} 为 4 小时;而口服麻黄碱片剂及溶液后的 t_{max} 为 2 小时, $t_{1/2}$ 为 5~6 小时。麻黄水煎液可诱导 CYP1A2 活性,加快茶碱的代谢。

(四) 现代应用

1. 以麻黄为主的复方麻黄汤、大青龙汤用于治疗普通感冒、流行性感冒;小青龙汤、麻杏甘石汤、定喘汤用于治疗肺炎、支气管炎、哮喘;越婢加术汤、麻黄连翘赤小豆汤用于治疗急性肾炎初期;乌头汤、阳和汤等用于治疗风湿性关节炎、类风湿关节炎、坐骨神经炎、腰腿痛等。

2. 麻黄碱鼻黏膜给药可以减轻鼻黏膜水肿症状,常用于治疗过敏性鼻炎、鼻黏膜肥厚等;盐酸麻黄碱片口服可减轻感冒、过敏性鼻炎、鼻炎及鼻窦炎引起的鼻充血、鼻塞、流鼻涕等;盐酸麻黄碱注射液皮下或肌内注射可用于蛛网膜下腔麻醉或硬膜外麻醉引起的低血压及慢性低血压的治疗。

(五) 不良反应

美国食品药品监督管理局(FDA)禁止销售含麻黄碱类的膳食补充剂。含麻黄碱的非处方药品引起的不良反应,临床症状多表现为心肌梗死、心律失常、癫痫和意识丧失等,甚至出现死亡。除了心血管系统和神经系统的不良反应报道外,近年来麻黄在临床应用中导致肝损害的病例在国外也不断有报道。

(六) 毒理作用

麻黄碱毒性大于伪麻黄碱,可引起小鼠眼球突出,举尾反应,发绀,眼眶内出血等。麻黄水提取物小鼠腹腔注射的 LD_{50} 为 650mg/kg;麻黄挥发油小鼠灌服、腹腔注射的 LD_{50} 分别为 2.79ml/kg 和 1.35ml/kg。麻黄对试验动物心脏功能和结构可造成明显损伤,呈现剂量累积效应。实验剂量范围内(50mg/kg、100mg/kg、200mg/kg),伪麻黄碱对大鼠有一定的母体毒性和胚胎毒性。

二、桂枝

桂枝为樟科植物肉桂 *Cinnamomum cassia* Presl. 的干燥嫩枝。春、夏二季采收,除去叶,晒干,或切片晒干。主产于广东、广西、福建、云南。

桂枝味辛、甘,性温,归心、肺、膀胱经,具有发汗解肌、温通经脉、助阳化气、平冲降气的功效,用于风寒感冒、脘腹冷痛、血寒经闭、关节痹痛、痰饮、水肿、心悸、奔豚。

(一)药效物质基础

桂枝主要含挥发油(桂皮油),含量为 0.43%~1.35%。从桂枝挥发油中鉴定出桂皮醛(cinnamic aldehyde)、桂皮酸(cinnamic acid)等 200 多种成分,其中桂皮醛占挥发油的 70%~80%,尚含有有机酸类、鞣质类、糖类、甾体类、香豆素类等成分。目前,国内外对桂枝的化学成分研究主要集中于以桂皮醛为主的挥发油类和以桂皮酸为主的有机酸类,其水溶性部位的化学成分研究较少。应注意,产地不同、采收季节不同及样品前处理不同,挥发油所含的成分含量及类型会有所差异。

(二)功效主治与主要药理作用及机制

桂枝的主要功效为发汗解肌,与解热、镇痛、镇静、抗惊厥、抗炎、抗过敏、抗菌、抗病毒等作用相关;其温通经脉、助阳化气、平冲降气功效与抗炎、镇痛、影响心血管系统有关。具体表现如下(图 9-4)。

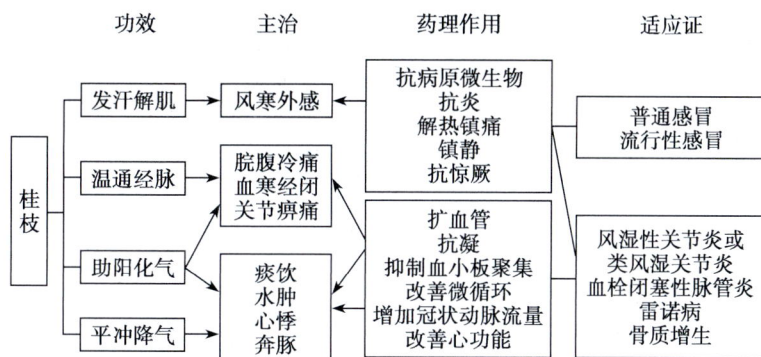

图 9-4 桂枝的功效主治与药理作用

1. 抗病原微生物 桂枝浸出液、桂枝蒸馏液及桂枝挥发油在体外对金黄色葡萄球菌、白色葡萄球菌、大肠埃希菌、白念珠菌、铜绿假单胞菌、变形杆菌、甲型链球菌、乙型链球菌、枯草芽孢杆菌等有明显抑制作用;桂枝挥发油有良好的抗流感病毒作用,桂皮醛对该流感病毒株感染的小鼠有治疗作用及体外抗甲型流感病毒 A/PR/8/34(H1N1)增殖的作用,对流感病毒亚洲甲型京科 68-1 株和孤儿病毒(ECHO11)有抑制效果,对流感病毒性肺炎小鼠模型具有良好的治疗作用。桂皮醛是桂枝抗病毒效应的主要成分之一。

2. 抗炎、抑制变态反应 桂枝挥发油对急、慢性及免疫损伤性炎症反应均有显著抑制作用,其作用发挥与抑制花生四烯酸代谢、影响炎症介质生成及抗氧化等有关。桂枝挥发油可减少炎症介质组胺和前列腺素 E 的释放。桂枝挥发油对脂多糖(LPS)所致的急性肺损伤模型大鼠肺组织中高度活化的 NF-κB 信号通路及异常升高的蛋白酪氨酸激酶(PTK)有显著抑制或拮抗作用;桂枝挥发油、桂枝乙酸乙酯部位能通过抗炎作用对 LPS 所致中毒模型小鼠呈现良好保护作用,抗炎作用发挥与抑制炎症小体 NLRP3 的激活有关。抑制 NLRP3、NF-κB 信号激活及 PTK 活性是桂枝挥发油抗炎作用的主要机制体现。桂枝挥发油、桂枝中的缩合类鞣质为其强抗过敏组分,有抑制肥大细胞脱颗粒释放介质及抑制补体活性等作用。

笔记栏

知识链接

NF-κB 信号通路

核因子 κB（nuclear factor-κB，NF-κB）蛋白最早由 David Baltimore 发现。该蛋白家族可以选择性地结合在 B 细胞 κ-轻链增强子上而调控众多基因的表达。几乎在所有的动物细胞中都能发现 NF-κB，它们参与细胞对外界刺激的响应，如细胞因子、辐射、重金属、病毒等。在细胞的炎症反应、免疫应答等过程中，NF-κB 发挥关键作用。

3. 解热镇痛　桂枝挥发油中的桂皮醛、桂皮酸钠能降低伤寒、副伤寒杆菌所致家兔的体温升高，其解热和降温作用与扩张皮肤血管、增加散热有关。对小鼠热板法的热致痛和乙酸致痛的扭体反应均有抑制表现，呈现镇痛作用。

4. 镇静、抗惊厥　桂枝总挥发油、水提物减少小鼠自主活动，增强巴比妥类催眠药的催眠作用；对抗苯丙胺所致的中枢神经系统过度兴奋，抑制士的宁、烟碱等所致的强直性惊厥，抑制小鼠听源性惊厥等。桂枝提取液对毛果芸香碱所致癫痫模型的离体海马脑片群峰电位有明显降低作用。

5. 心血管药理作用　桂枝有扩血管、抗凝、抑制血小板聚集的作用。桂枝中的桂皮醛能扩张血管、改善血液循环、改善微循环、增加冠状动脉流量、改善心功能等，可显著抑制胶原及 ADP 所诱导的血小板聚集及抑制凝血酶促进纤维蛋白原转变为纤维蛋白的作用。

此外，研究发现桂枝具有改善肝内胆汁淤积的作用，能缓解 α-萘异硫氰酸酯（ANIT）诱导的大鼠肝内胆汁淤积，减轻肝细胞损伤，降低血清谷丙转氨酶（ALT）、谷草转氨酶（AST）、总胆红素（TBiL）与总胆汁酸（TBA）水平。该作用体现了其通络功效，提示其可用于临床肝内胆汁淤积的治疗。

（三）药动学研究

大鼠灌服桂枝提取物后，血浆中主要检测到桂皮酸及代谢物马尿酸。桂枝中的桂皮醛在体内几乎全部转化为桂皮酸，t_{max} 为 10 分钟左右，然后代谢为马尿酸消除；桂皮酸和马尿酸的 $t_{1/2}$ 均为 20 分钟左右。与等量的桂皮酸单体比较，桂枝口服后桂皮酸的 AUC 增大，与桂枝中的桂皮醛转化为桂皮酸有关。

（四）现代应用

以桂枝为主的复方麻黄汤、葛根汤及桂枝汤用于治疗普通感冒、流行性感冒等；桂枝加厚朴杏子汤、小青龙汤用于治疗支气管炎、支气管哮喘等；桂枝芍药知母汤、当归四逆汤用于治疗骨关节炎、风湿性或类风湿关节炎、血栓闭塞性脉管炎、雷诺病、骨质增生等；温经汤用于治疗痛经、月经不调、产后腹痛等；枳实薤白桂枝汤用于治疗心绞痛、心肌梗死等。桂枝茯苓胶囊用于治疗子宫肌瘤、盆腔炎、痛经、子宫内膜异位症等妇科疾病，以及精索静脉曲张、前列腺增生等男性疾病，对脑卒中、颈动脉粥样硬化等也有一定疗效。

（五）不良反应

桂枝安全范围较广，正常剂量下（3~10g）未见明显毒副作用，但应注意其不良反应（轻度：恶心呕吐、头晕；重度：血压下降、运动失调、痉挛、呼吸急促、腹痛腹泻等），以及不适用人群（外感热病、阴虚火旺、血热妄行等证应忌用，孕妇及月经过多者慎用）。

（六）毒理作用

大剂量可使小鼠运动抑制，甚至痉挛、呼吸麻痹死亡。

三、柴胡

柴胡为伞形科植物柴胡 *Bupleurum chinense* DC. 或狭叶柴胡 *Bupleurum scorzonerifolium* Willd. 的干燥根，其中前者习称"北柴胡"，后者习称"南柴胡"。春、秋二季采挖，除去茎叶和泥沙，干燥。主产于华北、东北、华东、华中和西北等地，通常生用或制用。目前，甘肃是柴胡种植面积最大、市场供给最多的产区之一。研究表明，同一地区、同一品种的柴胡药材活性成分的种类几乎无差别，但含量差别较大；不同产地、不同品种的柴胡药材则在活性物质的种类及含量方面均存在差异。

柴胡味辛、苦，性微寒，归肝、胆、肺经，具有疏散退热、疏肝解郁、升举阳气的功效，用于感冒发热、寒热往来、胸胁胀痛、月经不调、子宫脱垂、脱肛。

（一）药效物质基础

柴胡主要含柴胡皂苷（saikosaponins，SS）类成分（SSa、SSb1~4、SSc、SSd、SSe、SSf、SSh 等 150 多种）、甾醇（主要为 α-菠菜甾醇，尚有豆固醇等）、挥发油（柴胡醇、丁香酚、己酸、γ-十一酸内酯、对甲氧基苯二酮等）和多糖等成分，其中皂苷类和挥发油类是柴胡的主要化学成分。柴胡的药理活性研究主要集中在皂苷类、挥发油、黄酮类和多糖类成分上。

（二）功效主治与主要药理作用及机制

柴胡的主要功效为疏散退热，与抗病毒、抗细菌内毒素、解热降温、抗炎、镇静、镇痛、抗癫痫、促进免疫等作用相关；其疏肝解郁功效与其抗抑郁、保肝利胆、降血脂作用相关；其升举阳气功效与兴奋平滑肌作用相关。具体表现在以下几个方面（图9-5）。

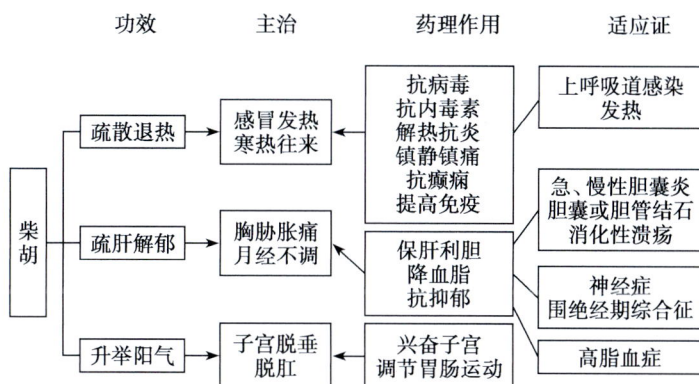

图 9-5 柴胡的功效主治与药理作用

1. **抗病毒** 柴胡可降低鼠肺炎病毒所致的小鼠肺指数增高与病死率，体外抑制鸡胚内流感病毒、合胞病毒、人乳头瘤病毒增殖。柴胡皂苷和已感染乙肝病毒的人肝细胞共同培养，柴胡皂苷 c 能显著减少培养介质中乙型肝炎 e 抗原（HBeAg）的浓度，抑制乙肝病毒 DNA 复制。

2. **抗内毒素** 体内、体外抗内毒素试验表明，柴胡提取液对内毒素所致的弥散性血管内凝血（DIC）模型大鼠有对抗作用，能降低内毒素所致中毒小鼠的病死率，对内毒素致热家兔解热作用良好。柴胡总皂苷的抗内毒素活性作用非常明显，是主要活性成分，对内毒素致卡介苗（BCG）增敏小鼠的毒性有保护作用。鲎试验表明，柴胡总皂苷体外有直接破坏内毒素的作用。

知识链接

内 毒 素

内毒素是革兰氏阴性菌细胞壁外膜的主要成分,具有广泛的生物学活性,其化学本质为脂多糖(lipopolysaccharide,LPS)。内毒素进入机体后,能直接作用于细胞生物膜,并通过单核巨噬细胞介导的细胞吞噬作用使机体防御系统过度释放肿瘤坏死因子、干扰素、白介素(IL)-1、IL-6、IL-5等多种炎性细胞因子,引起发热、微循环障碍、内毒素血症、脓毒性休克和弥散性血管内凝血(disseminated intravascular coagulation,DIC)等并发症。鲎试验法利用细菌内毒素可以激活鲎试剂中的鲎血细胞溶解物一系列凝集酶的反应,形成肉眼可见的凝固蛋白凝胶的原理,检测或量化由革兰氏阴性菌产生的细菌内毒素,是目前最常用的内毒素检测方法。《中华人民共和国药典》收载的细菌内毒素检测方法为鲎试验法,将其分为凝胶法和光密度测定法,后者又可分为浊度法和显色基质法,通过检测鲎试剂与内毒素反应过程中的浊度变化来检测内毒素的含量。

3. 抗炎 柴胡皂苷和柴胡挥发油均对炎症有明显的抑制作用,能抑制炎症介质释放、降低毛细血管通透性、减少炎症渗出、抑制白细胞游走和抑制结缔组织增生等。抗炎作用的发挥与影响下丘脑-垂体-肾上腺轴有关。小鼠口服柴胡皂苷后血清中促肾上腺皮质激素(ACTH)水平明显增高,且腺垂体中的ACTH前体、下丘脑中的促肾上腺皮质素释放素(CRH)mRNA表达水平明显增高,呈剂量依赖性;柴胡皂苷还可提高糖皮质激素与其受体的亲和力,提高糖皮质激素的作用;柴胡皂苷d(SSd)可上调糖皮质激素受体mRNA的表达量。SSd的抗炎机制还与抑制钙离子载体A23187,减少前列腺素E_2的产生有关,非通过减少花生四烯酸的释放和直接抑制环氧合酶(cyclooxygenase,COX)的活性发挥的。构效关系研究显示,柴胡皂苷元基本母核中的环氧齐墩果烯骨架及4位碳原子上的侧链—CH_2OH在抗炎效应中发挥重要作用。

4. 解热 柴胡有显著的解热作用,能显著降低伤寒疫苗、副伤寒疫苗、大肠埃希菌液等发热激活物及内源性致热原等引起的动物实验性发热。柴胡皂苷、皂苷元A和挥发油是柴胡解热的主要物质基础,其中总挥发油中的丁香酚、己酸、γ-十一酸内酯和对甲氧基苯二酮等是其解热的主要有效成分;作用机制与抑制、杀灭病原微生物,破坏内毒素,减少中枢cAMP的产生或释放和抑制体温调定点的上移等有关。

知识链接

柴胡解热作用实验研究

以IL-1β致热大鼠为研究对象,采用ELISA、免疫组化的方法检测血清中cAMP含量及下丘脑中蛋白激酶A(PKA)的表达情况。结果表明,侧脑室注射0.1μg柴胡皂苷a可使发热大鼠体温降低,血清中cAMP含量与胞质内PKA的表达明显低于模型组。研究认为,柴胡皂苷a降低IL-1β的致热作用可通过降低下丘脑cAMP的分泌和PKA的活性,抑制胞质信号转导通路的PKA系统实现。

5. 镇痛 柴胡挥发油、柴胡皂苷对多种实验性疼痛模型动物(小鼠尾压刺激法、热板法、乙酸扭体法、电击鼠尾法等)呈现镇痛作用。网络药理学研究共筛选出胰蛋白酶原-1、环氧合酶-2、内皮型一氧化氮合酶、凝血酶原等 13 个柴胡镇痛作用的主要靶标,为其生物学评价及不良反应阐释提供了一定基础。

6. 镇静、抗癫痫 柴胡煎剂、总皂苷有明显的中枢抑制作用,能减少实验动物的自发活动,延长环己巴比妥诱导的睡眠时间,拮抗咖啡因和去氧麻黄碱等中枢兴奋药的作用;柴胡皂苷、柴胡皂苷 a(SSa)及挥发油部位有抗癫痫的强直阵挛作用,对抗小鼠 PTZ 致癫痫及小鼠的强直性惊厥发生;SSa 抑制 PTZ 诱导的体外培养大鼠海马星形胶质细胞 TNF-α 释放及肿瘤坏死因子受体 1(TNFR1)的高表达,体内给药对 PTZ 致痫大鼠海马区 TNFR1 的高表达也有抑制作用,认为是 SSa 抗癫痫作用的机制之一。

7. 提高免疫 柴胡多糖、柴胡果胶多糖、柴胡皂苷等能提高机体的免疫功能,表现为增强巨噬细胞、自然杀伤细胞(NK)的功能,提高病毒特异性抗体的滴度和淋巴细胞的转化率,促进皮肤迟发型超敏反应。柴胡果胶多糖可通过 IL-6 促进脾细胞 IgG 的生成;柴胡皂苷 a(SSa)、d(SSd)、f(SSf)提高 T、B 细胞的活性以及 IL-2 的分泌水平,且 SSd 与 SSa 还能提高小鼠血浆 IgA 和 IgG 的水平,尤以 SSd 的活性最强。

知识链接

免疫应答

免疫应答是指机体免疫系统对抗原刺激所产生的以排除抗原为目的的生理过程。该过程包括抗原呈递、淋巴细胞活化、免疫分子形成及免疫效应发生等一系列生理反应。通过有效的免疫应答,机体得以维护内环境稳定。免疫活性细胞(T、B 淋巴细胞)识别抗原,产生应答(活化、增殖、分化等)并将抗原破坏和/或清除的全过程称免疫应答。

8. 保肝利胆 柴胡可减轻四氯化碳、乙醇、D-半乳糖胺等多种因素引起的实验性肝组织损伤,主要活性成分是柴胡皂苷。柴胡皂苷能降低四氯化碳实验性肝损伤小鼠肝内的过氧化脂质含量、血清中 GPT 和 GOT 活性,增加谷胱甘肽(glutathione,GSH)含量,说明其保肝作用与抗氧化损伤有关;SSd 可抑制肝纤维化的进程,作用发挥与提高肝的抗氧化应激能力,以及影响机体纤溶机制而抑制肝星状细胞的分泌活动,减少细胞外基质的沉积有关。同时,柴胡皂苷可提高细胞色素 P450 系统或其他毒物结合酶系统,使肝对毒物的代谢增强,从而保护肝。柴胡水浸剂和煎剂增加实验动物的胆汁排出量,降低胆汁中的胆酸、胆色素和胆固醇浓度。

9. 降血脂 柴胡皂苷肌内注射降低实验性高脂血症动物的血脂水平,以甘油三酯的降低尤为显著;此外,可以加速胆固醇-[14]C 和其代谢产物随胆汁和粪便排泄。柴胡影响脂质代谢的主要成分是皂苷 a、d 和皂苷元 A、D。另外,α-菠菜甾醇也能使高胆固醇动物的血浆胆固醇水平降低。

10. 抗抑郁 柴胡对慢性不可预见性应激抑郁模型大鼠、束缚四肢法所制备的肝郁证模型大鼠的行为学、神经递质异常有改善作用。柴胡皂苷是其抗抑郁作用的物质基础,作用机制与影响脑内单胺类神经递质代谢[提高去甲肾上腺素(NE)、多巴胺(DA)、5-羟色胺(5-HT)含量]、调节胆碱能神经系统、抑制下丘脑-垂体-肾上腺轴激活及抗氧化等有关。

11. 对平滑肌的作用　柴胡总皂苷可明显增强乙酰胆碱(ACh)对豚鼠、家兔离体肠肌的收缩作用,其复方制剂又可对抗氯化钡、组胺等所致的胃肠道平滑肌痉挛。柴胡能兴奋子宫及其周围组织;柴胡粗皂苷、柴胡多糖对多种实验性胃黏膜损伤模型有保护作用。

此外,研究认为柴胡皂苷可以通过诱导肿瘤细胞凋亡,抑制肿瘤细胞增生,抑制环氧合酶等多种途径发挥抗肿瘤作用,包括视网膜母细胞瘤细胞、HepG2 肝癌细胞、人肺癌 A549 细胞及人宫颈癌 Hela 细胞。

(三)药动学研究

大鼠经口给予柴胡 50% 乙醇提取物,血中检测到柴胡皂苷 a、c 和 d,且 $AUC_{柴胡皂苷a}$ > $AUC_{柴胡皂苷c}$ > $AUC_{柴胡皂苷d}$。柴胡皂苷可经肠菌 β-葡糖苷酶转化成柴胡皂苷元。柴胡皂苷 a 的吸收差,绝对生物利用度低;静脉注射柴胡皂苷 a 后,血浆 C-T 曲线呈二室模型,V_d 为 22L/kg,$t_{1/2}$ 约为 2 小时;大鼠灌服柴胡提取物后,柴胡皂苷 a 和柴胡皂苷 c 的 $t_{1/2}$ 为 4~6 小时,柴胡皂苷 d 的 $t_{1/2}$ 为 10 小时。以镇痛药效为指标,小鼠灌服柴胡煎剂后,效应 $t_{1/2}$ 约为 5 小时。

(四)现代应用

1. 柴胡可治疗流感、上呼吸道感染引起的发热,以及急、慢性胆囊炎,胆囊或胆管结石、消化性溃疡等消化系统疾病,和神经症、围绝经期综合征等。

2. 柴胡注射液是我国首个中药注射剂,至今已有 70 多年的历史。柴胡注射液肌内注射有较好的退热效果,多用于治疗上呼吸道感染所致的发热,也常用于肺炎、支气管炎等疾病所致发热症状,且可用于尖锐湿疣、银屑病及流行性腮腺炎等疾病的治疗。

(五)不良反应

柴胡注射液可引起皮肤过敏反应、大疱性表皮松解型药疹、过敏性休克、晕厥、眩晕、肾衰竭、急性肺水肿等不良反应。

(六)毒理作用

柴胡的粗皂苷会引发大鼠溶血。柴胡煎剂灌服大鼠 100mg/kg,持续 28 天,大鼠出现肾上腺重量明显增加,胸腺重量降低,肝细胞质呈粗大颗粒状表现。柴胡皂苷具有肝毒性,且肝损害程度与剂量有关。胆红素代谢降低及肝细胞膜通透性增加是肝细胞受损的原因之一。

借助谱毒关系模型和网络毒理学的研究,初步预测柴胡水煎液致肝毒性的潜在成分为豆甾醇、黄芩苷、柴胡皂苷 d 等 17 个成分。

四、葛根

葛根为豆科植物野葛 *Pueraria lobata* (Willd.) Ohwi 的干燥根。秋、冬二季采挖,趁鲜切成厚片或小块,干燥。葛根资源分布较广,主要分布于我国的黄河、长江流域,主产于河南、湖南、浙江、四川。

葛根味甘、辛,性凉,归脾、胃、肺经,具有解肌退热、生津止渴、透疹、升阳止泻、通经活络、解酒毒的功效,用于外感发热头痛、项背强痛、口渴、消渴、麻疹不透、热痢、泄泻、眩晕头痛、中风偏瘫、胸痹心痛、酒毒伤中。

(一)药效物质基础

葛根主要含有黄酮类(含量为 0.06%~12.30%)和香豆素类化合物。黄酮类成分主要有葛根素、大豆苷元、大豆苷、大豆苷元-8-C-芹菜糖-(1→6)葡萄糖苷等;香豆素类成分主要有 6,7-二甲基香豆素、6-牻牛儿基-7,4-二羟基香豆素等。此外,还含有葛根苷类(如葛根苷 A、葛根苷 B、葛根苷 C 等)、三萜皂苷及生物碱类成分。

（二）功效主治与主要药理作用及机制

葛根的主要功效为解肌退热、生津止渴，与其解热、降血糖作用相关；通经活络功效与影响心脑血管系统作用相关；解酒毒与解毒作用相关。具体表现如下（图9-6）。

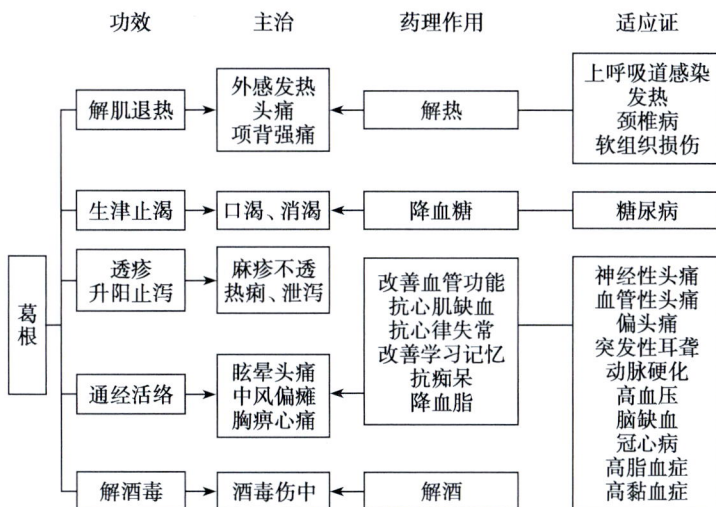

图9-6　葛根的功效主治与药理作用

1. 解热　葛根粉、葛根煎剂、乙醇浸膏、葛根素等对伤寒混合菌苗、2,4-二硝基苯酚、蛋白胨所致实验性发热动物均有解热作用。葛根素是其活性成分，葛根素水溶剂静脉注射对发热模型家兔有明显的解热作用，并呈现剂量相关性。作用机制可能是通过某些环节抑制下丘脑视前区（POAH）神经元内环磷酸腺苷（cAMP）的产生和释放，从而抑制体温调定点上移而达到解热效应。

📖 知识链接

基于网络药理学研究葛根解热作用机制

基于网络药理学构建葛根解热作用的靶点交互作用网络，运用分子对接方法对葛根解热作用的关键靶点进行验证。结果显示，葛根的49个有效成分可能调控PTGS2和表皮生长因子受体（EGFR）等21个靶点，显著影响环氧合酶通路、前列腺素合成、正向调节发热、炎症反应等11条生物过程及花生四烯酸代谢、5-羟色胺突触、HIF-1信号等7条代谢通路，65%以上的有效成分与关键靶点具有结合活性，表明葛根可能通过"多成分、多靶点和多通路"作用发挥解热作用。

2. 降血糖　葛根煎剂、葛根醇提物和葛根素能降低糖尿病大鼠的血糖，改善葡萄糖/胰岛素耐受，抑制Cb1结合蛋白通路，促进GLUT4细胞膜移位以增加葡萄糖转运，并减轻IKKβ/IRS-1依赖的胰岛素抵抗（IR）。葛根乙醇提取物能有效缓解糖尿病肾病小鼠的肾损伤过程，维持其肾功能至正常水平。葛根素可降低四氧嘧啶性高血糖小鼠、链脲佐菌素糖尿病模型大鼠的血糖水平，通过调节β-内啡肽水平，降低血清晚期糖基化终末产物（AGE）和单核细胞趋化蛋白（MCP）水平，激活α_1肾上腺素受体等多途径逆转IR所致的心血管并发症。

基于网络药理学研究葛根治疗糖尿病的作用机制

网络药理学研究发现,葛根可通过调节糖尿病的潜在作用靶点来改善糖尿病,如影响缺氧诱导因子-1(hypoxia-inducible factor-1,HIF-1)信号通路、肾素-血管紧张素系统、FoxO 信号通路、AMP 活化蛋白激酶(AMP-activated protein kinase,AMPK)信号通路以及过氧化物酶体增殖物激活受体(peroxisome proliferator-activated receptor,PPARγ)信号通路等。

3. 改善血管功能　葛根具有抑制血管平滑肌细胞增殖、保护血管内皮功能、调节内皮血管活性物质释放、改善微循环障碍等作用;葛根素是主要有效成分。葛根素对多种因素所致的内皮损伤有保护作用,可抑制血管平滑肌细胞(VSMC)过度增殖,通过一氧化氮(NO)系统及对腺苷三磷酸(ATP)敏感的钾通道呈现内皮依赖性舒血管效应,以及 cAMP 途径产生非内皮依赖性血管舒张效应。抗氧化、抑制促凝因子的释放与活性、增加抗凝血物质的释放而改善微循环是葛根素发挥保护内皮功能的机制,并能通过对血浆内皮素(ET)、肾素和血管紧张素 Ⅱ 三者水平的平衡调控来保护血管功能。

血管内皮系统功能障碍机制

动脉硬化、冠心病、高血压等病理过程中都存在血管内皮系统功能障碍,其中以内皮细胞所分泌的 NO 减少而致血管舒张反应下降为主要特征。血管内皮细胞分泌 NO 后弥散至平滑肌细胞,激活鸟苷酸环化酶引起环磷酸鸟苷(cGMP)升高,通过 cGMP 依赖性钙通道,减少 Ca^{2+} 内流,从而抑制 Ca^{2+} 介导的磷酸化而使血管扩张。

4. 抗心肌缺血、抗心律失常　葛根水煎剂、酒浸膏、总黄酮、葛根素均有明显的扩张冠脉血管作用,对多种急性心肌缺血模型有保护作用。葛根素是 β 受体拮抗剂,通过降压、减慢心率、降低心肌耗氧量等达到抗心肌缺血的作用;可减轻心肌缺血及再灌注后的超微结构改变、减少缺血引起的心肌乳酸的产生,通过减少心钠素(ANP)和血管紧张素Ⅱ(Ang Ⅱ)的释放,减缓压力超负荷心力衰竭的发生。延长豚鼠乳头肌细胞动作电位时程(APD)、抑制延迟整流钾电流是葛根素抗心律失常的电生理机制。葛根黄酮和大豆苷元亦有抗心律失常作用。

5. 改善学习记忆、抗痴呆　葛根素改善学习记忆能力的作用与其抑制 tau 蛋白过磷酸化反应、减轻胆碱能神经元损伤、增加胆碱乙酰转移酶(ChAT)活性和功能、催化 ACh 合成有关。抗痴呆的作用机制包括葛根素下调脑组织 Aβ1-40 和 Bax 表达,抑制 β 淀粉样蛋白的神经毒性,减轻脑皮质和海马神经元凋亡;葛根异黄酮对甲基-苯基-吡啶离子(MPP^+)诱导的 PC12 细胞凋亡有抑制作用,表明其有抗多巴胺能神经损伤作用;葛根总黄酮、葛根素扩张血管,降低血管阻力,增加脑血流量,改善微循环,从而促进受损脑细胞的功能恢复。

6. 解酒　葛根素可加速乙醇代谢,减轻肝损害,提高对乙醇的耐受量,降低病死率;抑制还原型辅酶Ⅰ,改善肝细胞代谢,减少体内各种毒性物质的蓄积;扩张血管,降低血管阻力,增加脑血流量,改善微循环,从而促进受损脑细胞的功能恢复,发挥促醒作用。

7. 抗炎 近年来,众多研究表明,炎症和许多疾病的发生均相关,如心血管疾病、癌症、糖尿病等。葛根、葛根素的抗炎作用与其用于上述疾病的治疗密切相关。研究表明,葛根素的抗炎作用发挥,是通过抑制体内相关炎症因子(如 IL-1、IL-6 等)的表达、减少基质金属蛋白酶 2 和基质金属蛋白酶 9 的表达、减少细胞间黏附分子(如 ICAM-1)的产生及抑制炎症趋化因子(如 MCP1、TGF-β)的作用来实现的。

葛根还具有降血脂、抗氧化、抗肿瘤、抗骨质疏松等作用。

(三)药动学研究

大鼠经口给予葛根提取物后,血浆中检测到葛根素、大豆苷元及相应的代谢产物。葛根素、大豆苷元的吸收均较快,t_{max} 为 10 分钟左右。葛根素可被肠菌转化为大豆苷元和毛蕊异黄酮。葛根素口服吸收差,犬体内的绝对生物利用度约 6%,但吸收较快,t_{max} 为 1 小时左右,食物可延缓葛根素的吸收;血浆 C-T 曲线为二室模型,分布快而广,血浆蛋白结合率为 25%,肾浓度较高,肝、脾次之,可通过血脑屏障,$t_{1/2\alpha}$ 为 1 小时;大鼠体内主要代谢为大豆苷元及相应的硫酸和葡糖醛酸结合 II 相代谢物;尿中的主要排泄物为葛根素,消除慢,$t_{1/2\beta}$ 为 15 小时;在人及大鼠体内主要经肾排泄,而小鼠的主要排泄途径为肠道。大豆苷的吸收少,被肠菌水解为大豆苷元。大豆苷在体内主要为大豆苷元及相应的硫酸和葡糖醛酸结合 II 相代谢物。

(四)现代应用

1. 以葛根为主的复方葛根汤、柴葛解肌汤用于治疗普通感冒、流行性感冒、牙周炎、急性结膜炎、颈椎病;升麻芷葛汤用于治疗神经性头痛、血管性头痛、偏头痛;升麻葛根汤用于出疹性疾病初期患者;葛根芩连汤用于治疗痢疾、小儿夏季腹泻;玉液汤用于糖尿病等。

2. 葛根素静脉给药,对冠心病、心绞痛、心肌梗死、脑血栓、突发性耳聋和心律失常等有较好的疗效;葛根素对糖尿病、慢性单纯性青光眼、视神经损伤、椎-基底动脉供血不足、心力衰竭、外伤性视神经萎缩、高血压、颈椎病、软组织损伤均有一定的效果;葛根片剂对突发性耳聋、原发性高血压、高脂血症等有较好的疗效。

(五)不良反应

葛根素注射液在临床应用中有引起药物热、过敏性药疹、过敏性休克、速发型喉头水肿、震颤、过敏性皮疹、面部血管水肿、消化道出血、溶血反应、肾绞痛、血红蛋白尿、谷丙转氨酶升高、心脏停搏、窦房结抑制等不良反应的报道,其不良反应的潜伏期有长有短,临床应用时应注意密切观察。

第三节 经 典 复 方

一、桂枝汤

本方出自汉代张仲景《伤寒论》,由桂枝(去皮)9g、芍药 9g、甘草(炙)6g、生姜(切)9g、大枣(擘)3 枚组成。

(一)功效主治与主要药理作用

桂枝汤是仲景群方之冠,乃滋阴和阳、解肌发汗、调和营卫的第一方,主治外感风寒表虚证。其主要功效解肌发表与抗病毒、抗菌、抗炎、解热发汗等作用有关;其调和营卫功效与对体温、汗腺、免疫功能等方面的双向调节作用有关。具体表现如下(图 9-7)。

1. 抗病毒 抑制流感病毒亚洲甲型鼠肺适应株 FM1 滴鼻感染所致肺炎模型小鼠的肺部炎症反应,降低肺指数,减少肺组织中增殖的病毒颗粒,增强单核巨噬细胞的吞噬功能。

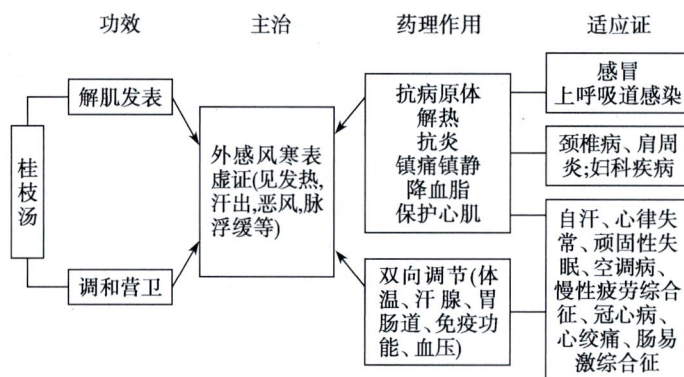

图 9-7　桂枝汤功效主治与药理作用

体外对副流感病毒-Ⅰ、RSV、dV3、AdV7、ECHO11、CoxB4、CoxB5、CoxB6、HSV-1、HSV-2 等 10 株病毒致 Hep-2 细胞病变有不同程度的抑制作用;含桂枝汤的大鼠血清对 HSV-1、HSV-2、CoxB4、CoxB5 和副流感病毒所致 Hep-2 细胞病变亦有抑制活性。

2. 抗菌　体外对金黄色葡萄球菌、甲型链球菌、枯草杆菌、变形杆菌和铜绿假单胞菌的生长有一定抑制作用。

3. 抗炎　抑制动物急性炎症模型炎症反应,并抑制佐剂性关节炎模型大鼠的急性与继发性足肿胀,降低继发性关节炎关节液中 IL-1β、TNF-α 活性。

4. 解热　对啤酒酵母、霍乱、伤寒、副伤寒甲乙四联菌苗、白介素-1、干扰素和肿瘤坏死因子等所致的动物实验性发热有明显解热作用,能降低酵母致发热模型大鼠血清 IL-1、TNF-α、血浆和下丘脑 PGE_2 水平。对正常大鼠和病毒感染小鼠汗腺分泌有促进作用。

知识链接

基于网络药理学研究桂枝汤解热作用

使用桂枝汤原型成分及其代谢成分,基于网络药理学研究,发现桂枝汤解热作用与以下通路相关:G 蛋白偶联的受体信号,环磷酸腺苷(cAMP)介导的信号传导,Gαs 信号,Gαi 信号,AMP 活化蛋白激酶(AMPK)信号,褪黑激素降解通路。桂枝汤入血成分中芍药苷代谢物Ⅰ和环磷酸腺苷可能与解热作用相关。研究结果主要基于化学预测,还需进一步实验验证。

5. 镇静、镇痛　减少小鼠自主活动,协同戊巴比妥钠的中枢抑制作用。延长小鼠热板痛反应出现时间和减少小鼠扭体次数。

6. 双向调节作用　目前研究主要集中在以下几方面。

(1) 体温:桂枝汤灌胃给予发热或低体温病理模型动物,既对发热机体解热,又使体温偏低的机体升温,其作用发挥与调控内源性致热原白介素-1(IL-1)、肿瘤坏死因子-α(TNF-α)和 α 干扰素(IFN-α),中枢发热介质前列腺素 E_2(PGE$_2$),中枢致热神经递质(如 ACh、5-HT),中枢致冷神经递质(如 NE)与神经调质[如内啡肽(endorphin)、精氨酸血管升压素(AVP)、神经降压素(NT)等],环核苷酸水平,一氧化氮合酶等有关。

(2) 汗腺:桂枝汤促进正常及汗腺分泌受抑的流感病毒感染小鼠的发汗。对采用阿托品与复方氨林巴比妥注射液(安痛定)肌内注射大鼠所致的汗腺分泌受抑和亢进的病理模型,桂枝汤能分别增强和抑制汗腺分泌。

(3) 免疫功能:桂枝汤对正常动物的非特异性免疫功能无明显影响,但能改善流感病毒感染所致病毒性肺炎小鼠免疫功能的降低,明显抑制迟发型超敏反应;能减少胶原诱导的免疫性关节炎小鼠外周血 T 淋巴细胞数量,抑制脾淋巴细胞功能,但增强模型小鼠肠道黏膜免疫功能,从而可能诱导免疫耐受和免疫抑制;提高脾虚大鼠血清 IgG、IgM 含量,同时降低血清补体 C3 含量;可使脾虚大鼠 Th1 和 Th2 分化趋于平衡。

(4) 胃肠道功能:桂枝汤抑制新斯的明引起的小鼠胃排空加快、肠推进加速,拮抗阿托品引起的胃排空减慢、肠推进减弱,对正常动物无明显影响。胃肠调节机制与影响胃动素、胃泌素、生长抑素及血管活性肠肽(vasoactive intestinal polypeptide,VIP)水平有关。

(5) 血压:桂枝汤明显降低自发性高血压大鼠血压,升高复方降压片所致低血压大鼠的血压。

桂枝汤还具有抗过敏、降血糖、改善血脂异常、保护心肌等药理作用。

(二) 药效物质基础与配伍机制

1. 药效物质基础 利用高分离度快速液相色谱-四级杆飞行时间质谱和高分离度快速液相色谱-二极管阵列-离子阱质谱联用的方法,对桂枝汤水提液化学成分进行分析研究,从中共检测出 187 个成分,鉴定或推测出 144 个成分,主要为有机酸类、单萜类(主要来源于芍药)、黄酮类和三萜皂苷类(主要来源于甘草)、没食子酰葡萄糖类。

(1) 调节体温的活性部位:从桂枝汤中获得的桂枝汤活性部位 A(Fr. A)(主要成分为香草醛、4-羟基-3 甲氧基桂皮醛、桂皮醇乙酸酯、香豆素、桂皮醛、反式桂皮醇、反式桂皮酸、邻甲氧基桂皮醛、邻甲氧基桂皮醇)对体温具有双向调节作用。Fr. A 对酵母致热大鼠能通过降低下丘脑 PGE_2、5-HT、NE、DA、NT、AVP、cAMP 及热激蛋白 70(HSP70)等活性物质的含量,升高 Gαs、Gαi-1、Gαo、IP_3 水平而发挥解热作用;对复方氨林巴比妥注射液(安痛定)诱导的低体温模型能通过提高下丘脑 PGE_2、5-HT、AVP 及 HSP70 含量,降低 NT、Gαs、Gαi-1、Gαo、IP_3 水平而发挥升高体温的作用。

(2) 调节胃肠运动的活性部位:桂枝汤活性部位 B(Fr. B)及进一步分离获得的 Fr. B1 是其调节肠道运动的活性部位。Fr. B 可拮抗阿托品所致胃肠运动受抑大鼠的下丘脑和空肠组织 cAMP 含量及蛋白激酶 A(PKA)、蛋白激酶 C(PKC)活性,抑制胃窦组织 PKA 活性。相反,对新斯的明致胃肠运动亢进大鼠,Fr. B 可升高胃窦、下丘脑和空肠组织 PKA、PKC 活性,对 cAMP 含量无明显影响。

(3) 调节血压的活性部位:桂枝汤 Fr. A 和 E 部分(Fr. E)明显降低自发性高血压大鼠血压,Fr. B 则升高复方降压片所致低血压大鼠的血压,是其发挥血压双向调节作用的物质基础,而影响大鼠血管的活性物质内皮素(ET)、神经降压素(NT)、血管活性肠肽(VIP)等水平则是发挥血压双向调节作用的机制。

(4) 抗氧化:3 种桂枝汤苯丙烯类化合物(桂皮醇、桂皮醛和桂皮酸)对氧化型低密度脂蛋白(ox-LDL)诱导人脑微血管内皮细胞(HBMEC)氧化应激损伤有较好的保护作用,其机制可能与核因子 E2 相关因子 2(Nrf2)调控其下游抗氧化酶基因表达相关。

2. 组方配伍 主要从体温调节、防治病毒性肺炎、抗炎作用等方面进行了组方原理研究。

(1) 体温调节:单味桂枝、芍药、甘草对酵母致热大鼠有解热作用,同时单味桂枝、芍药、甘草、生姜对复方氨林巴比妥注射液(安痛定)致低体温大鼠具有升温作用。方中药对桂枝配伍芍药、桂枝配伍生姜亦能对抗大鼠的低体温,其余药对影响作用不明显。

(2) 防治病毒性肺炎:通过正交设计方法,发现全方防治小鼠病毒性肺炎作用最强;全方如分别减去桂枝、生姜或大枣,其抗病毒效应明显降低。4 药伍用抗病毒效应研究发现:

姜草枣-桂枝>姜草枣-芍药、芍姜枣-桂枝>芍姜枣-甘草、桂姜草-大枣>桂姜草-芍药。

（3）抗炎：通过正交设计方法，发现全方抑制大鼠足肿胀作用最强，其次是单味药物桂枝、甘草；药对研究发现，桂枝-大枣、桂枝-甘草为2药伍用作用最强者，桂芍-姜枣为4药伍用作用最强者。

（三）药代动力学

大鼠经口给予桂枝汤后血中可检测到桂皮酸、芍药苷及代谢物马尿酸和甘草次酸。桂皮酸和芍药苷吸收快，t_{max} 分别为5分钟和0.5小时；桂皮酸转化为马尿酸速度较快，马尿酸 t_{max} 为0.5小时；三者 $t_{1/2}$ 均为1~2小时。甘草次酸 t_{max} 为11小时，$t_{1/2}$ 为6小时左右。大鼠口服桂枝汤10g/kg，连续7天后，制备肝微粒体进行体外孵育，发现桂枝汤对大鼠CYP1A2、CYP2D6和CYP3A4活性无影响。

以解热和发汗效应估算，大鼠体内表观药量 t_{max} 分别为4小时和1小时左右，表观 $t_{1/2}$ 均为1~2小时；以抗炎和抑制肠蠕动亢进效应估算，小鼠体内表观药量 t_{max} 为1小时左右，表观 $t_{1/2}$ 为1~2小时。

（四）现代应用

桂枝汤现代临床应用范围十分广泛，对内、外、妇、儿等多科的诸多疾病都有确切疗效，治疗范围涵盖机体多个系统。桂枝汤可治疗感冒、上呼吸道感染；对自汗、心律失常、顽固性失眠症、空调病、慢性疲劳综合征、冠心病、心绞痛、肠易激综合征、风湿性多肌痛等内科疾病有确切疗效；对颈椎病治疗效果尤佳，也可用于骨骺炎、肩周炎；对妊娠恶阻、产后自汗、盗汗、产后发热等疾病有效；亦可用于皮肤病，如荨麻疹、银屑病、多形红斑、皮肤瘙痒等。

（五）毒理作用

桂枝汤饮片煎剂小鼠腹腔注射的 LD_{50} 为25.78g/kg。桂枝汤饮片煎剂20~80g/kg连续口饲大鼠12周，未见毒性反应。正常受精小鼠妊娠第5~15天连续口饲桂枝汤5~20g/kg，无致畸胎作用。

二、麻黄汤

本方出自张仲景的《伤寒论》，由麻黄9g、桂枝6g、杏仁6g、甘草3g组成。

（一）功效主治与主要药理作用

麻黄汤具有辛温发汗、宣肺平喘的功效，主治外感风寒表实证，证见恶寒发热，头痛身疼，无汗而喘，舌苔薄白，脉浮紧等。麻黄汤发汗解表功效与其发汗、解热镇痛、抗炎、扩张血管等作用相关，宣肺平喘功效与其抗炎、抗过敏、平喘、祛痰、止咳等作用相关。具体表现如下（图9-8）。

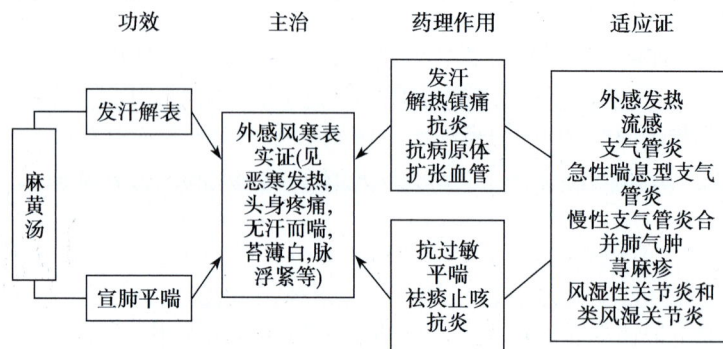

图9-8 麻黄汤功效主治与药理作用

1. 发汗　麻黄汤灌服明显增加大鼠足趾部汗点数,增高汗腺上皮细胞,使腺细胞胞质呈嗜酸性,可见明显空泡;还能使大、小鼠腋窝部皮肤汗腺导管扩张,内径增加。

2. 解热镇痛　麻黄汤对灭活埃希大肠杆菌、酵母菌所引起的大鼠发热及霍乱、伤寒、副伤寒甲乙四联菌苗引起的家兔发热有解热作用。麻黄汤降低正常小鼠肛温,明显减少乙酸所致的小鼠扭体疼痛次数。

3. 抗炎　麻黄汤对二甲苯致小鼠耳廓肿胀、乙酸致小鼠毛细血管通透性增高、脂多糖刺激后的中性粒细胞趋化有抑制作用,减少白三烯释放。

4. 扩张血管　麻黄汤能扩张小鼠耳廓动脉和静脉,加快血流速度,增加皮肤血流量。

5. 抗过敏　麻黄汤减少致敏小鼠抗原攻击后肺灌洗液和外周嗜酸性粒细胞的浸润,抑制致敏大鼠腹腔肥大细胞脱颗粒反应,改善组胺致敏小鼠的鼻炎症状,提高鼻黏膜对组胺的耐受性。

6. 平喘、祛痰、止咳　麻黄汤对ACh致豚鼠离体气管平滑肌收缩有解痉作用,延长组胺-乙酰胆碱混合液引喘豚鼠呼吸困难的潜伏期,改善卵蛋白致哮喘小鼠的气道炎症,减轻支气管上皮损害,减少管内及管壁组织浸润细胞数和管腔内分泌物。麻黄汤增加小鼠酚红排泌量。麻黄汤散剂显著减少氨水引咳小鼠的咳嗽次数,延长咳嗽反应的潜伏期。

此外,麻黄汤体外对甲型H1N1流感病毒鼠肺适应株(A/PR8/34)有抑制作用,可阻断流感病毒侵入宿主细胞,并显著抑制病毒在细胞内的生物合成,作用发挥与其抑制胞内病毒的复制以及TLR4和TLR7信号通路中的相关基因有关。麻黄汤能在一定程度上抵抗急性冷应激对小鼠生理生化指标的影响。

(二)药效物质基础与配伍机制

1. 药效物质基础　麻黄中的生物碱(麻黄碱、伪麻黄碱等)、桂枝中的挥发油(桂皮醛)、杏仁中的苷类物质(苦杏仁苷)及甘草中的皂苷类、黄酮类成分(甘草酸、甘草苷)可认为是该方的药效物质基础。检测人体服用麻黄汤后的尿液样品,在尿样和麻黄汤复方中均检测到麻黄碱、伪麻黄碱、甲基麻黄碱,上述成分都有舒张支气管平滑肌的作用,是麻黄汤复方发挥平喘作用的药效物质基础,也提示了君药麻黄在方中的地位。全方发汗作用的物质基础是麻黄碱、伪麻黄碱、桂皮醛。以皮下注射20%干酵母混悬液制备的大鼠发热模型为载体,发现麻黄总生物碱、桂枝挥发油、苦杏仁苷及甘草总黄酮类和总皂苷类能抑制发热大鼠致热因子IL-6、IL-1β、TNF-α的释放,降低体温升高幅度。

2. 组方配伍　主要从发汗、解热、平喘、抗炎及扩张血管几方面进行了拆方研究。

(1) 发汗:单味麻黄、桂枝具有发汗作用,两者配伍效果增强,甚至优于全方作用;但单味杏仁、甘草无此效应。全方发汗作用与毛果芸香碱的作用不同,且在麻醉、切断坐骨神经条件下无效。

(2) 解热:方中麻黄、桂枝为主要效应药物,甘草能协同。

(3) 平喘:单味麻黄作用最强,优于全方及其他药物组合。全方去桂枝后平喘作用弱于全方。

(4) 抗炎:麻黄汤全方对嗜酸性粒细胞和肥大细胞的抑制作用明显高于其拆方组合,麻黄伍用桂枝的作用要强于其他配对。进一步研究显示,对中性粒细胞趋化和中性粒细胞分泌白三烯的抑制作用以麻黄汤全方为优;而含有麻黄、桂枝的组合,其抑制作用也强于其他组合。

(5) 扩张血管:麻黄汤能扩张小鼠耳廓动脉和静脉,加快血液流速,增加皮肤血流量。单味桂枝表现出与全方相似的作用,但单味麻黄具有收缩小鼠耳廓动脉和静脉的作用,配伍桂枝后能改善麻黄缩血管的效应;杏仁、甘草配伍后影响不明显。

(三)药代动力学

人体口服麻黄汤后,血浆中麻黄碱和伪麻黄碱t_{max}为2小时左右,$t_{1/2}$为4~5小时;尿液中去甲基伪麻黄碱、去甲基麻黄碱、麻黄碱、伪麻黄碱和甲基麻黄碱的平均累积排泄率分别为 118.84%、291.96%、70.18%、90.74% 和 38.10%。麻黄碱排泄最快,甲基麻黄碱排泄最慢;去甲基伪麻黄碱、去甲基麻黄碱部分由麻黄碱等成分转化而来。

大鼠灌胃给予麻黄汤,其总生物碱代谢过程符合一室模型,t_{max} 为 265.86 分钟,$t_{1/2}$ 为 339.88 分钟。麻黄汤灌胃给药后,以大鼠发汗效应估算,药效在 2 小时达峰,效应 $t_{1/2}$ 为 2~3 小时;以小鼠抗炎效应估算,药效在 1 小时达峰,效应 $t_{1/2}$ 为 2 小时;以死亡率累积法估算,小鼠灌服麻黄汤的表观 $t_{1/2}$ 为 23 小时。PK-PD 结合模型研究表明,麻黄汤有效组分组合(麻黄生物碱、麻黄挥发油、苦杏仁苷、甘草总皂苷和总黄酮)的解热药理效应与血药浓度之间存在明显滞后现象,符合 Sigmoid-Emax 模型。

与单味麻黄相比,按麻黄汤组成配伍后,麻黄碱和伪麻黄碱的人体绝对生物利用度提高,因桂枝和杏仁可增加二者的吸收,使麻黄碱和伪麻黄碱向组织分布减少,麻黄碱在小鼠脑、肺、肾和肝中的浓度降低,伪麻黄碱在脑和肾中的浓度降低,但二者在心脏中的浓度增加。

(四)现代应用

麻黄汤可用于治疗流感、支气管炎。对急性喘息型支气管炎、慢性支气管炎合并肺气肿患者,麻黄汤联合常规西药治疗可使疗效提高,不良反应减少。麻黄汤亦可用于荨麻疹、风湿性关节炎和类风湿关节炎的治疗。

学习小结

1. 学习内容

```
                     ┌─ 表证的传统与现代医学认识
                     │
                     ├─ 现代药理研究思路与方法
              概述 ───┤                         ┌─ 解热、抗炎、发汗、抗病原微
                     ├─ 主要药理作用 ──────────────┤  生物、抗过敏、镇痛、镇静、
                     │                         └─ 平喘、免疫调节
                     └─ 物质基础与作用机制
  解表药 ──┤
                     │                         ┌─ 功效相关的药理作用;物质基
                     ├─ 麻黄、柴胡 ────────────────┤  础及作用机制;药动学;现代
              常用中药 ─┤                         └─ 临床应用;不良反应
                     │              ┌─ 功效相关的药理作用;物质基
                     └─ 桂枝、葛根 ──┤  础及作用机制
                                    └─
                                    ┌─ 功效相关的药理作用;物质基
              经典复方 ── 麻黄汤、桂枝汤 ─┤  础及作用机制;配伍研究
```

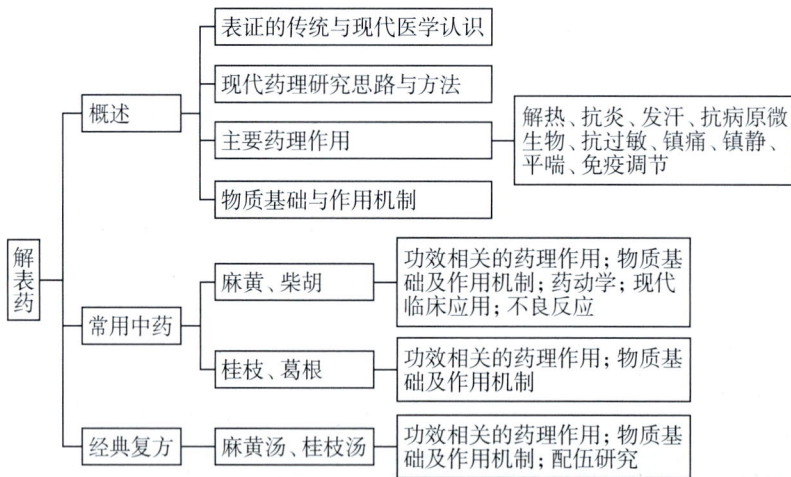

2. 学习方法　本章需结合表证的临床症状及与现代医学疾病的联系,重点理解解表药的现代研究思路及药理作用表现。对于麻黄、柴胡,要注意两者作为辛温、辛凉代表药物在药理作用上的共性与个性,并密切联系其功效与其药理作用的关系,并对现代临床应用、药动学研究及不良反应、毒理作用有一定了解。对于桂枝,可从功效出发,将其药理作用与麻黄比较。对于葛根,应注意其通经活络功效的现代药理研究、临床应用及物质基础。对于麻黄汤、桂枝汤,注意将其药理作用与功效主治对应,并对配伍研究有一定了解。

(曾 南)

复习思考题

1. 简述解表方药的研究思路与主要药理作用表现。
2. 简述麻黄平喘作用的成分、机制与作用特点。
3. 简述与柴胡"解表退热""疏肝解郁"功效相关的药理作用。
4. 简述葛根"通经活络"功效的药理作用表现及主要有效成分。
5. 如何理解桂枝汤"调和营卫"的功效?
6. 简述麻黄汤的现代药理作用表现及主要物质基础。

第十章

清 热 药

学习目标

　　通过学习清热药的中药药理研究思路、常用的研究方法及知母、黄芩、黄连、金银花、大青叶、青蒿6味常用中药的药效物质基础、药理作用、作用机制及药动学特点,理解清热药的现代研究思路及主要药理作用表现;掌握与功效相关的主要药理作用;了解清热类中药药理学的研究现状;具备指导临床合理、安全用药及进行清热类中药药效及物质基础研究的基本能力。

第一节　概　　述

　　凡以清泄里热为主要作用,具有清热、解毒、泻火、凉血、燥湿及清虚热等功效,主治里热证的药物称清热药。本类药性多寒凉,入肺、胃、心、肝、大肠经。根据清热药的主要功效,分为清实热药与清虚热药,前者又分为清热泻火药、清热凉血药、清热解毒药及清热燥湿药。清热泻火药的常用药物有知母、石膏、芦根、淡竹叶、栀子、莲子等;清热凉血药的常用药物有牡丹皮、生地黄、玄参等;清热燥湿药的常用药物有黄连、黄芩、黄柏、苦参等;清热解毒药的常用药物有金银花、大青叶、连翘、板蓝根、蒲公英、鱼腥草、白头翁等;清虚热药的常用药物有青蒿、地骨皮、银柴胡、胡黄连等。

一、对主治病证的认识

　　里热证是由外邪内传入里化热,或因内郁化热所致的一种综合征,其临床表现主要有发热、体温不高而见口干、咽喉干燥、面红、目赤、大便干结、小便短赤、五心烦热、舌红、苔黄、脉数等一系列机体功能活动亢进的证候。从西医学的角度看,外邪入里化热的实热证候与各种急性感染性疾病相似。热之极为火,清热泻火药主要用于热病邪在气分的壮热、口渴、面赤、烦躁、汗出、舌苔黄燥、脉洪实有力等里热炽盛的证候,多见于急性传染的症状明显期和急性期;清热凉血药主要用于热入营血所致的斑疹隐隐或出血、烦躁、不寐、神昏谵语、舌绛及其他血热证相当于感染性疾病的衰竭期;清热燥湿药适用于湿热为患,如湿热黄疸、湿热泻痢、淋证、带下及痈肿疮疡等;清热解毒药主要用于各种火热毒邪所致之证,如瘟疫、毒痢以及痈肿疮疡的热毒证,多与病原微生物感染性疾病有关。

二、主要研究思路与方法

　　清热药的临床运用广泛,特别是对许多感染性疾病具有很好的疗效。大量资料表明,清热药的作用机制涉及感染性疾病发生与发展的多个病理环节。但目前清热药的药效研究已由最初的抗菌和抗病毒向抗内毒素、抗炎性细胞因子、抗氧自由基损伤、保护机体组织细胞、增强免疫功能、抗肿瘤等方向发展。上述研究提示中医"热"和"毒"的概念较广泛,远非感染性疾病所能囊括。所以清热药的现代药理研究应结合其自身功效与主治,把握"热"与"毒"的内涵,以感染性疾病的不同发展阶段及相应的病理改变为核心,兼顾非感染性疾病开展研究,并加强对清虚热药的研究。

(一)抗病原微生物的研究

由于里热证的病因多为病原微生物感染,因而常采用体内和体外实验方法进行清热药抗病原微生物作用的研究。

(二)抗细菌毒素的研究

病原微生物所产生的毒性产物是造成感染性疾病多种症状和组织损伤的重要因素。

📖 知识链接

细 菌 毒 素

细菌毒素有外毒素及内毒素2种。内毒素是革兰氏阴性菌细胞壁的脂多糖,在菌体死亡崩解时大量释放出来;外毒素是由革兰氏阳性菌及少数革兰氏阴性菌在生长代谢过程中释放至菌体外的蛋白质。某些细菌可产生具有侵袭性的酶,能损伤机体组织,促进细菌的侵袭、扩散,也是细菌重要的致病因素,如链球菌的透明质酸酶等。外毒素是一种毒性蛋白质,具有选择性地亲和某些组织的作用,常常引起特殊病变,如破伤风梭菌产生的破伤风痉挛毒素可使全身肌肉强直痉挛。内毒素是存在于细胞壁的一种类脂、多糖及蛋白质的复合物,对机体组织没有特殊的亲和作用,通过刺激巨噬细胞、血管内皮细胞等产生IL-1、IL-6、TNF-α等细胞因子引起发热、微血管扩张、炎症反应等免疫保护性应答(图10-1)。内毒素大量释放引起的高热、低血压性休克、弥散性血管内凝血(DIC)等表现与里热证的症状极为相似。

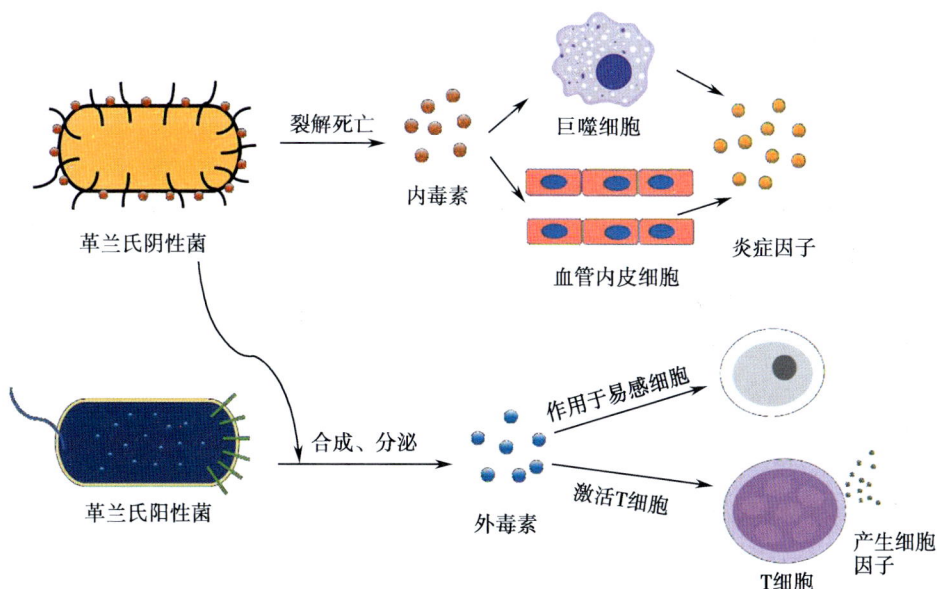

图 10-1 细菌毒素致病机制示意图

所以在开展清热药抗细菌毒素的药理研究时,应重点观察清热药是否具有增强机体对毒素的解毒能力、改善机体对毒素的反应性、消除肠源性毒素及直接使内毒素降解等方面的作用。

(三)解热、抗炎作用的研究

清热药主要用于急性传染性、感染性炎症疾病,临床能较快解除类似于感染初期表现(红、热、肿、痛)的"热证",所以清热药的抗炎作用研究宜侧重对急性炎症的作用;发热是里热证的重要表现,研究清热药的解热作用及机制应首选内毒素所致的发热模型,也可选用内源性致热原的致热试验、微量注射 PGE 于脑室内或下丘脑致热等方法。

(四)改善微循环的研究

发热失水可致血液浓缩,病原微生物及其毒素可以激活血小板、内外凝血系统继而出现血凝活性异常,呈现"热瘀互结""气血两燔""耗血动血"表现。微循环障碍不仅使局部"缺血缺氧",进而损伤机体的抗感染防御能力,也给药物疗效的发挥造成困难。因此,针对"清热凉血"功效的清热药可从改善微循环、抑制血小板聚集、抗血栓形成、改善血液流变性等方面开展研究。

(五)免疫调节作用的研究

机体的免疫功能对感染性疾病的康复至关重要。有效地提高机体的免疫力、抗感染能力不仅可抵御和遏制细菌感染、继发的病毒感染或二重感染,而且有助于毒素的清除。免疫功能对病原微生物及其毒素、衰残细胞和癌细胞具有识别和清除作用,是人体"正气"之所在。此外,过度的免疫功能可能导致某些疾病的发生。为明确清热药对免疫功能的调节作用,我们可以在机体免疫功能低下/亢进时,研究清热药对巨噬细胞和中性粒细胞的吞噬功能、自然杀伤细胞(NK 细胞)及淋巴因子激活的杀伤细胞(LAK 细胞)的活性、B 淋巴细胞和T 淋巴细胞增殖、肥大细胞脱颗粒等是否有影响。

三、主要药理作用

目前,对清热药的药理研究主要集中在抗病原微生物、抗细菌毒素、抗炎、免疫调节、解热等方面。

(一)抗病原微生物作用

多数清热药对多种病毒、细菌、真菌、螺旋体、原虫等有不同程度的抑制作用。目前认为多数清热药具有较为广谱的体外抗菌活性。但应注意,清热药的体外抗菌作用并不强,常用剂量下很难于体内达到抗菌的最低浓度,但对一些局部感染如肠道感染、皮肤感染等仍可达抗菌浓度。

(二)抗细菌毒素作用

许多清热药具有抗细菌毒素的作用。黄芩苷能减轻内毒素对细胞膜结构的损伤作用,金银花、穿心莲、蒲公英、大青叶、鱼腥草可直接破坏和降解内毒素的形态结构,使其失去活性;金银花、蒲公英、穿心莲、黄连、黄芩、鸭跖草、水牛角等能降低大肠埃希菌、霍乱弧菌等外毒素所致的小鼠死亡率,减轻腹泻及肠道黏膜炎症反应。

(三)解热、抗炎作用

多数清热药对内毒素或酵母等引起的实验性动物发热有不同程度的解热作用,其中以清热泻火药、清热凉血药的作用最为明显。与解表药不同的是,清热药退热多不伴明显的发汗,其解热机制与抑制病原微生物病毒、抗细菌毒素、抑制内源性致热原、直接作用于体温调节中枢有关。急性炎症是里热证的主要表现和病理过程之一,单味清热药及其复方对炎症反应均有不同程度的抑制作用,对急性炎症的作用尤为明显。大青叶、板蓝根、金银花、连翘、黄连、黄芩等对多种致炎剂引起的急性炎症均有一定的抑制作用,可抑制二甲苯所致的小鼠耳肿胀、角叉菜胶所致的大鼠足肿胀,并能降低组胺等引起的毛细血管通透性增加。

（四）对免疫功能的作用

清热药既可提高机体的非特异性免疫功能,增强机体的抗病能力,又可调节特异性免疫,抑制变态反应。蒲公英、金银花、鱼腥草、穿心莲、黄连、黄芩、栀子等可不同程度地增加白细胞数量,提高白细胞和巨噬细胞的吞噬能力,增强非特异性免疫功能;山豆根、金银花、黄连、黄芩等有促进细胞免疫的作用,山豆根、黄柏、金银花等有促进体液免疫的作用,从而增强特异性免疫功能。黄芩、黄连、穿心莲等有免疫抑制作用,能对抗过敏反应。

（五）其他

赤芍、生地黄、牡丹皮等清热药还有不同程度的镇静、扩张血管、调整凝血与抗凝平衡的作用;苦参、紫草、北豆根、金银花、青黛等具有一定的抗肿瘤、保肝、利胆等作用。

综上所述,清热药的清泄里热功效与该类药抗病原微生物、抗细菌毒素、抗炎、解热、调节机体免疫功能及抗肿瘤等药理作用有关。

清热药的主要药理作用见表10-1。

表 10-1 清热药的主要药理作用总括表

类别	药物	药理作用						
		抗病原微生物	抗细菌毒素	抗炎	解热	调节免疫功能	抗肿瘤	其他
清热泻火药	知母	+		+	+	+	+	抑制交感神经功能、抑制钠泵、降血糖、抗溃疡、改善学习记忆
	石膏			+	+	+		降血糖、利尿、利胆
	栀子	+	+	+	+	+	+	镇静催眠、镇痛、保肝利胆、抗脑缺血再灌注损伤、降压、抗胰腺炎
清热燥湿药	黄芩	+	+	+	+	+	+	抗过敏、降血压、降血脂、保肝、抗血小板聚集、抗氧化、降血糖、脑保护、抗辐射
	黄连	+	+	+	+	+	+	抗腹泻、降血压、抗心律失常、抗溃疡、利胆、降血糖、抗血小板聚集、抗心肌缺血
	黄柏	+		+	+	+		抗变态反应、降血压、抗溃疡、抗痛风
	苦参	+		+	+	+	+	止泻、抗心律失常、抗心肌缺血、抗溃疡、平喘
	龙胆			+		+		利胆、保肝、健胃、降血压
清热凉血药	牡丹皮	+		+	+	+	+	镇痛、抗过敏、降血糖、抗缺血再灌注损伤、降血脂、抗动脉粥样硬化、抗心律失常、改善微循环、保肝、抑制中枢
	赤芍	+	+	+		+	+	抗血小板聚集、降血脂、抗动脉粥样硬化、抗脑缺血、保肝、镇静、解痉、抗溃疡
	紫草	+		+	+	+	+	抗过敏、保肝、止血、镇静、抗生育
清热解毒药	金银花	+	+	+	+	+	+	降血脂、利胆、保肝、止血、降血糖、抗氧化、抗血小板聚集
	连翘	+	+	+	+	+	+	镇吐、保肝、抗过敏、减肥
	大青叶	+	+	+	+	+	+	保肝、利胆、抗血小板聚集
	板蓝根	+	+	+	+	+	+	抗血小板聚集、抗氧化
	鱼腥草	+	+	+	+	+	+	抗过敏、肾保护
	穿心莲	+	+	+	+	+	+	抗蛇毒、抗血小板聚集、保肝利胆、抗动脉粥样硬化、降血糖、终止妊娠

续表

类别	药物	药理作用						
		抗病原微生物	抗细菌毒素	抗炎	解热	调节免疫功能	抗肿瘤	其他
清热解毒药	山豆根	+		+	+	+	+	保肝、抗心律失常、改善血液流变学、平喘、抗溃疡、解痉、中枢抑制
	青黛	+		+		+	+	保肝
	野菊花	+	+	+		+	+	降血压
	蒲公英	+	+	+		+	+	保肝、抗溃疡、抗氧化
清虚热药	青蒿	+	+	+	+	+	+	抗疟、镇痛、抗疟原虫、抗心律失常
	地骨皮	+	+	+	+	+		降血糖、降血脂、兴奋子宫
	胡黄连	+		+		+		利胆

第二节　常用中药

案例导入

中医药学是目前保存最为完整、影响力最大、使用人口最多的传统医药体系,最有希望从中取得原始创新突破。半个世纪以来,中医药研究者充分借鉴现代科学的理论、方法、手段,在中医药理论的指导下,结合中医临床的用药经验,对中药的药效物质基础进行了大量的基础性研究,取得了丰硕的成果,开发了一批创新性中药新药,其中最具有代表性的成果为从清热药青蒿中发现的抗疟药青蒿素。该研究灵感来源于《肘后备急方》等中医药古典文献。青蒿素具有高效、低毒、强抗疟性等特点,被世界卫生组织(WHO)批准为世界范围内治疗脑型疟疾和恶性疟疾的首选药物,被誉为"目前世界上唯一有效的疟疾治疗药物",在全世界各地遏制恶性疟疾的行动中发挥重要作用。我国科学家屠呦呦因在青蒿素研制工作中的杰出成就,获得2015年诺贝尔生理学或医学奖。

一、知母

知母为百合科植物知母 Anemarrhena asphodeloides Bge. 的干燥根茎,主产于山西、河北等地。

知母味苦、甘,性寒,归肺、胃、肾经,具有清热泻火、滋阴润燥的功效,用于外感热病、高热烦渴、肺热燥咳、骨蒸潮热、内热消渴、肠燥便秘。

(一)药效物质基础

知母根茎中含有甾体皂苷、双苯吡酮类、木脂素类、多糖类、黄酮类、有机酸类等。甾体皂苷在知母中数量多、含量高,已经鉴定的化合物有 20 多种,其皂苷元有菝葜皂苷元(sarsasapogenin)、马尔可皂苷元(markosapogenin)、新吉托皂苷元(negitogenin)和薯蓣皂苷元(diosgenin)。双苯吡酮类成分包括芒果苷(mangiferin)和新芒果苷(isomangiferin)等。知母多糖(anemaran)有 A、B、C、D 4 种。

(二)功效主治与主要药理作用及机制

知母的主要功效为清热泻火。依据其功效主治,近年来药理作用研究主要集中在抗病原微生物、解热、抗炎、降糖、降脂、抗动脉粥样硬化等方面(图 10-2)。

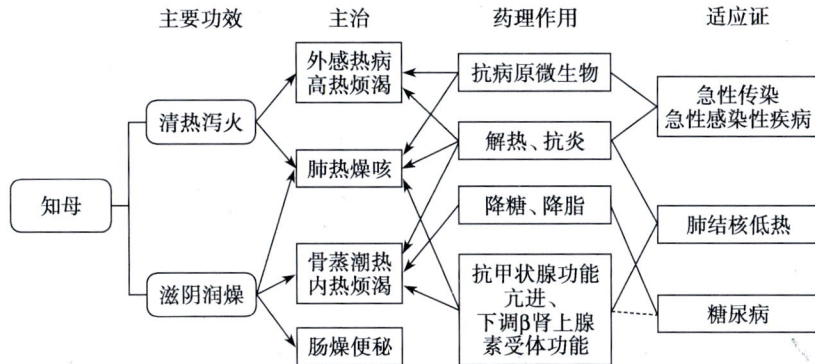

图 10-2 知母的功效主治与药理作用

1. 抗病原微生物作用 知母煎剂体外对伤寒杆菌、痢疾杆菌、白喉杆菌、金黄色葡萄球菌、大肠埃希菌、甲型链球菌、乙型链球菌、肺炎双球菌等有抗菌作用,芒果苷是其抗结核杆菌的有效成分之一;菝葜皂苷元对痢疾杆菌、大肠埃希菌、铜绿假单胞菌、金黄色葡萄球菌有良好的体外抑制作用;芒果苷与异芒果苷均有抗单纯疱疹病毒(herpes simplex virus,HSV)作用,阻止 HSV-1 在细胞内复制,抑制 HSV-1 的致细胞病变作用。

2. 解热、抗炎作用 知母解热具有起效慢,但作用持久的特点。对于大肠埃希菌内毒素复制的家兔模型,知母水煎液及正丁醇组分、多糖组分有明显的降温作用;菝葜皂苷元和知母皂苷通过抑制细胞膜上的 Na^+-K^+-ATP 酶活性和单胺氧化酶活性,减少 5-羟色胺(5-hydroxytryptamine,5-HT)代谢和 PGE 合成,下调 COX 实现解热作用。知母具有显著的抗炎作用,其物质基础为皂苷组分和多糖组分,其中菝葜皂苷元、知母皂苷和芒果苷对急、慢性炎症均有抑制作用,可减轻二甲苯致小鼠耳肿胀和乙酸致小鼠腹腔毛细血管通透性,抑制角叉菜胶性大鼠足肿胀及棉球性肉芽肿。知母总多糖对急、慢性炎症有良好的缓解作用,能使炎症大鼠的血浆皮质醇水平上升,但对去肾上腺大鼠无明显的抗炎作用,说明其抗炎是下丘脑-垂体-肾上腺轴(hypothalamic-pituitary-adrenal axis,HPA)依赖性的。

知识链接

Na^+-K^+-ATP 酶

Na^+-K^+-ATP 酶又称钠泵,广泛存在于动物的器官组织及细胞膜上,是生物体内一种极为重要的膜酶,对维持生理活动、体温及细胞正常代谢和细胞内外离子平衡有重要作用。Na^+-K^+-ATP 酶通过分解 ATP,释放能量,供 Na^+ 和 K^+ 主动转运,促进脂肪酸氧化,产生大量热量,所以 Na^+-K^+-ATP 酶在机体产热中具有关键作用。研究认为,阴虚生内热是 Na^+-K^+-ATP 酶活性过高的表现,现已证明知母皂苷元是 Na^+-K^+-ATP 酶的抑制剂。

3. 降糖、降脂、抗动脉粥样硬化作用 知母皂苷、双苯吡酮类和知母多糖化合物有降血糖作用。芒果苷及其糖苷口服后能降低 2 型糖尿病动物模型小鼠的血糖水平,对高胰岛素血症小鼠症状有改善作用。芒果苷体外可抑制大鼠小肠 α 葡糖苷酶活性,并通过提高胰岛素细胞再生能力、胰岛素水平、胰岛素敏感性、葡萄糖利用率等机制发挥直接降糖作用。知母多糖能明显降低链脲佐菌素引起的糖尿病大鼠的血糖和血脂,可能与改善胰岛素抵抗和修复受损胰岛细胞组织有关。知母甾体皂苷可明显降低血清总胆固醇(total cholesterol,TC)、甘油三酯(triglyceride,TG)、低密度脂蛋白(low density lipoprotein,LDL)、高密度脂蛋白(high density lipoprotein,HDL)含量,提高 HDL/TC 比值,缩小斑块面积,减轻动脉粥样硬化程度。

4. 改善学习记忆作用　知母皂苷增强学习记忆能力的作用为近年的研究热点。知母皂苷及知母皂苷元是其改善学习记忆的有效成分,可提高老年动物、β 淀粉样蛋白所致的阿尔茨海默病(AD)模型大鼠等的学习记忆能力,作用机制与其增强胆碱能神经系统功能,调节 β 受体-cAMP、M 受体-cGMP 平衡,改善脑内自由基代谢,改善 AD 大鼠脑内神经元的 tau 蛋白过度磷酸化及神经元的凋亡等有关。

5. 抗脑缺血作用　知母皂苷抗大鼠脑缺血再灌注损伤,作用机制与其减少自由基损伤、减轻炎症反应、抑制内皮素-1 释放等有关。

6. 抑制 β 肾上腺素受体-cAMP 系统的功能　知母能使血、脑、肾上腺中的多巴胺-β-羟化酶活性降低,去甲肾上腺素(noradrenaline,NA;norepinephrine,NE)合成和释放减少;知母及其皂苷元能抑制过快的 β 受体蛋白合成,下调过多的 β 受体,使甲状腺素和氢化可的松所致的阴虚模型动物脑、肾中的 β 受体功能降低,血中的 cAMP 含量减少,从而导致 β 肾上腺素受体-cAMP 系统的功能降低。这可能是知母清热泻火的重要机制之一。

知识链接

阴虚证 β 肾上腺素受体-cAMP 系统的改变

研究发现,阴虚患者多有 β 肾上腺素受体-环磷酸腺苷(cyclic adenosine monophosphate,cAMP)系统功能偏亢、M 受体-环磷酸鸟苷(cyclic guanosine monophosphate,cGMP)系统功能偏衰的现象,表现为产热增加、血中 cAMP 含量升高。对细胞水平的调控机制研究发现,以 β 受体为"门户"、cAMP 为第二信使的细胞调控机制遍及全身。交感神经、肾上腺都通过 β 受体影响细胞功能。β 受体又与 M 受体互相制约,对维持细胞的正常生理功能具有重要意义。

7. 抗肿瘤作用　知母水提物、甾体皂苷、皂苷元及芒果苷等具有抗肿瘤作用,其中以知母皂苷 A-Ⅲ的作用最强,能抑制乳腺癌细胞、宫颈癌细胞、结肠癌细胞、黑色素瘤细胞、脑胶质瘤细胞及胰腺癌细胞生长,其机制与诱导凋亡、阻止肿瘤细胞周期、抑制血管内皮生长因子(VEGF)等有关。

知识链接

细 胞 凋 亡

细胞凋亡(apoptosis)是细胞针对环境的生理性和病理性刺激信号而产生的自主、有序死亡。该过程首先是细胞接收凋亡信号后体积缩小,与周围的细胞脱离;然后是细胞质密度增加,线粒体膜电位消失,通透性改变,细胞色素 C 释放到胞质,染色质聚集,核膜核仁破碎,DNA 片段化,膜内侧磷脂酰丝氨酸外翻到膜表面,胞膜包裹细胞片段形成凋亡小体,最后凋亡小体被周围吞噬细胞吞噬。

此外,知母还具有抗溃疡、抗血小板聚集等作用。

（三）药动学研究

大鼠灌服知母提取物后,芒果苷、新芒果苷、知母皂苷 D、知母皂苷 B-Ⅱ、知母皂苷 B-Ⅲ 及知母皂苷 A-Ⅲ 等成分吸收入血。大鼠灌服知母皂苷 B-Ⅱ 后,绝对生物利用度为 1%,t_{max} 约为 2 小时,$t_{1/2}$ 约为 3 小时。人口服芒果苷后,t_{max} 为 1 小时,$t_{1/2}$ 为 8 小时;体内经甲基化、葡糖醛酸化和硫酸化代谢。与芒果苷单体比较,知母煎液灌胃给药后,芒果苷的 C_{max} 和 AUC 明显升高。

（四）现代应用

1. 以知母为主的复方白虎汤用于治疗流行性出血热、肺炎、流行性脑膜炎、乙型脑炎;玉女煎用于治疗 2 型糖尿病;二母丸、知柏地黄丸用于治疗肺结核。

2. 知母皂苷在阿尔茨海默病的治疗方面有一定的应用前景。

（五）不良反应

知母皂苷 A-Ⅲ 对人血红细胞有较强的溶血作用,知母皂苷 Ⅰa 有轻微的溶血作用。

二、黄芩

黄芩为唇形科植物黄芩 *Scutellaria baicalensis* Georgi 的干燥根,在全国各地广泛栽培。

黄芩味苦,性寒,归肺、胆、脾、大肠、小肠经,具有清热燥湿、泻火解毒、止血、安胎的功效,用于湿温、暑温、胸闷呕恶、湿热痞满、泻痢、黄疸、肺热咳嗽、高热烦渴、血热吐衄、痈肿疮毒、胎动不安。

（一）药效物质基础

黄芩主要含黄酮类成分,已分离出 40 多种黄酮,主要有黄芩苷(baicalin)、黄芩素(baicalein)、汉黄芩素(wogonin)、汉黄芩苷(wogonoside)、黄芩新素 Ⅰ(skullcapflavone Ⅰ)、新黄芩素 Ⅱ(skullcapflavone Ⅱ)、千层纸素 A(oroxylin A)等。此外,黄芩还含有氨基酸、挥发油、甾醇和黄芩酶等。

（二）功效主治与主要药理作用及机制

黄芩的主要功效为清热燥湿、泻火解毒,具有解热、抗炎、抗过敏、抗病原微生物、抗内毒素、保肝与降血脂等作用。具体表现如下(图 10-3)。

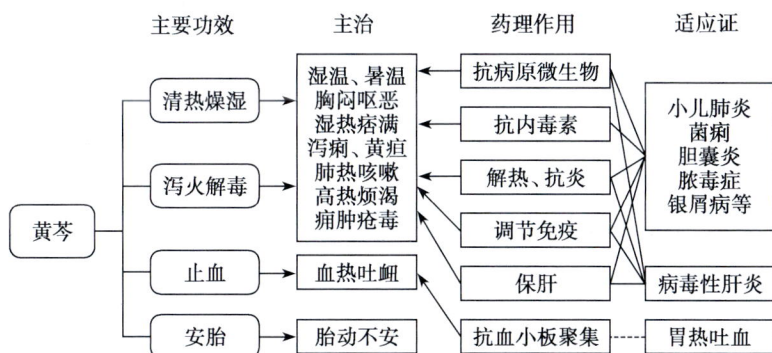

图 10-3 黄芩的功效主治与药理作用

1. 抗病原微生物作用 黄芩具有广谱的抗菌和抗病毒作用,体外对革兰氏阳性菌、革兰氏阴性菌、螺旋菌、真菌及病毒有抑制作用。黄芩素、黄芩苷、黄芩苷元等黄酮类活性物质是其药效物质基础。黄芩素对血管性血友病因子(von Willebrand factor,vWF)结合蛋白具有靶向抑制作用,后者是金黄色葡萄球菌分泌的重要毒力因子之一,进而降低金黄色葡萄球菌的致病性。黄芩素能显著提高金黄色葡萄球菌感染的肺炎模型小鼠生存率、降低小鼠肺部载菌量,并有效减轻肺部炎症。

黄芩苷在体内外均具有抗流感病毒作用。抗流感病毒机制包括直接抗病毒作用和调节免疫炎症反应两个方面。

> ### 知识链接
>
> #### 黄芩苷抗病毒机制
>
> 黄芩苷能明显增加呼吸道合胞病毒(respiratory syncytial virus,RSV)感染 BALB/c 小鼠的 IFN-α 及 IFN-β 表达而发挥抗 RSV 的作用;黄芩苷及黄芩苷元能抑制人类免疫缺陷病毒(human immunodeficiency virus,HIV)及 HIV 逆转录酶(HIV reverse transcriptase,HIV-RT),黄芩苷及黄芩苷元的 6-羟基为抑制 HIV-RT 活性的关键基团;黄芩苷元静脉滴注能够降低病人 p24 抗原水平,增加免疫细胞 T_4 的数量,在细胞内发挥抗 HIV 增殖的作用;黄芩苷体外在非毒浓度下,可剂量依赖性地抑制柯萨奇病毒 B3 型(Coxsackie virus B3,CVB3)感染,其机制为通过降低细胞脂类代谢、减少病毒感染后自噬体形成,从而抑制病毒复制。

2. 抗内毒素作用　黄芩素与黄芩苷体外具有降解内毒素的作用。黄芩苷降解内毒素的作用有浓度、时间依赖性。黄芩苷拮抗内毒素所致的家兔发热,降低内毒素攻击所致的卡介苗敏化小鼠的病死率及小鼠血清中 TNF-α、NO 的异常增高。

3. 解热、抗炎作用　黄芩对多种致热原所致的家兔或大鼠发热有解热作用。黄芩总黄酮及黄芩苷为其解热的主要活性成分。黄芩中的主要黄酮类成分黄芩苷、黄芩素、汉黄芩苷、汉黄芩素和千层纸素 A 可作用于体内多种免疫细胞,通过丝裂原活化蛋白激酶(MAPK)、核因子 κB(NF-κB)、c-Jun 氨基端激酶-信号转导及转录激活蛋白(JAK-STAT)等通路抑制 COX-2、IL-6、TNF-α 等炎症因子,并促进抗氧化因子超氧化物歧化酶(SOD)、过氧化氢酶(CAT)等的释放,发挥抗炎作用(图 10-4)。

> ### 知识链接
>
> #### 黄芩苷解热、抗炎作用机制
>
> 黄芩苷减少内源性致热原的产生,降低内毒素发热模型动物血清、下丘脑及脑脊液中 IL-1β、TNF-α、IL-6 和 NO 的含量,抑制 PGE_2 和 cAMP 合成。灌胃给予酵母诱导的发热大鼠黄芩苷后,在体温降低的同时伴血浆、下丘脑及脑脊液中 TNF-α、IL-1β 细胞因子含量的下降。脂多糖(LPS)诱导的发热家兔静脉注射黄芩苷后,发热家兔的体温明显降低,该作用可能与减少 TNF-α 的含量和抑制下丘脑中的 N-甲基-D-天冬氨酸受体依赖羟基旁路有关。
>
> 黄芩苷能通过抑制 TLR2 介导的 NF-κB 通路的活化,显著降低 II 型胶原与完全弗氏佐剂混合乳剂诱导的类风湿关节滑膜炎大鼠的损伤程度。黄芩对急性炎症有良好的抗炎作用,黄芩素、黄芩苷及汉黄芩素是主要活性成分,该作用机制与抑制花生四烯酸代谢,减少 5-羟基二十四碳四烯酸(5-hydroxytetracosatetraenoic acid,5-HETE)、PGE_2、白三烯 B_4 合成,抑制血小板的脂氧合酶活性有关。黄芩素能够抑制 LPS 诱导的细胞中环氧合酶-2(COX-2)基因的表达,阻止转录因子 C/EBPβ 与 DNA 结合,从而抑制花生四烯酸的代谢而产生抗炎作用。

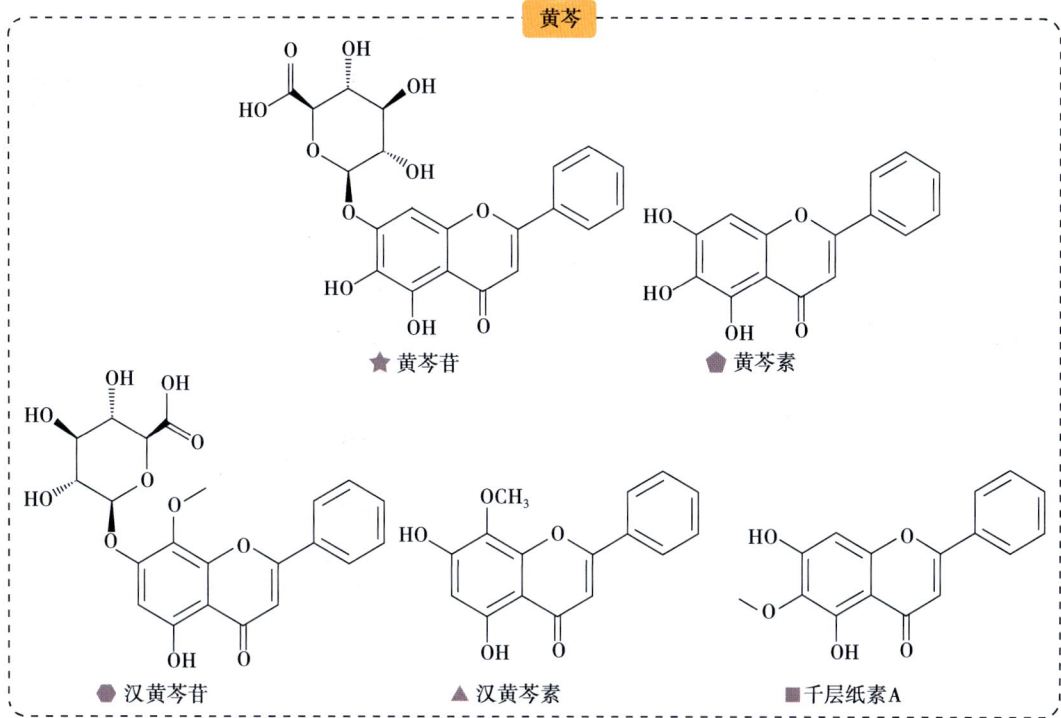

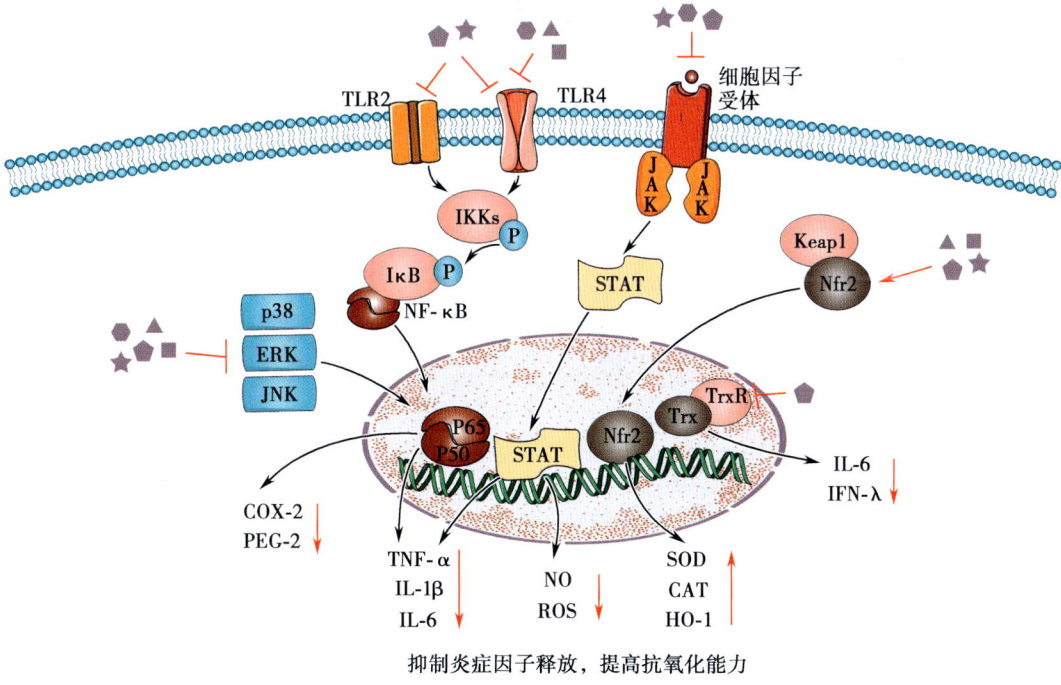

图 10-4 黄芩抗炎作用机制示意图

115

4. 免疫调节作用　黄芩具有免疫抑制和免疫增强的双向调节作用。黄芩素、汉黄芩素、汉黄芩苷、黄芩新素Ⅱ等黄酮类成分均可稳定肥大细胞膜,抑制肥大细胞脱颗粒,减少组胺变态反应介质的释放;黄芩苷对伴刀豆球蛋白(concanavalin,ConA)等诱导的小鼠CD3$^+$ T细胞增殖有明显的抑制作用,且表现出周期特异性;同时,黄芩苷也具有增强机体免疫的作用,能显著逆转卡介苗(Bacillus Calmette-Guérin,BCG)和脂多糖(lipopolysaccha-ride,LPS)造成的免疫性肝损伤小鼠谷丙转氨酶[glutamic-pyruvic transaminase,GPT;又称丙氨酸转氨酶(alanine aminotransferase,ALT)]、谷草转氨酶[glutamic-oxaloacetic transami-nase,GOT;又称天冬氨酸转氨酶(aspartate aminotransferase,AST)]的升高,减轻肝细胞坏死,促进肝细胞增生。

5. 保肝、抗肝纤维化作用　黄芩具有保护肝损伤、治疗慢性肝炎、抗肝纤维化等作用,能拮抗四氯化碳、D-半乳糖胺、乙醇和BCG加内毒素等所致的动物肝损伤,抑制TNF-α和放线菌素D所致的体外培养大鼠肝细胞的凋亡。黄芩苷能降低TGF-β$_1$、TNF-α、IL-6水平,其机制与抑制肝星状细胞(HSC)活化与增殖,减少细胞外基质合成,促进细胞外基质降解,增强胶原酶活性,抑制肝内胶原纤维蛋白合成与分泌有关。黄芩苷能抑制AST、ALT、caspase-3、NF-κB p65的表达,减少肝细胞的凋亡,发挥对乙型病毒性肝炎大鼠肝的保护作用。

知识链接

肝星状细胞

　　尽管导致肝纤维化的病因多样,但其具有共同的病理改变及演变过程。肝星状细胞(hepatic stellate cell,HSC)活化是肝纤维化病理过程的核心环节。HSC能够合成大量细胞外基质(ECM)。ECM过度沉积将导致汇管区纤维化、肝窦毛细血管化,从而导致肝内血流状态和血液状态改变,而血液及血流的改变和纤维化的加剧进一步加重因病毒、乙醇、药物、血吸虫等造成的肝细胞损伤。其中,HSC活化时胶原蛋白分泌增加,代表胶原合成的透明质酸(HA)、Ⅲ型前胶原(procollagen Ⅲ,PC-Ⅲ)、Ⅳ型胶原、层黏连蛋白(LN)等血清学微观指标显著升高;通过检测单胺氧化酶(MAO)活性、羟脯氨酸(Hyp)等与胶原分解和代谢相关的指标,可了解体内的胶原蛋白分解代谢情况。当胶原蛋白的合成大于分解时,肝纤维化就处于进展阶段。

　　肝星状细胞是肝细胞外基质胶原成分及各种细胞因子的主要来源,在肝纤维化过程中有重要影响。转化生长因子-β$_1$(transforming growth factor β$_1$,TGF-β$_1$)可激活静息状态下的HSC,并能使其转化为肌成纤维细胞,进而合成细胞外基质,导致肝纤维化的形成。被激活的HSC自身也能表达TGF-β$_1$而加速HSC的激活。TNF-α可刺激HSC增殖,促进PC-Ⅲ的产生,并且加重肝内的炎症损伤,进一步促进肝纤维化的形成;IL-6对HSC增殖有较强的促进作用,使细胞外基质合成增加,并且能抑制胶原酶的活性,导致肝内胶原沉积。

　　此外,近年来有学者从能量代谢角度,研究黄芩苷抗肝纤维化的机制(图10-5)。研究发现,黄芩苷在加速降解脂肪酸,改善肝脂肪变性方面疗效显著,具体机制是黄芩苷通

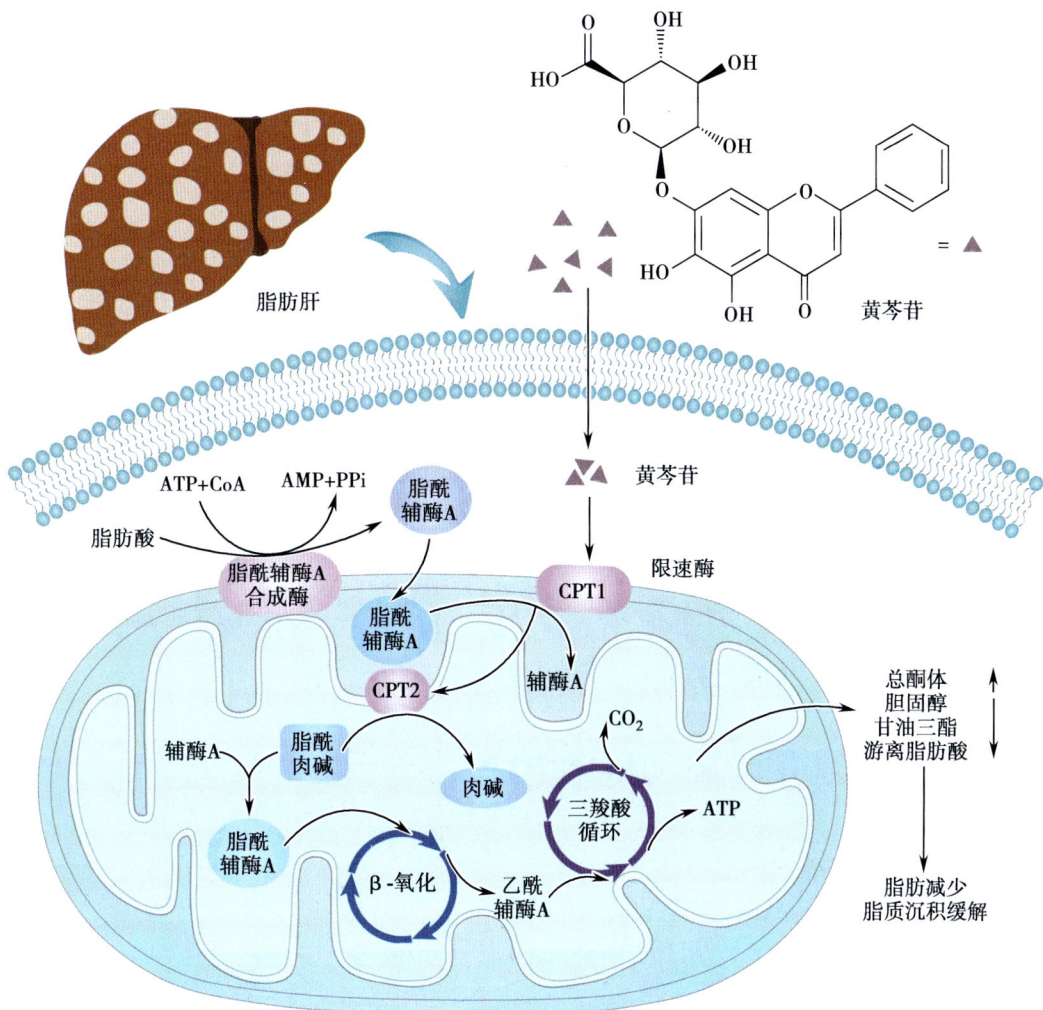

图 10-5 能量代谢角度黄芩苷降脂机制图

过直接与线粒体上的肉碱棕榈酰转移酶 1（CPT1）结合，激活该酶的活性，从而加速脂质消耗的主要途径——脂肪酸 β 氧化过程，使脂肪转化为能量以供应机体的生命活动。

6. 其他 黄芩还具有抗血小板聚集、抗肿瘤、降脂、防治白内障、抑制平滑肌痉挛等作用。黄芩苷、黄芩素、汉黄芩素等黄酮类化合物对多种肿瘤细胞有抗肿瘤活性，作用机制与影响细胞周期、诱导凋亡及抗血管生成等有关。

（三）药动学研究

大鼠灌服黄芩煎剂后，血浆中主要为黄芩苷、汉黄芩苷及其他黄芩素和汉黄芩素的葡糖醛酸化或硫酸化代谢物。黄芩苷和汉黄芩苷的血浆 C-T 曲线均存在双峰现象，两者的 t_{max_1} 和 t_{max_2} 分别为 13 分钟和 7 小时，$t_{1/2}$ 分别为 7 小时和 11 小时。黄芩苷静脉注射后，其血浆中的 $t_{1/2}$ 为 1~2 小时，分布容积为 17.0L/kg。汉黄芩素静脉注射给药后的 $t_{1/2}$ 为 1.5 小时，口服后的 $t_{1/2}$ 为 7 小时。

黄芩苷可由肠道微生物的 β-葡糖醛酸苷酶催化生成其苷元黄芩素而进入肠黏膜，而在肠黏膜细胞中黄芩素经尿苷二磷酸葡糖醛酸转移酶（UGT）转化生成黄芩苷后进入血液，也可通过多药耐药相关蛋白 2（multidrug resistance-associated protein 2，MRP2）介导排泄至肠腔；人肝中的 OATP2B1 和 OATP1B3 可介导肝细胞摄取黄芩苷,多药耐药相关蛋白(MRP)、乳腺癌耐药蛋白(breast cancer resistance protein,BCRP)介导其胆汁排泄。肝肠循环可增加黄芩苷及其结合型代谢产物在大鼠体内的 AUC。黄芩苷口服的绝对生物利用度约为 40%,黄芩素口服的绝对生物利用度高于黄芩苷。

黄芩素、汉黄芩素及其代谢物在肝、肾和肺中均有分布。黄芩苷的血浆蛋白结合率为 86%~92%。黄芩苷可透过血脑屏障及血眼屏障。

大鼠灌服黄芩苷或黄芩素单体后,其胆汁中主要有 5 种葡糖醛酸化或硫酸化代谢产物;UGT1A9 和 UGT1A8 是参与黄芩素在肝内和肠道葡糖醛酸化反应的主要 II 相酶。人口服黄芩后,黄芩素和汉黄芩素葡糖醛酸结合物和硫酸结合物的尿液累积排泄率<6%。

(四)现代应用

1. 以黄芩为主的复方制剂葛根芩连汤、黄芩汤用于治疗急性肠炎、流行性腹泻、急性菌痢、病毒性肝炎等。

2. 以黄芩为主的复方制剂双黄连口服液、双黄连注射液、银黄注射液、银翘散用于治疗上呼吸道感染,急性支气管炎,急、慢性咽炎,流感,腮腺炎等。

3. 黄芩苷片可用于急、慢性肝炎,迁延性肝炎的辅助治疗。此外,黄芩苷在糖尿病周围神经病变和肾病并发症的防治方面有一定的应用前景。

(五)不良反应

双黄连注射液、银黄注射液可引起过敏性休克。

三、黄连

黄连为毛茛科植物黄连 *Coptis chinensis* Franch.、三角叶黄连 *Coptis Deltoidea* C. Y. *Cheng et Hsiao* 或云连 Coptis teeta *Wall.* 的干燥根茎,主产于四川、重庆、湖北、云南等地。

黄连味苦,性寒,归心、脾、胃、肝、胆、大肠经,具有清热燥湿、泻火解毒的功效,用于湿热痞满、呕吐吞酸、泻痢、黄疸、高热神昏、心火亢盛、心烦不寐、血热吐衄、目赤、牙痛、消渴、痈肿疔疮,外治湿疹、湿疮、耳道流脓。

(一)药效物质基础

黄连中的主要有效成分为异喹啉类生物碱,包括原小檗碱类、阿朴啡类、双苄基异喹啉类、苯菲啶类等季铵型生物碱。目前从黄连中发现的生物碱有 30 多个,其中以小檗碱(berberine,又称黄连素)为代表,含量最高。其次有黄连碱(coptisine)、巴马汀(掌叶防己碱,palmatine)、药根碱(jatrorrhizine)、表小檗碱(epiberberine),以及甲基黄连碱(worenine)、木兰花碱(magnoflorine)等。

(二)功效主治与主要药理作用及机制

黄连的主要功效为清热燥湿、泻火解毒,具有抗病原微生物、抗细菌毒素、抗炎、抗腹泻、降血糖、影响心血管系统、影响消化系统、抗血小板聚集、抗肿瘤等作用。具体表现如下(图 10-6)。

1. 抗病原微生物、抗细菌毒素作用　黄连所含的多种生物碱均具有显著的体外广谱抗菌作用,对革兰氏阳性和阴性细菌、真菌、病毒均有一定的抑制作用,对革兰氏阳性菌的抑菌活性强于革兰氏阴性菌;小檗碱是主要活性成分。炮制与配伍会影响黄连的抗菌活性,如姜黄连、萸黄连、黄连解毒汤的抗菌强度提高,或延缓耐药性的产生。

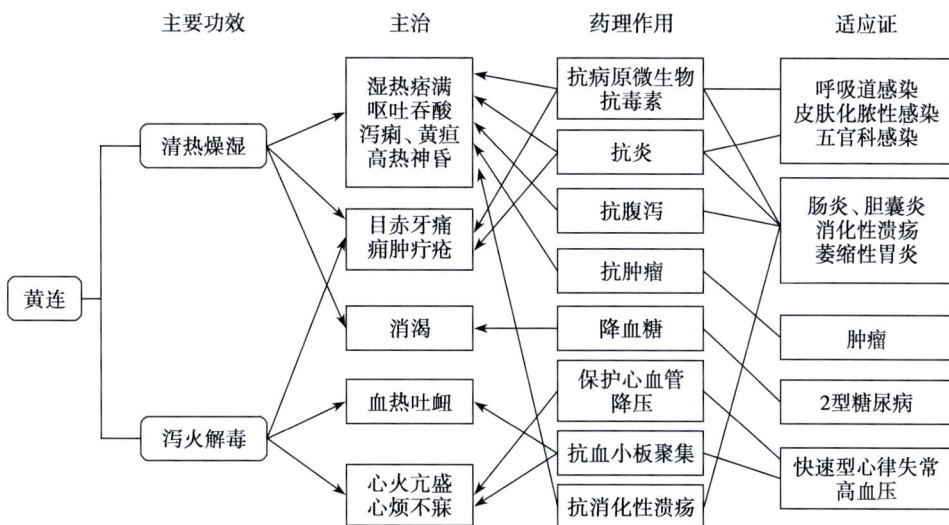

图 10-6 黄连的功效主治与药理作用

知识链接

小檗碱抗菌抗病毒机制

小檗碱抗菌机制与抑制革兰氏阳性菌和阴性菌菌体的附着、细菌糖代谢、蛋白质及核酸代谢有关。小檗碱可减少细菌表面的菌毛数量,破坏细菌细胞膜及细胞壁的完整性,抑制拓扑异构酶Ⅰ和Ⅱ的活性,减少细菌蛋白质的合成。

小檗碱还可提高机体对多种细菌毒素的耐受力,从而改善毒血症,对细菌内毒素所致的大鼠死亡有保护作用。小檗碱对柯萨奇病毒、流感病毒、风疹病毒、HSV、HIV 等多种病毒均有抑制作用。小檗碱通过干预进入宿主细胞的病毒 DNA 复制前期,发挥抑制人巨细胞病毒活性的作用;抑制病毒感染性肺炎模型小鼠 TNF-α 的转录、单核细胞趋化蛋白 1(monocyte chemotactic protein-1,MCP-1)的表达以及炎症物质的释放,抑制流感病毒的感染;抑制 ICP27(α 基因 UL54 编码的一种保守的多功能调控蛋白)的表达,影响 ICP8(β 基因 UL29 编码的单链 DNA 结合蛋白)和 gD(γ 基因编码病毒复制的晚期蛋白)的表达,阻断 HSV-1 的 DNA 合成和病毒蛋白的产生。

R 质粒可导致细菌对抗生素产生耐药性,进而造成临床治疗的困难。由于质粒具有自然丢失与人工消除的特性,丢失 R 质粒的宿主菌可重新变成敏感株。以携带多重耐药性的接合性 R 质粒的铜绿假单胞菌 PA16 株为靶细菌,以黄芩苷作为 R 质粒消除剂,进行 R 质粒体内外消除试验,结果表明,黄芩苷在体内外对铜绿假单胞菌 R 质粒具有较强的消除作用,体外消除率为 5.1%,体内消除率为 12.0%。

2. 抗炎作用 黄连、黄连制剂和小檗碱对多种致炎物质所致的动物急、慢性炎症反应都有抑制作用,可缓解二甲苯所致的小鼠耳廓肿胀、角叉菜胶引起的大鼠足趾肿胀、乙酸所致的小鼠腹腔毛细血管通透性增加及棉球肉芽肿。

知识链接

小檗碱抗炎作用机制

小檗碱在体内外均能增强白细胞的吞噬功能,降低炎症组织中性粒细胞中磷脂酶 A_2(phospholipase A_2,PLA$_2$)的活性,抑制 NF-κB 的激活,减少多种炎症因子如 TNF-α、TNF-γ、PGE$_2$、IL-1、IL-1β 和 IL-8 等的合成和分泌。此外,小檗碱能通过抑制转录因子激活蛋白-1(activator protein 1,AP-1)的转录活性,从而抑制炎症因子的表达和动脉粥样硬化的发生。小檗碱通过抑制 c-Jun 氨基端激酶(c-Jun N-terminal kinase,JNK)和 NF-κB 的磷酸化来抑制转化生长因子 β 活化激酶 1(transforming growth factor beta-activated kinase 1,TAK1)/JNK 和 TAK1/NF-κB 两个分子信号通路的激活,使细胞间黏附分子-1(intercellular adhesion molecule-1,ICAM-1)的表达降低,减少炎症相关因子 IL-1β、IL-6、TNF-α 和 TGF-β 的表达,以抑制炎症的发生。

3. 抗腹泻作用　黄连用于治疗腹泻已有数千年的历史。其主要有效成分小檗碱在肠道感染性疾病的治疗中取得显著疗效。小檗碱可抑制小鼠、家兔的胃肠运动。小檗碱还可显著对抗蓖麻油、番泻叶等所致的小鼠腹泻,其机制为降低回肠正常电解质分泌,抑制结肠平滑肌钙离子激活钾通道和延迟整流钾通道开放,抑制结肠上皮细胞基础膜 IK(Ca)和 IK(cAMP)开放使小肠分泌液减少,从而抗腹泻(图 10-7)。

4. 降血糖作用　黄连煎剂及小檗碱均能降低药物性糖尿病模型、自发性糖尿病模型及胰岛素抵抗模型动物的血糖水平,其降糖机制与增加胰岛素敏感性、改善胰岛素抵抗、保护胰岛 B 细胞、抑制醛糖还原酶、促进外周组织中的葡萄糖酵解和抑制糖异生有关。黄连降糖的活性成分为黄连生物碱,其中小檗碱的降糖活性最强,并且黄连生物碱具有协同降糖作用。研究发现,肠道菌群失调可以诱发 2 型糖尿病,而小檗碱能有效调整肠道微生物的结构和组成,从而抑制糖尿病的发展。

知识链接

小檗碱降糖作用机制

小檗碱的降糖作用主要有:①激活蛋白激酶 C,增加胰岛素受体 mRNA 的表达,促进胰岛素分泌;②增强胰岛素受体底物 1 和磷脂酰肌醇-3-蛋白激酶的表达,阻断由游离脂肪酸引起的胰岛素抵抗;③通过增强葡萄糖转运蛋白 1(glucose transporter 1,GLUT1)的表达促进脂肪细胞对葡萄糖的摄取,间接激活 GLUT4 促进葡萄糖的转运以及抑制蔗糖酶、麦芽糖酶等的活性,从而减少肠道对葡萄糖的吸收;④通过刺激腺苷一磷酸(adenosine monophosphate,AMP)活化蛋白激酶活性,降低体重指数,并改善葡萄糖耐量以及激活脂肪细胞和肌细胞的 AMP 激酶,增加脂肪燃烧,减少脂肪合成;⑤促进胰岛 B 细胞的再生与功能恢复等。

5. 保护心血管、降压作用　黄连中的多种生物碱均有降压作用。
黄连素通过抑制去甲肾上腺素释放、竞争性拮抗血管平滑肌的 α 受体,促进 NO 和 cGMP

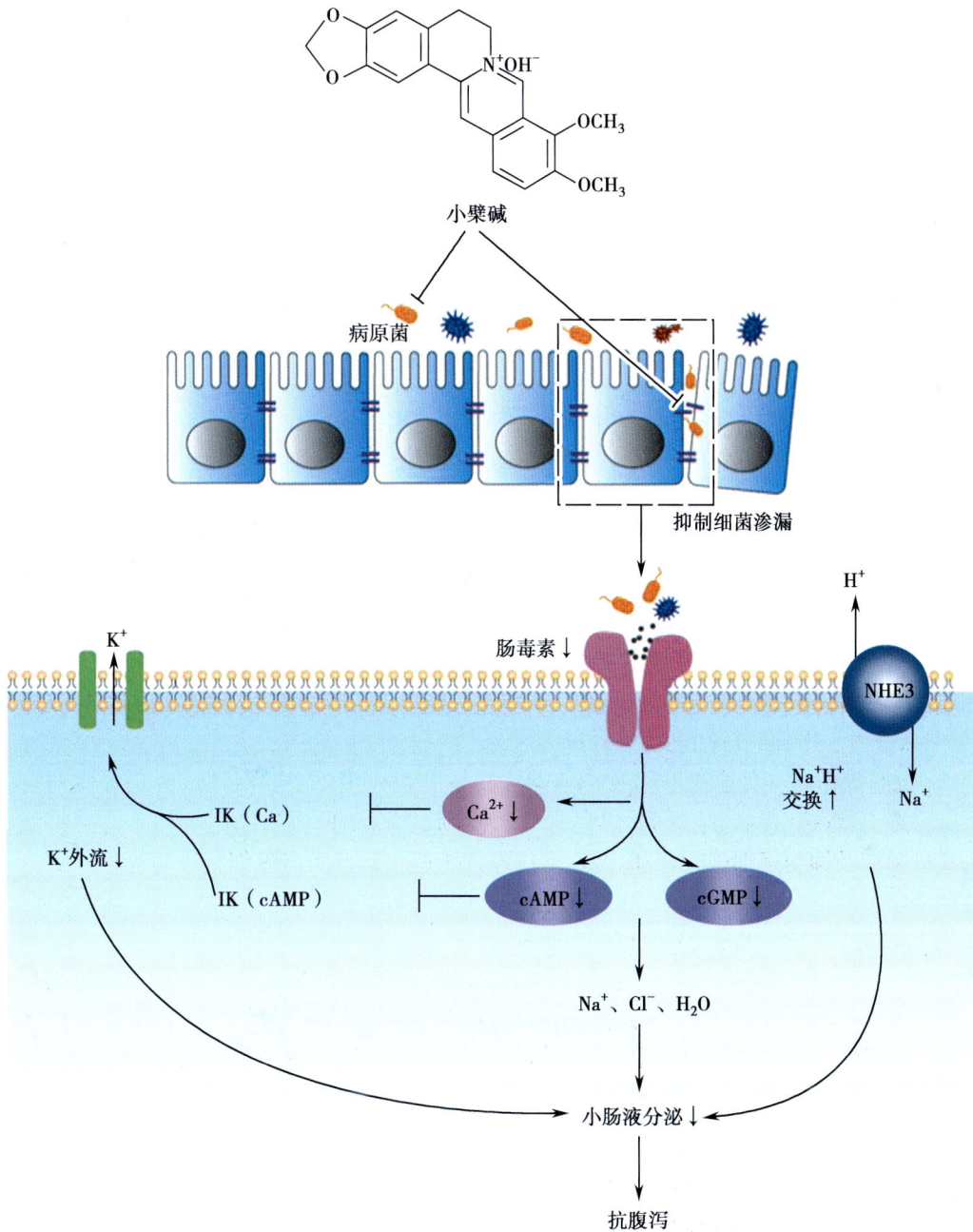

图 10-7 黄连抗腹泻的作用机制

的产生及抑制血管紧张素使血管舒张,减低心脏负荷而降压。黄连素对急性局部脑缺血再灌注模型小鼠具有显著的神经保护作用,表现为改善小鼠的神经行为学障碍、显著减小其脑梗死体积、减少海马 CA1 区神经元的死亡数量。

小檗碱能降低心肌自律性、延长动作电位时程及有效不应期,消除折返冲动,抑制心肌 Na^+ 内流、阻滞 Ca^{2+} 通道发挥抗心律失常作用。小檗碱降低心肌耗氧量,提高机体的整体耐缺氧能力,发挥抗心肌缺血作用。

知识链接

缺血性脑血管病

缺血性脑血管病（ischemic cerebral vascular disease，ICVD）是指脑部血液供应不足引起的脑组织缺血性损害的一类疾病。目前，ICVD 的药物研究主要是从溶解血栓及神经保护 2 个途径入手，旨在恢复脑组织缺血区的血液供应、保护半暗带神经细胞、促进神经结构重塑等。然而，临床上溶栓药只在卒中发病后 3~4.5 小时内的超早期使用才安全有效。4.5~6 小时后使用溶栓药，则由于缺血再灌注导致病理损伤加重、死亡率升高，这种现象称缺血再灌注损伤。

6. **抗血小板聚集作用**　小檗碱能够抑制 ADP、花生四烯酸、胶原及钙离子载体 A_{23187} 所致的家兔血小板聚集及 ATP 释放。该作用可能与增加血小板内的 cAMP 含量，拮抗血小板内的 α_2 受体和钙拮抗作用有关。

7. **抗消化性溃疡作用**　黄连提取物及小檗碱对胃黏膜具有保护作用，其机制与抑制质子泵减少胃酸分泌、抑制胃蛋白酶活性、对抗内皮素改善胃黏膜血流供应、调节自主神经系统功能、抑制致炎因子的产生、抗幽门螺杆菌、激动 M_3 受体促进黏液分泌和抗脂质过氧化等作用有关。小檗碱可在肠道菌群的作用下转化为氧化小檗碱。氧化小檗碱具有明显保护溃疡性结肠炎的作用，且药效优于小檗碱。其作用机制可能与保护肠黏膜屏障功能，抑制炎症和免疫球蛋白水平，调节肠道菌群结构有关。

8. **抗肿瘤作用**　黄连提取物及小檗碱均有抗肿瘤作用。主要活性成分小檗碱对宫颈癌、口腔癌、食管癌、胃癌、结肠癌、黑色素瘤、神经胶质瘤和白血病细胞等均有明显抑制作用，其机制涉及抑制癌细胞转移和增殖、促进癌细胞凋亡以及阻滞癌细胞周期等。

知识链接

小檗碱抗肿瘤的作用机制

小檗碱抗肿瘤的作用机制：①抑制 DNA 和蛋白质合成，诱导肿瘤细胞周期停滞在 G_0/G_1 期，从而抑制肿瘤细胞增殖；抑制 COX-2 mRNA 的表达以及 COX-2 对花生四烯酸环内过氧化物 2 的催化活性，阻碍花生四烯酸环内过氧化物 2 与转录因子过氧化物酶体增殖物激活受体（PPARγ）结合；调控髓细胞白血病 1 因子（Mcl-1）、死亡功能域相关蛋白（DAXX）的表达；抑制拓扑异构酶 I 和拓扑异构酶 II 的活性，干扰肿瘤细胞 DNA 复制。②破坏 DNA 双螺旋结构，增强促凋亡基因 Bax 和 Bad 等的表达，降低抗凋亡基因 Bcl-2 的表达；通过氧化应激相关信号通路 JNK、P38、蛋白激酶 C 和胞外信号调节激酶（extracellular signal-regulated kinase，ERK）等激活内源性线粒体凋亡通路，进而发挥诱导肿瘤细胞凋亡的作用。③抑制肿瘤细胞侵袭和转移。抑制激活蛋白 1 的活性，阻断肿瘤转移相关的信号通路；通过抑制 12-O-十四烷酰佛波醇-13-乙酸酯、GTP 酶、前列腺素 E_2 受体激动剂和转化生长因子-β_1 介导的上皮细胞间充质转化来抑制肿瘤的发展和转移；通过抑制细胞转移相关蛋白减少黏着斑激酶、NF-κB、基质金属蛋白酶 2 和 9 等的表达抑制肿瘤细胞的侵袭和转移。

（三）药动学研究

黄连经口给药后，大鼠血浆可检测到小檗碱、黄连碱、表小檗碱、药根碱、巴马汀等生物碱，但暴露水平低；t_{max}为 1~3 小时。灌胃 40~100mg/kg 小檗碱后，大鼠血浆 C_{max} 不随剂量变化，约为 10ng/ml；人口服小檗碱 400mg 后，血浆峰浓度仅约为 0.4ng/ml，t_{max} 为 10 小时，$t_{1/2}$ 约为 29 小时。比格犬灌胃给予小檗碱每只 150mg 后，血浆峰浓度为 4ng/ml，t_{max} 约为 20小时，$t_{1/2}$ 约为 18 小时；灌胃给予巴马汀 300mg 后，血浆峰浓度为 8ng/ml，t_{max} 约为 5 小时，$t_{1/2}$ 约为 32 小时。

黄连生物碱为被动吸收，为转运体 P 糖蛋白（P-glycoprotein，P-gp）的底物，且肠道首关效应严重，绝对生物利用度非常低，如口服小檗碱的绝对生物利用度<1%。小檗碱的血浆蛋白结合率约为 38%，生物碱为转运体有机阳离子转运体 1（organic cation transporter 1，OCT1）及有机阳离子转运体 2（organic cation transporter 2，OCT2）的底物，在体内分布很广，在脑、小肠、胃、结肠、胰腺、心、肾、肝、脾、肺、睾丸以及子宫中均有分布，且在各组织中的浓度均高于血浆药物浓度，而在肝中的药物浓度最高。黄连生物碱主要经过代谢消除，代谢产物主要为Ⅰ相代谢产物（由肝内 CYP1A2 和 CYP2D6 催化）及Ⅱ相硫酸化及葡糖醛酸化结合物。巴马汀、药根碱等其他生物碱与小檗碱的代谢途径相似。代谢产物主要随尿液排泄，也可随胆汁排泄。

（四）现代应用

1. 以黄连为主的复方半夏泻心汤、葛根黄芩黄连汤、香连丸等用于肠道感染、痢疾等；黄连解毒汤、双黄连口服液、双黄连注射液用于治疗上呼吸道感染，急性支气管炎，急、慢性咽炎，流感，腮腺炎等。

2. 盐酸小檗碱片可用于治疗肠道感染。此外，小檗碱口服对 2 型糖尿病、快速型心律失常有一定的治疗作用。

（五）不良反应

据报道，在服用黄连饮片时，有少数患者出现恶心、食欲减退、胃寒凉、肝区疼痛、皮疹、腹泻等不良反应。同时临床发现，服用黄连素片会出现胃肠道不良反应，如腹痛、腹泻和呕吐等，但在停止服用之后，这些症状均逐渐消失。

（六）毒理作用

小鼠灌胃 3g/kg 以上黄连水煎剂即可见死亡，LD_{50} 为 4.89g/kg（4.38~5.47g/kg）；黄连 3g/kg 灌服可引起肝功能改变。小鼠灌服小檗碱的 LD_{50} 为 392mg/kg，腹腔注射为24.3mg/kg。麻醉兔静脉注射小檗碱 15mg/kg 会引起全心抑制；犬静脉恒速滴注 0.1%小檗碱，初期见心脏兴奋，后期出现血压下降、心肌抑制。黄连对大鼠离体血红细胞渗透性无明显影响，黄连和小檗碱对实验性葡糖-6-磷酸脱氢酶缺陷大鼠的红细胞渗透脆性也无明显影响，不引起溶血；孕小鼠服用黄连和小檗碱，胎仔的血清总胆红素、谷丙转氨酶和血红蛋白含量等无异常。

小鼠灌胃 2 125mg/kg 以上黄连总生物碱即可见死亡。按照实验动物与人体用药剂量的换算比例，黄连总生物碱口服给药时正常成年人的 LD_{50} 为 128.08mg/kg。

四、金银花

金银花为忍冬科植物忍冬 *Lonicera japonica* Thunb. 的干燥花蕾或初开的花。我国大部分地区均产，尤以山东产量为高，河南产者质量较佳。

金银花味甘,性寒,归肺、心、胃经,具有清热解毒、疏散风热的功效,用于痈肿疔疮、喉痹、丹毒、热血毒痢、风热感冒、温病发热。

（一）药效物质基础

金银花主要含有挥发油类、有机酸类、黄酮类、三萜皂苷类和环烯醚萜类等多种成分,其中有机酸类的绿原酸(chlorogenic acid)和黄酮类的木犀草苷(luteoloside)被认为是其重要的药效成分。是否含有木犀草苷是区别正品金银花和同科的山银花、忍冬藤的主要化学指标,也是导致正品金银花与山银花等同科植物在疗效上具有差异的主要原因。

（二）功效主治与主要药理作用及机制

金银花的主要功效为清热解毒、疏散风热,具有抗病原微生物、抗内毒素、解热、抗炎、保肝作用。具体表现如下（图 10-8）。

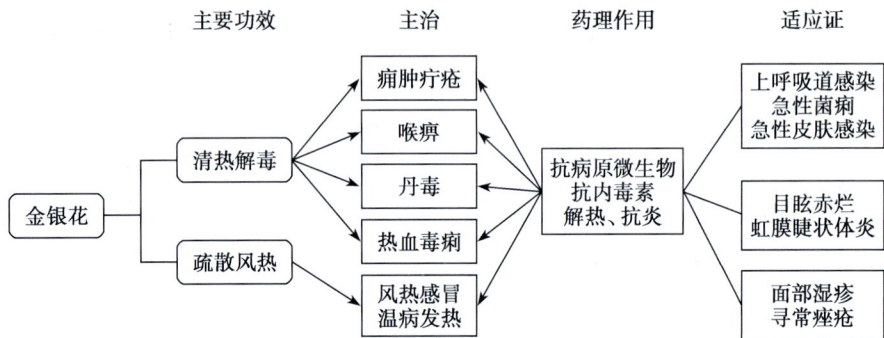

图 10-8　金银花的功效主治与药理作用

1. 抗病原微生物作用　金银花具有广谱抗菌、抗病毒作用。有机酸类化合物是金银花抗病原微生物的主要药效物质基础。该成分在体外对铜绿假单胞菌、大肠埃希菌、痢疾杆菌、葡萄球菌、链球菌、肺炎球菌等多种致病细菌有抑制作用,在体内可抑制金黄色葡萄球菌、肺炎球菌。金银花水提物能减缓 2 型登革病毒(dengue virus type 2,DENV2)脑感染的 ICR 乳鼠病症,减少病毒载量,延长存活时间。金银花水煎液对小鼠体内抗流感病毒的作用显著,可改善感染甲型 H1N1 流感病毒小鼠的体征,使小鼠肺部的病变程度显著减轻,肺指数降低,肺指数抑制率、胸腺指数提高,死亡率降低;金银花的有效成分绿原酸在体外对合胞病毒、柯萨奇病毒 B3 型等呼吸道病毒具有明显的抑制作用。绿原酸可以通过抑制 RSV 感染细胞的 TLR3 通路的活化发挥抗病毒作用。研究发现,金银花在体外主要通过直接灭活、阻止病毒吸附和抑制生物合成 3 种方式发挥抗 RSV 的作用。

2. 抗内毒素作用　金银花注射液可降低内毒素所致的小鼠病死率、家兔发热时的体温,减少内毒素所致的 DIC 家兔肾小球微血栓的检出率与密度。大鼠含药血清抑制内毒素所致的大鼠腹腔巨噬细胞、原代小胶质细胞 NO 的释放。

3. 解热、抗炎作用　金银花对酵母所致的大鼠发热、内毒素与 IL-1β 所致的家兔发热有明显的解热作用,能增加 IL-1β 作用下热敏神经元的放电频率,减少冷敏神经元的放电频率。金银花水煎液、口服液和注射液对角叉菜胶、三联菌苗致热有不同程度的退热作用,对蛋清、角叉菜胶、二甲苯所致的足肿胀亦有不同程度的抑制作用。金银花提取物和酚酸类成分通过抑制 TNF-α、IL-1β 和 IL-6 等促炎性细胞因子来减轻炎症反应。

> **知识链接**
>
> 炎症与细胞因子
>
> 炎症是机体对于刺激的一种防御反应,表现为红、肿、热、痛和功能障碍。炎症是机体免疫的表现形式,免疫过程中产生 TNF-α、IL-6、IL-8、TGF-β 等促发炎症的细胞因子参与炎症反应。其中,TNF-α 是炎症反应过程中出现最早、最重要的炎症介质,能激活中性粒细胞和淋巴细胞,使血管内皮细胞通透性增加,调节其他组织的代谢活性并促使其他细胞因子的合成和释放。IL-6 能诱导 B 细胞分化和产生抗体,并诱导 T 细胞活化增殖、分化,参与机体的免疫应答,是炎症反应的促发剂。

4. 保肝、利胆作用　金银花总黄酮对卡介苗联合脂多糖所致的免疫性肝损伤小鼠有保护作用,可改善酶学与肝组织病理学异常,其作用机制与抗氧化、抗炎有关。金银花总黄酮能降低四氯化碳引起的大鼠肝纤维化程度,减轻肝损伤,改善肝功能。此外,绿原酸、咖啡酸有利胆作用,能提高大鼠的胆汁分泌。

金银花还具有止血、降血糖、降血脂、抗血小板聚集、抗氧化、抗肿瘤、增强免疫功能等作用。

（三）药动学研究

大鼠灌服金银花黄酮提取物后,血浆中可检测到黄酮类成分芦丁、木犀草素-7-O-β-D-半乳糖苷、槲皮素-3-O-β-D-葡萄糖苷和忍冬苷;4 种成分的 t_{max} 均为 0.5 小时左右,$t_{1/2}$ 均为 1 小时左右,血浆蛋白结合率均在 67%~81%。

大鼠灌服金银花皂苷提取物 2g/kg 后,血浆中检测到灰毡毛忍冬皂苷 B、灰毡毛忍冬皂苷 A、续断皂苷 B 和灰毡毛忍冬次皂苷 B,其血浆 C-T 曲线均呈双峰形状,t_{max_1} 均为 5 小时左右,t_{max_2} 均为 18 小时。

家兔灌胃给予金银花提取物后,血浆中的绿原酸 C-T 曲线呈双峰,t_{max_1} 为 0.5 小时左右,t_{max_2} 为 5 小时左右。人服用金银花茶后,绿原酸主要随尿排泄,$t_{1/2}$ 为 1 小时左右。大鼠灌胃给予绿原酸后吸收迅速,t_{max} 为 0.5 小时,$t_{1/2\alpha}$ 为 12~40 分钟,$t_{1/2\beta}$ 为 4~7 小时。

（四）现代应用

以金银花为主的复方制剂连花清瘟颗粒、双黄连颗粒、双黄连口服液、双黄连注射液、银黄注射液、银翘散用于治疗上呼吸道感染,急性支气管炎,急、慢性咽炎,流感,腮腺炎等。

（五）不良反应

金银花制剂热毒宁注射液存在一些不良反应,如出现头痛、过敏、恶心呕吐、胸闷等问题;如滴注速度过快,患者易出现胸闷、头晕、局部皮疹等不良反应。

（六）毒理作用

家兔、犬等灌服金银花水浸液无明显的毒性,不影响呼吸、血压、尿量等。小鼠皮下注射金银花浸膏的 LD_{50} 为 53g/kg。小鼠骨髓嗜多染红细胞微核实验和鼠沙门菌/哺乳动物微粒体酶实验、小鼠精子畸变实验及抗早孕实验均未见金银花有毒性反应。豚鼠全身主动过敏试验(active systemic anaphylaxis,ASA)显示绿原酸为潜在的变应原。

小鼠灌胃 126.4g/kg 以上金银花醇提取物即出现死亡,LD_{50} 为 81.29g/kg;给药后毒性症状主要表现为静止俯卧、呼吸抑制、竖毛、稀便、眼睑下垂或闭目等。

五、大青叶

大青叶为十字花科植物菘蓝 *Isatis indigotica* Fort. 的干燥叶,主产于江苏、安徽、浙江、河南、河北等地。

大青叶味苦,性寒,归心、胃经,具有清热解毒、凉血消斑的功效,用于温病高热、神昏、发斑发疹、痄腮、喉痹、丹毒、痈肿。

(一)药效物质基础

大青叶含吲哚类生物碱,如靛蓝(indigotin)、靛玉红(indirubin);含喹唑酮化合物,如 4(3*H*)喹唑酮、色胺酮(tryptanthrin)等;含苷类化合物,如黑芥子苷、葡萄糖芸苔素等;含有机酸类化合物,主要有水杨酸(salicylic acid)、丁香酸(syringic acid)、邻氨基苯甲酸(anthranilic acid)等。

(二)功效主治与主要药理作用及机制

大青叶的主要功效为清热解毒、凉血消斑,具有抗病原微生物、抗内毒素、解热、抗炎、提高免疫力等作用。具体表现如下(图 10-9)。

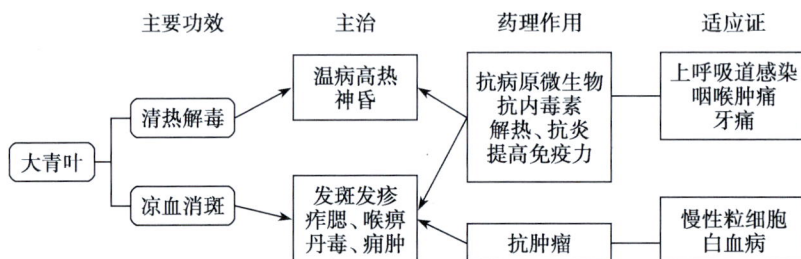

图 10-9　大青叶的功效主治与药理作用

1. 抗病原微生物作用　大青叶类药材具有广谱的抑菌作用。大青叶提取物在体外对金黄色葡萄球菌、白色葡萄球菌、甲型链球菌、乙型链球菌、大肠埃希菌、痢疾杆菌、肺炎球菌、皮肤致病真菌有明显的抑菌作用,有效成分为色胺酮和一些吲哚类衍生物;对甲型流感病毒(influenza A virus,IAV)、RSV、CVB3 及腺病毒 7 型(adenovirus type 7,Ad7)有较好的体外抗病毒活性。其通过抑制病毒在细胞内的复制增殖,影响病毒穿入细胞后的生物合成发挥抑制作用。鸡胚法考察大青叶注射液抗病毒实验,证明其能抑制甲型流感病毒、乙型脑炎病毒、腮腺炎病毒、流感病毒的感染性及增殖力。大青叶中的 4(3*H*)喹唑酮通过直接抑制病毒增殖及调节机体的免疫系统消灭病原微生物。

知识链接

靛玉红抗病毒作用机制

靛玉红对拘束应激小鼠感染流感病毒具有一定的保护作用,能够减少拘束应激小鼠感染流感病毒后的炎症因子表达,减轻病毒继发性肺炎,增加线粒体抗病毒信号(mitochondrial antiviral signaling,MAVS)通路相关蛋白 IFN-β 和 IFITM3 的表达。在皮质酮(corticosterone,CORT)负荷 A549 模型中,靛玉红能够调节 MAVS 通路蛋白,改善感染病毒 CORT 负荷 A549 细胞的线粒体损伤,靶向作用于干扰素基因刺激因子(stimulator of interferon gene,STING)调节 MAVS 通路而发挥抗病毒作用,降低 CORT 负荷 A549 细胞对流感的易感性。

2. 抗内毒素作用 大青叶的正丁醇萃取部位能直接中和、降解内毒素,降低内毒素的致热性和致死性,具有显著的体内外抗内毒素活性。大青叶抗内毒素的活性强度与之所含的有机酸类、氨基酸类等化学成分密切相关。这些活性成分通过直接灭活细菌内毒素,抑制其毒性生物效应及增强机体免疫抵御毒素侵袭,发挥持久且有益的抗内毒素作用。

3. 解热、抗炎作用 大青叶的醇沉物能对抗干酵母所致的大鼠发热及内毒素所致的家兔发热,抑制二甲苯致小鼠耳肿胀及蛋清致大鼠足肿胀。大青叶中的总有机酸是抗炎的有效组分之一,能够减少醋酸致小鼠腹腔伊文思蓝的渗出量。靛玉红能抑制 TNF-α 和白介素的产生而发挥抗炎活性。色胺酮可改善右旋糖酐硫酸钠诱发的小鼠大肠炎症,其机制与 IL-2 和 IFN-γ 生成有关。

4. 提高免疫力作用 大青叶水煎剂对小鼠脾淋巴细胞的增殖反应具有上调作用。大青叶与 ConA、LPS 协同促进正常小鼠淋巴细胞分泌 IL-2,辅助 T 淋巴细胞和 B 淋巴细胞的分化与增殖;促进 ConA、LPS 诱导的小鼠脾淋巴细胞增殖,提高小鼠腹腔巨噬细胞的吞噬功能。

5. 抗肿瘤作用 靛玉红具有抗肿瘤作用,对动物移植性肿瘤有较强的抑制作用,对慢性粒细胞白血病有较好的疗效。靛玉红体外显著抑制斑马鱼胚胎体节间及鸡胚尿囊绒膜(chorioallantoic membrane,CAM)的血管生成,提示该化合物可能从抗血管生成途径发挥抗肿瘤作用。靛玉红还能抑制包括周期蛋白依赖性激酶(cyclin-dependent kinase,CDK)在内的多种蛋白酶而发挥广谱抗肿瘤作用。

知识链接

靛玉红抗肿瘤作用机制

靛玉红是中国著名传统药方当归龙荟丸的主要活性成分,存在于大青叶、青黛、板蓝根中,用于治疗慢性粒细胞白血病。最初认为靛玉红治疗慢性粒细胞白血病的主要机制是对细胞脱氧核糖核酸合成有抑制作用,近年来报道靛玉红是周期蛋白依赖性激酶(CDK)和糖原合成酶激酶-3(glycogen synthase kinase-3,GSK-3)抑制剂,通过和 ATP 竞争与靶点的结合能力而发挥抑制作用。

(三)药动学研究

靛玉红在大鼠体内分布符合二室模型,主要药动学参数峰浓度 C_{max} 为 $(48.63\pm5.68)\,ng/ml$,达峰时间 t_{max} 为 (18.76 ± 3.55) 小时,分布相半衰期 $t_{1/2\alpha}$ 为 (38.96 ± 9.51) 小时,消除相半衰期 $t_{1/2\beta}$ 为 (223.81 ± 154.69) 小时,药-时曲线下面积 AUC_{0-t} 为 $(2.87\pm1.33)\,\mu g \cdot h/L$。

(四)现代应用

1. 以大青叶为主的复方制剂新复方大青叶片、清火片、复方大青叶合剂、清瘟解毒口服液用于治疗伤风感冒、发热头痛、咽喉肿痛、牙痛等。

2. 大青叶的有效成分靛玉红用于治疗慢性粒细胞白血病。

(五)不良反应

新复方大青叶片的不良反应主要表现为过敏反应,且以皮肤过敏反应为主,也有重症药疹、过敏性休克等严重过敏反应的个案报告。

六、青蒿

青蒿为菊科植物黄花蒿 *Artemisia annua* L. 的干燥地上部分,在我国分布比较广泛,各地

笔记栏

均产。

青蒿味苦、辛,性寒,归肝、胆经,具有清虚热、除骨蒸、解暑热、截疟、退黄的功效,用于温邪伤阴、夜热早凉、阴虚发热、骨蒸劳热、暑邪发热、疟疾寒热、湿热黄疸等。

(一)药效物质基础

青蒿主要含倍半萜类、香豆素类、黄酮类及挥发油等成分。倍半萜类如青蒿素、青蒿甲素、青蒿乙素、青蒿丙素、青蒿酸等;香豆素类有东莨菪内酯及莨菪亭等;黄酮类主要有紫花牡荆素。

(二)功效主治与主要药理作用及机制

青蒿的主要功效为清虚热、除骨蒸、解暑热、截疟、退黄,具有抗病原微生物、抗内毒素、解热、镇痛、抗炎、抗疟原虫、抗肿瘤、免疫调节等作用。具体表现如下(图 10-10)。

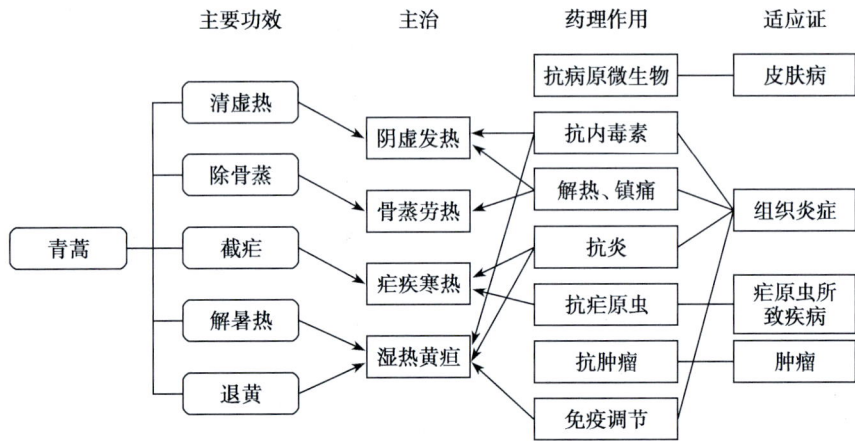

图 10-10　青蒿的功效主治与药理作用

1. 抗病原微生物作用　青蒿水煎液对金黄色葡萄球菌、表皮葡萄球菌、卡他球菌、炭疽杆菌、白喉杆菌、痢疾杆菌、铜绿假单胞菌、结核杆菌等均有一定的抑制作用。青蒿挥发油对多种皮肤癣菌有抑制作用。烯类是挥发油中重要的抗菌成分。青蒿还具有抗流感和 CVB 的作用,水提物体外可抑制 HSV-2 致细胞病变作用。青蒿素对 RNA 病毒,如 HIV-1、HIV-2、丙型肝炎病毒等也有一定的抑制作用。

2. 抗内毒素作用　青蒿醇渗漉液、青蒿素灌胃可降低内毒素诱导的大鼠和小鼠肝、肺、肾等组织病理损伤,降低血浆内毒素水平,降低内毒素休克致死率。

3. 解热、镇痛作用　青蒿中含有多个具有解热作用的成分,其作用时间与强度各有差别。青蒿水蒸馏物、青蒿水提物、青蒿乙酸乙酯提取物、青蒿正丁醇提取物、青蒿总香豆素及其中的东莨菪内酯和莨菪亭均对实验性发热动物有解热作用。青蒿总香豆素及其中的莨菪亭能抑制人工高温高湿环境,复制热应激模型家兔的体温上升速度。青蒿水提物灌胃可提高小鼠的热刺激痛阈,减少乙酸腹腔注射诱导的小鼠扭体次数。

4. 抗炎作用　青蒿水提物对蛋清和酵母所致的大鼠及小鼠关节肿胀有抑制作用,对二甲苯所致的小鼠耳肿胀亦有抑制作用。青蒿素对脂多糖、肽聚糖、刺激性非甲基化胞嘧啶、鸟嘌呤二核苷酸的寡脱氧核苷酸、热灭活的大肠埃希菌或金黄色葡萄球菌等诱导的巨噬细胞释放促炎性细胞因子 TNF-α、IL-6 有抑制作用,能削弱转录因子 NF-κB 的作用,抑制一氧化氮合酶(NOS)的表达,可减轻脓毒症大鼠的脏器组织炎症反应损害。青蒿素的代谢物二氢青蒿素能够抑制 LPS 诱导巨噬细胞释放 NO、IL-6 以及 TNF-α 等炎症因子,并且作用强度远远大于青蒿素。

5. 抗疟原虫 青蒿中含有的多种倍半萜内酯是抗疟的主要活性成分。青蒿素及其衍生物二氢青蒿素和青蒿琥酯结构中均具有过氧桥(C—O—O—C)。该结构是其发挥抗疟疾的关键药效基团,如不具有过氧桥结构的青蒿素衍生物其抗疟活性随之消失。

📖 **知识链接**

青蒿素抗疟作用机制

青蒿素是一个前体药物,本身不具有活跃的生物活性,其抗疟作用与铁介导的过氧桥裂解所产生的自由基有关。当血红蛋白被疟原虫吞噬后,在虫体血红蛋白酶的催化下,降解释放出血红素和少量游离的 Fe^{2+},Fe^{2+} 催化裂解青蒿素过氧桥,产生大量自由基和活性氧,抑制疟原虫的生长或破坏疟原虫的膜系结构,导致疟原虫死亡;近年来研究发现,恶性疟原虫钙 ATP 蛋白 6(Plasmodium falciparum calcium ATPase 6,PfATP6)是青蒿素类药物作用靶点之一。PfATP6 是恶性疟原虫基因组中的唯一——类肌浆网/内质网钙 ATP 酶,负责维持虫体胞质中 Ca^{2+} 浓度的内稳状态。青蒿素类药物对其有极强的抑制作用,通过抑制该酶,促使虫体胞质内的 Ca^{2+} 水平升高,使正常代谢受阻,从而诱导虫体细胞凋亡(图 10-11)。

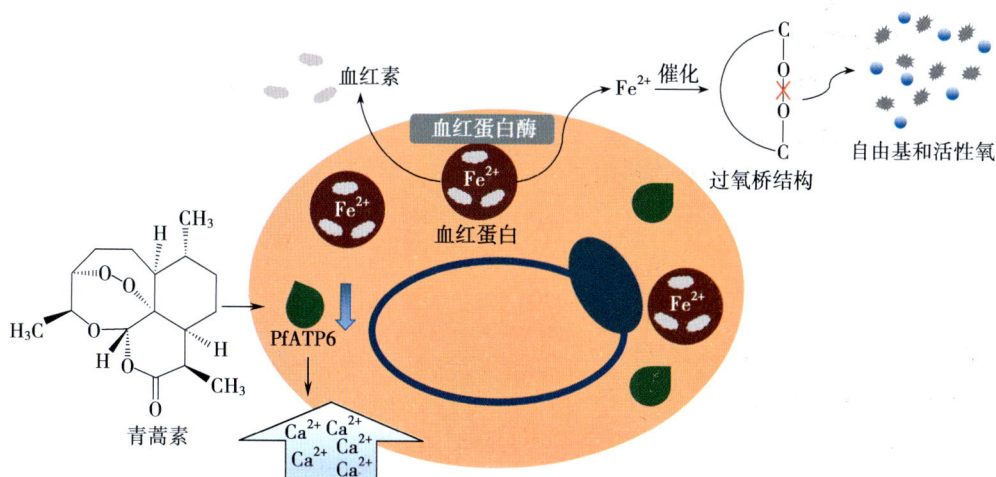

图 10-11 青蒿素抗疟作用机制

6. 抗肿瘤作用 青蒿中的倍半萜内酯和黄酮类成分具有较好的抗肿瘤作用。青蒿素有广谱抗肿瘤活性,对白血病、人鼻咽癌、乳腺癌、肺癌、结肠癌、肝癌、宫颈癌、胰腺癌、卵巢癌、肾癌、胃癌等多种肿瘤细胞具有抑制作用,且对多药耐药的肿瘤细胞也具有活性。此外,青蒿素及其衍生物还增强肿瘤细胞的放射敏感性。青蒿素抗肿瘤的作用机制主要有:①诱导细胞凋亡;②抑制血管新生;③阻滞细胞周期;④通过 Fe^{2+} 介导的细胞毒性作用。

7. 免疫调节作用 青蒿素对免疫系统有双向调节作用。局部给予小鼠青蒿素可有效抑制超敏反应和 ConA 驱动的 T 淋巴细胞增殖;青蒿素可能通过调节体内 T_{h17}/T_{reg} 细胞分泌的细胞因子 IL-10、IL-17、IL-25、IL-35 浓度之间的平衡来改善哮喘患者的炎症指标;青蒿素灌胃对非甲基化胞嘧啶-鸟嘌呤二核苷酸(CpG DNA)攻击小鼠具有保护作用。青蒿素及其衍生物还可以增强正常小鼠 T 淋巴细胞的免疫应答,促进同系骨髓移植小鼠的免疫重建。

🔍 知识链接

CpG DNA

非甲基化胞嘧啶-鸟嘌呤二核苷酸(CpG DNA)主要存在于细菌基因中,对多种免疫效应细胞有激活作用,能刺激机体产生非特异性和特异性免疫,具有较好的免疫活性。

---

8. 其他

(1) 抗心律失常作用:青蒿素可对抗乌头碱、冠状动脉结扎和电刺激所诱发的大鼠心律失常,对哇巴因诱发的豚鼠心律失常有改善作用,能改善垂体后叶素引起的大鼠 ST 段和 T 波的变化。

(2) 抗组织纤维化:青蒿素具有抗肺纤维化作用,其机制与抑制成纤维细胞增殖、降低胶原合成并促进其分解有关。青蒿素对大鼠心肌梗死后的心肌纤维化亦有抑制作用。青蒿素可使博来霉素所致的硬皮病小鼠皮肤厚度减小,胶原含量减少,皮肤硬化改善。体外研究发现,青蒿素可抑制瘢痕成纤维细胞增殖及胶原合成,呈剂量依赖性和时间依赖性,对瘢痕的形成有一定的预防和治疗作用。

此外,青蒿素具有抗血吸虫作用,青蒿挥发油成分有祛痰、镇咳、平喘作用。

(三) 药动学研究

青蒿素类药物有 4 种给药途径:静脉注射、肌内注射、口服给药和直肠给药。青蒿素类药物的药动学特点是达峰时间短、消除速度快、口服生物利用度较低。大鼠灌胃青蒿素后,吸收迅速完全,但血药浓度较低,维持时间短。给大鼠静脉注射青蒿素后,体内过程符合二室模型,$t_{1/2}$ 为 30 分钟,V_d 为 4.1L/kg。健康男性志愿者口服青蒿素片 1 000mg,C_{max} 为 (466.50±120.15)μg/L,t_{max} 为(2.15±0.91)小时。健康志愿者口服蒿甲醚或双氢青蒿素后,蒿甲醚的 AUC_{0-t} 为(184.3±30.5)ng·h/ml,双氢青蒿素的 AUC_{0-t} 为(320.5±62.1)ng·h/ml,蒿甲醚和双氢青蒿素的 $t_{1/2}$ 均为 2 小时。

(四) 现代应用

1. 以青蒿为主的复方清骨散、青蒿鳖甲汤用于治疗围绝经期综合征、肺结核等。

2. 青蒿素及青蒿素类制剂用于治疗疟疾,主要用于耐氯喹或多药耐药的恶性疟疾及脑型疟疾。

(五) 不良反应

青蒿的毒性低,少数患者口服相关制剂可出现恶心、呕吐、腹痛、腹泻等消化道症状。约 6% 的患者直肠给予青蒿琥酯栓剂会出现里急后重。青蒿琥酯辅助治疗可产生白细胞减少症、中性粒细胞减少症、贫血和眩晕等。但这些副作用在治疗后可自发消退。

(六) 毒理作用

恒河猴连续 14 天肌内注射青蒿素油混悬液,可引起可逆性多种脏器组织损伤。

学习小结

```
                ┌── 对主治病证的认识
                │
      ┌── 概述 ──┤── 现代药理研究思路与方法
      │         │                        ┌ 抗病原微生物
      │         └── 主要药理作用 ─────────┤ 抗细菌毒素
清                                         │ 解热、抗炎
热 ──┤                                     │ 免疫调节
药    │                                     └ 其他
      │                                              ┌ 药效物质基础
      │                                              │ 功效主治与主要
      └── 常用中药 ── 知母、黄芩、黄连、金银花、────┤ 药理作用及机制
                      大青叶、青蒿                    │ 药动学研究
                                                      │ 现代应用
                                                      └ 不良反应
```

（刘俊珊）

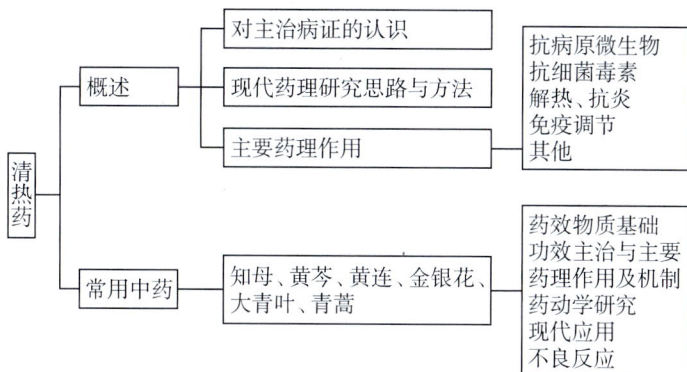

扫一扫，
测一测

复习思考题

1. 请结合清热药的功效、主治，谈谈清热药药效学的研究思路。

2. 为什么不能用简单的抗菌作用来评价清热药治疗感染性疾病的疗效？

3. 如何从现代药理学的角度来认识清热药的解毒功效？

4. 简述黄连抗腹泻的活性成分及作用机制。

5. 简述黄芩、黄连的主要药理作用与物质基础比较。

6. 黄芩汤是近年来的研究热点。请结合本章内容及文献，简单阐述黄芩汤用于治疗化疗病人不良反应的原因。

第十一章

泻 下 药

学习目标

通过本章的学习,理解里实证的科学内涵,掌握与泻下药的功效主治相关的药理作用以及常用中药大黄的药效物质基础、药理作用、作用机制、毒性作用;熟悉大黄的临床常见应用;了解大黄的药动学特点。此外,通过对泻下类中药研究的常见思路、方法和动物模型的学习,具备本类药物药理学研究的基本能力,进一步增强对"里实证"科学本质的认识。

第一节 概   述

凡能引起腹泻、促进排便或润滑大肠、攻逐水饮的药物称泻下药,临床用于大便秘结、实热积滞及水饮停聚等里实积滞证的治疗。下法是根据《素问·阴阳应象大论》所载"其下者,引而竭之;中满者,泻之于内;……其实者,散而泻之"的原则而确立的。凡是胃肠实热积滞,燥屎内结,以及体内蓄水、冷积、瘀血内蓄等邪实之证,而正气未虚者,均可使用。

本类药物性味多为苦、寒,部分矿物类药味咸,主要入脾、胃、大肠、肝、心包经。按其作用特点和适应证不同,可分为以下 3 类:①润下药。本类药均有润肠通便的功效,包括火麻仁、郁李仁等。②攻下药。本类药物既能通便,又能泻火、荡涤实热,使实热壅滞通过泻下而解除,适用于大便燥结、宿食停积、实热壅滞等,包括大黄、芒硝、番泻叶等。③峻下逐水药。本类药物攻逐水饮,使湿邪从大、小便排出,以消除水肿,适用于水肿、胸腹积水、痰饮结聚、喘满壅实等,包括牵牛子、芫花、大戟、巴豆、甘遂等。

一、对主治病证的认识

里实证是对疾病深入于里(脏腑、气血、骨髓等)而产生的各种体内病理产物蓄积的临床表现的概括;因其病机分为热结、寒结、燥结和水结,而且外邪性质与病理产物不同,故里实证的证候表现也不同。外邪化热入里,结于胃肠所出现的证候,证见壮热烦渴、腹痛便秘、烦躁甚至神昏谵语、苔黄、脉实等,或见阴亏津枯或水饮内停等相应表现。由于停痰、瘀血、食滞、虫积等所致的证候,治宜根据证候相应采用祛痰、理气、活血、消食导滞、杀虫等法。

西医学认为,里实证与便秘、急性肠梗阻、急性胆囊炎、急性胰腺炎、急性阑尾炎、胸膜炎胸腔积液、肝硬化腹水等有里实证表现的疾病有关,也见于某些急性感染性疾病、肿瘤。

二、主要研究思路与方法

泻下药的研究思路和方法主要是在中医里实证动物模型研究的基础上,围绕泻下、利尿、抗病原微生物、改善肠循环、解热、抗炎等药理作用而开展。

（一）里实证模型的研究

至今为止,还没有完全与中医病因病机相符的里实证动物模型。目前的建模思路主要有以下2类:

1. 中医病因建模 里实证指外邪侵犯人体,或脏腑功能失调,痰饮、水湿、积气瘀血、宿食、燥屎、脓、虫、砂石等有形之物停积体内,导致各种邪气盛实的证候。由于致病邪气的性质及所在部位的不同,其临床表现亦不一致,分为"燥结""热结""寒结""水结"。"燥结""热结"一般有发热、腹胀痛拒按、胸闷烦躁,甚至神昏谵语、呼吸喘促、痰涎壅盛、大便秘结、小便不利、脉实有力、舌苔厚腻等表现。本章药物对"燥结""热结""水结"均有治疗作用。

中医内治八法中的"下法",尤其寒下法是治疗里实热证最常用的根本治法,因此研究本类中药要针对里实热证的病因病机进行模型的建立及研究。

目前里实证模型的研究比较少,主要有采用里实证之燥屎内结的病因用自身粪便制成便秘动物模型、采用手术方法造成实验动物肠套叠的里实证动物模型、禁水不禁食制造"燥结"便秘模型。

2. 西医病理建模 根据里实证的病因病机以及泻下药的临床应用,其主治病证的主要病理与消化系统功能关系密切,实验设计指标主要从泻下作用及致泻机制研究。常采用肠管动力实验法、肠段含水量实验、炭末推进实验、排便次数、粪便含水量等实验观察泻下药的泻下作用,研究药物泻下的作用部位、作用方式。观察泻下作用可采用失水便秘模型、地芬诺酯模型、碱式碳酸铋大鼠便秘模型、实热型便秘模型,重点观察药物的通便作用及对肠道水分吸收的影响。可以通过肠管运动、结肠黏膜黏蛋白、水通道蛋白、肠神经丛等指标观察其泻下作用机制。

（二）其他药理作用的研究方法

还可进行改善肠缺血、抗感染、抗炎、抗溃疡、解热作用的研究。主要的实验及造模方法如下:

1. 肠保护、抗肠粘连和肠梗阻作用的研究 泻下药不仅可增强肠蠕动,还可从抗病原微生物、抗炎解热、改善血液循环、促进肠腔渗出液吸收、改善肠粘连和肠缺血入手,考察本类药物对急腹症的治疗作用。建立套叠性肠梗阻模型观察药物促进肠套叠还纳,解除肠梗阻的作用;利用缺血性肠梗阻模型考察药物对缺血性梗阻肠管血液循环的作用;通过观察药物对细菌性肠粘连模型的影响,研究药物对肠粘连及炎性渗出等的作用。

2. 观察抗病原微生物感染作用的研究 进行整体、离体的抗菌、抗病毒实验,从而揭示泻下药抗病原微生物感染在对脏腑实热积聚相关症状治疗中所发挥的作用。

3. 其他相关研究 泻下药的药理作用包括抗炎、抗肿瘤、改善肾功能、利胆、保肝、利尿、抗凝血、促智、抗衰老、清除氧自由基、免疫调节等,可以根据实际情况进行研究。

三、主要药理作用

《临证指南医案·脾胃》所载"脏宜藏,腑宜通,脏腑之体用各殊也""腑病以通为补",为泻下药治则的基础。现代药理学认为,泻下药具有泻下通便、消除积滞、通腑泄热、祛除水饮的功效,用于胃肠积滞、实热内结及水饮停聚等里实积滞证的治疗,主要与下列药理作用有关。

（一）泻下

大便秘结简称"便秘",是指胃肠积热、食滞胃肠、阳虚寒凝、阴津亏损等原因引起的粪便在肠道内滞留过久、排便时间延长的证候。

泻下药具有刺激肠黏膜、促进肠蠕动、增加肠腔水分含量软化燥结的粪便、增加肠神经丛的兴奋性等作用。根据其作用机制和特点不同,泻下药可分为刺激性泻药、容积性泻药及润滑性泻药3类:①刺激性泻下作用。攻下药如大黄、番泻叶、芦荟等的致泻成分均为结合型蒽苷,口服抵达大肠后在细菌酶的作用下水解为苷元,刺激大肠黏膜下神经丛,使肠管蠕动增加而排便;峻下逐水药巴豆所含的巴豆油、牵牛子所含的牵牛子苷以及芫花中的芫花酯均能强烈地刺激肠黏膜,产生剧烈的泻下作用。②容积性泻下作用。攻下药芒硝的主要成分为硫酸钠,口服后在肠道内分解成硫酸根离子和钠离子,硫酸根离子不能被吸收,使肠腔形成高渗状态,从而保留大量水分,导致肠容积增大,刺激肠壁,促进肠蠕动而泻下。③润滑性泻下作用。润滑性泻药如火麻仁、郁李仁等含有大量的脂肪油,使肠道润滑、粪便软化,同时脂肪油在碱性肠液中能分解产生脂肪酸,可对肠壁产生温和的刺激作用,从而具有润肠通便作用(图 11-1)。

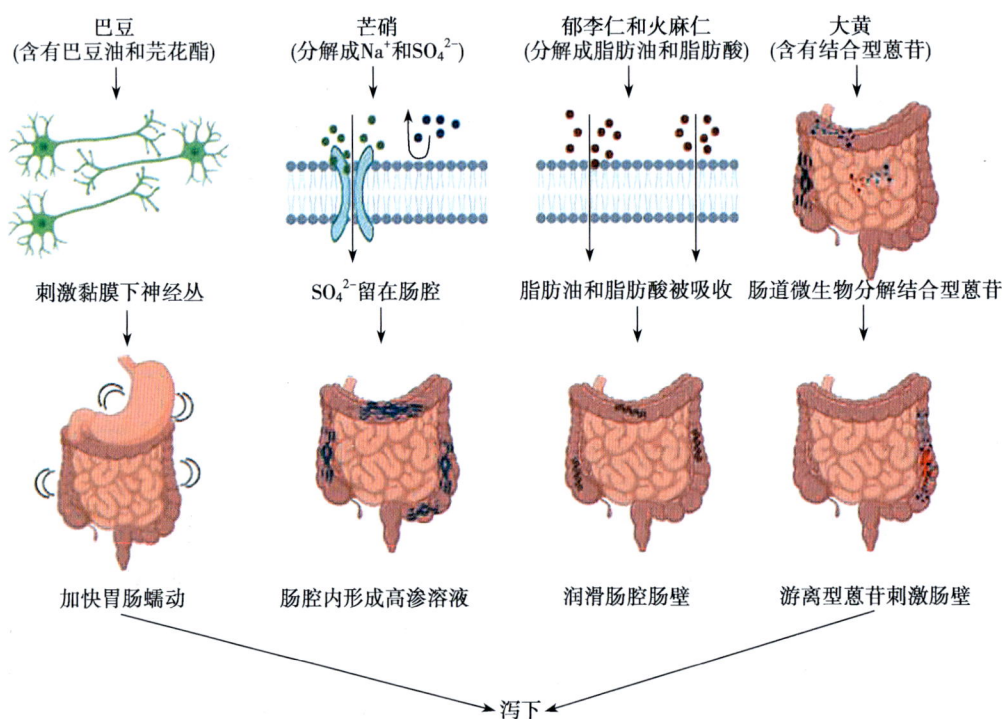

图 11-1　泻下药泻下作用的相关机制

(二)利尿

水饮内停证指人体水液运行输布失常,水停为饮,水饮聚积于机体胸腹、胃肠或四肢等不同部位所表现出的证候。水饮既是病理产物,又是继发性致病因素。水饮形成后常阻碍气血运行,日久可致瘀血形成,或能影响脏腑气机、蒙窍扰神,致病广泛,病程较长。

部分泻下药具有利尿作用,通过利尿改善体内的水液积聚状况。峻下药如芫花、甘遂、牵牛子、商陆等的利尿作用最强。芫花煎剂给大鼠灌胃可见尿量明显增加,同时排钠量亦增加。大戟可对实验性腹水大鼠产生明显的利尿作用。大黄也具有一定的利尿作用,所含蒽醌的利尿机制与抑制肾小管上皮细胞的 Na^+-K^+-ATP 酶有关。这些药临床应用时有明显的利尿消肿效果。

(三)抗病原微生物

外邪入里化热耗伤津液是里实证的一个重要原因,而病原微生物感染是外邪化热的主要因素。

大黄、芦荟中所含的大黄酸、大黄素、芦荟大黄素对多种致病菌、真菌、病毒有抑制作用。大戟、巴豆、商陆等对肺炎球菌、流感杆菌、痢疾杆菌分别具有不同程度的抑制作用。大承气汤对伤寒杆菌、痢疾杆菌等均有抑制作用,其机制可能是抑制细菌蛋白质与核酸的合成。

(四)抗炎

大黄和商陆均有明显的抗炎作用,能抑制炎症早期的水肿及后期的肉芽组织增生。大黄素可抑制炎症介质的合成和代谢,达到抗炎作用。商陆皂苷能兴奋垂体-肾上腺皮质系统,促进内源性糖皮质激素的释放,从而发挥抗炎作用。

(五)抗肿瘤

大黄、芦荟、商陆、芫花、大戟均有抗肿瘤作用。大黄酸、大黄素及芦荟大黄素能抑制小鼠黑色素瘤、乳腺癌和艾氏腹水癌。芫花酯甲对小鼠白血病细胞 P388 增殖、商陆对小鼠肉瘤细胞 S180 增殖均有抑制作用;抗癌机制可能与抑制肿瘤细胞蛋白质的合成有关。

(六)其他

部分泻下药尚具有抗溃疡、降血脂、改善肾功能、保肝利胆、抗氧化、调节免疫功能等作用。

泻下药的主要药理作用见表 11-1。

表 11-1 泻下药的主要药理作用总括表

类别	药物	泻下	利尿	抗菌	抗肿瘤	抗炎	调节免疫	其他
攻下药	大黄	+	+	+	+	+	+	止血、抗溃疡、抗氧化、降血脂、改善肾功能、保肝、利胆、抗病毒
	芒硝	+	+	+		+		利胆
	番泻叶	+		+				止血、松肌
	芦荟	+			+		+	降血脂、愈创
峻下逐水药	牵牛子	+	+					
	芫花	+	+	+	+	+		镇咳祛痰、致流产、抗早孕
	大戟	+	+	+				
	商陆	+	+	+	+	+	+	镇咳祛痰、抗病毒
	巴豆	+		+				
	甘遂	+		+				
润下药	火麻仁	+						降血脂、抗氧化
	郁李仁	+						

第二节 常 用 中 药

案例导入

药中将军——大黄

大黄又名锦纹、黄良、火参、肤如、川军等,自古就是临床常用中药。各派医家皆认为大黄能去尘垢而安五脏。 大黄,号称将军之药。《吴普本草》中有这样一段记载:

"大黄，一名黄良，一名火参，一名肤如。神农、雷公：苦，有毒。扁鹊：苦，无毒。李氏：小寒。为中将军。"因为大黄常用来荡涤肠胃以通二便，下燥结，除瘀热，行水除痰，蚀脓消肿，"能推陈致新，如定祸乱以致太平，所以有将军之号"。那为什么又叫"川军"呢？因为大黄以四川产的为良，所以"川军"者，"四川将军"之谓也。大黄在中国历史悠久，早在先秦两汉时期，医药学家就已经开始运用其霸道的药性治疗病患。如在东汉年间的《伤寒论》中就可以看到许多含有大黄的方剂。到了唐代，在许多种植大黄的地区，特别是中国的南部，地方政府则会将精挑细选后的大黄进贡给皇室。而在宋代的编年史中，更是看到人们运用大黄应对地方性瘟疫的情况。大黄除了治病救人，由于其药性霸道也可以当作毒药。明代末年，清军入关，山河不保，明代的一位将军就曾试图吞食过量的大黄来自杀。而到了清代初期，中国北方边境与当时的俄国产生了诸多冲突，清政府就曾颁布法令，禁止向俄国出售茶叶以及大黄。在1828年，面对西方各国的无理挑衅，道光皇帝颁布法令，禁止向西方出售茶叶以及大黄。大黄如同茶叶、丝绸一般穿插在中国古代整个人文历史当中，它拥有着远远超出中药本身的价值。大黄具有泻下、利胆、保肝、降血脂、抗肿瘤等多个方面的药理作用。含有大黄的中药复方、中成药及含大黄有效成分的保健品在国内外使用频率极高。《伤寒论》及《金匮要略》中就载有近20首含有大黄的中药复方，如大黄牡丹皮汤、抵当汤、厚朴三物汤、桃核承气汤、己椒苈黄丸等，皆为临床所习用。由此可见，大黄是一味"出将入相"的良药，故以"将军"著称。

大黄

大黄性寒，味苦，具有泻下攻积、清热泻火、凉血解毒、逐瘀通经、利湿退黄的功效，主要用于实热积滞之便秘、血热吐衄、目赤咽肿、痈肿疔疮、肠痈腹痛、瘀血经闭、产后瘀阻、跌打损伤、湿热痢疾、黄疸尿赤、淋证、水肿，外治烧烫伤。

（一）药效物质基础

大黄根主要含蒽醌类衍生物，目前已经报道的大黄蒽醌类化合物约50种，按母核结构可分为单蒽核类蒽醌与双蒽核类蒽醌。单蒽核类含有游离型和结合型2种形式，大部分为结合型蒽苷，以结合型蒽苷和二蒽酮苷为大黄的主要泻下成分，其中二蒽酮苷中的番泻苷A、B、C、D、E、F（sennoside A、B、C、D、E、F）泻下作用最强；少部分为游离型苷元，如大黄酸（rhein）、大黄酚（chrysophanol）、大黄素（emodin）、芦荟大黄素（aloe-emodin）和大黄素甲醚（physcion）。另含有鞣质，如α-儿茶素（α-catechin）、没食子酸（gallic acid），以及多糖（poly-saccharose）等。《中华人民共和国药典》2020年版将总蒽醌（芦荟大黄素、大黄酸、大黄素、大黄酚、大黄素甲醚）列为大黄的质控指标。

（二）功效主治与主要药理作用及机制

大黄泻下攻积的功效体现在泻下作用；利湿退黄的功效体现在利胆、保肝、抑制胰酶、利尿、改善肾功能作用；逐瘀通经的功效体现在抗血栓形成、抗肿瘤等作用；清热泻火、凉血解毒的功效体现在抗病原微生物、抗炎、对血液系统的影响、对免疫功能的影响。其主要药理作用和机制如下（图11-2）。

1. 大黄对胃肠道的调节作用

（1）泻下与止泻：有研究表明，大黄具有泻下和止泻作用；炮制方法和煎煮时间、药物的剂量以及机体状态均可影响大黄的泻下与止泻作用。

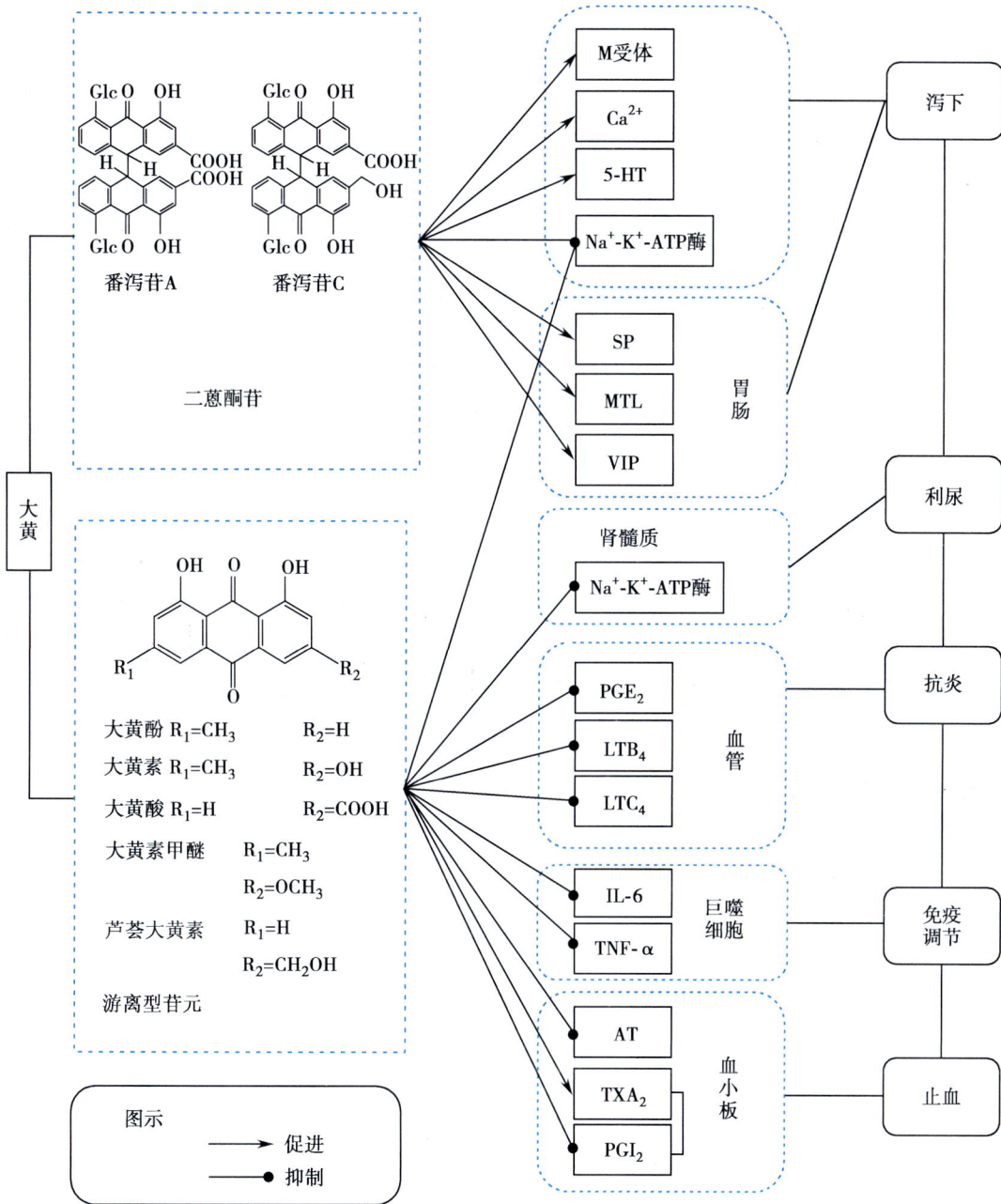

图 11-2　大黄的药理作用与分子机制

M 受体:毒蕈碱型受体;5-HT:5-羟色胺;SP:P 物质;MTL:促胃动素;VIP:血管活性肠肽;PGE$_2$:前列腺素 E$_2$;LTB$_4$:白三烯 B$_4$;LTC$_4$:白三烯 C$_4$;TNF-α:肿瘤坏死因子-α;IL-6:白介素-6;AT:抗凝血酶;TXA$_2$:血栓素 A$_2$;PGI$_2$:前列腺素 I$_2$

泻下:大黄泻下攻积,具有明显的泻下作用,具体表现在明显缩短便秘模型小鼠第一次排便的时间、增加墨汁推进距离及推进率、增加小鼠大肠内的水分含量。其煎煮时间、炮制方法影响泻下作用,最佳煎煮时间为 10 分钟,有效成分蒽苷的溶出率最高,泻下作用最强;生大黄比酒炙大黄及醋炙大黄的泻下作用强。大黄番泻苷 A 和大黄酸苷为主要泻下成分,番泻苷 A 的作用最强。游离蒽醌类在提取中损失很多,口服后大肠分布浓度很低。结合型蒽苷为泻下作用的有效成分,作用位置在大肠。

知识链接

大黄泻下的作用机制

结合型蒽苷大部分未经小肠吸收而抵达大肠,被肠道细菌酶(主要为 β-葡糖苷酶)水解成大黄酸蒽酮而刺激肠黏膜及肠壁肌层内的神经丛,促进肠蠕动而致泻(图 11-3)。

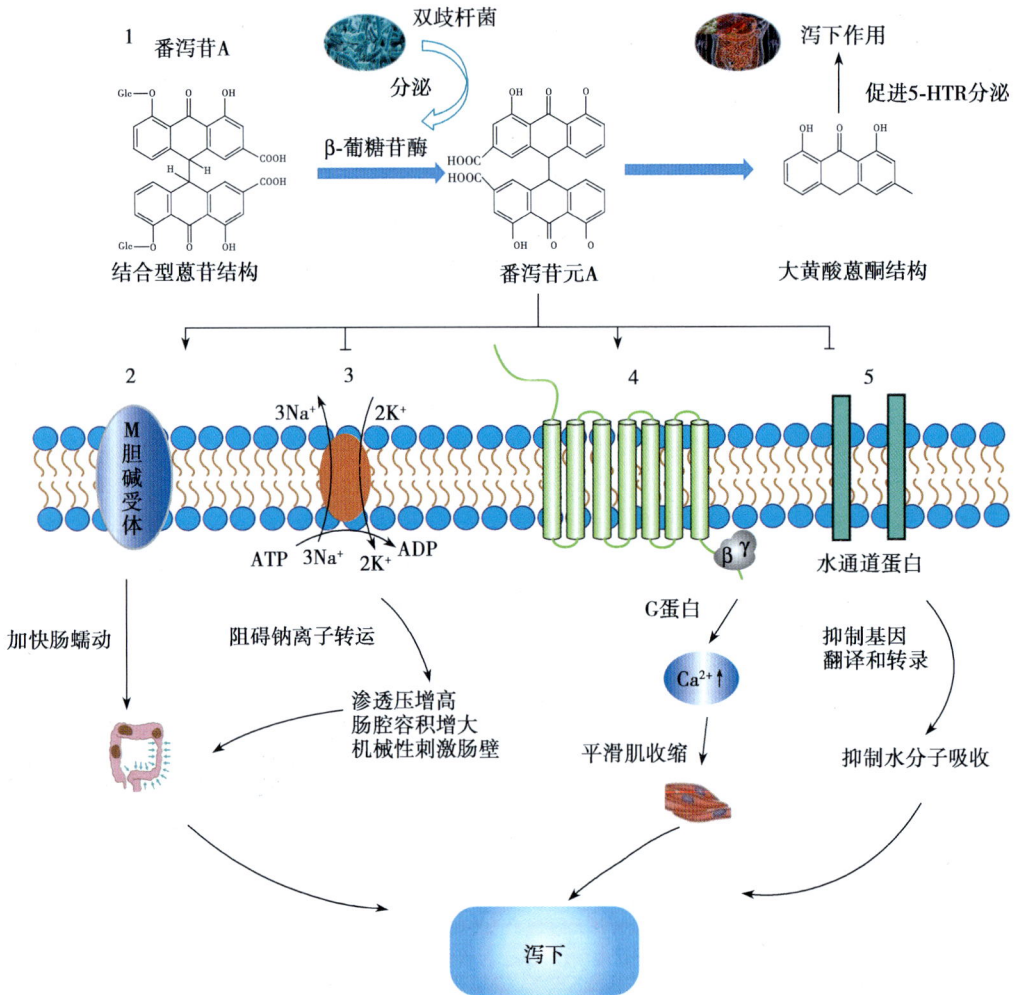

图 11-3　大黄中结合型蒽苷的主要泻下机制(以番泻苷 A 为例)

部分原型蒽苷自小肠吸收后,经过肝转化生成大黄酸蒽酮,由血液或胆汁运至大肠,发挥上述泻下作用。大黄蒽苷使肠壁组织中的 5-羟色胺(5-HT)分泌增多,并通过 5-HTR 的介导促进肠道收缩和肠液的分泌。

大黄酸蒽酮具有胆碱样作用,可兴奋平滑肌上的 M 受体,加快肠蠕动。

大黄酸蒽酮可抑制肠细胞膜上的 Na^+-K^+-ATP 酶,阻碍 Na^+ 转运吸收,使肠腔内的渗透压升高,肠腔容积增大;机械性刺激肠壁,使肠蠕动加快。通过 G 蛋白信号转导通路,提高细胞内的钙离子浓度,从而促进结肠平滑肌收缩。

大黄番泻苷提高血及空肠组织中的促胃动素(MTL)、P 物质(SP)含量,降低血管活性肠肽(VIP)水平。

大黄可抑制水通道蛋白(AQP)基因转录和翻译,对结肠水通道蛋白的调节可能是其泻下作用的药理学新解释。

大黄止泻的作用机制:大黄炭具有抗腹泻作用。大黄炭通过抑制肠道蠕动及肠道菌群生长、保护肠黏膜和减少分泌功能而达到抗腹泻的作用。大黄久煎后具有泻下作用的结合型蒽苷含量降低、鞣质的溶出增加而表现为止泻作用。

大黄发挥泻下和止泻作用的影响因素众多,机制复杂,目前尚未完全阐明。根据文献报道,降低大黄中的鞣质含量可增强其泻下作用,而降低蒽醌含量和升高鞣质含量则增强其止泻作用。蒽醌和鞣质可能是其发挥泻下和止泻作用的物质基础。

大黄在制成大黄炭的过程中,不仅活性成分发生变化,而且物理性质也发生改变。这是由于热处理过程中大黄的有机成分绝大部分被灰化破坏,无机成分因此改变存在状态,使整个大黄炭成为失水、疏松、多孔的碳素物质。活性炭本身就具有吸水、收敛、制酸、抗菌、黏附和防渗出等多重功效,因而其在抗腹泻中也发挥重要作用。

(2) 保护胃肠道黏膜屏障:大黄素能通过多种作用机制对胃肠道黏膜产生保护作用,具体体现在其可减少缺血后再灌注损伤、抑制炎症产生、清除或抑制氧自由基、调节胃肠道内分泌、促进损伤后修护、保护细胞间紧密连接等。大黄素对大鼠肠缺血再灌注损害具有很好的保护作用。大黄混悬液能明显降低烧伤后大鼠血浆中的内毒素,改善烧伤组织肠黏膜绒毛上皮细胞水肿和顶端上皮细胞坏死、脱落程度。

对胃肠道机械屏障的保护作用:大黄可以改善脓毒症幼猪的肠道微循环,提高组织对缺血缺氧的耐受能力,减轻肠黏膜炎症损伤程度。大黄素可明显减缓盲肠结扎穿孔大鼠肠系膜微静脉的流速、明显减轻肠黏膜病理损伤、缓解肠上皮细胞的异常凋亡,从而起到肠屏障保护作用。大黄能提高烫伤大鼠还原型烟酰胺腺嘌呤二核苷酸(NADH)氧化呼吸链和琥珀酸氧化呼吸链的呼吸控制率水平,降低线粒体内膜细胞色素 C 的丢失,改善线粒体的呼吸功能,提高线粒体合成 ATP 的能力,对线粒体内膜有明显保护作用,从而维持细胞结构的完整性。

对胃肠道免疫屏障的保护作用:大黄可以调节免疫,抑制多种炎症介质的过度表达。大黄煎液能明显下调坏死性小肠结肠炎(necrotizing enterocolitis,NEC)新生鼠血小板活化因子(PAF)及肿瘤坏死因子-α(TNF-α)等促炎性细胞因子的水平,能抑制烫伤大鼠肠黏膜上皮细胞 TNFR1、TNFR2 基因的表达,大大降低 TNF"攻击"肠黏膜上皮细胞的机会。唐古特大黄中的多糖可通过激活和增加鸟氨酸脱羧酶的表达来促进肠上皮细胞增殖和移行,对肠黏膜损伤的修复具有直接作用。大黄具有明显降低肠道通透性和防止细菌循环移位的作用。

(3) 调节胃肠激素:大黄促进肠道运动的作用与其提高血及空肠组织中的促胃动素(MTL)、P 物质(SP)含量,降低血管活性肠肽(VIP)水平密切相关。大黄提取物番泻苷在增强小鼠泻下强度的同时,也能显著提高小鼠小肠组织的 MTL 含量,降低生长抑素(SST)水平。进一步的研究显示,番泻苷可活化 RhoA,并将其由胞质型转为胞膜型,提高平滑肌细胞收缩的钙敏感性,从而与其他激动剂协同调节小肠的运动。

(4) 调节肠道微生态:人体肠道内寄宿的微生物群的种类繁多,主要由专性厌氧菌及兼性厌氧菌组成,其各自所占的比例不同,构成一个极其复杂的微生态系统,在一定范围内保持着相对的平衡状态,即肠道微生态平衡,在维持人类健康中起着非常重要的作用。例如,肠道微生态失衡会导致肠源有害代谢物内毒素水平升高及肠道通透性增加,是引起宿主炎症级联反应的重要触发因素。临床和基础研究表明,大黄能够明显改善肠道菌群紊乱,恢复肠道优势菌群如益生菌双歧杆菌、乳酸杆菌等,减少致病菌如肠杆菌、肠球菌等,增加丰富菌群的多样性,重塑菌群结构,在门分类水平上可上调拟杆菌门的相对丰度并下调厚壁菌门的相对丰度,从而减少内毒素的产生,抑制炎症相关反应。

大黄对胃肠道的调节作用归纳于图 11-4 中。

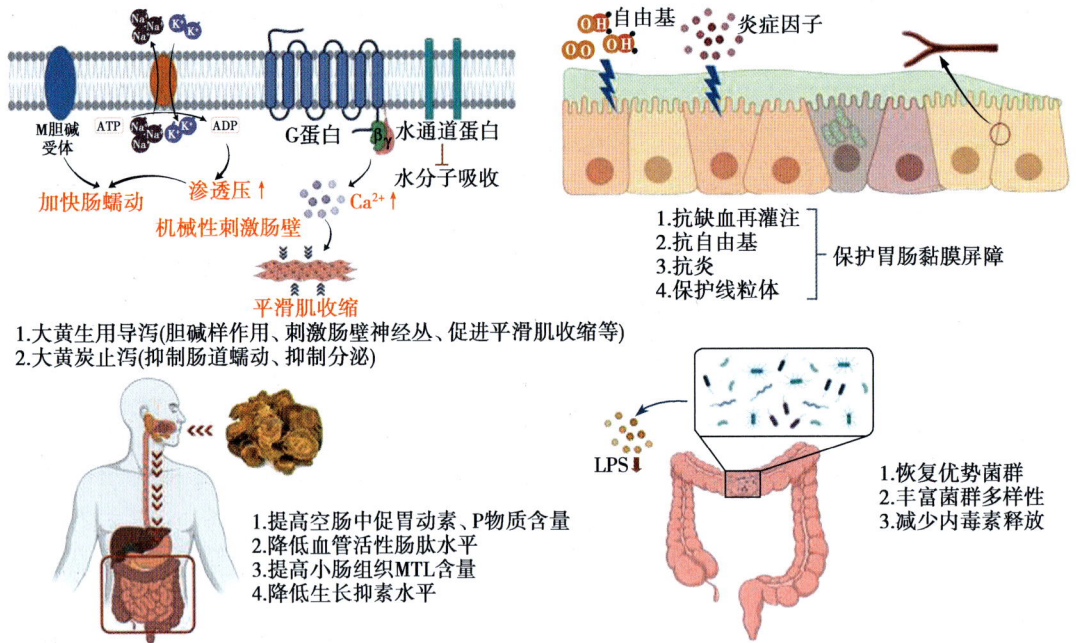

图 11-4　大黄对胃肠道的调节作用

2. 保肝、利胆　大黄对 CCl_4 实验性肝损伤具有明显保护作用，可使血清谷丙转氨酶（GPT）水平明显降低，可减轻肝细胞肿胀、变性和坏死。大黄可增加大鼠胆汁流量，疏通胆小管及微细胆小管胆汁瘀滞，促使胆管舒张；还能使胆汁中的胆红素和胆汁酸含量增加，且其退黄作用与增加胆红素排泄有关。

知识链接

大黄活性成分保肝利胆作用机制

　　大黄素通过抑制炎症因子、抗氧化、改善肝微循环、抗炎、抑制肝细胞凋亡、减轻肝纤维化等作用而发挥保肝作用。大黄素能通过抑制 CD4$^+$ 和 F4/80$^+$ 细胞的浸润及 CD4$^+$ T 细胞和巨噬细胞中 p38MAPK-NF-κB 途径的活化，防止小鼠伴刀豆球蛋白（ConA）诱导的肝损伤。采用 DL-乙硫氨酸和四环素分别诱导小鼠急性脂肪肝，给予大黄素，发现大黄素能改善 DL-乙硫氨酸和四环素引起的肝细胞肿大及小泡型肝脂肪变性，抑制 DL-乙硫氨酸引起的肝内脂肪酸合成相关蛋白表达的增加，减少肝内脂肪酸的摄取并增加脂肪酸的氧化和分泌。

　　大黄酸干预肝纤维化动物模型后，肝组织转化生长因子-β$_1$（TGF-β$_1$）、α-平滑肌肌动蛋白（α-SMA）的表达显著减少，肝组织胶原面积明显减少、纤维化程度明显改善。大黄酸可能通过抑制 TGF-β$_1$ 的活性、抑制肝星状细胞活化而发挥保肝和抗肝纤维化作用。

3. 保护胃黏膜及抗幽门螺杆菌　大黄可以降低胃内胆酸，大黄鞣质可降低胃液游离酸度，增加胃液 pH，促进胃黏膜细胞增殖，达到保护胃黏膜免受损害和应激性溃疡的修复功能。大黄素、芦荟大黄素、大黄酚、大黄酸等对幽门螺杆菌均有抑制作用。

4. 对胰的保护作用 大黄对多种胰酶均具有抑制作用,保护急性胰腺炎的损伤。具有抑制胰酶活性的成分主要有大黄素、芦荟大黄素、大黄酸,上述成分对多种胰酶如胰腺激肽释放酶、胰蛋白酶、胰脂肪酶、胰淀粉酶等均有抑制作用,从而减弱胰酶对胰腺细胞自身的消化作用。大黄素可明显抑制胰胆管内逆行注射脱氧胆酸钠法制作大鼠重症急性胰腺炎(severe acute pancreatitis,SAP)大鼠胰酶及 TNF-α、IL-6 的释放,并且诱导已受损的不可恢复的腺泡细胞凋亡。

知识链接

大黄抗急性胰腺炎的作用机制

大黄抗急性胰腺炎(SAP)的作用机制可能为:①抑制炎症介质的产生和释放。大黄可以通过抑制 NF-κB 和 AP-1 的活化来降低 TNF-α、IL-1β、IL-6 以及 IL-8 等炎症介质的含量,以减轻 SAP 时胰腺及远处组织损伤。②诱导胰腺腺泡细胞及中性粒细胞(PMN)凋亡。大黄素可诱导凋亡调控基因 Bax 表达增强,促进腺泡细胞凋亡,进而治疗 SAP。大黄素可通过内质网应激介导 SAP 胰腺腺泡细胞凋亡。大黄素诱导 SAP 外周血 PMN 凋亡可能与 Fas/FasL 外源通路及线粒体内源通路激活有关。大黄素对 PMN 凋亡的另一潜在机制是通过上调腹腔巨噬细胞 mCD14 分子的表达,促进其活化,进而增强其吞噬、清除凋亡的 PMN 的能力。大黄素可上调内质网凋亡通路上的 caspase-12,提示大黄素可能通过内质网应激途径介导 PMN 凋亡。③改善微循环。大黄素可以通过升高血浆中的前列腺素(如 PGE$_2$、PGI$_2$)水平,拮抗 TXA$_2$,改善 SAP 大鼠的胰腺组织微循环。④减轻氧自由基损伤。大黄、白藜芦醇均可以降低机体中的丙二醛(MDA)活性,增加超氧化物歧化酶(SOD)、谷胱甘肽过氧化物酶(GSH-Px)的活性,减少氧自由基的产生,从而减轻 SAP 时多器官的损伤。⑤保护肠黏膜屏障,抑制肠道细菌移位。⑥调节细胞 Ca^{2+} 超载。⑦保护胰外器官。(图 11-5)

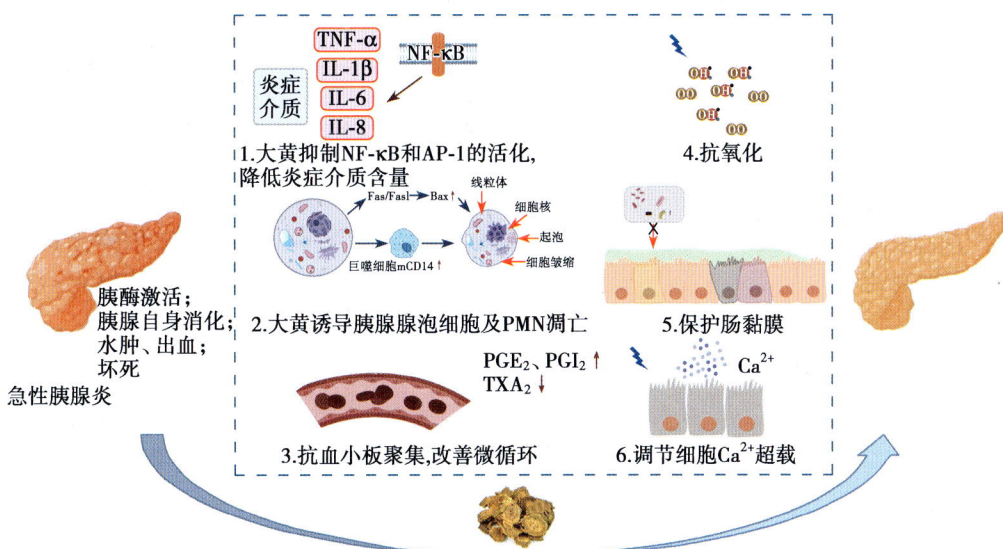

图 11-5 大黄对急性胰腺炎的保护作用机制

5. 抗病原微生物　大黄对多种细菌均具有不同程度的抑制作用。大黄酸、大黄素、芦荟大黄素都具有抗菌作用，它们对葡萄球菌、淋病双球菌最敏感，其次为白喉杆菌、炭疽杆菌、伤寒杆菌和痢疾杆菌、嗜水气单胞菌，以芦荟大黄素的抗菌作用最强。目前已知的抗菌机制为抑制菌体糖及糖代谢中间产物的氧化、脱氢、脱氨，并能抑制细菌蛋白质与核酸的合成。大黄对大肠埃希菌、金黄色葡萄球菌、枯草芽孢杆菌3种菌的抑菌活性大小为蒽苷提取物>游离蒽醌提取物，对乳酸杆菌和双歧杆菌的抑菌活性则游离蒽醌略强于蒽苷。大黄蒽苷可降低粪便中大肠埃希菌和肠球菌的含量，提高乳酸杆菌和双歧杆菌的含量。

6. 利尿、改善肾功能　大黄具有明显的利尿作用。大黄可明显降低实验性慢性肾衰竭模型动物、糖尿病大鼠的血清尿素氮（BUN）和肌酐（Cr）水平。大黄能抑制慢性肾炎的肾间质纤维化病变。大黄素、大黄酸、芦荟大黄素有明显的利尿作用。利尿作用与其对肾髓质 Na^+-K^+-ATP 酶的抑制作用有关，并使肾小管对 Na^+ 的重吸收减少，排出增加。大黄酸、大黄素能够阻断肾间质纤维化，从而发挥肾保护作用。

知识链接

大黄酸、大黄素肾保护作用机制

大黄酸可通过下调转化生长因子-β_1 和重组牛碱性成纤维细胞生长因子的表达，减轻肾间质纤维化。大黄酸可通过减轻肾肥大、改善胰岛素敏感性、纠正脂质代谢紊乱及血液流变学指征紊乱等，有效防治 2 型糖尿病肾病。

大黄素减少尿表皮生长因子（EGF）的排泄量，改善因单侧肾切除所引起的肾代偿性肥大。大黄素还能抑制 Ang Ⅱ 诱导的人肾成纤维细胞增殖及 IL-6 分泌，抑制 Ang Ⅱ 诱导的 Ⅰ 型胶原表达，且呈剂量依赖性。大黄素能够改善糖尿病大鼠的早期肾损伤作用，可能与其抑制尿内皮素（如 ET-1）、TNF-α 的肾内合成和释放有关。大黄素能通过抑制 p38MAPK 磷酸化抑制肾小球硬化，通过 p38-ERK 通路抑制细胞外基质积聚，下调 Toll 样受体 4（TLR4）表达，改善肾的炎症状态。

7. 保肝利胆　大黄素可减轻肝组织纤维化程度，其机制为抑制与肝纤维化密切相关的转化生长因子-β_1（TGF-β_1）、结缔组织生长因子的活性，从而减轻肝的炎症反应，较好地保护肝细胞，改善肝功能。该作用也可能与其抑制肝细胞色素 P450 3A 酶的活性有关。芦荟大黄素不仅能阻止肝细胞死亡，而且对脂质过氧化引起的炎症反应有保护作用。此外，大黄酸还可通过上调 Bcl-2、下调 Bax 表达而抑制细胞凋亡的发生，可能为其保肝作用的机制。

8. 对血液系统的作用

（1）止血：大黄的止血作用确切、见效快，且炒炭止血效果好。α-儿茶素、没食子酸、大黄酚和大黄素甲醚等具有止血作用。止血作用机制为促进血小板的黏附和聚集功能；增加血小板计数；增加纤维蛋白原含量；降低抗凝血酶（AT）的活性；收缩损伤局部的血管，降低毛细血管通透性。

（2）改善血液流变：大黄能改善血液流变性，降低血液黏度及血细胞比容。

（3）降血脂：①大黄醇能降低高胆固醇血症大鼠的血清总胆固醇（TC）、甘油三酯（TG）、载脂蛋白 B（ApoB）、主动脉胆固醇含量及动脉硬化指数，升高 HDL 和载脂蛋白 A Ⅰ（ApoA Ⅰ）水平。因此认为大黄醇的降血脂作用可能与调节血清 ApoA Ⅰ 和 ApoB 水平有关。

②大黄酰酯衍生物能有效地抑制胆固醇生物合成酶——角鲨烯环氧合酶,这也是大黄降血脂作用的机制之一。大黄素还可抑制血小板聚集,改善微循环,降低血液黏度。

9. 抗炎 大黄对多种实验性炎症模型表现出明显的抗炎作用。大黄素、大黄酸抗炎的作用机制主要与抑制炎症介质的合成和代谢相关,通过抑制花生四烯酸代谢,抑制环氧合酶,使 PGE_2 的合成减少,并抑制白三烯 B_4(LTB_4)和白三烯 C_4(LTC_4)的合成。

10. 调节免疫 大黄提取物能抑制红细胞抗体的产生,并有抑制活性 T 细胞的作用,增强巨噬细胞的吞噬功能,有利于免疫调节。

11. 抗肿瘤 大黄蒽酮衍生物、大黄酸、大黄素和芦荟大黄素对小鼠黑色素瘤、乳腺癌、艾氏腹水癌均有不同程度的抑制作用,α-儿茶素能抑制淋巴肉瘤的生长。大黄酸能抑制许多肿瘤细胞增殖和促进肿瘤细胞凋亡,其机制可能是影响肿瘤细胞的细胞增殖动力学和能量代谢;还能抑制癌促进剂佛波酯(TPA)诱导转录因子 AP-1 活化和细胞转化,起到抗诱变作用。

大黄还具有扩张血管、抗心肌缺血、保护急性肺损伤、降血糖、抗氧化等作用。

(三)药动学研究

大鼠灌服大黄水提取物后,血浆可检测到游离蒽醌大黄酸、芦荟大黄素、大黄素、大黄酚和大黄素甲醚,其中以大黄酸的浓度最高。人、犬、家兔和大鼠体内的大黄酸大多符合二室模型。大黄酸口服吸收快,家兔和大鼠体内的 t_{max} 为 0.5 小时,人和犬体内的 t_{max} 分别为 1 小时和 3 小时;向外周室快速分布,人、家兔和大鼠的 $t_{1/2\alpha}$ 均为 0.3 小时,犬为 2 小时左右;$t_{1/2\beta}$ 均为 3~6 小时。大鼠体内芦荟大黄素、大黄素、大黄酚和大黄素甲醚的 $t_{1/2}$ 为 3~6 小时。

无论是单味大黄给药还是复方给药,大黄游离蒽醌类成分在体内吸收快,大多数在 1 小时左右达到最大血药浓度(C_{max}),但消除较慢。在 5 个游离蒽醌中,关于大黄素甲醚的药动学研究较少,部分报道指出该成分在体内的含量较低。对大鼠灌胃给予大黄提取液,检测大鼠血浆中 5 个大黄游离蒽醌,发现大黄酚和大黄素甲醚的浓度太低难以连续被检测到;芦荟大黄素和大黄酸在 1 小时内达到 C_{max},而大黄素达 C_{max} 需要的时间最长(2.44 小时);根据蒽醌的药-时曲线下面积(AUC_{0-t})和 C_{max} 由大到小排序为大黄酸>大黄素>大黄酚>大黄素甲醚>芦荟大黄素。此外,大黄素、大黄酸和芦荟大黄素在给药后 24 小时可检测到。

结合型蒽醌和番泻苷及番泻苷元可在肠菌的作用下生成游离蒽醌。大鼠体内的芦荟大黄素、大黄素、大黄酸和大黄酚主要在小肠吸收,大黄素和大黄酸在胃中也可吸收,大黄素甲醚可在结肠吸收;大黄素、大黄酸的吸收过程均涉及 P 糖蛋白(P-gp);大鼠体内大黄酸的绝对生物利用度约为 20%,比格犬体内约为 50%;在小肠可经葡糖醛酸转移酶和硫酸转移酶代谢发生首关效应而降低绝对生物利用度。大黄蒽醌在肝、脾和肾中的浓度高于血浆,大黄酸的浓度高于芦荟大黄素和大黄素;且大黄酸在生大黄给药后的组织分布浓度明显高于熟大黄给药;大黄素的血浆蛋白结合率为 99%。蒽醌成分 I 相代谢为氢化和羟基化反应,II 相代谢主要为葡糖醛酸化反应和硫酸化反应,其中 II 相代谢为主要代谢途径;大黄素与大黄素甲醚能够互相转化,两者均能转化为大黄酚,大黄酚可转化为芦荟大黄素,芦荟大黄素可转化为大黄酸;大黄酸的葡糖醛酸化有性别和种属差异。大黄蒽醌成分主要随尿液、胆汁和粪便排泄,排出形式主要为原型或其葡糖醛酸化代谢物。

(四)现代应用

1. 便秘及消化系统疾病 大承气颗粒、大黄附子丸、温脾丸、三黄片等中成药用于实热型便秘、腹痛,可治疗习惯性便秘、急性胰腺炎、胆石症、胃及十二指肠溃疡;用于湿热泻痢,可治疗急、慢性胃炎。

2. 黄疸 黄疸茵陈片等用于急、慢性肝炎,急、慢性胆囊炎。

3. 慢性肾衰竭、氮质血症　大黄口服或灌肠给药可用于慢性肾衰竭、尿毒症的治疗。

4. 出血　大黄白及散、大黄炭用于治疗多种原因引起的出血,如上消化道出血、痔疮出血、功能失调性子宫出血、支气管扩张咯血。

（五）不良反应

大黄长期、大剂量使用会出现毒性反应,尤其是鲜大黄服用过量可引起恶心、呕吐、腹痛、黄疸、头晕。长期服用大黄,引起肠肌间丛神经及肌间丛卡哈尔间质细胞(interstitial cell of Cajal,ICC)变性,导致结肠肌电慢波频率减慢,引起所谓的"泻剂结肠"(肠黏膜、平滑肌和肠内神经病变)。长期使用含蒽醌的植物性泻药会造成结肠黑色素沉着病(melanosis coli,MC),而MC与肠道肿瘤有密切关系。

（六）毒理作用

大黄蒽醌类成分可导致肝、肾损伤,尤其是肾近曲小管上皮细胞。大黄素、芦荟大黄素是主要的毒性成分。大鼠喂养蒽醌类药物可导致原发性肝癌和结肠腺瘤性息肉。大黄素及其他蒽醌类化合物在多种细胞株试验中表现有遗传毒性作用。妊娠第3天的小鼠连续5天灌服不同剂量(7g/kg、5g/kg和2.5g/kg)的大黄水提取物,由于其泄泻作用,不仅干扰孕鼠妊娠状态的稳定性,而且可直接影响早期胚胎发育的子宫内膜环境,从而导致流产。

实验结果提示炮制可降低大黄的肝、肾毒性,其机制与结合蒽醌和鞣质类成分下降有关,其中游离和结合态的芦荟大黄素及大黄素甲醚与毒性的相关性最强。肝、肾生化功能指标中,血清谷丙转氨酶(GPT)和肌酐(Cr)反映肝、肾毒性较敏感,提示可作为临床安全性监测指标。

学习小结

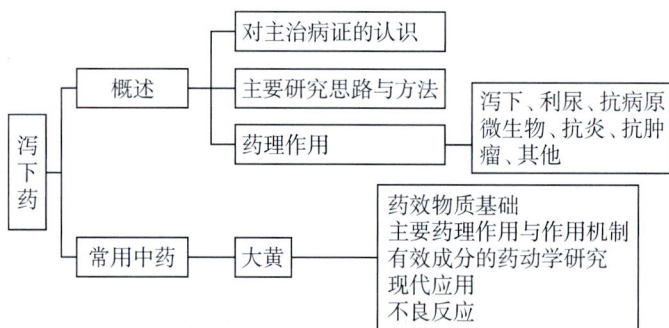

（王小莹）

复习思考题

1. 试根据"下法"中寒下、温下、润下三法,举例说明不同类型泻下药的作用机制。

2. 试分析"大黄生用导泻、久煎止泻"的物质基础和药理学依据。

3. 根据《素问·阴阳应象大论》"其下者,引而竭之"的治疗原则,阳明腑实证宜用治法为苦寒泻下,用大黄、芒硝之属泻热荡结,枳实、厚朴行气宽中,如大承气汤即是此法代表。试根据组方中药物的化学成分和药理作用,分析大承气汤苦寒泻下的物质基础和药理学依据。

第十二章

祛 风 湿 药

学习目标

📐 **学习目标**

　　通过学习祛风湿药的主要研究思路和方法,掌握与功效相关的主要药理作用。掌握雷公藤和秦艽的药效物质基础、药理作用和作用机制;熟悉它们的临床应用;掌握雷公藤的不良反应;了解它们的药动学特点。为该类药物的科学研究和应用奠定基础,也促进现代医学对于痹证的认识。

第一节　概　　述

　　凡以祛除风湿、解除痹痛为主要功效的药物称祛风湿药。祛风湿药大多味苦、辛,性温,归肝、脾、肾经。辛能祛风、苦能燥湿、温以散寒,故祛风湿药大多能祛风散寒除湿,部分药能舒筋活络、止痛、强筋骨。临床主要用于治疗痹证。

　　祛风湿药根据作用特点和临床应用不同,分为 3 类:①祛风湿散寒药。本类药物祛风除湿、散寒止痛、舒筋活络,善于治疗疼痛麻木、关节肿大、屈伸不利、筋脉挛急,包括独活、川乌、威灵仙、青风藤、羌活、木瓜等。②祛风湿清热药。本类药物祛风胜湿、通络止痛、清热消肿,善于治疗风湿热痹、关节不利、红肿热痛,包括雷公藤、秦艽、防己、豨莶草、臭梧桐等。③祛风湿强筋骨药。本类药物祛风胜湿、补肝益肾、强筋壮骨,善于治疗痹证日久、肝肾不足、筋骨软弱无力,包括五加皮、桑寄生、狗脊等。

一、对主治病证的认识

　　痹证外因以风、寒、湿邪为主,内因多因气血不足,脾肾亏虚,卫阳不固,腠理不密,以致外邪入侵,痹阻经络关节,气血运行不畅,引起肌肉、筋骨、关节等部位出现酸楚、麻木、肿胀、疼痛、屈伸不利,甚至关节肿胀变形等症状。

　　痹证临床特征类似于西医学的结缔组织疾病、自身免疫性疾病、骨与骨关节病及软组织疾病等,如风湿热、风湿性关节炎、类风湿关节炎、硬皮病、系统性红斑狼疮、强直性脊柱炎、慢性纤维组织炎、肩关节周围炎等。

二、主要研究思路与方法

　　祛风湿药的现代药理学研究主要是利用相应动物模型,选择可体现人类骨关节炎症性疾病基本病理特征的指标,围绕药物影响炎症的各个阶段(渗出、肿胀、增生)而开展。

(一)痹证模型研究方法

　　1. 自发性关节炎模型　将 KRN T 细胞受体转基因鼠与带有 MHC II 类等位基因 Abg7 背景的 NOD 小鼠进行杂交,所产生的 F1 代即为 K/BxN 小鼠。该鼠在出生后 3 周左右可出现自发性的关节炎,并逐渐发展为严重的慢性关节炎。将人 TNF-α 基因的 3′端进行修饰后转入小鼠体内构建 TNF-α 转基因鼠,可出现侵蚀性的关节炎和广泛的组织炎症。运用将 DNaseⅡ和 IFN-ⅠR 两个基因同时敲除的小鼠,可发展出类似于人类风湿关节炎的慢性关节炎症模型。

2. 病证结合动物模型　根据中医的病因病机理论,风湿性疾病属于"痹证"范畴。故在肾虚、脾虚或风寒湿痹阻的基础上,皮内注射同源或异源性Ⅱ型胶原可引起大鼠或小鼠的多发性关节炎。这种病证结合的动物模型对于治疗类风湿关节炎中药的科学内涵研究具有较大的优势(表 12-1)。

表 12-1　中医痹证动物模型的分类与方法

序号	痹证模型	原理	造模方法
1	风寒湿痹证	《黄帝内经》:风寒湿三气杂至,合而为痹也	大鼠放入冷水中游泳+尾根部皮下注射Ⅱ型胶原与弗氏不完全佐剂混合物
2	风湿热痹证	风、湿、热之邪所闭塞,气血不通,经络阻痹	人工气候箱造成风湿热刺激+尾根部皮下注射Ⅱ型胶原与弗氏不完全佐剂混合物
3	肾虚痹证	《黄帝内经》:肾者水也,而生于骨,肾不生则髓不能满,故寒甚至骨也	切除动物的双侧睾丸和卵巢+尾根部皮下注射Ⅱ型胶原与弗氏不完全佐剂混合物
4	脾虚痹证	脾胃虚弱,痰浊内生,气血化源不足,筋骨血脉失于调养,发为痹证	腹腔内注射利血平或大黄泻下加饥饱失常造成脾虚模型+尾根部皮下注射Ⅱ型胶原与弗氏不完全佐剂混合物
5	瘀血痹阻证	痰瘀相结,气血不畅,筋络痹阻	双侧后肢腘窝淋巴结内注射抗环瓜氨酸多肽和弗氏完全佐剂混合物
6	痰瘀痹阻证	脏腑气机失司,功能紊乱,引起痰浊内生。痰瘀痹阻是类风湿关节炎(RA)中晚期的重要病机	造模前 1 周给予精炼猪油,大鼠右后足趾部注射佐剂造模,继续给予高脂饲料喂养

(二)抗炎作用研究方法

西医学认为风湿性疾病为多种因素诱导机体的免疫反应所致,炎症反应贯穿疾病发生发展的全过程,炎症也是痹证的主要表现之一,是机体组织对各级致炎因子刺激所表现的局部防御应答。因此,应当先用非特异性炎症模型确定药物的基本作用,再结合临床特点,选择相应的特异性炎症模型重点进行研究。

1. 非特异性抗炎作用　主要评价内容包括:①炎性渗出阶段,包括毛细血管通透性,白细胞的趋化、游走、吞噬和分泌功能,关节周围软组织炎症改变致关节腔内渗出液增多情况;②关节肿胀阶段:足跖容积测定;③肉芽增生阶段:组织病理学观察;④炎症与垂体肾上腺皮质的关系。

知识链接

非特异性炎症反应与造模方法

非特异性炎症反应具有 3 个明显的时相:①急性瞬时相,以局部血管扩张和毛细血管通透性增加为特征;②亚急性相,以白细胞和吞噬细胞浸润为特征;③慢性增殖相,以组织退化和纤维化为特征。根据以上 3 个时相,可进行药理学研究。

常用于建立动物模型的致炎物质有异性蛋白(如鸡蛋清)、颗粒性异物(如酵母、角叉菜胶、高岭土、棉球等)以及其他化学物(如松节油、二甲苯、甲醛等)。其中,角叉菜胶是目前最为常用的致炎物质。常见的实验方法有:①毛细血管通透性实验;②白细胞游走实验;③急性关节肿胀实验;④棉球肉芽肿实验;⑤摘除双侧肾上腺抗炎实验。

2. 对免疫性关节炎的作用　主要评价内容包括：①关节肿胀情况：关节炎指数、足跖容积测量。②组织病理学观察：光学显微镜下观察动物滑膜组织中性粒细胞、单核细胞浸润，炎性细胞聚集，滑膜细胞增殖，新生血管数量，软骨破坏等病理改变。③影像学检测：关节X线片、计算机体层成像（CT）、显微CT等。④炎症因子水平：血液、滑膜液、滑膜等病灶中趋化因子及其受体、炎症因子、黏附分子等，检测方法有酶联免疫吸附试验（ELISA）、聚合酶链反应（PCR）、免疫组化、免疫印迹（Western blot）等。⑤免疫功能：主要包括对风湿性疾病诊断及研究具有意义的多种抗体，如抗核周抗体、抗角蛋白抗体、抗Sa抗体等；也可检测外周血T、B淋巴细胞亚群的变化，以观察药物对免疫功能失衡的影响。

知识链接

免疫性关节炎模型

免疫因素可能是痹证的始发因素。细胞免疫在类风湿关节炎的病理过程中起重要作用，同时病变的局部亦有免疫复合物介导的免疫性炎症特征，因此免疫性关节炎模型对研究抗炎抗风湿药物有重要价值。目前被广泛应用的、临床特征和病理学与人类风湿关节炎相似的动物模型以下几种。

（1）佐剂性关节炎模型：大鼠佐剂性关节炎与人类风湿关节炎有许多相似性。大鼠于左后足底注射弗氏完全佐剂致炎后，于不同时间段测大鼠体重和两侧后足跖的体积或周长，3～5天炎症达到高峰，此阶段左后足跖体积的变化反映原发病变；直至11～12天非注射部位（右后足、前足、耳等）出现继发性炎症肿胀；持续测量至第21天。

（2）Ⅱ型胶原诱导的关节炎模型：皮内注射同源或异源性Ⅱ型胶原引起大鼠或小鼠的多发性关节炎，动物的一侧后肢先出现典型的红肿现象，随之其余肢体也相继受累。肿胀一般持续5～8周，最终可导致关节畸形。

（3）蛋白聚糖诱导的进行性多发性关节炎模型：蛋白聚糖3次腹腔注射后，小鼠可发展成双关节炎，此后12～18周可逐渐发展至其他关节炎症。

（4）降植烷诱导的关节炎模型：大鼠单次皮下注射、小鼠间隔50天分2次注射，此后60～180天内可诱导慢性关节炎。

3. 抗炎的作用机制研究　主要针对以下几方面：①纠正免疫功能障碍；②抑制炎症因子；③抗氧化；④改善血液流变学、改善微循环；⑤信号转导通路。

（三）镇痛作用研究

镇痛药效研究采用筛选实验的原理，对实验动物施加引起疼痛的刺激以引起疼痛反应，观察药物对疼痛反应的影响以定量疼痛程度。

知识链接

镇痛研究模型

常用的致痛方法有物理性（热、电、机械）与化学性（缓激肽、H^+、K^+等）刺激法。常用的动物为大鼠、小鼠与家兔等。用于祛风湿药镇痛作用研究的模型包括：

（1）扭体法：选用小鼠，腹腔注射乙酸，观察10分钟内出现扭体反应如腹部内凹、伸展后肢、臀部抬高的次数。

（2）热板法：选用雌性小鼠，将大烧杯固定于(55±5)℃的温控热板仪内，小鼠放入大烧杯内，观察小鼠放入后至舔后足之间的时间，即为痛觉反应时间。

（3）辐射热甩尾法：选用小鼠或大鼠，用全反射式电影放映灯泡聚焦照射，以启动光源至鼠尾急速摆动时间为甩尾潜伏期测痛阈。

（4）电刺激法：选用小鼠，由零匀速逐渐增大刺激电压，以引起小鼠第一声尖叫时的电压作为阈电压；以阈电压恒定刺激小鼠，出现第一次尖叫的时间即为痛觉反应时间。

（5）离子皮下透入致痛法：常选用家兔与大鼠，将饱和 KCl 溶液经一定强度的直流电直接注射进入动物的不同皮下部位，引起疼痛，以引起疼痛反应的电流强度为痛阈。

分析祛风湿药的镇痛部位是在中枢还是在外周。外周性镇痛作用常用致痛因子(如缓激肽、K^+、组胺等)诱发感觉神经放电法，分析药物对上述致痛因子或痛觉增敏因子(如PGE_2)的作用。中枢性镇痛类药常与中枢有关递质的水平及其受体相关。

知识链接

镇痛作用部位分析方法的基本原理

①微量侧脑室给药法，在直接给药部位达有效浓度，而经血流稀释分布至其他部位时则浓度太低而无效；②阻断和改变血流使药物发挥局部作用(兔耳静脉阻断法，使药物不能进入某一部位或只能到达某一部位)；③切断部位之间的解剖学联系；④造成对称肢体痛阈的差别，根据差别与部位的关系分析药物的作用部位。

三、主要药理作用

现代药理学研究认为，祛风湿药一般具有抗炎、镇痛、免疫调节作用，并认为上述药理作用是祛风湿方药祛除风湿、解除痹痛的药理学基础。

（一）抗炎

炎症是痹证的主要病理变化之一。炎症是机体组织对各级致炎因子刺激所表现的一种以防御为主的局部应答，包括局部毛细血管扩张、通透性增加、白细胞游走以及吞噬活动异常等。急性炎症主要病理改变为红、肿、热、痛；慢性炎症主要病理改变为肉芽组织增生。

祛风湿药对炎症不同病理模型及不同阶段(急、慢性炎症)都有抑制作用，主要表现为抑制或减轻局部炎症部位毛细血管扩张、通透性增高、白细胞主动游出及吞噬活动异常，同时缓解局部组织红、肿、热、痛症状。如秦艽可抑制甲醛、蛋清、角叉菜胶所致大鼠关节肿胀，主要通过兴奋垂体肾上腺皮质功能发挥抗炎作用；雷公藤可显著抑制大鼠棉球肉芽增生；青风藤对由注射减毒结核杆菌菌液造成的大鼠佐剂性关节炎、注射甲基化小牛清蛋白造成的大鼠抗原性关节炎均具有明显改善作用，同时使关节炎指数及关节肿胀程度明显下降，明显减轻关节破坏程度和抑制新骨形成。另外，由臭梧桐和鬼针草等量混合制成"关节灵"，实验和临床都表明其有抗炎作用，但单味药作用不明显。

（二）镇痛

疼痛是痹证的临床症状之一，常见骨、关节、肌肉疼痛。

秦艽、青风藤、独活、粉防己、五加皮等都有一定的镇痛作用，提高动物对热刺激、电刺激、化学刺激所致疼痛反应的阈值,也可减少小鼠乙酸扭体次数。青风藤碱的镇痛作用部位在中枢,结构与吗啡相似,镇痛作用强度是吗啡的0.04~0.1倍,但无成瘾性。粉防己总碱的镇痛效力为吗啡的1/8。

（三）免疫调节

除痛风性关节炎是由尿酸盐结晶所致及少数非炎症性疾病所致外,风湿性疾病的发病机制多与机体的免疫功能异常密切相关。风湿性疾病患者常伴有细胞免疫和体液免疫功能紊乱。

本类药物的祛风湿作用与其抑制机体过高的免疫功能有密切关系,如雷公藤、独活、豨莶草、青风藤对机体的免疫功能有明显的抑制作用。本类药中的少部分成分对免疫功能有促进作用,如五加皮增强小鼠的T、B淋巴细胞增殖反应;细柱五加总皂苷和多糖可提高小鼠网状内皮系统的吞噬功能和小鼠的血清抗体滴度。

（四）其他

雷公藤、独活、徐长卿、威灵仙、木瓜、秦艽、防己、豨莶草等有一定的抗菌作用。独活、秦艽、臭梧桐、五加皮等有镇静作用。独活、徐长卿、川乌、秦艽、防己、豨莶草、臭梧桐等有降压作用。

祛风湿药的主要药理作用见表12-2。

表12-2 祛风湿药的主要药理作用总括表

类别	药物	抗炎	镇痛	免疫调节	其他
祛风湿散寒药	雷公藤	+	+	-	抗菌、抗肿瘤、抑制生殖系统、杀虫
	独活	+	+	-	镇静、降压、抗菌、解痉、抗凝、抗血小板聚集、抗心律失常
	徐长卿	+	+		降压、抗菌、抗氧化、降血脂
	威灵仙	+	+		抗菌、利胆、抗疟
	木瓜	+	+		抗菌、抗肿瘤、保肝
	川乌	+	+	-	降压、抗肿瘤、降血糖
祛风湿清热药	秦艽	+	+		镇静、抗菌、降压、利尿、抗过敏、升血糖
	防己	+	+		降压、抗菌、抗心律失常、抗血小板凝集、抗心肌缺血、抗过敏
	豨莶草	+	+	-	降压、扩血管、抗疟、抗菌、抗早孕
	臭梧桐	+	+		镇静、降压
祛风湿强筋骨药	五加皮	+	+	±	镇静、抗应激、抗疲劳、降血糖、抗溃疡

注:+为增强作用; -为抑制作用; ±为调节作用。

第二节 常用中药

案例导入

雷公藤——从断肠草到治疗麻风病的内服药

相传"神农尝百草,死于断肠草"。几千年来,人们对于神农的献身精神充满敬佩和惋惜之情。而这个传说给"断肠草"也蒙上了神秘的色彩。

雷公藤始载于《本草纲目拾遗》:"雷公藤……出江西者力大,土人采之毒鱼,凡蚌螺之属亦死,其性最烈……入水药鱼,人多服即昏。"《植物名实图考》记载:"莽草……

根尤毒,长至尺余。俗曰水莽兜,亦曰黄藤,浸水如雄黄色,气极臭。园圃中渍以杀虫,用之颇亟,其叶亦毒。南赣呼为大茶叶,与断肠草无异。"雷公藤自明清以来临床应用较多。明代的《仁文书院集验方》《箓竹堂集验方》中载有"神应万灵膏"(雷公藤等52味,等份入香油煎至焦枯,捞出滓,再入杏仁等煎焦,渣滤净,浓缩至滴水不散,入黄丹等搅之,滴水成珠为度,放温后加入麝香等搅匀,过三宿,摊纸上或绢上贴患处。可治疗一切风气肿毒诸病)。清代《疡医大全》中写道:"追毒丸(方汝圣):青竹蛇⋯⋯雷公藤⋯⋯共乳极细末,凡一切痈疽大毒⋯⋯无灰酒调服,令醉自消。"

一、雷公藤

雷公藤为卫矛科雷公藤属植物雷公藤 *Tripterygium wilfordii* Hook. f. 的干燥根茎。雷公藤性凉,味苦、辛。具有祛风除湿、活血通络、消肿止痛、解毒杀虫功效。用于湿热结节、癌瘤积毒。雷公藤有大毒,毒性程度与季节有关,以夏季采集者毒性最大,民间有"春三、夏一、秋五、冬七"(指人服后死亡的天数)之流传。

(一)药效物质基础

目前从雷公藤中分离鉴定的主要是二萜类、三萜类及生物碱类化合物。雷公藤二萜类包括雷公藤甲素、雷公藤乙素、雷公藤氯内酯、雷公藤内酯三醇、雷公藤内酯酮;三萜类主要包括雷公藤红素、雷公藤内酯甲、雷公藤三萜酸 A、雷公藤三萜酸 B、雷公藤三萜酸 C 等。雷公藤生物碱类包括雷公藤碱、雷公藤次碱、雷公藤宁碱、雷公藤碱戊等。雷公藤中的二萜类化合物属于松香烷型,含有 3 个环氧基团和 1 个五元不饱和内酯环,是雷公藤生物活性的主要成分,也是主要毒性成分,且有效剂量与毒性剂量相近,影响雷公藤在临床的推广应用。

(二)功效主治与主要药理作用及机制

雷公藤祛风除湿、消肿止痛的功效主要表现为免疫抑制、抗炎和抗过敏作用;活血通络的功效表现为改善血液流变性、抑制血管内膜增生的作用;解毒杀虫的功效表现为抗菌、杀虫作用。具体表现如下(图 12-1)。

1. 调节免疫 雷公藤水煎剂及雷公藤总碱可使脾、胸腺萎缩,淋巴组织内淋巴细胞数减少;抑制脾细胞活化,增强 T 抑制细胞(Ts)的功能,抑制 IL-2 分泌及其受体的表达。雷公藤总苷可降低外周白细胞数,增加巨噬细胞的吞噬功能;能同时抑制钙离子依赖性和非钙离子依赖

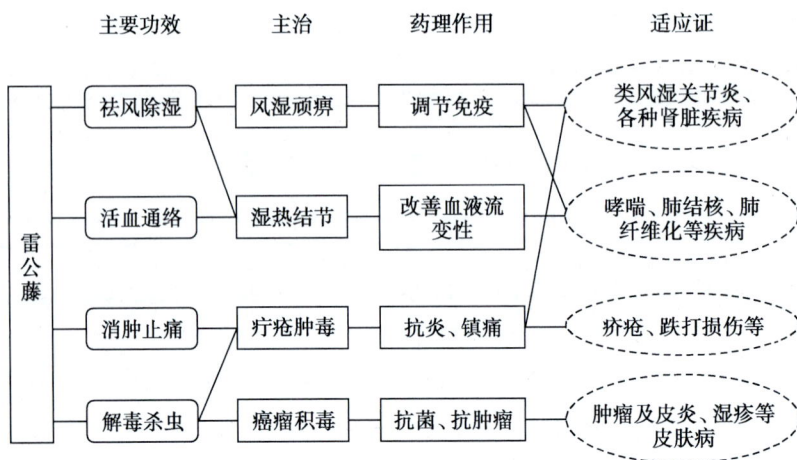

图 12-1 雷公藤的功效主治与药理作用

性通道,并通过抑制 IL-2 转录影响 T 细胞活化;抑制抗原递呈细胞将抗原递呈给抗原特异性淋巴细胞,从而抑制免疫反应的激活;抑制多种自身免疫系统疾病和排异反应中起重要作用的前致炎细胞因子的表达;对类风湿关节炎患者可提高血清补体 C3 含量,抑制 IgM、IgA、IgG 形成。雷公藤煎剂及总碱总苷对迟发型超敏反应(delayed type hypersensitivity,DTH)有抑制作用。

雷公藤甲素抑制单向混合淋巴细胞反应(MLR)、迟发型超敏反应体外诱导的抑制性 T 细胞(Ts)活性及 T 淋巴细胞亚群的活性、特异性抗体 IgG 的形成。雷公藤内酯醇以剂量和时间依赖性诱导人 T 淋巴细胞凋亡,并通过上调 NF-κB 的抑制因子 IκB 的基因转录,抑制 NF-κB 的活性,减少 IL-2 mRNA 的表达,从而抑制 T 细胞的活化与增殖。雷公藤氯内酯对巨噬细胞的吞噬功能和 NK 细胞的活性有双向调节作用。

知识链接

雷公藤甲素基于免疫抑制治疗类风湿关节炎的作用机制

雷公藤甲素通过激活死亡受体(Fas)和线粒体凋亡途径诱导 T 细胞凋亡;雷公藤甲素抑制 B 细胞释放特异性抗体 IgG;雷公藤甲素通过下调血管内皮生长因子(VEGF)、血管内皮生长因子受体(VEGFR)、血管生成素-1(Ang-1)、血管生成素-2(Ang-2)等的表达,抑制血管生成,并抑制免疫细胞的浸润;雷公藤甲素抑制 NF-κB 和 PI3K-Akt 信号通路,并抑制树突状细胞(DC)的迁移(图 12-2)。

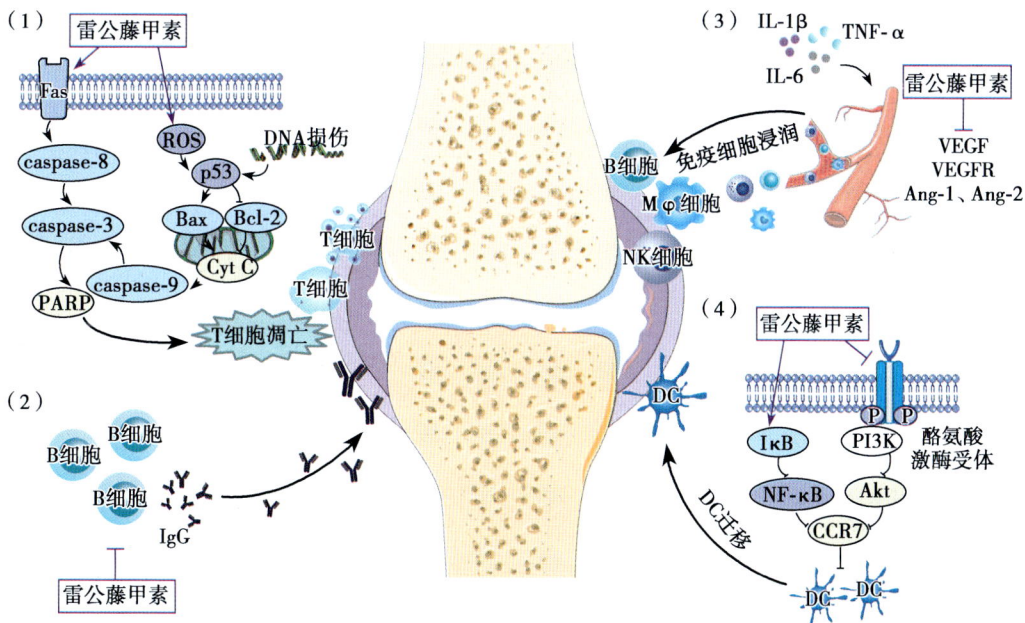

图 12-2 雷公藤甲素基于免疫抑制治疗类风湿关节炎的作用机制

2. 抗炎、镇痛 雷公藤水煎剂通过兴奋垂体-肾上腺皮质系统而达到抗炎的目的;雷公藤煎剂及乙酸乙酯提取物可抑制炎症细胞趋化,抑制前列腺素如 PGE_2 等炎症介质的产生和释放,抑制炎症后期的纤维增生;雷公藤煎剂对乙酸致小鼠的扭体反应有抑制作用,可提高小鼠热刺激、电刺激的痛阈值。

雷公藤甲素可抑制成纤维细胞环氧合酶-2（COX-2）和诱生型一氧化氮合酶（iNOS）的表达及其诱导产物 PGE_2 的生成，抑制多种炎症因子 IL-2、IL-6 和 TNF-α 的表达，减轻其介导的组织损伤；通过抑制滑膜成纤维细胞 NF-κB 的活性而抑制 TNF-α 所刺激的 COX-2、iNOS 表达和 PGE_2、NO 的生成；通过调节 ERK 信号转导途径，抑制脊髓胶质细胞激活，而后降低炎症细胞因子如 IL-1β、IL-6 和 TNF-α 的表达水平，有效减轻集落因子抗原（CFA）引起的炎症性疼痛。雷公藤内酯抑制炎症早期血管通透性增高、渗出、水肿，从而达到抗炎的作用。雷公藤内酯、雷公藤红素通过抑制单核细胞 CD18 的表达，抑制关节成纤维细胞基质金属蛋白酶 RNA 表达，降低环氧蛋白的表达，下调黏附分子 CD11、CD14 和 ICAM-1，减少炎症因子的产生等，抑制多种炎症的发生。

3. 抗肿瘤　雷公藤具有较强的抗肿瘤活性，是一种广谱抗肿瘤天然药物，能通过诱导肿瘤细胞凋亡、抑制肿瘤微血管生成、干预肿瘤细胞周期、抑制或上调相关癌基因表达、活化 MAPK 信号通路、抑制端粒酶活性及抑制炎症因子表达，多靶点、多途径、交叉发挥抗肿瘤作用。

知识链接

雷公藤活性成分抗肿瘤作用机制

雷公藤红素具有显著的抗肿瘤作用，其抗癌机制有别于现有的化疗药物。泛素-蛋白酶通路是细胞内蛋白质降解的重要通路，在肿瘤的生长与转移中起关键作用。雷公藤红素具有抑制细胞蛋白酶的作用，堪称一种天然抗癌药物。

雷公藤甲素可通过抑制 p21 基因活性诱导肿瘤细胞凋亡，使肿瘤细胞对 TNF-α 诱导的细胞凋亡敏感，同时有效地抑制 TNF-α 介导的细胞凋亡抑制蛋白（IAP）家族成员 c-IPA2 和 c-IPA1 的诱导凋亡；还能抑制血管内皮细胞生长和肿瘤毛细血管的生成。

雷公藤甲素和乙素抗肿瘤的同时，能抑制 RNA 及蛋白质的合成，并选择性地使磷酸果糖激酶上的巯基失活，抑制肝糖原合成，使 RNA 聚合酶失活，干扰 DNA 复制。

4. 抗生育　雷公藤的有效抗生育阈剂量明显低于自身免疫病的治疗剂量。从雷公藤中分离出来的化合物雷醇内酯，抗生育剂量为免疫抑制剂量的 1/5。其生殖毒性主要表现为对雄性生殖系统的抑制作用。

知识链接

雷公藤活性成分抗生育机制

雷公藤甲素选择性地作用于睾丸生精细胞的组蛋白 H3K9me2，降低精子内的 NO 和 SOD 含量，影响精子细胞膜的流动性，抑制精子的变态与成熟，降低睾丸组织中的果糖含量和酸性磷酸酶（ACP）、透明质酸酶、α-淀粉酶（α-AMS）活性，降低附睾精子的总碱性蛋白含量，从而降低精液质量，抑制精核蛋白的生物合成，使精子细胞核蛋白组型转换受阻，精子不能成熟，导致不育。

雷公藤氯内酯醇抑制精子对 Ca^{2+} 的摄取，导致精子膜内外的 Ca^{2+} 梯度浓度失去动态平衡而抑制精子活力。

5.　其他　雷公藤乙酸乙酯提取物具有改善血液流变性、抑制血管内膜增生的作用；可使周围小动脉舒张，增加血流量，降低外周血流阻力，改善微循环阻碍。对金黄色葡萄球菌、革兰氏阴性菌、真菌、枯草杆菌及分枝杆菌等均有抑制作用，对真菌特别是皮肤白念珠菌的抑菌效果较好。雷公藤总苷可使育龄女性患者月经减少甚至闭经，阴道细胞出现不同程度的萎缩。

（三）药动学研究

人口服雷公藤总苷片，血浆中检测到雷公藤甲素和乙素。雷公藤甲素符合二室模型，在 $0.05 \sim 0.1 \text{mg/kg}$ 剂量下，犬体内符合线性动力学过程；灌服后 t_{max} 为 15 分钟；大鼠和犬的 $t_{1/2\alpha}$ 分别为 0.03 小时和 1 小时，$t_{1/2\beta}$ 分别为 0.7 小时和 2.5 小时。

雷公藤甲素口服通过被动扩散吸收，绝对生物利用度为 75%；大鼠血浆蛋白结合率为 65%；肝中的浓度最高，依次为脾、肺、肾、肠、心和脑；雷公藤甲素广泛代谢，主要随粪便和尿液排泄，但以原型排泄不足 1%。

雷公藤红素静脉注射后的 $t_{1/2}$ 为 3 小时，口服吸收较差，血浆中未检测到原型。

（四）现代应用

1.　口服雷公藤制剂如雷公藤片、雷公藤总内酯片、雷公藤多苷片可治疗类风湿关节炎和风湿炎症顽疾。雷公藤多苷片为我国首先研究利用的抗炎免疫调节中成药，有"中草药激素"之称，被世界卫生组织认定为治疗关节炎疾病的"中国首创植物新药制剂"。

2.　雷公藤制剂可治疗肾炎、肾病综合征、自身免疫性肝炎、结节性红斑、银屑病及器官移植排斥反应；尚有雷公藤单用或配伍用于湿疹、皮炎、顽癣、麻风病等的治疗。

（五）不良反应

1.　生殖系统　女性服药者常会发生闭经、月经周期紊乱以及经血增多或减少等；对男性可能有抗生育作用。

2.　消化系统　服药者常发生畏食、恶心、呕吐、腹胀、腹泻等症状，有时可出现消化道出血。饭后服药或同时服用保护胃黏膜的药物可减轻这些症状。

3.　皮肤黏膜　服药者可发生口唇及口腔黏膜糜烂、溃疡、皮肤色素加深及脱发等。

4.　其他　还可引起泌尿系统、神经系统和心血管系统损害，表现为肾功能异常、神经细胞变性、心律失常或心电图的变化等。

（六）毒性作用

雷公藤的毒副作用发生率为 58.1%，且毒副作用的大小与药量有关，药量越大，毒副作用越明显。雷公藤所含的生物碱、二萜类、三萜类及苷类物质均有一定毒性，其中二萜类成分的毒性最大，其次是三萜类成分，而生物碱成分的毒性较小。其毒副作用主要为生殖系统、消化系统和内分泌系统损害，其次为血液系统和皮肤黏膜系统损害，其中最为突出的是对生殖系统的毒性作用。雷公藤致死的主要原因为循环衰竭及肾衰竭。

二、秦艽

秦艽为龙胆科植物秦艽 *Gentiana macrophylla* Pall.、麻花秦艽 *Gentiana straminea* maxim.、粗茎秦艽 *Gentiana crassicaulis* Duthie ex Burk. 或小秦艽 *Gentiana dahurica* Fisch. 的干燥根。秦艽性平，味辛、苦，归胃、肝、胆经，具有祛风湿、清湿热、止痹痛、退虚热等功效，用于风湿痹痛、中风半身不遂、筋脉拘挛、骨节酸痛、湿热黄疸、骨蒸潮热、小儿疳积发热等。

（一）药效物质基础

秦艽的化学成分主要为环烯醚萜苷类，包括龙胆苦苷、当药苦苷、当药苷，其中以龙胆苦苷为代表，根中的含量为 0.2%~1.5%。此外，还含有黄酮类、挥发油和糖类等。秦艽本身不含生物碱,主要成分龙胆苦苷(含量为 0.2%~1.5%)的性质不稳定,在提取分离过程中如使用氨水,则生成生物碱,包括秦艽碱甲(龙胆碱)、秦艽碱乙(龙胆次碱)及秦艽碱丙(龙胆醛碱)等。

(二)功效主治与主要药理作用及机制

秦艽的祛风湿、清湿热、止痹痛功效与其具有抗炎、抗过敏、解热、镇痛、镇静、保肝、抗菌等作用相关。具体表现如下(图 12-3)。

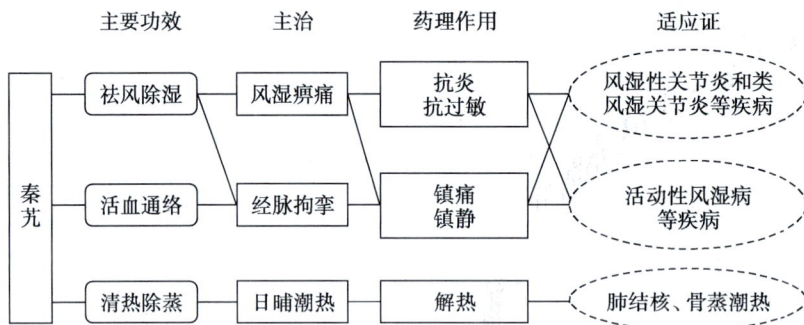

图 12-3　秦艽的功效主治与主要药理作用

1. **抗炎**　秦艽乙醇浸出液对二甲苯致小鼠耳廓肿胀、甲醛和蛋清致小鼠足跖肿胀、乙酸致小鼠腹腔毛细血管通透性增加有显著的抑制作用;秦艽醇提物能显著减轻佐剂性关节炎大鼠的关节肿胀,降低关节炎指数。

增强肾上腺皮质功能的有效成分为秦艽碱甲;抗炎作用强度与可的松相似,较水杨酸钠强(90mg/kg 腹腔注射的效果相当于水杨酸钠 200mg/kg)。外用染料渗出法可见大鼠腹腔注射秦艽碱甲 90mg/kg,能明显降低因注射蛋清引起的毛细血管通透性增加;抗炎的同时能降低大鼠肾上腺内的维生素 C 含量;去除大鼠的双侧肾上腺或用戊巴比妥钠麻醉,抗炎作用消失。说明秦艽碱甲不是直接作用于肾上腺皮质,而可能是通过兴奋下丘脑、垂体,使促肾上腺皮质激素(ACTH)分泌增加,从而增强肾上腺皮质功能。

2. **镇痛、镇静、解热**　秦艽水提取物、醇提取物可以明显抑制乙酸所致的小鼠扭体反应,对热板反应、电刺激所致的小鼠、大鼠疼痛反应有抑制作用,且随着剂量增加,镇痛作用增强。秦艽煎剂及醇溶性浸出物对大鼠实验性发热有解热作用。

秦艽碱甲小剂量对小鼠、大鼠的中枢神经系统有镇静作用,较大剂量则有中枢兴奋作用,最后导致麻痹死亡。秦艽碱甲本身无催眠作用,却能增强戊巴比妥钠的催眠作用。秦艽碱甲有一定的镇痛作用,但作用时间较短,与草乌、延胡索合用可增强其镇痛作用。

3. **抗菌**　体外实验表明,秦艽醇浸液对弗氏痢疾杆菌、流感杆菌、金黄色葡萄球菌、志贺痢疾杆菌、肺炎杆菌、副伤寒杆菌、霍乱弧菌、炭疽杆菌等有抑制作用;水浸液体外对堇色毛癣菌及同心性毛癣菌等皮肤真菌有不同程度的抑制作用;秦艽水提物和醇提物均可明显延长甲型流感病毒感染小鼠的存活天数,对肺指数、肺组织形态学都有改善作用。

4. **抗过敏**　秦艽碱甲给豚鼠腹腔注射能明显减轻组胺喷雾引起的豚鼠哮喘及抽搐。给蛋清性过敏休克家兔腹腔注射秦艽碱甲 90mg/kg,有一定的抗过敏性休克作用,能松弛支气管平滑肌,降低毛细血管通透性,缓解水肿。

5. **保肝利胆**　龙胆苦苷通过抑制炎症渗出,减轻肝细胞损伤,降低血清中的 ALT 水平,从而促进肝功能恢复;能增加肝细胞蛋白质、糖原和核糖核酸的合成,促使肝功能恢复;能增加大鼠的胆汁分泌,促进胆囊收缩,从而发挥利胆作用。

6. 其他 龙胆苦苷能直接作用于胃,促进胃液及游离盐酸分泌。秦艽碱甲通过直接抑制心脏,从而产生降压及减慢心率的作用。秦艽碱甲可通过促进肾上腺素释放,抑制肝糖原合成,促进肝糖原分解,从而使血糖增高。

(三)药动学研究

秦艽提取物或龙胆苦苷给药后,龙胆苦苷在动物体内(犬、兔、大鼠和小鼠)多呈二室模型。龙胆苦苷口服后的绝对生物利用度为40%,t_{max}为0.5~2小时,在胃肠道内部分经肠道菌群的β葡糖苷酶水解,产生主要活性代谢产物龙胆碱;$t_{1/2\alpha}$约为1小时,分布广泛,静脉注射后的组织浓度依次为肾>血清>肝>脾>肺>胸腺>脂肪>心>肌肉>胃>肠>脑,血浆蛋白结合率为45%;$t_{1/2\beta}$为3~6小时,主要以原型经肾排泄。

大鼠静脉注射给予龙胆碱单体后,龙胆碱符合二室模型,$t_{1/2\alpha}$为0.14小时,$t_{1/2\beta}$为2小时。龙胆碱能透过血脑屏障,最终代谢产物为龙胆醛。

口服秦艽水煎液后,龙胆苦苷的AUC较服用龙胆苦苷单体显著增大,绝对生物利用度显著提高。

(四)现代应用

1. 秦艽可治疗风湿性疾病,如风湿性或类风湿关节炎、痛风性关节炎、特发性炎症性肌病。

2. 以秦艽为主的复方(如秦艽鳖甲散)常用于骨蒸潮热,相当于西医学的肺炎、肺结核、胸膜炎等。以秦艽为主的复方(如山茵陈丸)常用于湿热黄疸,相当于西医学的黄疸型肝炎、胆囊炎等。

(五)不良反应

偶见恶心、呕吐或心悸、心率减慢、蛋白尿、血尿等不良反应。久病体虚、小便多、大便溏泻者忌用。孕妇忌用。

三、独活

独活为伞形科植物重齿毛当归 *Angelica pubescens* Maxim. f. *biserrata* Shan et Yuan 的干燥根。味辛、苦,性微温。辛行散祛风,苦燥湿,温祛寒。具有祛风除湿,通痹止痛功效。用于风寒湿痹,腰膝疼痛,少阴伏风头痛,风寒夹湿头痛。

(一)药效物质基础

独活的化学成分主要包括香豆素类和挥发油类,含固醇和糖类成分。目前,香豆素类化合物是独活中含量最高的主要活性物质,包括甲氧基欧芹素、香柑内酯、花椒毒素、欧芹酚甲醚(蛇床子素)、二氢欧山芹醇当归酸酯、异欧前胡素等。挥发油类主要包括枞油烯、葎草烯、α-蒎烯等。2015年版《中华人民共和国药典》将欧芹酚甲醚和二氢欧山芹醇当归酸酯作为独活的质控指标。

(二)功效主治与主要药理作用及机制

独活的祛风除湿、通痹止痛功效与其具有抗炎、镇痛、镇静及催眠、扩张血管、降压、抑制血小板聚集等作用相关。具体表现如下。

1. 抗炎、镇痛 独活水煎剂小鼠灌胃对急性腹膜炎和耳廓肿胀有明显的抑制作用;减少乙酸所致的小鼠扭体反应次数和延长热板法所致小鼠痛反应时间,镇痛作用与阿司匹林相当。

独活挥发油可能通过抑制炎症介质组胺、5-HT的释放而发挥一定的抗炎作用;对大鼠甲醛性关节炎有抗炎作用。

2. 镇静、催眠 独活煎剂灌胃或腹腔注射后,可使小鼠自主活动减少,表现出镇静乃至催眠作用。当归酸、伞形花内酯是独活的活性成分之一,有明显的镇静作用。

3. 心血管系统　独活的二氯甲烷提取部分,可抑制血管紧张素Ⅱ受体、α-肾上腺素受体、钙通道阻滞剂受体的活性,具有直接扩张血管、降低血压、抗心律失常等作用,但不持久。

从独活中分离出的γ-氨基丁酸可对抗多种实验性心律失常,并影响心室肌动作电位;独活酊剂或煎剂有一定的降压作用;白当归素、欧芹酚甲醚、5-甲氧基-8-羟基补骨脂素具有扩张冠状动脉作用;白芷素氨乙基衍生物等具有肾上腺素能神经阻滞作用,甲氧基欧芹素等香豆素类化合物具有拮抗钙通道受体活性的作用,此作用与血压、心率有关。

4. 抗凝　独活醇提物可延长凝血时间,抑制血小板聚集,抑制体内、体外血栓的形成。

独活香豆素类成分,如二氢山芹醇、二氢山芹醇乙酸酯、二氢欧山芹素和欧芹酚甲醚对体外血小板聚集有一定的抑制作用;欧芹酚甲醚对 ADP、花生四烯酸、胶原和凝血酶诱导的血小板聚集有抑制作用。

5. 抗菌　伞形花内酯对布鲁斯菌有明显抑制作用,其最低抑菌浓度(MIC)为1:2 500;独活脂溶性部分分离出的萜羧酸及乙炔衍生物有抗菌作用;欧芹酚甲醚和花椒毒素在体外对 11 种菌株的实验表明有广泛的抗菌谱。

6. 解痉　佛手柑内酯、花椒毒素、欧芹酚甲醚等对兔回肠有明显的解痉作用;异虎耳草素、虎耳草素、白芷素能显著对抗十二指肠痉挛;东莨菪素对在体或离体子宫痉挛有一定的解痉作用。

7. 免疫调节　明显增加免疫器官的重量;提高单核巨噬细胞的吞噬功能;抑制迟发型皮肤超敏反应;显著提高非特异性免疫功能。

8. 抗肿瘤　独活中含有的活性成分甲氧基欧芹素、补骨脂素、香柑内酯、花椒毒素、伞形花内酯、异欧前胡素等物质具有抗肿瘤活性,皆诱导肿瘤细胞凋亡,抑制 DNA 复制;影响细胞 Ca^{2+} 浓度,逆转肿瘤细胞多药耐药性;抑制肿瘤细胞侵袭转移;抗肿瘤血管生成。东莨菪素对乳腺肿瘤有一定的抑制作用。花椒毒素、佛手柑内酯对艾氏腹水癌细胞有杀灭作用。

9. 光敏作用　佛手柑内酯、花椒毒素、异欧芹属素乙等呋喃香豆素类化合物进入机体后,一旦受到日光或紫外线照射,则可使受照射处皮肤发生日光性皮炎,而且光敏感活性以花椒毒素最强,佛手柑内酯次之,异欧芹属素乙最弱。

10. 其他　佛手柑内酯对胃溃疡有中等强度的保护作用。

(三) 药动学研究

大鼠灌胃给予含独活的复方提取物后,蛇床子素可吸收入血。蛇床子素符合一级吸收的一室开放模型,t_{max} 为 1.6 小时,$t_{1/2}$ 为 3 小时。家兔灌胃给予二氢欧山芹醇当归酸酯后,符合二室模型,t_{max} 为 0.5 小时,$t_{1/2\alpha}$ 为 0.16 小时,$t_{1/2\beta}$ 为 5 小时。

独活中游离香豆素类成分多以被动扩散转运;因肝内代谢的首关效应,绝对生物利用度低。蛇床子素主要分布于血流丰富的组织中,在脾中浓度最高,其次为睾丸、肾、附睾和肝,而脑中浓度最低,但在脑中可较长时间稳定存在。蛇床子素在附睾、脑、脾和肾中的分布有靶向性。蛇床子素能被广泛代谢,经Ⅰ相代谢产生去甲基蛇床子素和蛇床子素去氢代谢物的多个顺反异构体等。

(四) 现代应用

1. 独活传统用于风湿痹痛,可治疗类风湿关节炎、骨关节炎、坐骨神经痛等。

2. 独活配伍川乌、草乌、五加皮外敷治疗椎间盘突出、骨质疏松症有效;配合长波紫外线照射治疗银屑病。

(五) 不良反应

有报道,服用独活煎剂有头晕、头痛、舌发麻、恶心呕吐、胃部不适等副作用。

第三节 经 典 复 方

独活寄生汤

本方出自唐代孙思邈《备急千金要方》,由独活三两(9g),桑寄生、杜仲、牛膝、细辛、秦艽、茯苓、肉桂心、防风、川芎、人参、甘草、当归、芍药、干地黄各二两(各6g)组成。

(一)功效主治与主要药理作用及机制

独活寄生汤具有祛风湿、止痹痛、益肝肾、补气血功效,主治风寒湿痹,肝肾两虚,气血不足证。痹证主要病机为风寒湿邪客于肢体关节,气血运行不畅,肝肾不足,气血耗伤。

独活寄生汤祛风湿、止痹痛功效与抗炎镇痛作用有关,主要表现如下。

1. 抗炎 小鼠灌服独活寄生汤或外涂左耳,对二甲苯或巴豆油混合致炎液所致的小鼠耳廓炎症反应有明显的抑制作用;大鼠灌服独活寄生汤,对大鼠角叉菜胶性关节炎呈明显抑制作用。小鼠灌服独活寄生汤,对0.5%乙酸所致腹腔毛细血管通透性增加有明显抑制作用。独活寄生汤灌胃对Ⅱ型胶原小鼠能显著降低关节炎指数和抗Ⅱ型胶原抗体水平,抑制IL-1β的产生、提高IFN-γ水平。独活寄生汤可通过介导Wnt-β-catenin信号通路,降低关节液及血清中TNF-α、IL-6及MMP-3、MMP-9和MMP-13水平,同时提高膝关节透明质酸水平,达到保护关节软骨、延缓关节软骨退变作用,从而改善膝骨关节炎临床症状。

2. 镇痛 独活寄生汤能明显提高小鼠热板痛阈值,且持续时间较长,在给药后30分钟,小鼠热板痛阈值即有明显提高,90分钟痛阈值提高非常显著,直至180分钟仍维持显著镇痛作用;对小鼠扭体反应有一定的抑制作用,在给药后40分钟和50分钟抑制率分别为40.4%和33%。

独活寄生汤益肝肾、补气血功效与调节免疫、扩张血管、改善循环等作用有关,主要表现如下。

1. 调节免疫功能 独活寄生汤可明显增加免疫器官胸腺和脾的重量,但对肾上腺重量无明显影响;显著增加单核巨噬细胞对血中胶粒碳的廓清速率,提高单核巨噬细胞吞噬功能;对迟发型超敏反应有明显抑制作用,其作用强度与氢化可的松(25mg/kg)相似,提示该方药对非特异性炎症的抑制作用可能与其明显提高机体非特异性免疫功能、调节免疫平衡有关。

2. 扩张血管、改善微循环 独活寄生汤能显著降低麻醉猫、犬脑血管阻力,增加脑血流量,作用维持30分钟以上;明显增加集合毛细血管管径,增加毛细血管开放数,延长肾上腺素引起血管收缩的潜伏期,对抗肾上腺素引起的毛细血管闭合。

此外,独活寄生汤还可增强肾上腺皮质功能,产生皮质激素样作用,有助于治疗自身免疫性疾病,在体外对多种致病性细菌及脊髓灰质炎病毒等有不同程度的抑制作用。

(二)配伍机制

主要从促进骨的细胞生长、改善血液循环、抗炎方面进行研究。独活寄生汤中独活、桑寄生、秦艽、细辛、当归、赤芍、川芎、牛膝、杜仲、茯苓具有镇痛、镇静作用,其中桑寄生、杜仲具有促进骨细胞成熟和软骨细胞及骨质生长、修复软骨破坏的作用。独活、秦艽、当归、赤芍、地黄、甘草能抑制或消除神经根周围组织的无菌性炎症;独活、秦艽、当归、川芎、党参、肉桂可改善或解除机械压迫神经根所造成的周围血液循环受阻,增强血液循环,消除周围组织充血、水肿。秦艽有抗组胺作用,能使毛细血管通透性降低;地黄对关节炎有显著抑制作用和抗渗出作用;甘草有抗5-羟色胺作用。这3味药能抑制炎性致痛物质的渗出,防止组织变性和粘连(图12-4)。

各 论

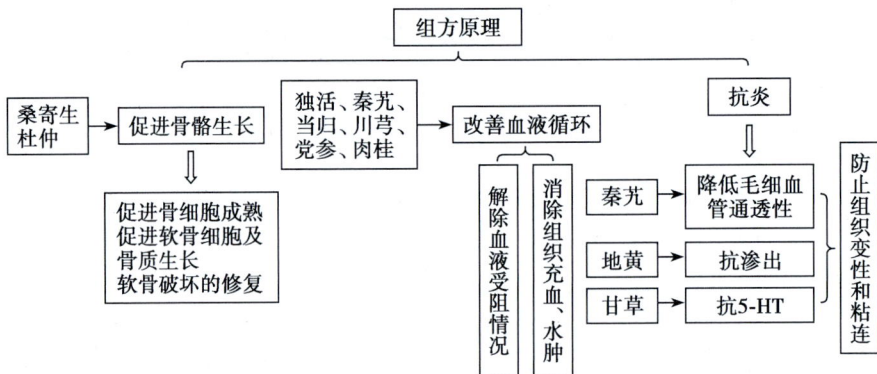

图 12-4　独活寄生汤组方配伍研究

（三）临床应用

常用于风湿性关节炎、类风湿关节炎、坐骨神经痛、骨关节炎、腰椎骨质增生、腰肌劳损、腰椎间盘突出症、强直性脊柱炎、颈椎病、骨质疏松等的治疗。

学习小结

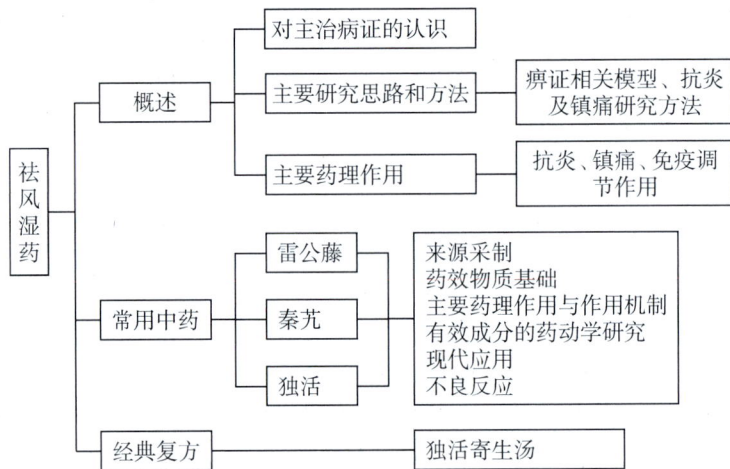

（王芙蓉）

复习思考题

1. 祛风湿药的功效及分类有哪些？各类代表药物有哪些？

2. 祛风湿药的主要药理作用有哪些？简述临床治疗类风湿关节炎时，祛风湿药与解热镇痛药和非甾体抗炎药的作用特点比较。

3. 雷公藤对机体免疫功能的影响有哪些？雷公藤常见的不良反应有哪些？

4. 秦艽含有的主要化学成分和药理活性成分分别是什么？这两者有何关系？

5. 如何分析祛风湿药抗炎作用的主要环节？

6. 自选某一祛风湿药或复方，设计动物实验以验证或研究其抗炎作用及机制。

158

第十三章

芳香化湿药

📌 学习目标

　　通过本章的学习,理解湿证的现代认识,掌握芳香化湿功效相关的主要药理作用,以及厚朴的药效物质基础、药理作用,熟悉厚朴的药理作用及机制。此外,通过对芳香化湿类中药研究的常见思路、方法的介绍,使学生具备本类药物药理学研究的基本能力,进一步增强对"芳香化湿"科学本质的探究欲。

第一节　概　　述

　　凡气味芳香,性偏温燥,以化湿运脾为主要作用的药物称芳香化湿药。"土爱暖而喜芳香。"本类药物多为轻清芳香之品,富含挥发油成分,性温、燥,味辛、苦,主入中焦,归脾、胃经,能促进脾胃运化、消除湿浊,即谓"醒脾化湿"。同时,本类药物辛能发散行气、香能通气,能行中焦之气机,以解除因湿浊产生的脾胃气滞之症,代表药有苍术、厚朴、砂仁等。部分药还兼有温中、解表、解暑、辟秽、开窍、截疟等功效,代表药物有藿香、佩兰、草果等。芳香化湿药主要适用于湿阻中焦证,湿浊内阻,脾为湿困,运化失常所致的脘腹痞满、呕吐泛酸、大便溏薄、食少体倦、口甘多涎、舌苔白腻,以及湿阻气滞之脘腹胀痛,外感内侵之脘腹冷痛、吐泻等症状。此外,本类药物还有芳香解暑功效,适用于湿温、暑湿等。

一、对主治病证的认识

　　湿为阴邪,性质重浊黏滞,易阻遏气机,使气机升降失常。湿有内湿、外湿之分。外湿为六淫之一,多指感受外来之邪,如人久居湿地,空气潮湿,涉水淋雨等,机体被外湿所伤,致使气机不畅,四肢困倦、疼痛等;内湿多因忧思、暴食生冷,伤及脾胃,脾不健运,水谷不能化为精微,从而留滞体内所致。此外,湿有寒湿、湿热之分,寒湿表现为脘腹冷痛、呕吐泄泻等,湿热则出现身热不扬、脘腹胀满等。湿性黏滞还表现在病程迁延,如湿证属性疾病的主要症状为胸脘痞闷、食欲缺乏、恶心呕吐、大便溏而不爽、小便不利、迁延难愈等,与西医学的胃肠型感冒、功能性消化不良、消化性溃疡、肝炎、心肌缺血等消化系统疾病、心血管系统疾病等密切相关。

二、主要研究思路与方法

　　芳香化湿药的现代研究思路主要根据其功效主治,结合中医临床用药经验与所治疾病进行。湿证与消化系统疾病、中枢神经系统疾病、心血管系统疾病等密切相关。脘腹痞闷、疼痛、呕吐、泄泻为这类疾病的常见症状。因此，目前芳香化湿药的主要药效研究集中在胃肠道功能方面。

（一）调节胃肠运动功能

胃肠运动功能的研究是芳香化湿药常涉及的研究内容，常采用体内和体外的实验方法进行。

> **知识链接**
>
> #### 影响胃肠运动功能的因素
>
> 胃肠运动功能受多种因素调节。胃肠运动功能与胃电活动的形成、传播有关，其中胃肠道起搏细胞——卡哈尔间质细胞（interstitial cell of Cajal，ICC）起重要作用。一氧化氮（NO）能调节胃肠运动。NO含量变化以及平滑肌对NO敏感性改变均可使胃肠功能发生障碍。NO异常分泌与胆汁反流性胃炎、反流性食管炎、进行性胃扩张、婴幼儿幽门狭窄和先天性巨结肠等疾病有关。血管活性肠肽（VIP）受体，可减慢胃排空，参与结肠扩张和疼痛刺激引起的胃反射性舒张。

体内实验主要采用正常动物、药物诱导胃肠运动功能障碍模型、应激诱导胃肠运动功能障碍模型，观察胃肠生物电、胃肠排空功能、饮食量、体重、胃肠道病理变化等；其机制研究则主要考察肠神经递质、胃肠激素，如5-羟色胺（5-HT）、乙酰胆碱（ACh）、NO、VIP、促胃动素、促胃动素相关肽、促胃液素，以及平滑肌细胞内的Ca^{2+}含量、卡哈尔间质细胞数量等（表13-1）。

体外实验又分为组织器官实验和细胞实验。体外实验主要观察药物如乙酰胆碱、阿托品（拮抗M受体）、新斯的明、普萘洛尔（拮抗β受体）、酚妥拉明（拮抗α受体）等对胃肠运动功能的影响。

表 13-1　胃肠动力调节的主要药效指标和实验方法

药效指标	实验方法
胃排空率测定	中药灌胃，再灌入色素标志物，测定一定时间后胃内色素相对残留率。标志物可采用蓝色葡聚糖2000
肠推进功能测定	中药灌胃，同时给予有色物质，测定一定时间后的推进率
胃肠道腔外电生理记录法	将电极固定在胃肠浆膜表面上，记录胃肠的电活动
腔内压力测定	确定位置，固定测压导管，与压力换能装置相连，检测胃肠腔内的平均压力
胃肠平滑肌肌条动力测定	制备标本，分别连于麦氏浴槽的标本支持棒和张力传感器上，在记录仪上观察肌张力、振幅、频率等的变化
肠平滑肌细胞实验	体外培养肠平滑肌细胞，测定细胞收缩振幅、平均长度

（二）止泻

泄泻是湿证的主要特征，也是芳香化湿药的主治病证之一；主要表现为大便次数增加，性质、形状改变，或变稀薄或含黏液、脓血等。腹泻产生的原因很多，大体上包括感染性腹泻

160

和非感染性腹泻。常采用体内的实验方法进行研究。

最常见的止泻作用研究是根据病因复制药物、细菌、应激、过敏、炎症等相应腹泻模型进行研究（表13-2）。主要观察胃肠运动、腹泻潜伏期、腹泻率、腹泻指数、粪便性质和形状、肠道病理变化等。止泻机制研究则主要考察肠神经递质、胃肠激素、炎症因子、水通道蛋白等。

表 13-2　腹泻模型的种类

腹泻模型	造模方法
药物诱发腹泻模型	番泻叶、大黄、甘露醇、蓖麻油等灌胃
细菌性腹泻模型	细菌、病毒，如大肠埃希菌、轮状病毒等灌胃
抗生素腹泻模型	氨苄西林、硫酸庆大霉素、头孢拉定等灌胃，可同时喂服痢疾杆菌、鼠伤寒沙门菌，造成肠道菌群失调
应激腹泻模型	采用慢性束缚、夹尾、母婴分离等方式诱导腹泻型肠易激综合征模型
过敏性腹泻模型	卵清蛋白（OVA）腹腔注射致敏，然后灌胃进行局部致敏
炎症性肠病腹泻模型	乙酸灌肠造成溃疡性结肠炎模型

三、主要药理作用

现代药理研究认为，芳香化湿药的主要药理作用包括对消化系统的影响、抗炎镇痛、抗病原微生物、抗氧化、抗肿瘤等作用。

（一）对消化系统的影响

芳香化湿药对消化系统的影响主要体现在调节胃肠运动、助消化、抗消化性溃疡、止泻、保护肠黏膜。

1. 调节胃肠运动　厚朴、苍术、砂仁、藿香、佩兰等均能促进胃肠运动。砂仁所含樟脑能对抗氨甲酰胆碱致离体兔肠痉挛的作用，与增加兴奋性胃肠激素含量，激活 M 受体、5-HT 受体有关。中药对胃肠道运动的影响与胃肠道的解剖部位、平滑肌的功能状态、中药化学成分有关。某些芳香化湿药对胃肠运动的影响表现出抑制和兴奋双向作用。

2. 助消化　本类中药多含有挥发油，可通过刺激嗅觉、味觉感受器，或刺激局部皮肤、黏膜，反射性地促进消化腺分泌消化液，助消化。

3. 抗消化性溃疡　厚朴酚、厚朴乙醇提取物、苍术醇提物、茅苍术醇、砂仁和草豆蔻挥发油等有预防溃疡形成的作用。主要机制与降低胃酸分泌、胃蛋白酶活性，提高胃黏膜前列腺素 E_2（PGE_2）含量，清除自由基，增加胃黏膜氨基己糖含量等有关。

4. 保护肠黏膜、止泻　藿香、砂仁有保护肠黏膜屏障和止泻作用，与清除自由基、抑制肠道炎症反应有关。砂仁能恢复抗生素导致的小鼠肠道菌群失调，减少抗生素性菌群失调对肠道的不良影响。藿香、苍术止泻的作用与调节结肠水通道蛋白（AQP）含量有关。

（二）抗炎镇痛

芳香化湿药抗炎镇痛作用明确。厚朴乙醇提取物、厚朴酚、和厚朴酚、苍术醇提物、广藿香挥发油和水提物、砂仁挥发油及其主要成分乙酸龙脑酯，均有抗炎镇痛作用。佩兰挥发油、草豆蔻挥发油及山姜素、小豆蔻明、乔松素等有抗炎作用。芳香化湿药抗炎的作用机制与抑制炎症部位 PGE_2、NO、丙二醛（MDA）等的产生有关。

知识链接

炎 症

炎症（inflammation）是机体对外来侵害的一种病理性组织学反应，病理变化仅限于局部。炎症过程中，细胞分泌产生多种细胞因子，能活化炎性细胞，加速炎症过程。通常情况下，对细胞因子产生的某些负面作用，机体可自身调控，产生内源性拮抗物质，如某些受体拮抗物质或细胞因子的抑制物等。但如果大量的细胞因子释放，并进入血液循环，也可产生一系列连锁反应，导致机体自身不能拮抗，从而失去控制，细胞因子由防卫、保护转化为瓦解、破坏，最终影响微血管内皮细胞及血流动力学和流变学，致使微循环灌注障碍，组织缺氧。

（三）抗病原微生物

病原微生物感染是暑湿表证、湿温证、外感风湿证的常见原因。大多数芳香化湿药对细菌、真菌、病毒、疟原虫等病原微生物有一定抑制或杀灭作用。

厚朴、苍术对细菌、真菌均有抑制作用。厚朴对流感病毒、牙周病致病菌也有较好的抗菌活性。草豆蔻对幽门螺杆菌、金黄色葡萄球菌、表皮葡萄球菌、大肠埃希菌、流感病毒等均有较强的抑制活性；小豆蔻明、乔松素、反-1,7-二苯基-4,6-庚二烯-3-酮和山姜素是其主要抑菌活性成分。砂仁提取物对枯草芽孢杆菌、大肠埃希菌、沙门菌、铜绿假单胞菌、葡萄球菌和肺炎克雷伯菌有不同程度的抑制作用。草果、广藿香水提取物对沙门菌、大肠埃希菌、志贺菌、金黄色葡萄球菌等常见的肠道致病菌均有一定的抑制作用，对金黄色葡萄球菌的抑制作用明显强于肠道杆菌。

（四）抗氧化

厚朴酚、和厚朴酚、草果挥发油、藿香叶提取物、草豆蔻提取物、砂仁提取物能清除自由基，防止脂质过氧化引起的细胞损伤。

（五）抗肿瘤

厚朴、苍术、草豆蔻、草果、藿香、佩兰等均有一定的抗肿瘤作用。草豆蔻中的总黄酮在体外对人胃癌细胞株 SGC-7901 有抑制作用。广藿香醇能抑制人雄激素非依赖性前列腺癌细胞 DU145 细胞增殖。苍术酮在体外可通过抑制 HepG2 细胞生长而发挥抗肿瘤作用。芳香化湿药的抗肿瘤机制可能与其诱导肿瘤细胞凋亡、抑制肿瘤细胞增殖、抑制肿瘤血管新生有关。

综上所述，芳香化湿药调节胃肠运动功能、抗消化性溃疡、保护肠黏膜、止泻、抗炎、镇痛、抗氧化、抗病原微生物等作用与其芳香化湿的传统功效有关，是治疗消化系统疾病的药理基础。此外，近年发现芳香化湿药有一定抗肿瘤活性，对心、脑血管系统和神经系统疾病也有作用。

芳香化湿药的主要药理作用见表 13-3。

表 13-3　芳香化湿药的主要药理作用总括表

药物	促进胃肠运动	抗溃疡	保护肠黏膜、抗腹泻	抗病原微生物	抗炎	镇痛	抗氧化	抗肿瘤	其他
厚朴	+	+		+	+	+	+	+	保肝利胆、解痉、止泻、抗变态反应、降温解热、抗帕金森病、缓解吗啡戒断症状、镇静和抗焦虑、抗抑郁、抗癫痫、抗阿尔茨海默病、抗脑缺血、平喘、抗休克、抗血栓、扩张血管、降血压、心肌保护、抗心律失常、抑制心肌重构、抗动脉粥样硬化、降血糖、抗骨质疏松、中枢性肌肉松弛作用
苍术	+	+		+				+	利胆、抗癫痫、抗脑缺血、抗心肌缺血、抗心律失常、降血糖、促进骨生长、神经肌肉阻滞作用
广藿香	+		+	+	+	+	+		抗过敏、改善学习记忆、抗痴呆、镇咳祛痰平喘、抗动脉粥样硬化
砂仁	+	+	+		+	+			降血糖、利胆、扩血管、促进伤口愈合
佩兰	+				+			+	降血脂、镇静催眠
草豆蔻	+	+		+	+		+	+	平喘、抗脑缺血
草果	+				+		+	+	降脂、降糖、防霉

第二节　常用中药

厚朴

厚朴为木兰科植物厚朴 *Magnolia officinalis* Rehd. et Wils. 或凹叶厚朴 *Magnolia officinalis* Rehd. et Wils. var. *biloba* Rehd. et Wils. 的干燥干皮、根皮及枝皮，主产于四川、湖北等地，称川朴或"紫油厚朴"，为传统的道地药材。

厚朴味苦、辛，性温，归脾、胃、肺、大肠经，具有燥湿消痰、下气除满的功效，用于湿阻气滞、胃肠积滞、痰饮喘咳等。

（一）药效物质基础

厚朴主要含有木脂素类、挥发油和生物碱等成分。木脂素类化合物有 20 多种，含量最多的是厚朴酚（magnolol）、和厚朴酚（honokiol）等。挥发油成分主要是桉叶油醇及其异构体、聚伞花素等。厚朴生物碱包括厚朴碱（magnocurarine）、柳叶木兰碱（salicifoline）、木兰箭毒碱（magnocurarine）、番荔枝碱（anonaine）等。

（二）功效主治与主要药理作用及机制

厚朴的临床功效主要表现在行气、消积、燥湿、平喘等 4 个方面，与厚朴对消化系统的影响、对呼吸系统的影响、抗病原微生物、抗炎、抗过敏、镇痛、抗氧化等作用有关。此外，厚朴还有抗肿瘤、抗组织器官(心、肾)缺血再灌注损伤、抗动脉粥样硬化、抗帕金森病、抗抑郁、抗癫痫、抗阿尔茨海默病、降血糖等作用，与功效之间也存在一定的关联(图 13-1)。

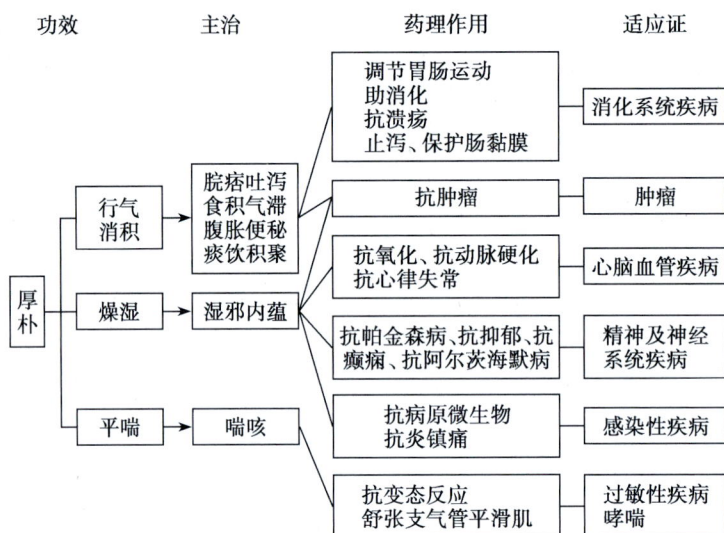

图 13-1　厚朴的功效主治与药理作用

1. 对消化系统的影响

(1) 调节胃肠运动:有效成分主要是厚朴酚和木脂素类。生厚朴、姜厚朴均能显著减少炭末在胃中的残留率,并促进小肠推进。其促进胃肠动力的机制与升高促胃动素、促胃液素含量有关。厚朴煎剂对离体肠肌有兴奋作用,但在小鼠离体肠大剂量也会表现出抑制作用。厚朴酚、和厚朴酚能对抗阿托品,提高胃排空率。厚朴酚可激活 ACh 受体、5-HT 受体,特别是 M_3 受体、5-HT$_4$ 受体,促进回肠、空肠纵形肌、结肠环形肌收缩。厚朴酚可减轻功能性消化不良小鼠症状,使小鼠恢复进食,体重明显增长,胃肠激素、胃肠动力均有显著提高,其作用机制可能与上调干细胞因子(SCF)和 c-kit 的表达有关。和厚朴酚能恢复术后肠梗阻模型小鼠的胃肠道运动,抑制回肠肌层中的白细胞浸润、炎症因子和诱生型一氧化氮合酶的表达,是一种术后肠梗阻的治疗药物。厚朴酚、和厚朴酚对不同功能状态的小鼠小肠平滑肌具有双向调节作用。与和厚朴酚比较,厚朴酚的 EC_{50} 较低。

知识链接

厚朴调节胃肠运动作用机制

①厚朴酚促进肠嗜铬细胞合成分泌 5-HT,5-HT 释放到间隙与感觉神经纤维上的 5-HT 受体结合;②厚朴酚促进 5-HT 激活肠神经突触前和/或突触后神经元上的 5-HT$_4$ 受体,与兴奋性 G 蛋白偶联,激活腺苷酸环化酶,调控平滑肌收缩、神经递质释放,促进肠道运动;③厚朴酚促进迷走神经末梢释放 ACh,作用到肠道平滑肌细胞上的毒蕈碱型$_3$-乙酰胆碱受体(M_3-AChR),促进平滑肌收缩;④厚朴酚促进平滑肌细胞上的 M_3-AChR 激活,促进平滑肌收缩,增加肠道运动(图 13-2)。

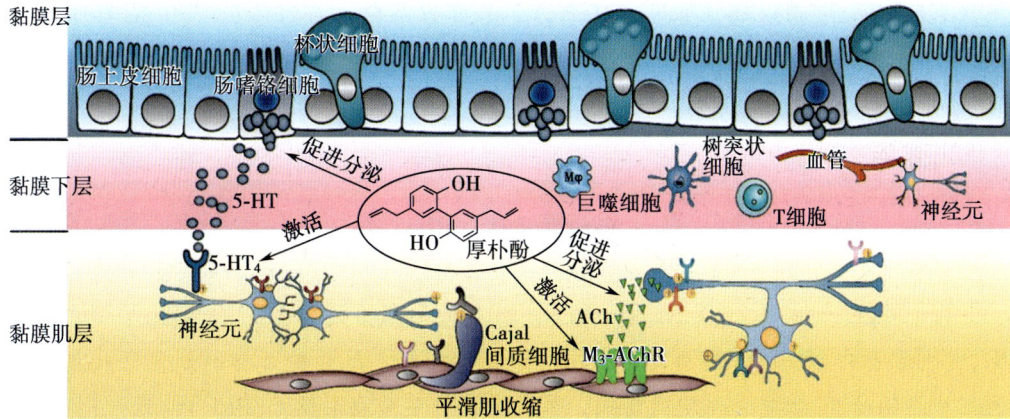

图 13-2　厚朴促进胃肠运动的作用机制

（2）助消化：有效成分主要为挥发油。厚朴挥发油通过刺激嗅觉、味觉感受器，或刺激消化道黏膜，促进消化液的分泌，助消化。

（3）抗消化道溃疡：厚朴及姜厚朴乙酸乙酯提取物能降低盐酸性胃溃疡的溃疡指数，防止实验性胃溃疡形成。姜厚朴的作用更为显著。

（4）止泻、保护肠黏膜：厚朴酚、和厚朴酚能抑制番泻叶致腹泻小鼠小肠推进，具有止泻作用。厚朴酚对葡聚糖硫酸钠（DSS）、2,4,6-三硝基苯磺酸（TNBS）诱导的溃疡性结肠炎有保护作用，其机制与抑制核因子 κB（NF-κB）等信号通路介导的炎症级联反应、抑制炎症因子、提高色氨酸代谢物的含量有关。

（5）解痉止痛：主要成分为厚朴酚、和厚朴酚。厚朴提取物有明显的钙通道阻断作用，能拮抗钾、钙离子等诱导的主动脉条收缩。

（6）保肝：厚朴能保护肝细胞，防止肝损伤。和厚朴酚、厚朴酚能保护肝细胞内的抗氧化防御系统，抑制脂质过氧化，保护肝细胞。和厚朴酚对 CCl_4 诱导的小鼠急性肝损伤有保护作用，可降低谷丙转氨酶（GPT）、谷草转氨酶（GOT）、碱性磷酸酶（ALP）含量，同时降低肝组织的促炎性细胞因子，包括肿瘤坏死因子-α（TNF-α）、白介素-6（IL-6）和干扰素 γ mRNA 的表达。和厚朴酚尚能降低 NF-κB 的 mRNA 转录水平，减轻自身免疫性肝炎的肝功能损伤。非酒精性脂肪性肝病（NAFLD）是较常见的肝脏疾病，与代谢综合征的发生有关。雌激素缺乏是 NAFLD 的高危因素。和厚朴酚能改善去卵巢小鼠的肝脂肪变性，下调血脂水平，降低炎症因子水平，对绝经后妇女 NAFLD 的产生起保护作用。

2. 抗病原微生物　厚朴有抗菌、抗病毒作用。厚朴酚、和厚朴酚对金黄色葡萄球菌、变异链球菌、大肠埃希菌有抑菌作用，且厚朴酚的作用强于和厚朴酚。厚朴酚、和厚朴酚均能抑制牙周病致病菌、真菌，对须疮癣菌、新型隐球菌、白念珠菌等有抑菌作用。和厚朴酚可抑制白念珠菌早期黏附和菌丝生长，抑制生物膜的形成，并破坏已形成的生物膜，在未感染或感染初期有一定的应用价值。厚朴酚、和厚朴酚对痤疮丙酸杆菌、颗粒丙酸杆菌也有较强的抗菌活性。新木脂素类对万古霉素耐药的肠球菌和甲氧西林耐药的金黄色葡萄球菌同样有抑菌作用。厚朴的抗菌机制主要与破坏细胞膜和细胞壁有关，使膜通透性增加，或使细胞壁溶解，细胞组分流失。

3. 抗炎镇痛　厚朴能抑制炎症反应，减轻疼痛反应。姜厚朴较生厚朴的作用强。厚朴酚、和厚朴酚均有抑制炎症反应的作用。厚朴酚、和厚朴酚能减轻炎症疼痛，其机制与影响谷氨酸及其受体、抑制炎症介质的产生有关。和厚朴酚有选择性阻断 N-甲基-D-天冬氨酸（NMDA）的作用。

知识链接

厚朴抗炎作用机制

厚朴抗炎作用机制：①抑制花生四烯酸代谢酶，减少炎症介质。厚朴酚可通过抑制 5-脂氧合酶、白三烯 A_4 水解酶、磷脂酶 A_2（PLA_2）、环氧合酶（COX）的活性，抑制白三烯 B_4、前列腺素的合成。②抑制炎症部位白细胞的功能。厚朴酚可抑制趋化三肽刺激的白细胞内钙升高，影响白细胞的功能。厚朴酚能抑制蛋白激酶 C（PKC）的活性，抑制中性粒细胞聚集。厚朴酚抑制中性粒细胞的超氧阴离子产生，减少蛋白质酪氨酸磷酸化和 p42/44 MAPK 激活。③抑制炎症因子及其转导途径。厚朴酚、和厚朴酚通过抑制 IκB 激酶活化，抑制 NF-κB 活化及 NF-κB 调节的基因表达，如基质金属蛋白酶-9（MMP-9）、IL-8、单核细胞趋化蛋白（MCP）、巨噬细胞炎症蛋白-1α（MIP-1α）、TNF-α。4-O-甲基和厚朴酚也能通过抑制 NF-κB 而产生抗炎作用。④厚朴酚、和厚朴酚的抗炎作用还与抑制 NO 的合成、抑制肥大细胞释放组胺，以及通过 Nrf2/HO-1（血红素加氧酶-1）产生的抗氧化应激效应等有关。

4. 抗氧化　厚朴酚、和厚朴酚有清除自由基的作用，能增强血清和组织中的超氧化物歧化酶（SOD）、过氧化氢酶（CAT）、谷胱甘肽过氧化物酶（GSH-Px）等抗氧化酶活性，降低 MDA 含量；和厚朴酚的作用强于厚朴酚。和厚朴酚通过抑制氧化应激减轻脂多糖诱导的急性肺损伤，保护氧化型低密度脂蛋白诱导内皮细胞损伤。通过提高 miR-182-5p 的表达，降低 NADPH 氧化酶 4（Nox4）的表达，从而减轻高糖诱导的氧化刺激，保护肾足细胞。

5. 抗过敏　厚朴酚、和厚朴酚能抑制 IgE 抗原复合物引起被动皮肤过敏反应。厚朴酚、和厚朴酚也能抑制肥大细胞释放组胺；厚朴酚的作用强于和厚朴酚。

6. 抗肿瘤　厚朴酚、和厚朴酚均有抗肿瘤作用，其机制涉及诱导肿瘤细胞凋亡、抑制新生血管、抑制细胞增殖、抑制肿瘤浸润和转移侵袭、促进肿瘤细胞分化等。

知识链接

厚朴抗肿瘤作用机制

厚朴抗肿瘤作用机制：①诱导凋亡。厚朴酚能使细胞内的促凋亡基因 Bax、Bak、Bad 上调，抗凋亡基因 NF-κB、Bcl-xL、Mcl-1 下调，增加磷酸化 p53 和 p53 蛋白的表达，激活脱天蛋白酶（caspase）途径。和厚朴酚能诱导多种肿瘤细胞凋亡，机制与激活 caspase-3、7、8、9，抑制 NF-κB 活化有关。TNF-α 诱导产生的 Nur77 是减弱 TNF-α 引起癌细胞死亡的因素。厚朴作为 TNF-α 的敏化剂，通过抑制 TNF-α 诱导的 Nur77 mRNA 表达，诱导肿瘤细胞凋亡。②抑制新生血管。和厚朴酚有抗血管形成作用，其机制与抑制血管内皮细胞增殖、肿瘤细胞表达血管内皮生长因子（VEGF）有关。③抑制细胞增殖。厚朴酚能通过 Ras/Raf-1 介导的通路，激活 ERK 磷酸化，增加 p21 表达，减少胸苷的掺入和 DNA 合成。和厚朴酚能抑制周期蛋白 D_1(cyclin D_1)、周期蛋白依赖性激酶 2 (CDK2)表达,诱导 p21、p27 表达,使肿瘤细胞生长在 G_1 期出现停滞。和厚朴酚可以结合表皮生长因子受体(EGFR)的酪氨酸激酶结构域,抑制 EGFR 过度表达的支气管肿瘤细胞增殖(高达 93%),诱导凋亡(高达 61%),比受体酪氨酸激酶抑制剂厄洛替尼的效率低,但抗增殖和促凋亡的活性强于厄洛替尼。④抑制肿瘤浸润、转移。厚朴酚能抑制 NF-κB 的活性,下调 HER2 基因表达,下调其下游的 PI3K-Akt-mTOR 信号通路,抑制下游靶基因以及 VEGF、MMP、cyclin D_1 等的表达。基质金属蛋白酶(MMP)是参与肿瘤转移的重要酶。厚朴酚通过抑制 MMP-2、MMP-9 而抑制肿瘤细胞转移。和厚朴酚可以通过激活 PI3K-Akt-mTOR 和 ERS-ROS-ERK1/2 信号通路,诱导神经母细胞瘤细胞自噬和凋亡,并抑制细胞迁移。和厚朴酚对鼻咽癌肿瘤细胞增殖、迁移和侵袭也有抑制作用。⑤促进肿瘤细胞分化。厚朴酚和/或厚朴酚联合维生素 D_3 和维 A 酸,能增加细胞膜分化标志物 CD11b 和 CD14,提高 G_0/G_1 细胞群,增加周期蛋白依赖性激酶抑制物 p27/Kip1 的表达,其机制与激活 MEK 通路有关。

7. 对中枢神经系统的影响

(1) 脑保护:厚朴酚能减轻新生大鼠海马脑片氧-糖剥夺后的损伤,降低脑缺血模型大鼠的脑水肿、梗死体积,改善神经功能评分,抑制脑缺血再灌注损伤。厚朴酚的脑保护作用可能涉及抗氧化、抗炎、抑制凋亡等机制。

知识链接

厚朴酚脑保护作用机制

厚朴酚脑保护作用机制:①抗氧化。厚朴酚能提高脑组织中的 SOD 和乳酸脱氢酶 (LDH)活性,减少 MDA 含量,减少脑组织活性氧(ROS)的生成,抑制脑组织髓过氧化物酶(MPO)的活性。②抑制凋亡。厚朴酚能增加 Bcl-2 蛋白表达,降低 Bax 蛋白表达,抑制 caspase-3 的活性。③抗炎。厚朴酚可以降低缺血再灌注脑组织的 TNF-α、IL-1β 含量。厚朴酚能激活 SIRT1,进而抑制促炎性细胞因子和细胞凋亡。④调节谷氨酸/γ-氨基丁酸平衡。厚朴酚可以降低脑缺血再灌注后的谷氨酸含量,增加 γ-氨基丁酸(GA-BA)的含量。⑤提高细胞对缺氧的耐受力。厚朴酚能防止皮质神经元缺氧损伤和细胞坏死。和厚朴酚有抗氧化作用,能升高脑组织的 Na^+-K^+-ATP 酶活性,对局灶性脑缺血也有保护作用。在保护 NMDA 和 H_2O_2 引起的神经元线粒体功能障碍方面,和厚朴酚的作用比厚朴酚更强。此外,和厚朴酚可以抑制线粒体通透性转换孔(MPTP)开放以及多腺苷二磷酸核糖聚合酶-1(PARP-1)活性,减少 ATP 耗竭,保护线粒体。细胞周期激活是创伤性脑损伤后神经元死亡和神经功能障碍的一个关键因素。和厚朴酚可以降低细胞周期相关蛋白表达,抑制神经元凋亡,减轻脑损伤范围和增加神经元生存。

(2) 抗帕金森病:和厚朴酚可以提高纹状体的多巴胺含量。厚朴酚能增加酪氨酸羟化酶(TH)表达,具有多巴胺神经元保护作用。

(3) 镇静、抗焦虑:厚朴酚可增加氯离子内流,激活 GABA 能神经,促进 GABA$_A$ 受体表达,发挥镇静作用。厚朴酚、和厚朴酚具有抗焦虑作用,其中 4-O-甲基和厚朴酚主要提高

GABA 能传递和 Cl⁻ 内流。和厚朴酚则通过抑制细胞因子、氧化应激,提高脑源性神经营养因子(BDNF)含量,改善脂多糖(LPS)诱导的小鼠焦虑样行为。

(4) 抗抑郁:厚朴酚、和厚朴酚具有显著的抗抑郁作用。厚朴酚能改善慢性轻度应激抑郁模型小鼠的糖水偏好、强迫游泳不动时间等行为,抑制应激激活的小胶质细胞和下丘脑-垂体-肾上腺轴(HPA),抑制前额叶皮质的神经炎症和氧化应激反应。厚朴酚可对抗皮质酮引起的小鼠抑郁行为,降低皮质酮水平,上调海马的 BDNF 表达,增加海马的 5-HT 和 NE 含量,还可以缩短嗅球切除(OB)抑郁模型小鼠的悬尾实验不动时间,并促进海马神经发生和神经营养因子相关的细胞内信号转导。和厚朴酚对束缚应激诱导小鼠的认知功能损害和抑郁样行为具有改善作用,其机制可能与抑制促炎性细胞因子和内质网应激有关。

(5) 抗癫痫:厚朴酚有抗癫痫作用,其机制与 GABA$_A$ 受体有关。和厚朴酚、厚朴酚的抗癫痫机制还与阻滞 Ca²⁺、Na⁺ 内流有关。厚朴酚对 NMDA 和非 NMDA 激活的 Ca²⁺、Na⁺ 内流均有阻滞作用,和厚朴酚对 NMDA 引起的 Ca²⁺ 内流有选择性阻滞作用。

(6) 改善认知功能:和厚朴酚能改善东莨菪碱诱导的小鼠学习记忆障碍,厚朴酚、和厚朴酚可以改善 AD 模型动物的认知功能。厚朴改善学习记忆的机制与改善胆碱神经功能、保护海马神经元、抗炎、抑制 Aβ 等有关。

知识链接

厚朴改善认知功能作用机制

厚朴改善认知功能作用机制:①改善胆碱能神经功能。4-O-甲基和厚朴酚、厚朴乙醇提取物能抑制皮质和海马的乙酰胆碱酯酶(AChE)活性,厚朴酚、和厚朴酚对海马的乙酰胆碱释放有促进作用。②保护和营养神经元。三甲基氯化锡(TMT)可以选择性地损伤海马神经元,是建立神经退行性疾病模型的常用工具药。厚朴酚体内外均可以抑制 TMT 引起的海马神经元退变和胶质细胞激活。厚朴酚、和厚朴酚对 Aβ 引起的 PC12 毒性有保护作用,其作用可能是减少 ROS 产生,抑制细胞内 Ca²⁺ 升高和 caspase-3 活性。厚朴酚、和厚朴酚对 SAMP1 小鼠的海马 CA1 区有神经营养效果。和厚朴酚、厚朴酚可以提高 Akt 磷酸化,提高神经元存活率。③抗炎。厚朴酚改善东莨菪碱所致的小鼠学习和记忆障碍,其机制与抑制 AChE 活性,降低 IL-1β、PGE₂、COX-2 mRNA 的表达,增加 IL-10 mRNA 的表达有关。④抑制 Aβ 产生。Aβ 是由淀粉样 β 前体蛋白(APP)通过顺序切割产生的,首先是 β-分泌酶,然后是 γ-分泌酶。调节这一途径的药物被认为是治疗 AD 的最有前途的策略之一。和厚朴酚能通过增加 AMPK、CREB 和 PGC-1α 的表达,抑制 β-分泌酶活性,从而降低 Aβ 水平。

8. 平喘、改善肺纤维化　厚朴总酚和生物碱通过减少细胞内的 Ca²⁺ 含量产生舒张支气管平滑肌的作用。厚朴酚对 Ca²⁺ 的影响可能与激活气管平滑肌细胞大电导钙激活钾通道(BKCa)有关。厚朴酚能抑制博来霉素引起的大鼠肺纤维化,降低肺组织的羟脯氨酸含量、髓过氧化物酶(MPO)活性、TNF-α 和转化生长因子-β(TGF-β)水平,提高 SOD 活性,是一种有效的抗炎和抗纤维化剂。

9. 降糖　和厚朴酚能降低链脲佐菌素引起的 2 型糖尿病模型小鼠的空腹血糖,还通过抑制蛋白酪氨酸磷酸酶 1B(PTP1B)的活性来提高胰岛素敏感性,具有胰岛素增敏作用。厚朴酚对 α 葡糖苷酶有较强的抑制作用,木兰箭毒碱、番荔枝碱一定程度上也能抑制 α 葡糖苷酶的活性。厚朴酚、和厚朴酚能促进葡萄糖摄取,在胰岛素抵抗脂肪细胞上尤为明显。和厚朴酚能通过 Nrf2/ARE 途径清除 ROS,减轻低氧状态下糖尿病大鼠的氧化应激,改善胰岛 B 细胞功能。厚朴酚对糖尿病并发症也有一定作用,可抑制高血糖引起的人视网膜色素细胞 TGF-β_1 和纤维连接蛋白的表达,改善肾功能,抑制肾小球增生。

10. 对心血管系统的影响

(1) 心肌保护、抗心律失常:缺血再灌注期间,和厚朴酚对心肌缺血损伤有保护作用,可抑制心律失常的发生,通过激活 SIRT3,改善线粒体呼吸,抑制炎症反应和氧化应激,减轻心脏毒性,改善心功能,减少心肌细胞凋亡。和厚朴酚还能改善链脲佐菌素诱导的糖尿病大鼠的缺血心脏功能,缩小梗死面积,减少心肌细胞凋亡和活性氧生成,其机制可能与调控 SIRT1-Nrf2 信号通路有关,能减轻心肌氧化损伤和细胞凋亡。厚朴酚通过抗氧化,抑制中性粒细胞浸润,增加 ERK、促凋亡蛋白 Bad 表达,抑制凋亡等,减轻缺血再灌注后心室颤动和梗死的发生。大剂量厚朴酚还能减少冠状动脉阻力,因此厚朴酚保护心肌的作用可能与冠状动脉血管扩张无关。

(2) 降血脂、抗动脉粥样硬化:厚朴酚的抗动脉粥样硬化作用与其抗氧化、抗炎、抑制血管增殖有关。厚朴酚能上调小鼠 3T3-L1 前脂肪细胞脂蛋白脂肪酶(LPL)的活性,降低 ApoA5 基因敲除小鼠的血浆甘油三酯水平,促进甘油三酯代谢。厚朴酚能降低 ROS 和 NF-κB 的活性,减少氧化型低密度脂蛋白(ox-LDL)引起的细胞内钙增加和 caspase-3 激活。厚朴酚通过阻滞 Ras-MEK-ERK1/2 途径,抑制血管平滑肌细胞增殖。

(3) 降压:厚朴酚可改善自发性高血压大鼠的高血压前期血管胰岛素敏感性,延缓血压升高。该作用与上调血管组织过氧化物酶体增殖物激活受体(PPARγ)和减少 Tribbles 同源蛋白 3 的表达,增强 Akt 和内皮型一氧化氮合酶(eNOS)活性,促进 NO 释放有关。

(4) 抗心肌肥厚:和厚朴酚可激活线粒体 Sirt3,减少自由基形成、抑制成纤维细胞增殖,阻断或逆转心肌肥厚。

11. 改善肾功能 厚朴酚可减轻肾缺血再灌注损伤,降低尿素氮(BUN)、肌酐,其机制与抑制细胞凋亡有关。厚朴酚还能改善狼疮肾炎(LN)、肾小球和血管病变。

(三)药动学研究

目前厚朴的药动学研究主要是针对有效成分厚朴酚、和厚朴酚,发现在大鼠灌服厚朴提取液后,厚朴酚、和厚朴酚均符合二室模型,t_{max} 为 0.5 小时左右,$t_{1/2\alpha}$ 为 0.2 小时,$t_{1/2\beta}$ 为 3 小时。大鼠静脉给药后,厚朴酚、和厚朴酚均快速向组织分布,$t_{1/2}$ 约为 1 小时。

厚朴酚、和厚朴酚在大鼠肠道上段比肠道下段的吸收好,主要为被动转运,受到 P-gp 外排的影响。厚朴酚、和厚朴酚的血浆蛋白结合率分别为 68% 和 54%。厚朴酚、和厚朴酚主要分布于肝、肾、脑、肺、心中,厚朴酚在脑中的浓度约为血液浓度的 4 倍;主要经葡糖醛酸化和硫酸酯化代谢,口服给药,血浆中主要为厚朴酚硫酸酯与葡糖醛酸苷,组织中主要是厚朴酚。厚朴酚与和厚朴酚随尿液和胆汁排泄的量约占 5%。

(四)现代应用

1. 以厚朴为主的复方用于消化系统疾病,如厚朴三物汤、小承气汤,用于治疗消化不良、便秘等;平胃散、厚朴汤,用于胃肠功能低下、消化性溃疡等。

2. 以厚朴为主的复方用于呼吸系统疾病,如半夏厚朴汤,用于慢性咽炎、支气管炎等。

3. 以厚朴为主的复方用于神经症,如半夏厚朴汤,用于癔症、胃肠神经症等。

(五)不良反应

厚朴所含厚朴碱有一定毒性作用,小鼠腹腔注射的 LD_{50} 为 45.6/kg,大剂量应用可引起呼吸麻痹、死亡。厚朴甲醇提取物有一定的肾毒性。

学习小结

```
                         ┌─ 对主治病证的认识 ── 消化系统疾病
                  ┌─ 概述 ─┤
                  │        ├─ 主要研究思路和方法 ── 胃肠运动功能的研究
                  │        │                        止泻作用的研究
                  │        │
                  │        └─ 主要药理作用 ── 对消化系统的影响
                  │                            调节胃肠运动
 芳                │                            助消化
 香                │                            抗消化性溃疡
 化 ──────────────┤                            保护肠黏膜、止泻
 湿                │                          抗炎镇痛
 药                │                          抗病原微生物
                  │                          抗氧化
                  │                          抗肿瘤
                  │
                  │                          药效物质基础
                  │                          功效主治与主要药理作用及机制
                  └─ 常用中药 ── 厚朴 ── 药动学研究
                                          现代应用
                                          不良反应
```

（刘　波）

复习思考题

1. 芳香化湿药的主要药理作用有哪些？
2. 与厚朴"行气、燥湿、平喘"功效相关的药理作用有哪些？
3. 厚朴酚、和厚朴酚对消化系统的药理作用是什么？
4. 厚朴的主要药效物质基础是什么？

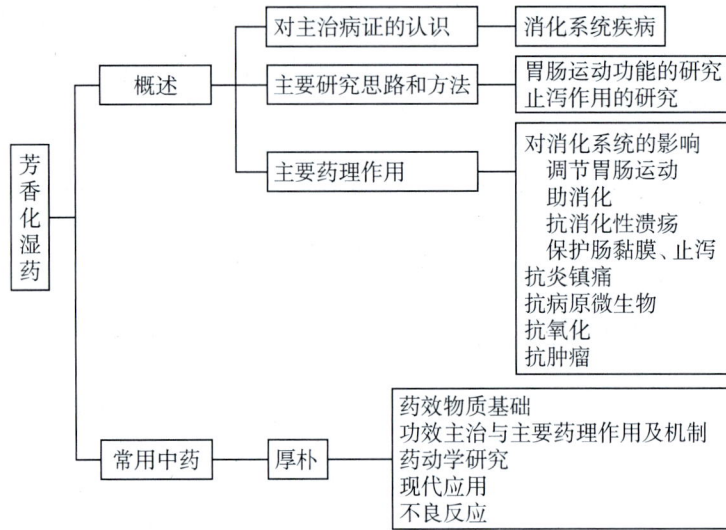

扫一扫，
测一测

笔记栏 📖

14章PPT

PPT 课件

第十四章

利水渗湿药

📝 学习目标

通过学习利水渗湿药的中药药理研究思路、常用的研究方法及泽泻、茯苓、茵陈 3 味常用中药和经典名方的药理作用、作用机制、药效物质基础及药动学特点,掌握与功效相关的主要药理作用;了解利水渗湿药研究的现状;具备进行利水渗湿类中药药效及物质基础研究、指导临床合理及安全用药的基本能力。

第一节　概　　述

凡以通利水道、渗泄水湿为主要功效,常用以治疗水湿内停病证的药物称利水渗湿药。本类药物味多甘淡,主入膀胱、脾、肾经,作用趋向偏于下行。利水渗湿药根据功效和临床用途可分为利水消肿药、利尿通淋药和利湿退黄药 3 类,常用于水湿内停引起的水肿、小便不利、淋证、黄疸、泄泻、带下及湿温等病证。

一、对主治病证的认识

水湿内停证多因脾失健运,肺失通调,肾失气化,膀胱气化无权,三焦水道失畅所致。若水湿泛滥于全身可形成水肿,湿热蕴结于肝胆可致黄疸,湿热下注膀胱形成淋浊。以上病证相当于西医学中各种原因所致的水肿、泌尿系统感染或结石、肝内外胆汁淤积造成的黄疸,以及胸腔积液、腹水等。

二、主要研究思路与方法

水湿内停所致的水肿、小便不利、淋证、黄疸等是利水渗湿药的主要适应证。根据利水渗湿药的具体功效不同,对该类药物的研究思路主要应包括 3 个方面:一是对泌尿系统的影响,如利尿、防治泌尿系统结石、保护肾功能等作用,以明确利水消肿功效的相关作用和机制;二是对肝胆功能的影响,如利胆、保肝等作用,以明确利湿退黄功效的相关作用和机制;三是抗病原微生物作用,以明确利尿通淋功效的相关作用和机制。此外,通过研究该类药物的降血脂、抗肿瘤等作用,有助于拓展利水渗湿药的临床适用范围。

常用的药理学研究方法包括:

(一)利尿作用

采用小鼠滤纸称重法,大、小鼠代谢笼法及家兔导尿管集尿法收集实验动物的尿液,观察尿量的变化,并测定分析尿液中的电解质(钠、钾、氯等)含量。也可运用截流分析实验法,分析药物对肾小管各段转运功能的影响及药物的作用部位。

（二）防治泌尿道结石作用

尿石症动物模型可用于研究尿石形成的过程和机制,是研究利水渗湿中药防治泌尿道结石的重要工具。

1. 草酸钙结石模型　每天给雄性大鼠喂饲含乙二醇和氯化铵的饮水或药物饼干,连续喂饲一定时间后,即可在肾内形成草酸钙结晶;饲料中加入氯化铵可增加尿的酸性和钙盐浓度,从而加速草酸钙结石的形成。给药一定时间后,脱颈椎处死动物,肉眼观察双肾有无肿胀和淤血,并用解剖显微镜观察肾剖面有无草酸钙结晶、钙化、游离结石和积水,比较给药组和对照组发生结石的动物数及发生率,也可通过肾组织切片测草酸钙结晶及结晶占肾面积的百分比。

2. 异物性泌尿道结石模型　选用雄性大鼠,在乙醚麻醉下,手术切开膀胱,放于70%乙醇溶液浸泡过一昼夜的人体泌尿道结石或铅、锌、磷等异物(一定直径、一定重量的圆形碎块)。术后精心喂养,一般经数周后可形成膀胱结石;术后数周,连续给受试药一定时间后,处死动物,取石称重,观察比较结石增加的重量及增重百分率。

（三）保肝及利胆作用

通过观察对肝损伤动物模型的防治效果,可以明确药物的保肝作用。目前常用的动物模型是化学药物中毒性肝损伤模型,如四氯化碳(CCl_4)、D-氨基半乳糖胺(D-GlaN)等。主要药效指标包括:①肝功能指标,如谷丙转氨酶(ALT)、谷草转氨酶(AST)、碱性磷酸酶(ALP)等;②脂质过氧化损伤指标,如丙二醛(MDA)、超氧化物歧化酶(SOD)和谷胱甘肽过氧化物酶(GSH-Px)等。肝组织病理学观察也有助于明确肝细胞的损伤程度及药物的保护作用。此外,体外肝细胞培养可以深入研究保肝药物的作用机制。

比较大鼠给药前后的胆管引流胆汁收集量变化,可以明确药物的利胆作用。实验中可以同时测定胆汁中的胆酸、胆固醇、卵磷脂、胆红素及其他固体成分,观察药物对胆汁中成分的调节作用。

此外,还可以进行抗病原微生物、降血脂、抗肿瘤等作用的研究。

三、主要药理作用

（一）利尿

茯苓、猪苓、泽泻、车前子、通草、木通、萹蓄、瞿麦、金钱草、茵陈等均具有不同程度的利尿作用,机制涉及醛固酮拮抗、抑制肾小管对水和电解质的重吸收、下调水通道蛋白(AQP)。其中,车前子提取物的利尿作用与降低肾髓质的 AQP1、AQP2 有关。茯苓的有效成分茯苓素、猪苓的有效成分麦角甾-4,6,8(14),22-四烯-3-酮等均有拮抗醛固酮的作用。与呋塞米相比,利水渗湿药对电解质的影响相对较小,适合长期使用。

（二）抑制泌尿系统结石

金钱草、海金沙、玉米须、车前子、石韦、泽泻等能抑制泌尿系统结石形成。该作用是通过多靶点作用实现的,如金钱草防治泌尿系统结石涉及利尿、减少钙离子和草酸含量、影响结石抑制因子、抑制大鼠肾内草酸钙晶体形成,并与抗炎、抗氧化、肾保护等一系列作用有关。海金沙提取物抑制肾组织草酸钙结晶形成,能同时增加肾组织的 SOD、GSH-Px 活性。

（三）利胆及保肝

茵陈、半边莲、玉米须、金钱草等均具有明显的利胆作用。其机制与扩张胆管,增加胆汁分泌量有关。

泽泻、茵陈、猪苓、垂盆草等均有抗肝损伤,改善肝功能的作用。垂盆草水煎液对于乙醇、对乙酰氨基酚、四氯化碳、D-氨基半乳糖复制的 4 种小鼠肝损伤模型,均可以降低 ALT、AST 活性,其机制与清除自由基有关。

（四）降血脂

泽泻、茵陈、猪苓有降血脂作用,但不及他汀类药物的作用强。其中,泽泻还能抑制主动脉内膜斑块的生成,猪苓多糖尚能预防脂肪肝。

（五）抗肿瘤

茯苓、猪苓、泽泻可抑制肿瘤的生长及转移,与环磷酰胺等抗癌药合用有一定的协同作用。其机制与直接抑制肿瘤细胞、增强免疫功能两方面作用有关。

（六）抗病原微生物

本类药物中的多数药物具有抗病原微生物作用,如茵陈、金钱草、木通、萹蓄、半边莲等具有抗菌作用;车前子、茵陈、地肤子、萹蓄、木通等具有抗真菌作用;茵陈、虎杖、石韦和金钱草等具有抗病毒作用。

综上所述,与利水渗湿药的利水消肿、利尿通淋、利湿退黄等功效相关的药理作用为利尿、抑制泌尿系统结石形成、抗病原微生物、利胆保肝,以及抗肿瘤等。

利水渗湿药的主要药理作用见表 14-1。

表 14-1　利水渗湿药的主要药理作用总括表

类别	药物	药理作用				
		利尿	利胆	保肝	抗病原微生物	其他
利水消肿药	茯苓	+		+	+	增强免疫功能、抗肿瘤、降血糖
	猪苓	+		+	+	增强免疫功能、抗肿瘤、抗辐射
	玉米须	+	+			降血糖
	泽泻	+	+	+	+	降血脂、降血糖、抗炎
	半边莲	+	+		+	抗蛇毒
利水通淋药	车前子	+			+	降脂、降压、抗炎、抗溃疡
	木通	+		+	+	抗肿瘤、强心
	萹蓄	+	+	+	+	增强子宫张力、止血
	瞿麦	+	+			兴奋肠管
	石韦					止咳祛痰、平喘
利湿退黄药	金钱草	+	+		+	抗心肌缺血
	茵陈	+	+	+	+	降血脂、降血糖、降压、解热、抗炎
	垂盆草		+	+		抑制免疫

第二节　常 用 中 药

案例导入

20 世纪 70 年代,我国的一些医院对泽泻提取物的调血脂作用进行了大量临床观察,证实泽泻治疗高脂血症的临床疗效。近年来,泽泻的安全性(肾毒性)受到越来越多的关注和争议。今后,需要进一步确认泽泻药理活性和毒性的相关成分,并就其机制进行深入研究。

一、泽泻

泽泻为泽泻科植物泽泻 *Alisma orientale*（Sam.）Juzep. 的干燥块茎。冬季茎叶开始枯萎时采挖,洗净,干燥,除去须根和粗皮。主产于福建、四川、江西等地,药材名分别为建泽泻、川泽泻和江泽泻。

泽泻味甘、淡,性寒,归肾、膀胱经,具有利水消肿、渗湿泄热的功效,用于水肿、小便不利、泄泻、淋浊、带下及痰饮等。

（一）药效物质基础

泽泻所含成分以三萜类成分为主,还含有倍半萜及二萜类等成分。三萜类化合物的结构多为原萜烷型（protostane）四环三萜,包括泽泻醇 A（alisol A）、泽泻醇 B（alisol B）、泽泻醇 C（alisol C）等及其相应的衍生物。倍半萜类以愈创木烷化型倍半萜为主,如泽泻醇（alisol）、泽泻二醇（alismoxide）。此外,尚含有贝壳杉烷型四环二萜类化合物。

（二）功效主治与主要药理作用及作用机制

泽泻的主要功效为利水渗湿,与利尿、抑制泌尿系统结石形成、调血脂、抗动脉粥样硬化、保肝等作用有关（图 14-1）。

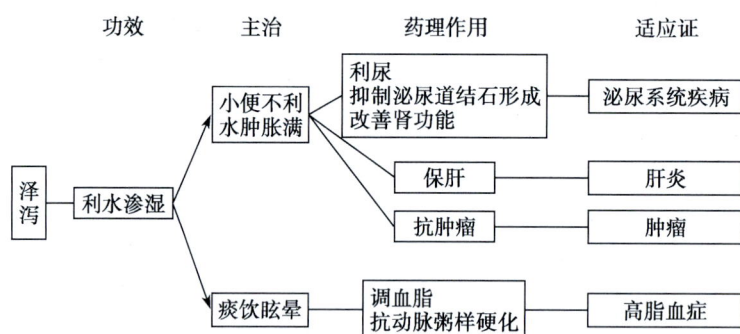

图 14-1　泽泻的功效主治与药理作用

1. 利尿　泽泻水提物能增加尿量,并升高尿中 Na^+、K^+、Cl^- 水平,降低大鼠肾髓质 AQP_2 mRNA 的表达。24-乙酰泽泻醇 A 可能是泽泻的主要利尿成分,其效果不及氢氯噻嗪,但利尿的机制相似。

2. 抑制泌尿系统结石形成、改善肾功能　泽泻乙酸乙酯提取物可减少肾组织草酸钙晶体形成,降低肾间 α-胰蛋白酶抑制物及肾骨桥蛋白的表达,从而抑制尿道结石形成。泽泻四环三萜类化合物是抗尿草酸钙结石形成的主要有效活性部位,可降低肾草酸钙结石模型大鼠的血清肌酐、尿素氮、肾 Ca^{2+} 水平、24 小时尿 Ca^{2+} 分泌量,减少肾组织草酸钙结晶沉积,抑制大鼠肾草酸钙结石形成,改善肾功能。

3. 降血脂、抗动脉粥样硬化　泽泻水提物、醇提物及泽泻多糖均能降低高脂血症模型小鼠的血清总胆固醇（TC）、甘油三酯（TG）,升高高密度脂蛋白胆固醇（HDL-C）,改善小鼠的动脉硬化指数值（AI）。泽泻醇 B、泽泻醇 A 乙酸酯以剂量依赖的方式降低 β-羟基-β-甲戊二酸单酰辅酶 A（HMG-CoA）还原酶活性。24-乙酰泽泻醇 A 尚可通过脂连蛋白有效地改善肝脂肪变性。24-乙酰泽泻醇 A 也具有抗动脉粥样硬化作用,其机制可能与抑制氧化型低密度脂蛋白（ox-LDL）诱导的大鼠血管平滑肌细胞（VSMC）表型转化和迁移有关（图 14-2）。

4. 保肝　泽泻醇提物能提高抗氧化酶活性,降低脂质过氧化反应,产生抗急性肝损伤

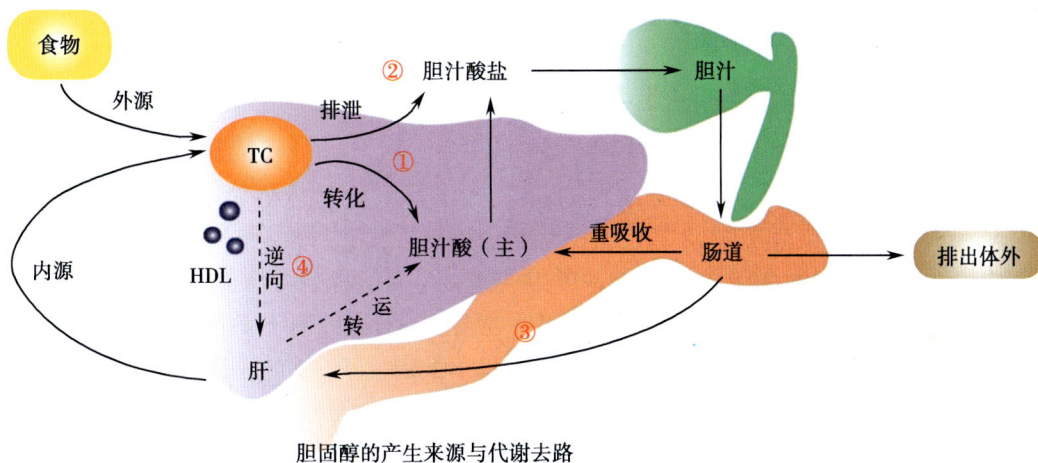

胆固醇的产生来源与代谢去路

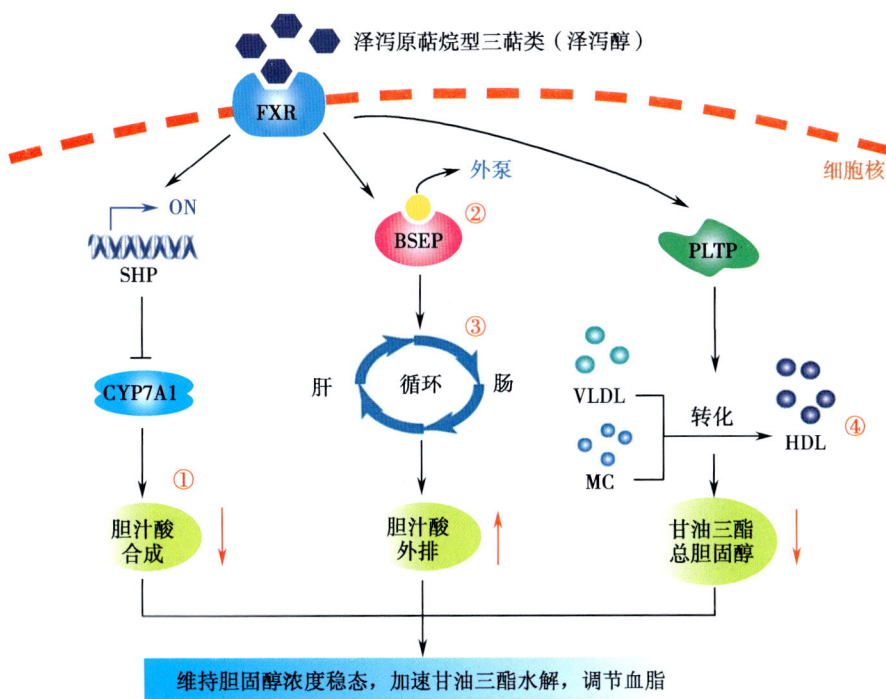

图 14-2 泽泻调节血脂的作用机制

作用。泽泻醇 B23 乙酸酯可以通过激活法尼基衍生物 X 受体(FXR),降低胆汁酸的毒性,抑制肝细胞凋亡,对四氯化碳引起的肝损伤、非酒精性脂肪性肝炎产生保护作用。泽泻醇 F 通过抑制 ERK 和 JNK 磷酸化,以及 NF-κB 信号通路,减少 TNF-α、IL-1β、IL-6 产生,可以改善肝的病理损伤,降低 ALT 和 AST 活性。

5. 抗肿瘤 泽泻的三萜类成分如泽泻醇 B、23-乙酰泽泻醇 B 在体外对多种肿瘤细胞株具有抑制作用。

🔍 知识链接

泽泻抗肿瘤机制

泽泻抗肿瘤机制:①影响细胞周期进程。泽泻醇 B 使细胞阻滞于 G_0/G_1 期,降低进入 S、M 期的细胞比率。②诱导肿瘤细胞凋亡、自噬。泽泻醇 B 通过线粒体依赖途径、死亡受体途径,激活凋亡蛋白 caspase-8、caspase-9,进而活化 caspase-3,从而启动 caspase 的蛋白酶级联反应,并通过促凋亡蛋白 Bax 上调与核转移,引发肿瘤细胞凋亡。肌质网、内质网 Ca^{2+}-ATP 酶是泽泻醇 B 抗肿瘤的分子靶点。泽泻醇 B 可促进内钙动员,诱导细胞自噬性死亡,同时由于内质网中钙离子紊乱和未折叠蛋白质蓄积可引发内质网应激,导致肿瘤细胞凋亡。③逆转 P 糖蛋白过表达。23-乙酰泽泻醇 B 可逆转因 P 糖蛋白在肿瘤细胞上过度表达产生的多药耐药性活性,促进多药耐药细胞株对抗癌素敏感性的恢复。

(三)药动学研究

大鼠灌服泽泻提取物后,泽泻醇 A 和 24-乙酰泽泻醇 A 的 C-T 曲线均呈双峰,t_{max} 分别为 1 小时和 9 小时左右,第二个峰更高,$t_{1/2}$ 为 3 小时左右。23-乙酰泽泻醇 B 在大鼠体内符合一室模型,口服吸收慢,t_{max} 为 2 小时,绝对生物利用度为 44%;消除快,静脉注射后 $t_{1/2}$ 为 0.5 小时,口服为 1 小时左右。

在模拟胃酸条件下,24-乙酰泽泻醇 A 和 23-乙酰泽泻醇 B 不稳定,易发生转化;23-乙酰泽泻醇 B 还可以作为 P-gp 的底物及抑制剂。

(四)现代应用

1. 肾性水肿　传统经典方剂五苓散可用于慢性肾小球肾炎、肾病综合征等,具有消除水肿、降低蛋白尿、减轻肾损害的作用。

2. 高脂血症　使用传统经典方剂泽泻汤,也可与丹参、山楂、决明子等组成复方制剂使用。

(五)不良反应

动物实验中,长期大剂量服用泽泻可致慢性肾毒性。肾毒性成分包括泽泻醇 C、16,23-环氧泽泻醇 B、泽泻醇 O、24-乙酰泽泻醇 A 等。

🩺 案例导入

茯苓多糖在肿瘤的辅助治疗方面具有一定价值。其特点是抑制肿瘤细胞的同时,可以提高机体免疫功能,抑制肿瘤免疫逃逸,对机体的毒性很小。茯苓多糖分为水溶性、碱溶性和酸溶性多糖。其中,水溶性茯苓多糖的抗肿瘤活性强,但含量较低;碱溶性多糖的含量高,不溶于水,几乎没有抗肿瘤活性。因此,目前已经开展碱溶性茯苓多糖的分子结构修饰研究,以提高活性。代表性化合物有茯苓多糖羧甲基化衍生物、硫酸酯衍生物等。

二、茯苓

茯苓为多孔菌科真菌茯苓 *Poria cocos* (Schw.) Wolf 的干燥菌核。主产于湖北、安徽、云南等地,有栽培和野生2种,栽培者产量较大,以安徽为多,故有"安苓"之称;野生者以云南为著,称"云苓"。

茯苓味甘、淡,性平,归心、肺、脾、肾经,具有利水渗湿、健脾和胃、宁心安神等功效,用于水肿尿少、痰饮眩悸、脾虚食少、便溏泄泻、心神不安、惊悸失眠等。

(一)药效物质基础

茯苓的主要化学成分为多糖和三萜类成分。茯苓多糖成分主要含有 β-茯苓聚糖(β-pachyman),经化学修饰后,得到茯苓多糖(pachyman)和羧甲基茯苓多糖。茯苓三萜有3种类型,即茯苓酸(pachymic acid 或 tumulosic acid)、茯苓素(poriatin)、茯苓醇。

(二)功效主治与主要药理作用及作用机制

茯苓利水渗湿的功效与其利尿、改善肾功能、保肝、降血脂等作用相关;健脾的功效与免疫调节、抗肿瘤等作用有关。此外,茯苓还有抗炎、抗氧化、降血糖等药理作用(图14-3)。

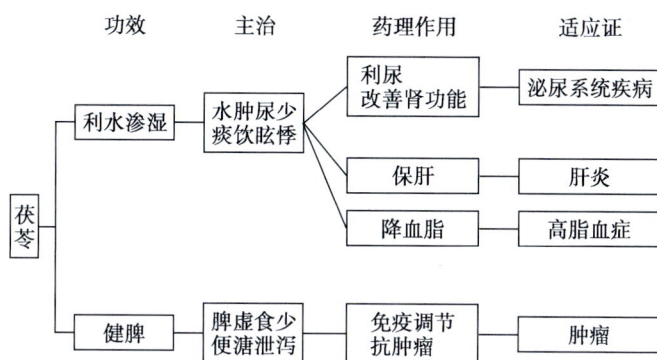

图 14-3　茯苓的功效主治与药理作用

1. 利尿、改善肾功能　茯苓对大鼠、小鼠均有利尿作用。茯苓可下调 AQP2 表达,抑制上皮细胞钠通道表达,减少嘌呤霉素氨基核苷肾病大鼠的蛋白尿和腹水。茯苓皮可增加慢性心力衰竭大鼠的尿量、降低尿渗透压,其作用环节有降低血浆脑利尿钠肽(BNP)水平、下调 AQP2 表达、减少血浆精氨酸加压素(AVP)并下调血管加压素2型受体(V2R)基因表达。茯苓素有与醛固酮及其拮抗剂相类似的结构,不仅能结合到肾细胞膜醛固酮受体上,而且在大鼠体内也具有抗醛固酮活性,可提高尿中的钠与钾比值,且呈剂量依赖性。

硫酸化茯苓多糖对腺嘌呤致慢性肾衰竭大鼠能增加尿量,减少尿蛋白排出,升高血浆总蛋白、白蛋白含量,降低血清肌酐(Cr)和尿素氮(BUN)水平,降低肾系数,增加肾小球、近曲小管数目,减轻远曲小管扩张程度,显示出改善肾功能的作用。

2. 保肝　茯苓三萜可降低四氯化碳所致肝损伤小鼠的 ALT、AST 水平和肝损伤程度。羧甲基茯苓多糖降低氟尿嘧啶所致肝损伤小鼠的肝、脾指数及血清 ALT、AST 水平,其机制与调控 NF-κB、p38MAPK 及 Bcl-2 信号通路有关。羧甲基茯苓多糖对肝部分切除的大鼠能增加肝再生度、再生肝重和体重。茯苓具有抗肝纤维化作用,所含羧甲基茯苓多糖能抑制肝纤维化模型大鼠的 TGF-β 表达、下调 Smad3 表达、上调 Smad7 表达、抑制肝组织纤维化。

3. 降血脂　茯苓、茯苓醇提物可以降低高血脂模型动物的血清 TC、TG 和 LDL 水平,提高 HDL 水平。茯苓尚有降低单纯性肥胖模型大鼠体重的作用。

4. 免疫调节　茯苓多糖具有增强机体免疫功能的作用,能激活 T 淋巴细胞、B 淋巴细胞、巨噬细胞和 NK 细胞等免疫细胞,还可活化补体,促进细胞因子生成。茯苓多糖可通过激活 p38 激酶,活化 NF-κB/Rel 蛋白,上调 iNOS 基因表达,加强巨噬细胞的吞噬功能。茯苓多糖能拮抗环磷酰胺诱导的各淋巴组织 T、B 细胞亚群失衡,促进 T、B 淋巴细胞亚群恢复至正常比例。茯苓多糖还可促进肠道卵清蛋白（OVA）特异性 sIgA 的分泌,增强派尔集合淋巴结 B 淋巴细胞 CD80 和 CD86 等共刺激分子的表达,增强肠道黏膜免疫功能。茯苓素可以诱导小鼠腹腔巨噬细胞进入激活状态,加强体外的抗病毒作用。

茯苓素对小鼠的细胞免疫和体液免疫有抑制作用,可抑制植物凝集素（PHA）、LPS 和 ConA 诱导的淋巴细胞转化,以及小鼠血清抗体与脾细胞抗体的产生能力。茯苓酸、茯苓素均可抑制宿主抗移植物排斥反应,其中茯苓素通过增加淋巴细胞线粒体膜电位的稳定性,减少外周血淋巴细胞凋亡;并通过降低 $CD8^+$ 淋巴细胞的百分率,抗心脏移植急性排斥反应。还可预防大鼠肾移植急性排斥反应,抑制淋巴细胞增殖。

5. 抗肿瘤　茯苓酸在乳腺癌、前列腺癌、肺癌、膀胱癌、骨肉瘤、鼻咽癌细胞中表现出抗肿瘤作用。羧甲基茯苓多糖可提高化疗药物氟尿嘧啶（5-FU）的抑瘤率,减轻氟尿嘧啶所致的严重肝损伤,减少氟尿嘧啶引起的肠道菌群失调和结肠损伤。

知识链接

茯苓抗肿瘤机制

茯苓抗肿瘤机制:①影响花生四烯酸代谢。环氧合酶途径与肿瘤的发生有关,由肿瘤细胞产生的前列腺素可促进肿瘤细胞生长。茯苓酸可抑制前列腺素合成;可作为一种竞争性抑制剂,通过抑制磷脂酶 A_2（PLA_2）的活性,抑制花生四烯酸（AA）合成;并通过抑制丝裂原活化蛋白激酶（MAPK）与 NF-κB 激活,抑制花生四烯酸代谢。②改变瘤体细胞膜的生长特性。茯苓多糖可通过升高肿瘤细胞膜上的唾液酸含量,影响细胞表面的电荷特性及细胞膜的物质转运,抑制肿瘤细胞增殖;同时干扰膜的肌醇磷脂代谢,抑制磷脂酰肌醇转换。③影响瘤体细胞蛋白质和核酸合成。茯苓多糖抑制肿瘤细胞的 DNA 合成,使 G_0、G_1 期细胞增加,S、G_2 期细胞减少。茯苓素对小鼠白血病 L1210 细胞的核苷转运及 DNA 合成补偿途径的各个环节有抑制作用,并对胸苷激酶有一定的抑制作用,其抑制作用随剂量增大而增强。茯苓酸抑制肿瘤细胞 DNA 拓扑异构酶 Ⅰ、Ⅱ 的活性,促进泛酶介导的 DNA 断裂,引起肿瘤细胞死亡。④诱导肿瘤细胞凋亡。硫酸酯化的茯苓多糖能增强凋亡相关基因 Fas、Bax 的表达,减少凋亡抑制基因 Bcl-2 的表达,诱导凋亡。茯苓酸可通过降低促细胞凋亡因子 Bid 磷酸化,上调 Bcl-2 磷酸化水平,促进 caspase-3、caspase-9 激活,诱导细胞凋亡;茯苓酸还可通过死亡受体介导的凋亡通路,激活 caspase-8,诱导肿瘤细胞凋亡。羊毛甾烷型三萜成分 poricotriol A 可增强凋亡诱导因子（AIF）表达,诱导细胞凋亡。⑤抑制肿瘤血管生成。茯苓多糖下调转录因子 NF-κB 和 NF-κB/Rel 转录;茯苓酸通过抑制 NF-κB 转录因子活化,下调基质金属蛋白酶（MMP）基因表达,抑制血管生成（图 14-4）。

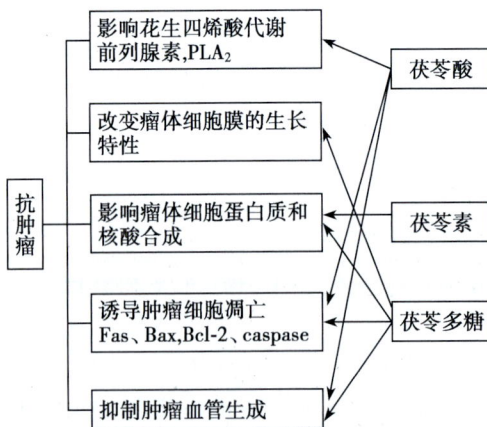

图 14-4　茯苓抗肿瘤的作用机制

6. 抗炎、抗氧化 茯苓、茯苓多糖、茯苓三萜类成分均有抗炎作用。茯苓抑制急性炎症、亚急性炎症的作用与抑制磷脂酶 A_2 活性有关。茯苓多糖在体外具有羟自由基、超氧阴离子及 DPPH 自由基清除活性和还原铁离子能力,体内给药可提高大鼠的血清抗氧化酶 SOD、过氧化氢酶(CAT)及 GSH-Px 活性。对盲肠结扎穿孔法诱导的脓毒症大鼠,茯苓酸可以降低 TNF-α、IL-1β、IL-6 及丙二醛(MDA)和髓过氧化物酶(MPO)含量,增加 SOD 水平,改善大鼠的存活率。茯苓酸改善肾功能的作用也与其抗炎和抗氧化作用有关。

7. 降血糖 茯苓提取物和三萜类物质可降低血糖,提高胰岛素敏感性,增强胰岛素的分化诱导活性,降低胰岛素抵抗。去氢土莫酸、氢化去氢松苓酸、茯苓酸均可降低 2 型糖尿病模型 db/db 小鼠和 STZ 诱导小鼠的血糖,提高胰岛素敏感性。去氢土莫酸的降血糖作用较氢化去氢松苓酸、茯苓酸强。茯苓酸可通过提高葡萄糖转运蛋白-4(GLUT-4)的基因、蛋白表达,促进甘油三酯蓄积,抑制脂肪分解。

(三)药动学研究

大鼠灌服茯苓素混合提取物,血中去氢土莫酸的 t_{max} 为 2 小时,$t_{1/2}$ 为 4 小时。对于茯苓素,大鼠静脉注射后,C-T 曲线符合二室模型;灌胃给药后符合一室模型,t_{max} 为 1 小时;静脉注射后肝、肾、肺中含量最高;$t_{1/2}$ 为 1 小时左右,随尿、粪和胆汁排泄,而肾为主要排泄器官。大鼠静脉注射茯苓酸后,$t_{1/2}$ 为 9 小时。

茯苓酸具有吸收迅速、消除缓慢的特点,而且茯苓和五苓散中的其他组分可以影响茯苓酸的吸收和消除。茯苓酸灌胃给药的药动学参数见表 14-2。

表 14-2 茯苓酸灌胃给药的药动学参数

成分	剂量/(mg/kg)	峰浓度 C_{max}/(μg/ml)	峰时间 t_{max}/h	半衰期/h	曲线下面积/(μg·min/ml)	表观分布容积/L	血浆清除速率/(L/h)
茯苓酸	10	333.4	0.75	4.96	1 466.9	48.85	6.82

(四)现代应用

1. 肾性水肿 茯苓常与其他药物组成复方应用,如五苓散。

2. 肿瘤、肝炎的辅助治疗 茯苓多糖口服液可用于肿瘤放化疗者。新型羧甲基茯苓多糖肌内注射,对肝功能异常有一定的改善作用,治疗胃癌、鼻咽癌可延缓病情、改善症状。

(五)不良反应

小鼠皮下注射羧甲基茯苓多糖的 LD_{50} 为 3.13g/kg。

案例导入

新生儿高胆红素血症中,胆红素可透过血脑屏障进入中枢,造成听觉中枢神经损害。近年来实验发现,茵陈对高胆红素介导的神经细胞损害具有多靶点的保护机制,为茵陈的药理学研究提供新的研究方向。但茵陈所含的成分复杂,深入了解其成分-活性-机制之间的内在关联仍是今后茵陈研究的主要方向。

三、茵陈

茵陈为菊科植物滨蒿 *Artemisia scoparia* Waldst. et Kit. 或茵陈蒿 *Artemisia capillaries* Thunb. 的干燥地上部分。主产于陕西、山西、安徽等地。春季幼苗高 6~10cm 时采收或秋季花蕾长成至花初开时采割,除去杂质和老茎,晒干生用。

茵陈味苦、辛,性微寒,归脾、胃、肝、胆经,具有利湿退黄、解毒疗疮的功效,用于湿热黄疸、湿疮瘙痒等。

(一) 药效物质基础

茵陈的活性成分主要为挥发油、香豆素、色原酮类、黄酮类、有机酸等。香豆素类成分主要为6,7-二甲氧基香豆素(6,7-dimethoxycoumarin)、东莨菪内酯(scopoletin)、6-羟基-7-甲氧基香豆素和茵陈炔内酯(capillarin)。色原酮类成分主要有茵陈色原酮(capillarisin)、7-甲基茵陈色原酮、4′-甲基茵陈色原酮和6-去甲氧基-4′-甲基茵陈色原酮。黄酮类成分主要为茵陈黄酮(arcapillin)、异茵陈黄酮和蓟黄素(cirsimaritin),该类物质具有很强的保肝、利胆活性。有机酸类成分主要为茵陈香豆酸(capillartemisin)A、B和绿原酸(chlorogenic acid),均有利胆作用。挥发油类有茵陈二炔、茵陈二炔酮、β-蒎烯等化学成分。

(二) 功效主治与主要药理作用与作用机制

茵陈利胆退黄的功效与保肝、利胆作用有关;清利湿热的功效与抗病原微生物、抗炎、抗肿瘤、降血脂作用有关。其药理作用具体表现如下(图14-5)。

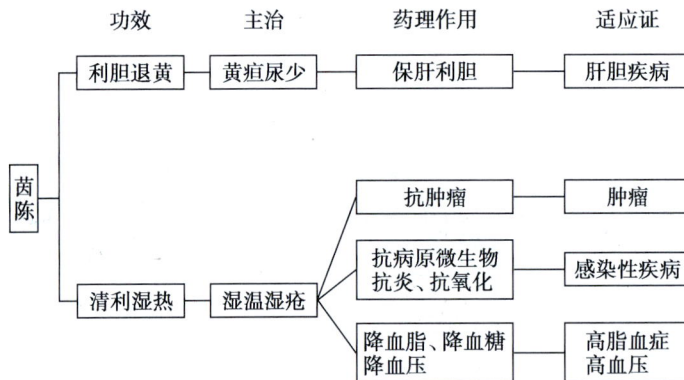

图 14-5　茵陈的功效主治与药理作用

1. **利胆**　茵陈能促进胆汁排泄,增加胆汁中的固体物、胆酸和胆红素排出量。尿苷二磷酸葡糖醛酸转移酶(UGT)是体内催化胆红素结合反应的主要肝微粒体酶。茵陈能提高UGT活性,促进胆红素葡糖醛酸化代谢及排出,降低胆汁中的胆固醇含量,预防胆固醇结石形成。茵陈的利胆成分经分离和鉴定的有10多种,其中6,7-二甲氧基香豆素、茵陈香豆酸(A、B)、茵陈色原酮、茵陈黄酮、茵陈二炔、茵陈二炔酮、茵陈炔内酯、绿原酸、咖啡酸、对羟基苯乙酮等成分均能不同程度地增加胆汁流量,提高胆汁排泄速度,同时能扩张胆管、收缩胆囊。

2. **保肝**　茵陈可减轻四氯化碳致大鼠肝组织病理损伤及脂质过氧化程度。对脂肪肝合并胰岛素抵抗的大鼠,茵陈具有调血脂、恢复胰岛素敏感性的作用。茵陈还可通过调节肝组织细胞间黏附分子-1(ICAM-1)的表达,改善妊娠肝内胆汁淤积症大鼠的肝功能。茵陈蒿油对酒精性肝损伤具有一定的保护作用,可降低肝组织的TG、MDA含量,升高谷胱甘肽(GSH)含量。茵陈中的黄酮和香豆素成分如茵陈色原酮、东莨菪内酯、6,7-二甲氧基香豆素、茵陈黄酮、异鼠李黄素等均具有保肝作用。6,7-二甲氧基香豆素为茵陈蒿保肝作用的代表成分,可降低胆固醇、甘油三酯含量,抗脂质过氧化,减轻肝细胞坏死。其保肝的主要机制有诱导肝药酶,增强肝的解毒功能;促进肝细胞再生和保护肝细胞膜完整性;抑制β葡糖醛酸酶活性,减少葡糖醛酸分解,增强肝的解毒功能。

茵陈水提物、茵陈总黄酮有抗肝纤维化作用。茵陈水提物可以降低血清Ⅲ型前胶原（PC-Ⅲ）、Ⅳ型胶原（Ⅳ-C）、层黏连蛋白（LN）和透明质酸酶（HA）及肝组织羟脯氨酸含量，减轻肝细胞水肿、变性和坏死。

3. 降血脂、降血糖、降血压　茵陈蒿提取物可降低胰岛素抵抗大鼠的血脂、血糖水平，提高抗氧化能力，恢复胰岛素敏感性，抑制高胰岛素水平引起的肾素-血管紧张素系统亢进，提高NO水平，扩张血管，降低血压。

4. 抗炎、抗氧化、镇痛　茵陈醇提物对游离脂肪酸刺激HepG2细胞所致的脂肪变性、TNF-α分泌有显著的抑制作用，通过NF-κB/IκB信号转导途径抑制TNF-α mRNA转录，以阻断TNF-α的生物活性。茵陈色原酮可以激活Nrf2/ARE依赖的途径，增加血红素加氧酶-1（HO-1）活性，抑制氧化应激和炎症反应。茵陈色原酮能抑制NF-κB介导的诱生型一氧化氮合酶（iNOS）、环氧合酶-2（COX-2）表达，使ATP和P物质的含量降低，对抗弗氏完全佐剂和角叉菜胶引起的急、慢性炎症疼痛。

5. 抗肿瘤　茵陈水煎剂对小鼠艾氏腹水癌细胞有抑杀作用，也可对抗黄曲霉素B$_1$、亚硝酸钠、N-甲基苄胺等的致癌作用。茵陈提取物对BEL-7402人类肝癌细胞显示出生长抑制和杀伤作用。茵陈色原酮和蓟黄素可显著抑制HeLa细胞和Ehrlich腹水癌细胞增殖。茵陈色原酮能通过抑制癌基因（K-ras、c-Src、c-Myc）而抑制结肠癌细胞增殖，通过逆转细胞上皮-间质转化过程抑制结肠癌细胞转移。茵陈色原酮通过调节p21、p27和细胞周期蛋白阻断前列腺癌细胞生长，通过抑制存活蛋白（survivin）、MMP-2、MMP-9和STAT3活化可抑制癌细胞侵袭。

6. 抗病原微生物　茵陈炔酮、对羟基苯乙酮等挥发油对痢疾杆菌、溶血性链球菌、肺炎双球菌、白喉杆菌、大肠埃希菌、伤寒杆菌、铜绿假单胞菌、枯草杆菌、病原性丝状体、牛型及人型结核杆菌、黄曲霉菌、杂色曲霉菌等皮肤真菌有一定的抑制作用。茵陈的酸性多糖部位可抑制幽门螺杆菌致胃黏膜RGM-1细胞和胃癌MKN-28细胞炎症因子、COX-2、iNOS和IL-8的增高，抑制幽门螺杆菌对宿主细胞的黏附和血管生成，减少细胞凋亡。

（三）药动学研究

大鼠灌胃给予茵陈煎液，血中检测到6,7-二甲氧基香豆素和茵陈色原酮。6,7-二甲氧基香豆素吸收快，t_{max}为0.2小时；在6位和7位甲氧基脱甲基并结合1分子硫酸形成硫酸酯结合物，$t_{1/2}$为1小时。

茵陈可诱导肝药酶，使人及兔体内安替比林的代谢加快，$t_{1/2}$缩短；使大鼠体内对乙酰氨基酚的代谢加快，C_{max}和AUC下降，促进胆红素的代谢。可通过激动组成型雄甾烷受体（CAR），使CYP2C9、CYP2C19、CYP3A4和MDR1的转录水平提高，且使CYP1A2和CYP2E1的含量增加，尿苷二磷酸葡糖醛酸转移酶（UGT）的活性升高。

（四）现代应用

1. 肝胆疾病、黄疸　如急、慢性胆囊炎，胆管炎，胆囊结石，病毒性肝炎，以及肝内胆汁淤积、胆管梗阻等引起的黄疸。一般用复方如茵陈蒿汤或茵栀黄口服液，严重者使用茵栀黄注射液。

2. 高脂血症　茵陈五苓散治疗高脂血症有较好的疗效，降低总胆固醇效果与他汀类、贝特类降脂药相似；降低甘油三酯效果优于他汀类；升高HDL效果优于贝特类降脂药；降低LDL效果优于贝特类降脂药，不及他汀类。

（五）不良反应

茵陈二炔酮小鼠灌胃的LD$_{50}$为6.98mg/kg。6,7-二甲氧基香豆素小鼠灌胃的LD$_{50}$为497mg/kg，死亡前有阵发性惊厥。

第三节 经 典 复 方

五苓散

本方出自《伤寒论》,由猪苓 9g、泽泻 15g、白术 9g、茯苓 9g、桂枝 6g 组成。

(一) 功效主治与主要药理作用

本方为利水之剂。方中重用泽泻为君,取其甘淡性寒,直达膀胱,利水渗湿。以茯苓、猪苓之淡渗为臣,增强利水蠲饮之功。主要用于外有表证,内停水湿所致的头痛发热,烦渴欲饮,或水入即吐,小便不利,舌苔白,脉浮;水湿内停所致的水肿,泄泻,小便不利,以及霍乱吐泻等;以及痰饮所致脐下动悸、吐涎沫而头眩或短气而咳者。

1. 保护肾功能 五苓散提取液可减轻多柔比星所致肾的病理损害,增加肾小球基底膜的阴离子位点,减少大分子蛋白的漏出,降低尿蛋白、血浆胆固醇、三酰甘油水平,提高血清总蛋白和白蛋白水平,与泼尼松联合用药有协同作用。具体表现如下:

(1) 改善肾组织血流动力学,降低肾血管阻力。

(2) 抑制肾素-血管紧张素系统的异常活化:调节血管活性因子内皮素(ET)、血管紧张素Ⅱ(AngⅡ)水平,抑制内皮素 A 型受体基因及蛋白的表达。

(3) 调节 Nephrin 基因、蛋白的表达:Nephrin 基因的异常表达,使肾滤过膜结构与屏障功能完整性被破坏,最终导致大量蛋白尿产生。五苓散降低多柔比星致肾病综合征大鼠尿蛋白水平,减轻肾小球足细胞损伤,与下调肾组织 Nephrin 基因、蛋白的异常表达有关。

2. 抑制尿路结石生成 五苓散含药血清可增强正常家兔离体输尿管平滑肌的张力和活动力,且该作用可被阿托品和酚妥拉明阻断。五苓散可增加钙、磷排泄,抑制草酸钙结晶在肾内生成,减少草酸钙结晶在肾内沉积。

3. 调节血压 五苓散提取液可降低肾性高血压大鼠血压,增加尿量,对电解质没有明显影响。五苓散可增强高脂高盐饲料诱导的代谢综合征高血压大鼠胰岛素敏感性,降低血压。

4. 降血糖 五苓散可降低糖尿病大鼠血糖,通过下调晚期糖基化终末产物(AGE)及其受体(RAGE)以及核逆转录因子-κ 的表达,降低肾小球转化生长因子 TGF-β$_1$ 的表达,减少细胞外基质过度沉积。

(二) 临床应用

1. 泌尿系统疾病 五苓散对慢性尿路感染、糖尿病神经源性膀胱尿道功能障碍及术后膀胱麻痹造成的尿潴留、尿崩症有一定的治疗效果。五苓散能改善尿毒症患者的乏力、烦渴、小便不利,减轻胃肠道不适症状,还能在改善肾功能基础上对电解质紊乱有一定调节作用。

2. 消化系统疾病 五苓散加味为主治疗术后胃瘫,有利于患者消化道功能的恢复;五苓散可改善功能性消化不良患者胃排空功能;五苓散治疗小儿腹泻、婴幼儿秋季腹泻、慢性腹泻有效;五苓散加味治疗原发性高脂血症患者有效,还可改善肝硬化门脉高压患者血流动力学,降低肝硬化门脉高压。

3. 水肿 五苓散治疗血管神经性水肿、月经周期性水肿、特发性水肿,可改善患者临床症状及体征。

4. 眼科疾病 眼科疾病围手术期,如白内障、青光眼、视网膜脱离、眼球破裂伤手术,以及视网膜激光后,常规治疗基础上同时予五苓散加味治疗,对角膜水肿、视网膜水肿及脉络膜脱离等均取得满意疗效。对于中心性浆液性视网膜病,五苓散可有效减轻或消除黄斑区水肿,缩短病程,减轻色素上皮的损害,避免病程日久后出现视功能损害。

5. 脑梗死　五苓散配合红花注射液,对大面积脑梗死(脑水肿期)有一定治疗作用。

6. 骨关节疾病　五苓散加味可治疗类风湿关节炎、创伤性关节腔积液、椎动脉型颈椎病、膝关节慢性滑膜炎、脊髓损伤等多种疾病及其并发症。

学习小结

```
                    ┌─ 对主治病证的认识 ──── 泌尿系统疾病
              ┌─ 概述 ─┼─ 主要研究思路与方法 ── 利尿、防治泌尿道结石
              │        │
              │        └─ 主要药理作用 ──── 利尿、抑制泌尿系统结石形成
              │                              利胆及保肝
              │                              降血脂
              │                              抗肿瘤
利            │                              抗病原微生物
水            │
渗 ───────────┤
湿            │                            药效物质基础
药            │        ┌─ 泽泻          功效主治与主要药理作用及机制
              ├─ 常用中药─┤  茯苓          有效成分的药动学研究
              │        └─ 茵陈          现代应用
              │                          不良反应
              │
              └─ 经典复方 ── 五苓散 ──── 功效主治与主要药理作用
                                          临床应用
```

（韩　冬）

复习思考题

1. 利水渗湿药的主要药理作用有哪些? 列举代表药物。
2. 简述泽泻的功效主治,对应的药理作用及主要有效成分。
3. 简述茯苓的主要药理作用及有效成分。

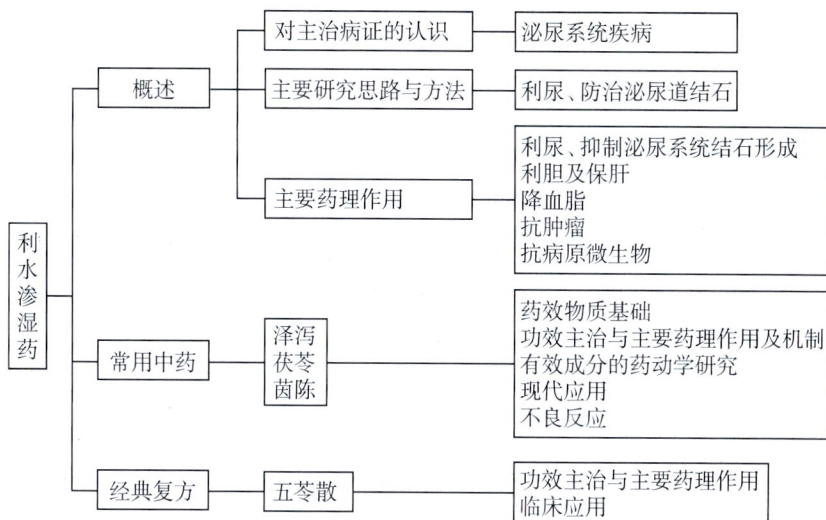

扫一扫,
测一测

◆◆◆ **第十五章** ◆◆◆

温 里 药

通过学习温里药的中药药理研究思路、常用的研究方法及附子、干姜、肉桂 3 味常用中药和四逆汤的药理作用、作用机制、药效物质基础及药动学特点,掌握与功效相关的主要药理作用;了解温里药研究的现状;具备进行温里类中药药效及物质基础研究、指导临床合理及安全用药的基本能力。

第一节 概 述

凡以温里祛寒为主要作用,治疗里寒证的药物称温里药,又称祛寒药。温里药药性多温热、味辛,具有辛散温通、温里散寒、散寒止痛、温经止痛、补火助阳、回阳救逆等功效。常用温里药有附子、肉桂、干姜、吴茱萸、丁香、小茴香等。常用复方有四逆汤、理中汤、参附汤等。

一、对主治病证的认识

里寒证常见两方面病证:一是寒邪入里,脾胃阳气受抑,出现脾胃虚寒证,症见胸腹胀滞、脘腹冷痛、呕吐泄泻等,与西医学消化道疾病相似,治宜温中散寒止痛;二是心肾阳气虚弱,甚则心肾阳衰,常见腰膝冷痛、畏寒肢冷、夜尿频多、汗出不止、四肢厥冷、呼吸微弱、脉微欲绝的"亡阳证",与西医学中的休克、心功能不全相似,治宜温肾回阳、回阳救逆。

二、主要研究思路与方法

温里药药理作用广泛,主治心血管系统、消化系统疾病。现代研究主要涉及强心、抗心律失常、抗心肌缺血、抗休克、抗炎、镇痛、镇吐、改善消化功能以及对中枢神经系统和自主神经系统的影响等方面的作用。温里药的研究应根据中医病因病机建立寒证动物模型,重点从心血管系统、消化系统等相关疾病的病因及病理生理过程进行设计及选择实验指标。常用的研究方法包括:

(一)里寒证模型的研究

目前已建立的寒证模型包括寒性方药法虚寒证、温度控制肝细胞培养法寒证、气候法寒证等动物模型。其中方药法常采用知母、龙胆、黄连、黄柏、金银花、连翘、石膏等灌胃动物实现。

(二)强心作用研究

采用心力衰竭模型观察药物对心肌收缩力、心率和心排血量等心功能指标的影响,同时进行心肌病理、超微结构观察,血中神经内分泌相关指标的检测,探讨温里药治疗心力衰竭的作用机制。运用体外培养心肌细胞实验方法观察心肌细胞搏动频率、收缩力、不应性、自

动节律等指标以定量分析温里药的作用原理。实验包括:

1. 离体心脏实验 ①斯氏(Straud)离体蛙心法。观察药物对心肌收缩幅度、频率、节律的影响。②Langendorff法离体哺乳类动物心脏灌流法。以心肌收缩幅度、频率、冠脉流量为指标,观察温里药的强心作用。③心肌电生理特性实验。用实验动物的心脏乳头肌作标本,观察药物对心肌收缩性能(心肌的缩短及张力变化)及对心脏兴奋性、不应性、自动节律性的影响。

2. 在体心脏实验 ①采用在体蛙心灌流法、狗或猫的心肌杠杆描记法或位移换能器描记于多导记录仪上,通过观察灌流量或描记曲线的幅度、频率变化,判断药物对心肌收缩力的影响。同步记录血压、心电图等的变化。②Starling狗心肺装置实验法。用体外循环方法,观察药物对外周阻力及回心血量的影响,反映药物对心脏的作用。此法可观察药物对血压、心输出量、心率及下腔静脉压等变化,也可观测到冠状窦血流量变化,还能观察药物对在体心肌收缩力、心率、传导、心输出量、耗氧量的影响。

(三)抗心肌缺血研究

采用心肌缺血模型、心肌缺血再灌注损伤模型,观测心脏功能、血流动力学、血液流变学、心肌耗氧量、外周血管及微循环状态等,定量分析药物对心肌损伤程度、心脏功能的影响;观测血小板活性和微循环、氧自由基、NO、心肌酶的变化及心肌细胞凋亡的情况,探讨药物抗心肌缺血的作用机制。具体实验有:

1. 对血管平滑肌的影响 以猪或犬冠状动脉为材料,通过观察药物对冠状动脉平滑肌收缩性的影响,判断药物是否有扩张冠状血管作用。

2. 冠脉流量测定 用哺乳动物离体心脏主动脉插管法测定冠脉流量。

3. 心肌耗氧量测定 采用在体心脏冠状静脉窦(冠状窦)插管测定冠状窦血流量及冠状窦血氧与动脉(颈动脉)血氧之差,以反映冠脉流量和心肌耗氧量变化;也可采用电磁流量计直接测量冠脉流量,同时测冠状窦及动脉血氧差,观察其给药前后差异。

(四)抗休克研究

采用相应方法造成休克模型,如可用物理或化学方法损伤心肌,或冠状动脉阻塞法(结扎、栓塞等)诱发心源性休克,再通过血压测定仪或生理记录仪测定动物正常血压及低血压状态的血压等,观察药物是否具有抗休克作用。

(五)血流动力学研究

1. 方波电磁流量计法、多普勒超声流量计法 精确地测定血流量及血流速度。

2. 兔耳血管灌流实验 常用离体兔耳血管或带神经离体兔耳血管灌流法,在恒温恒压下通过灌流量的变化,判断温里药对兔耳血管的舒缩作用。

3. 离体大鼠后肢血管灌流法 是观察药物对血管是否具有活性的常用方法,通过对灌流液流出速度的影响,判断药物作用。

4. 在体大鼠肾动脉灌流法 通过测灌流量变化,判断药物对在体脏器(肾)血管舒缩活动的影响。

(六)血液流变学研究

血液黏度是血液最基本的流变特性,常采用毛细管黏度测定法(只适用于血浆黏度)或旋转式黏度测定法来测定血液黏度,并测定全血(或血浆)黏滞度、血细胞比容、红细胞聚集性、变形能力等。

(七)微循环研究

观察药物对局部及全身微循环的影响。

1. 局部微循环实验法 主要观察人体手指(足趾)、眼球结膜、舌尖微循环,动物的耳廓、眼球结膜、颊囊微循环等。

2. 内脏微循环实验法 主要观察心、脑、肺、肾、肝、脾、肠系膜微循环等。

（八）胃肠道功能的影响试验

观察小肠运动试验、止泻试验、小肠吸收情况、胃液分析等。参见理气药章节。

（九）抗炎、镇痛试验

观察药物对非特异性炎症模型及免疫性炎症模型的抗炎作用，包括观察药物对炎症急性期血管扩张、毛细血管通透性增加的影响，以及药物对晚期炎症阶段组织纤维化等的影响，并从炎性细胞因子及相关信号通路等角度阐释其作用机制。镇痛研究主要观察对物理、化学等疼痛刺激模型的镇痛作用。详见祛风湿药章节。常用方法有热板法、扭体法及电刺激测定法、渗出法等。

三、主要药理作用

现代药理研究表明，温里药的各项功能主要与下列药理作用有关：

（一）对心血管系统的作用

1. 强心　温里药对心脏的作用主要表现为正性肌力、正性频率和正性传导作用。如附子及其制剂可使心肌收缩力增强，心率加快，心输出量增加，心肌耗氧量增加，亦能使培养的心肌细胞搏动频率及振幅增加；对异搏定（维拉帕米）所致的小鼠缓慢型心律失常，能改善房室传导，加快心率，恢复正常窦性心律；也可加快实验性窦房结病变的心率，改善窦房结功能。附子强心主要成分消旋去甲乌药碱是 β 受体部分激动剂；肉桂的强心作用与其促进交感神经末梢释放儿茶酚胺有关。

2. 抗心肌缺血　附子、肉桂等能扩张冠脉，增加冠脉流量，改善心肌缺血状态，对垂体后叶素及结扎冠状动脉所致的大鼠或犬急性心肌缺血有改善作用。

3. 扩张血管、改善循环　附子、肉桂等温里药可扩张心脑血管，增加心脑血管血流量，提高小鼠耐缺氧能力；部分温里药所含的挥发油或辛辣成分可使体表血管、内脏血管扩张，改善循环，使全身产生温热感。温里药能"助阳气""散寒"，治疗四肢厥逆（冷）与其改善循环有关。

4. 抗休克　附子、肉桂、干姜等及其复方制剂对失血性、内毒素性、心源性及肠系膜上动脉夹闭性等休克均有治疗作用，能提高动脉压，延长实验动物存活时间和存活百分率。温里药抗休克的作用机制主要与其强心、扩张血管及改善微循环等作用有关。

（二）对消化系统的作用

1. 改善消化功能　温里药对胃肠运动有调整作用，一方面对胃肠道有温和的刺激作用，使胃肠道兴奋，提高胃肠道肌张力，促进蠕动；另一方面，能够抑制胃排空，缓解胃肠痉挛等。干姜的芳香和辛辣成分能直接刺激口腔和胃黏膜引起局部血液循环改善，使胃液分泌增加、胃蛋白酶活性和唾液淀粉酶活性增强。丁香、高良姜、草豆蔻可增加胃酸排出量，提高胃蛋白酶活力；干姜、肉桂、吴茱萸、丁香、胡椒等有辛散温通作用，对胃肠道有温和的刺激作用，能使肠管兴奋，增强胃肠张力蠕动，有助于提高食欲和促进消化吸收，排出胃肠积气；干姜、肉桂、高良姜等还能促进胆汁分泌，有助于食物的消化和吸收；附子、丁香、小茴香等亦抑制小鼠胃的排空；吴茱萸、干姜缓解胃肠痉挛等。

2. 镇吐　干姜浸膏可抑制硫酸铜所致犬的呕吐，吴茱萸、丁香亦有止吐作用。

3. 抗溃疡　干姜、肉桂、高良姜对实验性胃溃疡具有保护作用，肉桂所含肉桂苷、3-(2-羟苯基)丙酸及其糖苷等 5 种成分均具有抗溃疡作用。

（三）对下丘脑-垂体-肾上腺皮质系统的影响

附子、肉桂、干姜对下丘脑-垂体-肾上腺皮质系统有兴奋作用，能够兴奋下丘脑，增加促肾上腺皮质激素的释放并促进肾上腺皮质激素的合成等。温里药能通过影响自主神经系统及内分泌功能，改善机体代谢，产生热量，如附子、肉桂、干姜能兴奋肾上腺髓质，使产热增加；附子煎剂能延缓处于寒冷环境下的动物体温下降，延长其存活时间。温里药能促进机体代谢、使产热增加，这是其温里祛寒的药理作用基础。

四、药效物质基础与作用机制

温里药多味辛,现代研究认为"辛"味与药物所含的挥发油有关,能体现其辛散之性。文献研究表明,大多数温里药的挥发油部位是其主要药效物质基础,如肉桂挥发油能抑制血小板聚集、降低心输出量、增强消化功能等;干姜挥发油能改善心功能、镇吐、解热、镇痛、抗炎、促消化等;丁香挥发油能抗炎、止痛、镇吐、促消化等;小茴香挥发油能抗炎、镇痛、促消化、抗溃疡等;而附子、吴茱萸中的生物碱成分已确定为其主要药效物质基础,其中附子中以乌头碱、次乌头碱、去甲乌药碱等为主,吴茱萸中以吴茱萸碱、吴茱萸次碱、羟基吴茱萸碱等为主,且该类生物碱对心血管系统均有较强的药理作用,如强心、扩张血管、改善微循环等。

综上,温里药补火助阳、温里祛寒的药理学基础为强心、升高血压、扩张血管、增加血流量等;而抗溃疡、调节胃肠运动、抗炎、镇痛等又是其温中止痛的药理学基础,抗心肌缺血、抗血栓形成、抗凝血等又是其温通血脉的药理学依据。

温里药的主要药理作用见表15-1。

表15-1　温里药的主要药理作用总括表

药物	强心	扩血管	抗休克	改善消化功能	镇吐	抗溃疡	抗炎镇痛	其他
附子	+	+	+	+	+	+	+	保护心肌细胞、抗心肌缺血、兴奋内分泌系统及调节代谢、抗血栓、抗肿瘤、增强免疫功能
肉桂	+	+	+	+	+	+	+	抗心肌缺血、抗菌、防腐、抗血栓、降血糖、降血压、兴奋内分泌系统
干姜	+		+	+	+	+	+	保护心肌细胞、抗心肌缺血、利胆保肝、抗过敏、镇咳平喘、抗菌、解热镇静、增强免疫功能
吴茱萸	+	+	+	+	+	+	+	抗菌、兴奋中枢、驱蛔、抗病毒、抗肿瘤、降血压
丁香				+	+	+	+	抗菌、驱虫、健胃、降血压、抗血栓
小茴香				+	+	+	+	抗菌、祛痰平喘、性激素样作用

第二节　常用中药

一、附子

本品为毛茛科植物乌头 *Aconitum carmichaeli* Debx. 的子根加工品。主产于四川、湖北、湖南等地。6月下旬至8月上旬采挖,除去母根、须根及泥沙,习称"泥附子"。现今的炮制方法中,矾制、姜矾制两法应用最广。此外还有姜制,矾、姜、豆腐制,矾、姜、黑豆、甘草制,矾、皂角、黑豆制及矾、皂角、甘草制等。《中华人民共和国药典》收载盐附子、黑顺片、白附片、淡附片、炮附片等,有甘草、黑豆制法。一般生品外用,制品内服。

（一）药效物质基础

附子的化学成分主要是生物碱类物质,此外还有脂类物质及多糖等。现代从乌头属中分离出并且已经鉴定结构的生物碱有 90 多个,从附子中分离得到的生物碱类成分可分为脂溶性和水溶性两类,其中脂溶性生物碱有乌头碱、中乌头碱、新乌头碱、次乌头碱等,水溶性生物碱有新江油乌头碱、消旋去甲乌药碱、去甲猪毛菜碱以及具有强心活性的尿嘧啶。附子化学成分主要为乌头碱、乌头次碱、消旋去甲基乌头碱等。附子中除生物碱外,还含有蛋白质和油脂类成分如棉子油、蓖麻油、油酸、亚油酸、附子脂酸及附子脂酸钙、花生酸、肉豆蔻酸、β-谷甾醇等,其中附子脂酸含量最多;还含有多糖类,如乌头多糖 A、B、C、D 等。

(二) 功效主治与主要药理作用及机制

附子味辛、甘,性大热,有毒,归心、肾、脾经。具有回阳救逆、补火助阳、散寒止痛之功效,用于亡阳虚脱,肢冷脉微,心阳不足,胸痹心痛,虚寒吐泻,脘腹冷痛,肾阳虚衰,阳痿宫冷,阴寒水肿,阳虚外感,寒湿痹痛。

附子具有多种药理作用,如强心、降压、抗休克、抗血栓形成、抗缺氧、抗心肌缺血、抗缓慢性心律失常以及镇痛、抗炎、抗溃疡、抗腹泻等作用。具体表现如下(图 15-1)。

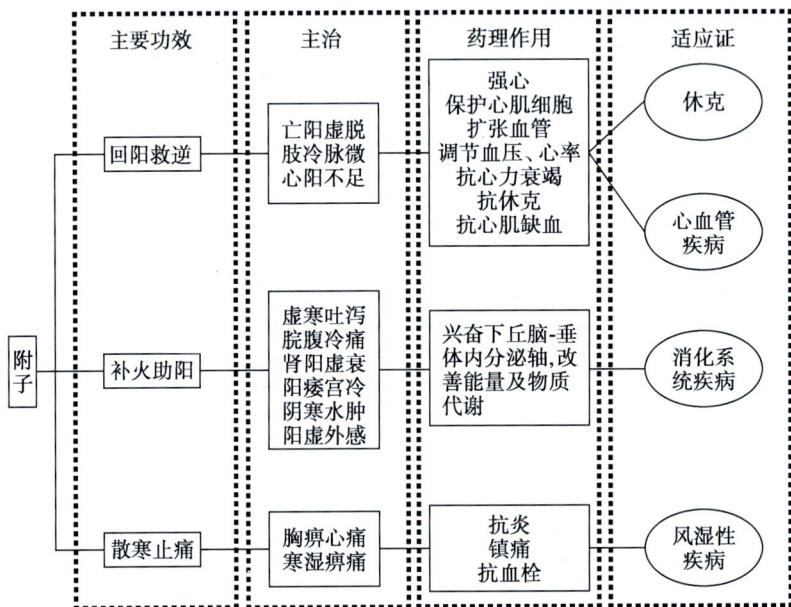

图 15-1　附子的功效主治与药理作用

1. 对心血管系统的作用

(1) 强心作用:附子对在体和离体心脏都具有强心作用。附子可以加快心力衰竭大鼠的心率、升高左心室内压、提高左心室内压最大上升和下降速率,改善心力衰竭大鼠血流动力学的变化,有明显的抗心力衰竭作用;附子煎剂还可对抗苯巴比妥、水合氯醛等药物对蟾蜍心脏的抑制作用,表现出明显的强心效果。

📖 知识链接

附子强心作用机制

附子强心作用机制在于:①附子苷能激活心肌细胞的钙离子通道,使心肌外 Ca^{2+} 大量进入细胞内,胞内肌浆池贮存 Ca^{2+} 增加,肌原纤维蛋白利用 Ca^{2+} 产生收缩力,从而增强心肌收缩力。②附子苷可能激活心室细胞膜上的钠通道,纠正心肌收缩功能异常所致细胞内高 Ca^{2+} 及钠泵活性显著降低的情况,通过 Na^+-Ca^{2+} 反向交换,利用膜两侧浓度梯度,使胞内多余 Ca^{2+} 流向胞外,Na^+ 流入胞内,促进正常钠泵转运,而产生正性肌力作用。③附子苷也可能增强 Na^+-K^+-ATP 酶活性,使 ATP 水解为 ADP 及释放大量能量,提供 Na^+-K^+ 交换(每消耗 1mol ATP,可转运出 3mol Na^+,运入 2mol K^+)所需能量,细胞内 Na^+ 流出,细胞外 K^+ 流入,大量流入 K^+ 可刺激 Ca^{2+} 释放入肌浆,导致胞内肌浆池贮存 Ca^{2+} 增加,通过增强心肌收缩力发挥强心作用。④去甲乌药碱、去甲猪毛菜碱强心作用是通过直接作用于心肌细胞 β 受体,激活 AC,使 ATP 水解产生 cAMP 激活 PK,磷酸化钙通道,使其对钙通道通透性增加,细胞外 Ca^{2+} 内流增加,从而增强心肌收缩性(图 15-2)。

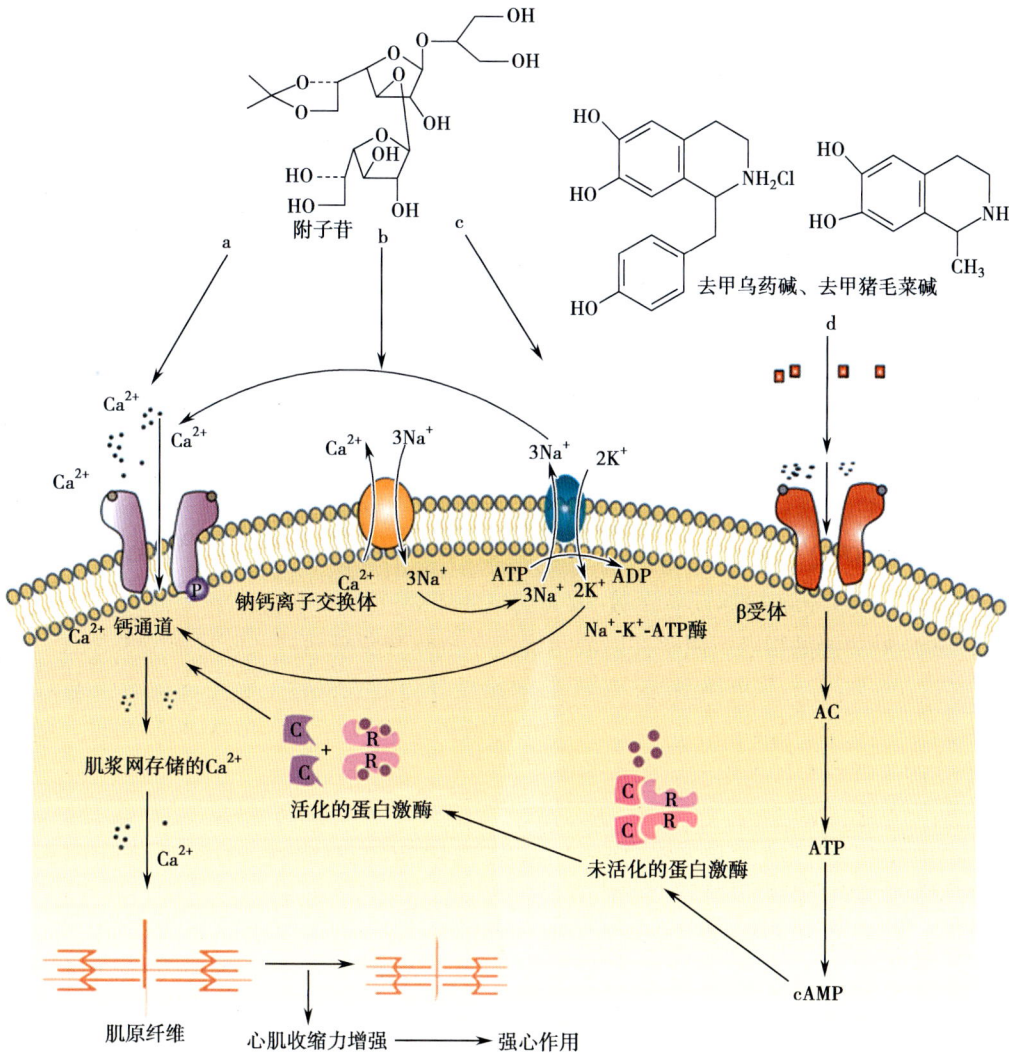

图 15-2 附子强心作用机制

(2)抗心肌缺血作用:附子所含的生物碱具有扩张冠状血管和四肢血管的作用,小剂量(未致心室颤动)有抗急性心肌缺血的作用,也可抗垂体后叶素所致的大鼠急性心肌缺血。附子能明显提高小鼠对缺氧的耐受力。乌头类生物碱是附子常压耐缺氧作用的有效成分。

（3）抗心律失常作用：附子对氯仿所致小鼠心室颤动有预防作用，并可对抗乌头碱所致大鼠心律失常；对异搏定所致小鼠缓慢型心律失常有明显防治作用，能改善房室传导，加快心率，恢复窦性心律；对甲醛所致家兔窦房结功能减退症有一定的治疗作用，使窦房结与房室结功能趋于正常。附子中的消旋去甲乌药碱、新江油乌头碱、去甲猪毛菜碱等水溶性生物碱及尿嘧啶等成分具有增加缺血心肌血流灌注作用，能增加缺血心肌的供氧、供能，从而改善心肌氧的供求平衡，减少因缺氧引起的心律失常的发生。附子所含水溶性部分能特异性对抗乌头类生物碱诱发的心律失常，而对多巴因、三氯甲烷所致心律失常无效，同时实验证明附子中抗心律失常的物质并非 Mg^{2+} 等无机离子。

（4）对血管、血压的影响：附子所含水溶性部分能增加股动脉血流量，降低血管压力，轻度扩张冠状血管。附子中含有升压和降压的不同成分，因此对血压有双向影响，降压有效成分是去甲乌药碱，升压主要成分是氯化甲基多巴胺和去甲猪毛菜碱。去甲乌药碱可降低麻醉及不麻醉犬的血压，加快心率；不影响肾性高血压大鼠收缩压，可降低舒张压；对心衰动物血压则先短暂下降，后持续升高。

（5）抗凝作用：附子煎剂可使血栓形成时间延长，有抑制凝血和抗血栓形成的作用。附子水煎剂对大鼠在冰水应激状态下内源性儿茶酚胺分泌增加所致的血小板聚集造成心肌损伤有一定的保护作用，并能使心细胞膜的异常变化得到一定的恢复。

（6）抗休克作用：附子煎剂能显著延长休克动物生存时间，对多种休克有明显防治效果。

2. 抗炎、镇痛作用　附子煎剂对急慢性炎症有明显抑制作用。附子及乌头碱能抑制乙酸、酒石酸锑钾所致的小鼠扭体反应，能明显提高小鼠尾根部加压致痛法的痛阈值，且在一定范围内呈线性量效关系。研究发现，给大鼠灌服附子水煎剂，能明显对抗甲醛或蛋清引起的踝关节肿胀，抑制二甲苯引起的小鼠耳壳肿胀；大鼠灌服附子水煎剂，能减少腹腔注射酒石酸锑钾或乙酸引起的扭体反应次数，增大大鼠的痛阈值。

3. 对免疫功能的影响　附子注射液可提高小鼠体液免疫活性及豚鼠血清补体含量。

4. 兴奋垂体-肾上腺皮质系统　附子煎剂能显著降低大鼠肾上腺皮质抗维生素 C 的含量，增加尿中 17-酮、类固醇的排泄，减少末梢血液中嗜酸性粒细胞数，对原发性肾上腺皮质功能不全的患者具有肾上腺皮质激素样作用。

（三）药动学研究

药动学研究表明，大鼠单剂量口服附子煎液后 10 分钟，乌头碱即达最高血药浓度，此后血药浓度快速下降，在 30 分钟下降到 10 分钟时的一半左右；此后血药浓度总体缓慢下降，但在 90 分钟和 360 分钟出现了多峰。大鼠口服附子总生物碱后血浆可检测到乌头碱、新乌头碱和次乌头碱，其中以新乌头碱浓度最高；乌头碱、新乌头碱、次乌头碱的药动学曲线经拟合均符合口服给药的二室模型。次乌头碱灌胃给药后 20 分钟即达最高血药浓度，此后血药浓度快速下降。

（四）现代应用

1. 休克　以附子为主组成的回阳救逆方——四逆汤、参附汤，可治疗各种休克，使血压恢复正常，明显改善微循环。

2. 缓慢性心律失常　附子注射液或以附子为主的复方治疗各种缓慢型心律失常，如病态窦房结综合征、窦性心动过缓、窦房传导阻滞、房室传导阻滞等，可加快心率，增强心肌收缩力，增加心输出量。

3. 风湿疼痛　附子或其复方用于风湿性关节炎、关节痛、腰腿痛、神经痛，可减轻疼痛，改善活动能力和其他症状。

4.偏头痛 用附子治疗偏头痛也有较好的疗效。

（五）不良反应

附子醇提物的 LD_{50} 为 23.04g/kg,乌头碱的致死量为 3~5mg。人口服乌头碱 0.2mg 即致中毒,中毒症状为恶心、呕吐、腹痛、腹泻,头昏眼花,口舌、四肢及全身发麻、畏寒,继之瞳孔放大,视觉模糊,呼吸困难,手足抽搐,躁动,大小便失禁,血压及体温下降等。乌头碱对心脏毒性较大,心电图表现为一过性心率减慢,房性、室性期前收缩和心动过速,以及非阵发性室性心动过速和心室颤动等。

一般认为,附子的毒性与生物碱密切相关,毒性物质基础为双酯型二萜类生物碱,主要为乌头碱、新乌头碱、次乌头碱等乌头类生物碱。附子炮制后双酯型生物碱的分解或水解增多,毒性也明显降低。双酯类乌头碱遇高热易被破坏,分解为毒性较小的生物碱;乌头碱经加热水解成乌头原碱,毒性只有乌头碱的两千分之一,如果继续加热水解则可变成毒性更小的胺醇类碱。用水浸泡也可以降低附子的毒性。

配伍应用是附子减毒的一种有效办法。附子与人参、甘草、吴茱萸等药物配伍均可达到一定减毒作用。人参与附子配伍可以减轻附子的心脏毒性,且随着人参剂量的增加减毒效果增加。附子配伍生、炙甘草后均可降低附子的毒性,附子总生物碱、酯型生物碱含量均降低,炙甘草降低毒性的程度要高于生甘草;配伍山茱萸可显著降低附子所致小鼠心律失常及死亡比例。此外,寒凉药黄芩对附子毒性呈剂量依赖性拮抗作用。

二、肉桂

肉桂为樟科植物肉桂 *Cinnamomum cassia* Presl 的干燥树皮。主产于广东、广西、台湾、云南、福建、越南、印度、印度尼西亚,多为栽培。一般于8—10月间选择桂树,按一定阔度剥取树皮,加工成不同的规格,主要有下列几种:①官桂:剥取栽培5~6年的幼树干皮和粗枝皮,晒1~2天后,卷成圆筒状,阴干。②企边桂:剥取10余年生的干皮,两端削齐,夹在木制的凸凹板内,晒干。③板桂:剥取老年桂树的干皮,在离地30cm处做环状割口,将皮剥离,夹在桂夹内晒至九成干时取出,纵横堆叠,加压,约1个月后即完全干燥。至于"桂心",即肉桂加工过程中除去栓皮的桶状肉桂。各种肉桂商品均宜贮藏于干燥阴凉处,或入锡盒内,密闭保存。

（一）药效物质基础

肉桂中含1%~2%挥发油(肉桂油),其主要成分为桂皮醛,含量占挥发油的75%~90%,并含少量乙酸桂皮酯、乙酸苯丙酯。另外,尚含多糖、肉桂苷、香豆素等。

（二）功效主治与主要药理作用及机制

肉桂辛、甘,大热,归肾、脾、心、肝经。具有补火助阳,引火归原,散寒止痛,温经通脉之功效。主要用于阳痿宫冷、腰膝冷痛、肾虚作喘、虚阳上浮,眩晕目赤、心腹冷痛、虚寒吐泻、寒疝腹痛、痛经经闭等。

肉桂具有多种药理作用,主要表现如下(图15-3)。

1. 对心血管系统的作用

（1）强心、扩张血管:肉桂中的桂皮醛有扩张血管、促进血液循环、降低血压、缓解肢体疼痛的作用;肉桂水煎剂能扩张冠脉及外周血管,有预防静脉或动脉血栓形成的作用,也能增加离体心脏冠脉流量;肉桂鞣质能舒张离体大鼠主动脉;肉桂油能促进大鼠心肌侧支循环开放,改善心肌血液供应。以上表明,肉桂对外周血管有直接扩张作用。研究还发现,肉桂能明显减少肾性高血压模型大鼠的血压和尿醛固酮排出,增加纹状体和下丘脑的脑啡肽含量,改善主动脉内膜的高血压性损害。

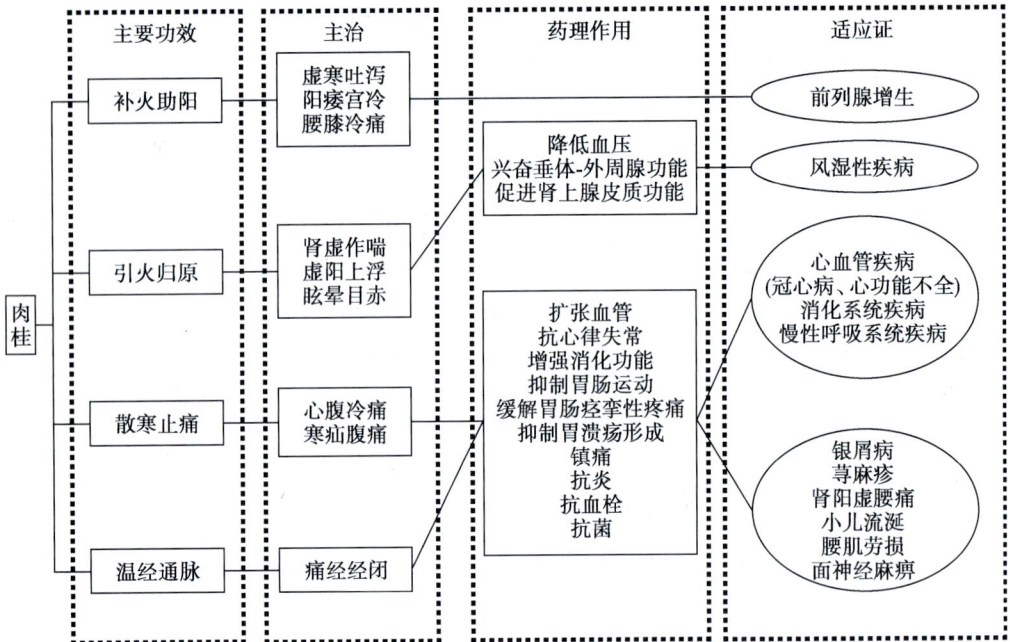

图 15-3　肉桂的功效主治与药理作用

（2）抗心律失常：能够延长动作电位时程，减慢心率，减少缺血再灌注引起的心律失常。相关机制可能与其明显减少心肌谷草转氨酶、肌酸激酶和乳酸脱氢酶释放量，升高超氧化物歧化酶活性，减少脂质过氧化反应代谢产物丙二醛含量有关。

（3）降血压：肉桂能降低肾性高血压模型大鼠的血压，改善主动脉内膜的高血压性损害。

2. 对免疫系统的影响　肉桂水提物能抑制单核-巨噬细胞系统功能，减少抗体形成及溶血素生成，降低幼鼠脾的重量。肉桂水溶性成分能减轻环磷酰胺引起的免疫功能抑制，增加胸腺、脾的重量。肉桂提取物 200mg/kg 腹腔注射能明显降低小鼠炭粒廓清指数及半数溶血值，并明显减少幼鼠脾的重量。通过 ^{3}H-TdR 掺入法观察甲氧基肉桂酸乙酯（EMC）对正常人外周血淋巴细胞及小鼠脾淋巴细胞转化的影响，结果表明 EMC 可抑制 PHA 诱导的正常人外周血及小鼠脾淋巴细胞转化。研究还发现，肉桂乙酸乙酯部位中的（7S,8S）-syringoylglycerol 有免疫抑制作用。

3. 对消化系统的影响

（1）抗溃疡作用：肉桂苷以及肉桂水提物、醚提物对多种胃溃疡模型有抑制作用，能缓解胃肠痉挛性疼痛，增加胃黏膜血流量，改善循环，抑制胃溃疡形成。

（2）调节胃肠运动：肉桂、桂皮油对胃肠有缓和的刺激作用，能增强消化功能。肉桂水煎液可抑制大鼠和小鼠的小肠蠕动，显著抑制炭末推进率，减少蓖麻油、番泻叶所致小鼠腹泻次数；肉桂醚提物也能减少蓖麻油引起的小鼠腹泻次数。

（3）促进消化液分泌：肉桂含芳香性挥发油，对胃黏膜有直接缓和的刺激作用，能使消化液分泌增加，增强消化功能。

4. 抗缺氧、抗氧化　肉桂油是一种有效的自由基清除剂，对 $DPPH^-$、O_2^- 与 OH^- 等自由基都表现出较好的清除作用；所含的桂皮醛通过提高胰腺组织抗氧化酶的活性，进而抑制活性氧自由基等的产生，可起到保护线粒体功能和胰腺细胞的作用。

5. 镇痛、抗炎　经大鼠足肿胀、二甲苯致小鼠耳廓肿胀、棉球致大鼠肉芽组织增生模型和小鼠扭体反应模型对肉桂挥发油的抗炎镇痛效果进行研究与评价,发现肉桂挥发油具有优异的抗炎镇痛效果。肉桂水煎液能减少乙酸引起的小鼠扭体次数,延长小鼠热刺激反应潜伏期,对热刺激、化学刺激及压尾刺激引起的疼痛均有抑制作用;肉桂水提取物中分离出的鞣酸样物质有明显的抗炎活性,其抗炎机制主要是抑制 NO 的生成。肉桂中的桂皮醛能明显提高小鼠对热刺激的痛阈,并能显著抑制乙酸所致的小鼠扭体次数。

6. 影响内分泌 兴奋垂体-外周腺功能。肉桂水煎液对肾上腺皮质功能有明显的促进作用,可降低大鼠肾上腺中维生素 C 的含量,提高血浆睾酮水平和降低血浆三碘甲腺原氨酸(T_3)水平。

另外,肉桂还有抗凝、抗血栓、抗菌、抗惊厥、降血糖、抗肿瘤、脑保护等作用。有研究表明,肉桂醇提物对多种肉品中的常见致病菌及腐败菌都有一定的抑菌活性。桂皮油对革兰氏阳性菌有抑制作用,对自然污染的霉(酵母)菌的抑制力明显优于尼泊金乙酯;肉桂醛对22 种条件致病性真菌均具抗菌作用,其 MIC 为 0.062 5~1mg/ml,具有抗菌谱广、毒性低的特点。

(三)药动学研究

实验研究显示,肉桂酸(又称桂皮酸)在体内的吸收、分布均较快,血管外给药能很快达到有效浓度。小鼠静脉注射及灌胃后,肉桂酸的血浆药时曲线均呈二室模型,分布、消除半衰期均较短,绝对生物利用度较高。肉桂给药后兔血清中肉桂酸的 t_{max} 为 1.8 小时,峰浓度最高为 1.7μg/ml,吸收半衰期($t_{1/2Ka}$)为 0.7 小时,分布半衰期($t_{1/2\alpha}$)为 1.7 小时;肉桂酸由周边室向中央室转运速率均大于由中央室向周边室转运速率。家兔口服肉桂酸、肉桂、金匮肾气丸后,经赤池信息准则(Akaike information criterion,AIC)和拟合优度等值判断,肉桂酸在兔体内的动力学过程符合二室模型。

(四)现代应用

1. 慢性支气管炎 单味肉桂粉或以肉桂为主的复方可用于慢性支气管炎的治疗。

2. 面神经麻痹 采用中药肉桂粉外敷穴位,治疗面神经麻痹患者,有较好疗效。

3. 腰痛 采用肉桂粉内服(每次 5g,1 日 2 次)治疗肾阳虚腰痛(包括风湿性脊柱炎、类风湿脊柱炎、腰肌劳损等),效果良好。

4. 银屑病、荨麻疹 肉桂苯哌嗪治疗银屑病、荨麻疹有效。

5. 小儿流涎 肉桂粉用醋调,每晚敷贴双侧涌泉穴,有较好疗效。

(五)不良反应

肉桂苯哌嗪可引起个别患者窦性停搏。肉桂的 LD_{50} 为(46.6 ± 3.4)g 生药/kg,锡兰桂的 LD_{50} 为(51.8 ± 3.0)g 生药/kg,肉桂醚提取物的 LD_{50} 为(8.24 ± 0.50)ml/kg。小鼠灌服肉桂水提取物 120g 生药/kg,观察 7 天,无动物死亡。小剂量的桂皮醛使动物运动抑制;大剂量则引起强烈痉挛,运动失调,呼吸急迫,最终麻痹而死。

三、干姜

本品为姜科植物姜 *Zingiber officinale* Rosc. 的干燥根茎。干姜辛、热,归脾、胃、心、肾、肺经。具有温中散寒,回阳通脉,温肺化饮之功效。用于脘腹冷痛,呕吐泄泻,肢冷脉微,寒饮喘咳。

(一)药效物质基础

挥发油是干姜的一类主要成分,多为萜类物质,约占 0.25%~3.0%。其中 α-姜烯(α-zingiberene)含量最高,其次为 α-姜黄烯(α-curcumene)、β-红没药烯(β-bisabolene)等。姜辣素是姜中的辣味成分,其中 6-姜酚含量最高,其次为 8-姜酚、6-姜烯酚等。此外,尚含二苯基庚烷类,少量黄酮类,糖苷类,氨基酸,多种维生素和多种微量元素等。

（二）功效主治与主要药理作用及机制

干姜的主要功效为温中散寒,对消化系统具有多种作用,具体表现如下:

（1）胃肠运动双向调节作用:干姜含芳香性挥发油,对消化道有轻度刺激作用,能使肠管兴奋,增强胃肠张力,促进蠕动,有助于增强消化功能。对于夹尾激怒法建立功能性消化不良大鼠模型,干姜不同极性部位对胃排空和小肠推进均有促进作用。干姜还能缓解胃肠痉挛性收缩。干姜挥发油、干姜浸膏对乙酰胆碱、组胺、氯化钡所致豚鼠离体肠管痉挛有抑制作用。研究发现,干姜醇提取物可使无钙离子蒂罗德液中 ACh 收缩肠管作用明显减弱,但不影响氯化钙引起的肠管收缩,提示其双向胃肠调节作用可能与胆碱能受体和组胺受体有关。

（2）助消化:干姜挥发油能直接刺激口腔和胃黏膜引起局部血液循环改善,使胃液分泌增加、胃蛋白酶活性和唾液淀粉酶活性增强,有助于提高食欲和促进消化吸收。

（3）抗溃疡:干姜醚提物给大鼠灌服,对多种胃溃疡有抑制作用,能对抗水浸应激性、吲哚美辛加乙醇性、盐酸性和结扎幽门性胃溃疡的形成。

（4）止呕、抗晕作用:唐代孙思邈称生姜为"止呕圣药"。现代研究提示,干姜及其提取物对多种呕吐模型有止呕作用;犬灌服干姜浸膏能抑制硫酸铜的催吐作用;干姜挥发油、干姜醇提物、干姜粉具有抗晕作用。干姜止呕作用与调整胃肠功能有关。姜酮及姜烯酮的混合物是镇吐的有效成分;姜辣素是抗晕动病最为有效的成分。

干姜回阳通脉,对心血管系统具有多种作用,具体表现如下。

（1）强心:干姜、姜酚等具有强心作用,可使心肌收缩力增强,心率加快,心排血量增加,心肌耗氧量增加,具有强心作用。干姜醇提液有直接兴奋心肌作用。干姜的强心成分是姜酚和姜烯酮。姜辣素强心作用可能与其加速心肌浆网的 Ca^{2+} 摄取有关。

（2）保护心肌细胞作用:对阿霉素心脏毒性损伤大鼠模型,干姜可通过调节线粒体途径的细胞凋亡而达到保护心肌作用。含干姜大鼠血清对培养乳鼠心肌细胞缺氧缺糖性损伤有较好的保护作用,使乳酸脱氢酶释放明显下降,细胞损伤减轻。

（3）抗心衰作用:干姜回阳救逆作用主要是在附子配伍时体现,如对于急性心衰心阳虚衰证大鼠,附子与干姜配伍抗心衰作用增强,对血流动力学及肾素-血管紧张素-醛固酮系统具有改善或调控作用。

（4）对血管和血压的影响:干姜挥发油、姜酚及姜烯酚能使血管扩张,促进血液循环。姜烯酚、干姜能抑制去甲肾上腺素、前列腺素 $F_{2\alpha}$ 对肠系膜静脉的收缩作用。姜烯酚静脉注射,可使大鼠血压出现一过性降低后上升,以后又持续下降的三相性作用。有研究显示,干姜可反射性兴奋血管运动中枢和交感神经使血压升高。

（5）抗血栓:干姜挥发油能明显延长白陶土凝血活酶时间,增强内源性凝血功能。

干姜温肺化饮,具有镇静、抗炎、镇痛、解热、抗菌、促进免疫等作用。一般认为,干姜的抗炎镇痛成分主要是脂溶性姜酚类化合物,另外还有未知的水溶性成分。干姜水提物和醚提物均有抗炎镇痛作用,其抗炎作用机制可能是通过增强肾上腺皮质功能、抗自由基损伤来实现的。

干姜还具有抗应激、抗缺氧、诱导细胞凋亡等作用。研究发现,干姜醚提物能延长常压密闭缺氧和氰化钾中毒模型小鼠的存活时间,延长断头小鼠的张口动作持续过程,其机制可能是通过减慢机体耗氧速度产生的。柠檬醛可能是干姜醚提物中的抗缺氧有效成分之一。

（图 15-4）

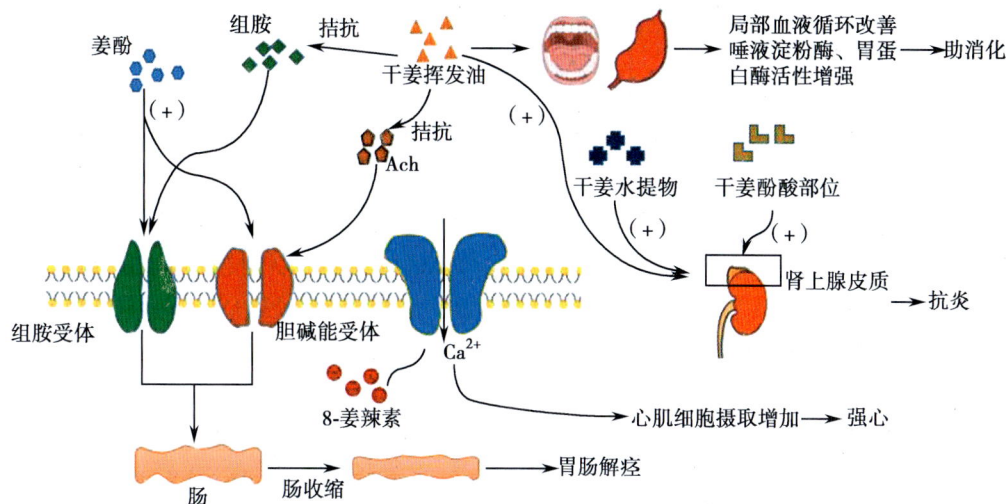

图 15-4　干姜药效物质基础与作用机制示意图

（三）药动学研究

人口服生姜提取物后,血浆中无游离的 6,8,10-姜酚或 10-姜烯酚,可检测到相应的葡糖醛酸结合物和硫酸结合物,t_{max} 约为 1 小时,$t_{1/2}$ 约为 2 小时。姜酮的人血浆蛋白结合率约为 55%,静脉和口服给药后 $t_{1/2\alpha}$ 分别为 3 分钟和 14 分钟,$t_{1/2\beta}$ 分别为 0.5 小时和 47 小时,随尿液排泄约占 28%,粪便约为 13%,胆汁为 11%。

在大鼠体内,姜酮符合二室模型,快速向组织分布;灌胃给药后 t_{max} 为 0.5 小时,绝对生物利用度为 72%。大鼠灌服 6-姜酚后血浆原型浓度低,t_{max} 为 10 分钟,$t_{1/2}$ 约为 2 小时;主要以 6-姜酚葡糖醛酸苷形式存在,分布到血流丰富的肝、脾、肾和肺组织;尿中检测到葡糖醛酸结合物,未检测到原型,$t_{1/2}$ 约为 1 小时。大鼠静脉注射 6-姜酚符合二室模型,$t_{1/2\alpha}$ 约 0.5 分钟,$t_{1/2\beta}$ 约为 7 分钟,血浆蛋白结合率为 92%。

（四）现代应用

干姜传用于脾阳虚寒,腹痛吐泻;现代可治疗十二指肠球部溃疡、慢性萎缩性胃炎、慢性肠炎、呕吐、晕动病。尚用于寒湿痹证,可治疗风湿性关节炎、类风湿关节炎。

（五）不良反应

小鼠灌服干姜醇提物的 LD_{50} 为 108.9g/kg;小鼠灌服干姜醚提物的 LD_{50} 为 (16.3±2.0)ml/kg;小鼠灌服干姜水提物 120g/kg,观察 7 天,无死亡。

第三节　经典复方

四逆汤

四逆汤为张仲景所创名方,始载于《伤寒论》,为历版《中华人民共和国药典》所收载的成方。《中华人民共和国药典》2020 年版收载四逆汤,处方:淡附片 300g,干姜 200g,炙甘草 300g。

（一）功效主治与主要药理作用

四逆汤具有温中祛寒、回阳救逆之功效,用于阳虚欲脱,冷汗自出,四肢厥冷,下利清谷,脉微欲绝等。方中附子为君,温阳散寒、回阳救逆;干姜为臣,温中散寒,助附子回阳;佐以甘草,甘缓益气,又制附子之毒。本方主治少阴病的四肢厥逆,恶寒蜷卧,吐利腹痛,下利清谷,

笔记栏

神疲欲寐,呕吐不渴,脉沉或细数欲绝。主要药理作用为强心、抗休克、抗心肌缺血、调节免疫功能等。具体表现在:

1. 强心、抗休克　四逆汤对休克大鼠有强心、升压、保护心肌细胞作用,能改善失血性休克大鼠的左心室收缩及舒张功能,而α和β受体拮抗剂可不同程度地阻断该作用。四逆汤对离体蛙心的心肌收缩力也具有增强作用。

2. 保护心肌细胞　四逆汤可改善心力衰竭模型和急性心肌缺血动物模型的心功能,降低缺血范围及程度,保护心肌组织。其机制可能与下述因素有关:①抗氧化损伤;②抑制β-肾上腺素受体(β-R)过度表达,减少心肌缺血时的β-R脱敏;③抑制炎症介质的释放,延缓心肌细胞凋亡;④增加缺血心肌营养性血流量,改善缺血心肌能量代谢;⑤降低细胞间黏附分子-1和转化生长因子-β水平,抑制心肌纤维化。

3. 调节血压　四逆汤既对低血压动物有升压作用,又对高血压动物有降压作用。对肾血管性高血压大鼠的血压调节,可能与其调节血浆和肾组织中血管活性物质血管紧张素Ⅱ(AngⅡ)、降钙素基因相关肽(CGRP)的水平有关。对腹主动脉缩窄大鼠的血压调节,可能与其增强腹主动脉缩窄大鼠的压力反射敏感性有关。

4. 抗动脉粥样硬化　四逆汤对动脉粥样硬化模型动物具有降低血清血脂,提高血清内皮依赖性舒张因子及载脂蛋白A含量,缩小动脉内膜脂质斑块面积的作用,且有量效依赖关系。其抗动脉粥样硬化形成的作用机制可能与调节血脂代谢,调节血管内皮功能,抑制陷窝蛋白1表达和增加内皮型一氧化氮合酶的表达,拮抗内皮细胞损伤等有关。

5. 抗肿瘤　四逆汤对肝癌有抑制作用,且具有浓度依赖性,其机制可能与其具有免疫保护作用、促进肝癌组织p53蛋白的表达,诱导细胞凋亡有关。

6. 调节下丘脑-垂体内分泌轴　四逆汤对甲减脾肾阳虚证大鼠模型下丘脑-垂体内分泌轴具有调节作用,可改善阳虚证大鼠性激素水平、升高游离三碘甲腺原氨酸含量、降低高敏促甲状腺激素含量,增加血清内甲状腺素 T_3、T_4 含量,促进尿内儿茶酚胺、17-羟皮质类固醇排出。

7. 其他作用　对脾阳虚、肾阳虚、心阳虚大鼠模型,四逆汤具有提高机体线粒体活力、减轻自由基损伤和抑制脂质过氧化物反应、调节蛋白激酶C活性的作用。(图 15-5)

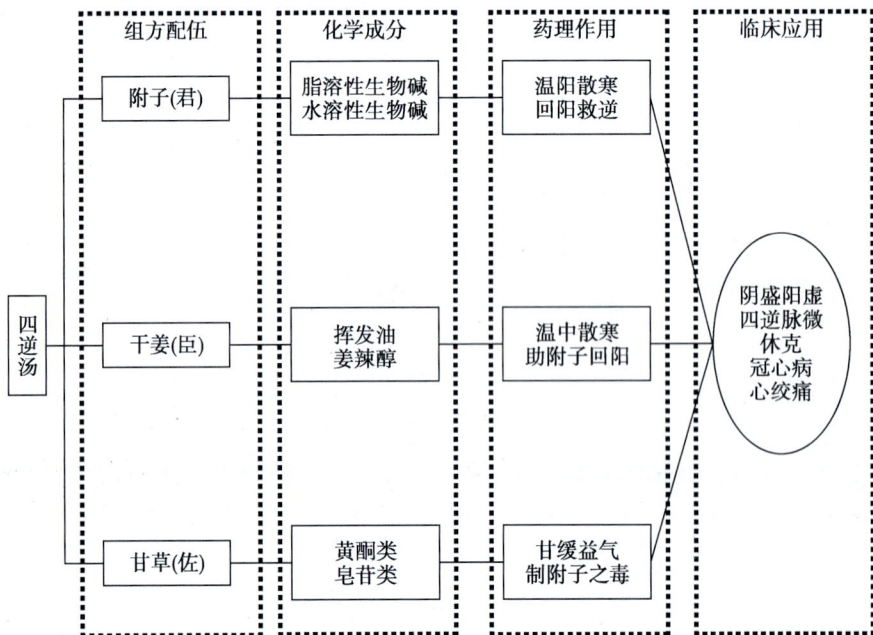

图 15-5　四逆汤的药理作用与临床应用

（二）药效物质基础与配伍机制

1. 药效物质基础　四逆汤中主要含有生物碱、黄酮、皂苷、姜辣素类化合物,包括乌头碱、次乌头碱、新乌头碱、甘草苷、甘草酸、6-姜酚、6-姜辣素等。

2. 组方配伍　"附子无干姜不热,得甘草则性缓。"四逆汤中附子、干姜、甘草配伍,体现了药味之间相畏、相杀、相须、相使配伍的科学内涵。现代研究显示,四逆汤全方配伍干姜在促进附子的药效作用中起到主要作用,而配伍甘草在降低附子的毒性中起到了主要作用。

（1）配伍后效应增强:对于多种动物及细胞模型,四逆汤全方均显示疗效最强。如对于心衰整体大鼠动物模型,四逆汤及其不同配伍方均可减轻心衰大鼠的症状,在抑制神经内分泌因子脑钠肽、血管紧张素Ⅱ、醛固酮的过度激活及改善血液流变学等方面,均显示出四逆汤全方抗心衰效应最为明显,附子配干姜能部分改善相应指标,附子配甘草的强心作用较弱,单用附子的作用最弱。细胞实验同样显示,四逆汤与缺甘草四逆汤相比,心肌细胞保护作用更加显著。以大肠杆菌的热动力学模型为研究对象、以代谢功率为检测指标的实验研究也获得了类似的配伍药效趋势。

（2）配伍后毒性降低:在减毒方面甘草起主要作用,生附片与干姜配伍可增大对心脏的毒性作用,炙甘草可对抗干姜、附子对心脏的毒性作用。阿霉素导致大鼠心衰模型试验结果显示,四逆汤处方配伍中,附子配伍甘草对附子的减毒作用要优于附子配伍干姜。

（3）配伍"效-毒网络"机制:四逆汤配伍甘草、干姜的这种增效减毒机制与共同的相关基因表达有关。与附子神经毒性、心脏毒性和抗心衰作用同时相关的基因有多个,这些基因形成附子"效-毒网络"交集的节点基因,与甘草、干姜与附子"效-毒网络"交集的节点基因具有多个重合。

（4）配伍后化学成分的变化:以3种双酯型生物碱含量为检测指标时,附子单煎时双酯型乌头碱总含量最高,附子配伍干姜、四逆汤全方中该成分含量次之,而附子配伍甘草后,其主要毒性成分3种双酯型生物碱的含量显著降低。以甘草主要成分甘草苷、甘草酸、甘草素、异甘草素含量的变化为观测指标时,甘草配伍干姜时上述成分含量降低,甘草配伍附子后上述成分含量降低,而甘草与附子、干姜共同配伍后甘草中药效成分含量进一步降低。与干姜有协同增效作用的成分是从附子中提取的苯甲酰中乌头碱和总脂肪酸酯生物碱,与附子有协同作用的成分是从干姜中提取的癸烷和癸酮。

（三）药动学研究

大鼠灌服四逆汤后,乌头碱、新乌头碱、次乌头碱的 t_{max} 均为 1 小时左右,消除较快,$t_{1/2}$ 约为 2 小时。四逆汤以抗实验性心率减慢和死亡为指标,推算的体存量 $t_{1/2}$ 分别约为 7 小时和 6 小时;以 NO 增加率为指标,效应 $t_{1/2}$ 为 1.6 小时。

（四）现代应用

四逆汤传统用于阴盛阳虚,四逆脉微,现代可治疗各种休克、冠心病、心绞痛等。

（五）不良反应

四逆汤最大耐受剂量(MTD)为 222g 生药/kg,相当于临床给药剂量的 50.3 倍,表明其毒性较低。

笔记栏

学习小结

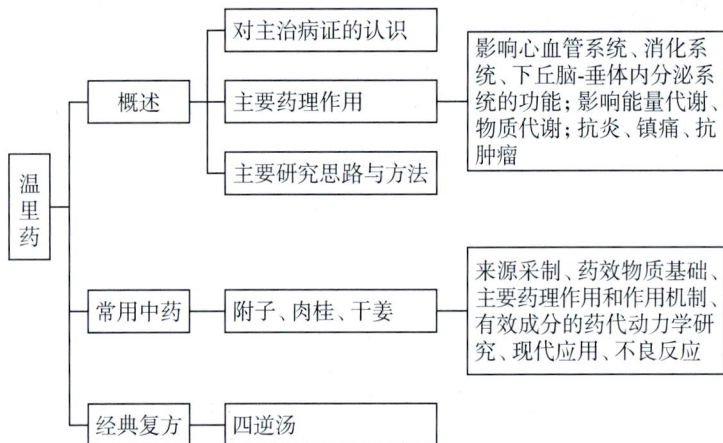

温里药

概述
├ 对主治病证的认识
├ 主要药理作用 ── 影响心血管系统、消化系统、下丘脑-垂体内分泌系统的功能；影响能量代谢、物质代谢；抗炎、镇痛、抗肿瘤
└ 主要研究思路与方法

常用中药 ── 附子、肉桂、干姜 ── 来源采制、药效物质基础、主要药理作用和作用机制、有效成分的药代动力学研究、现代应用、不良反应

经典复方 ── 四逆汤

扫一扫，测一测

（王志琪）

复习思考题

1. 从现代药理学角度分析温里药的功能主治。
2. 简述附子"回阳救逆"的主要成分、作用与相关机制。
3. 试述中药药理学对四逆汤中"附子无干姜不热"的认识。

第十六章

◆◆◆ 理 气 药 ◆◆◆

📝 学习目标

　　通过学习理气药的中药药理研究思路、常用的研究方法及枳实、陈皮、香附 3 味常用中药和经典名方枳术丸的药理作用、作用机制、药效物质基础及药动学特点,掌握与功效相关的主要药理作用;了解理气药研究的现状;具备进行理气类中药药效与物质基础研究、指导临床合理及安全用药的基本能力。

第一节　概　　述

　　凡以疏畅气机,调整脏腑功能,消除气滞、气逆为主要功效,主治气滞和气逆病证的药物称理气药。本类药物多辛、苦、温而芳香,归脾、胃、肝、胆、肺经。辛香行散、味苦能泄、温能通行,故有疏畅气机,止痛、散结、降逆之效。理气药具有理气健脾、疏肝解郁、理气宽胸、行气止痛、破气散结等功效,主治气滞所致的闷、胀、痛等证候,气逆所致的恶心、呕吐、呃逆、喘息等证候。常用理气药有枳实、枳壳、陈皮、青皮、香附、木香、大腹皮等。

一、对主治病证的认识

　　气机的升降出入,是人体活动的根本。当人体某一脏腑或经络发生病变时,则影响气的疏通,出现气滞或气逆。气滞是指气的流通不畅,郁而不通,导致脏腑经络功能障碍的病理状态。情志抑郁不舒,痰、湿、食积、瘀血等有形之邪,脏腑功能失调是气滞证的主要病因。气机阻滞的部位不同,可表现为不同的临床证候。如脾胃气滞,出现脘腹胀满、疼痛、嗳气泛酸、恶心、呕吐、便秘或腹泻;肝郁气滞,则表现为胁肋疼痛、胸闷不适、疝气、乳房胀痛或包块以及月经不调等;肺气壅滞,常见胸闷咳喘。气逆则指气的升降失常,当降不降或升发太过的病理状态。气逆可表现为胃气上逆,以呕吐、呃逆、嗳气、恶心、反胃、吐酸为常见症状;肺气上逆,以咳嗽、喘促、胸闷气急为常见症状;肝气横逆,常致胃失和降、纳化失司,见脘痛呕逆、嗳气泛酸、腹痛腹泻等。

　　气滞证或气逆证主要与西医学中的消化系统疾病(胃炎、消化不良、胃溃疡、肝胆疾病等)、呼吸系统疾病(支气管哮喘、慢性阻塞性肺疾病等)以及月经失调、抑郁焦虑等的症状表现相似。

二、主要研究思路与方法

　　理气药的现代研究应密切关注"气滞""气逆"等证候的科学内涵,以内脏平滑肌功能紊乱为重点,从理气药对胃肠道平滑肌、支气管平滑肌的调节作用以及保肝利胆等方面探讨其作用与作用机制。此外,针对部分理气药具有疏肝解郁、调经等临床应用特点,可从调畅情志、影响子宫平滑肌与心血管系统等方面开展研究,充分揭示理气药更广泛的药理效应,拓宽其临床应用范围。理气方药研究的主要思路与方法包括以下方面：

（一）对胃肠道运动调节的研究

胃肠运动失调常为脾胃气滞、胃气上逆、肝气横逆等气机逆乱证候的主要病理生理基础。观察理气药对胃肠运动功能影响的主要实验方法包括离体胃肠道平滑肌实验法和在体胃肠道平滑肌运动实验法以及胃排空、小肠推进运动实验法等。离体胃肠道平滑肌实验法是常规的药物初筛方法，可观察药物对离体肠肌自发性收缩活动的影响，也可观察理气药对激动剂或阻断剂的协同或拮抗作用及药物的量效关系。在体胃肠道平滑肌运动实验法则通过胃肠内及胃肠外多途径给药，采用肠管悬吊法、囊内压测定法观察药物的整体作用，以及药物干预乙酰胆碱、阿托品、普萘洛尔等对胃肠道的作用，分析其作用机制。胃排空、小肠推进运动实验法可反映肠道运动功能。给动物灌胃含有定量指示剂的溶液，一定时间后处死动物取胃，测定胃内指示剂残留量，计算胃排空率。采用炭末法测定小鼠小肠推进运动，给小鼠灌胃炭末阿拉伯胶混悬液，一定时间后处死动物，量取小肠总长度（幽门至回盲部距离"L"，以及幽门至炭末前沿距离"D"），则小肠推进率（%）$= D/L\times100\%$。

知识链接

消化道的神经支配

控制消化道运动的外来神经包括交感和副交感神经，其中支配消化道的副交感神经主要来自迷走神经和盆神经，其节前纤维直接终止于消化道的壁内神经元，与壁内神经元形成突触，然后发出节后纤维支配消化道的腺细胞、上皮细胞和平滑肌细胞。副交感神经的大部分节后纤维释放的神经递质为乙酰胆碱（ACh），通过激活 M 受体，促进消化道的运动和消化腺的分泌，但对消化道的括约肌有抑制作用。

支配消化道的交感神经主要来自脊髓的胸腰段，这部分的神经分支到达交感神经节，节后纤维终止于肌间神经丛，其最主要的神经递质是去甲肾上腺素。交感神经兴奋可抑制胃肠运动。

（二）利胆作用的研究

肝汁的分泌、排泄异常为肝郁气滞的病理基础。可通过观察胆汁分泌量及分析胆汁中的胆固醇、胆红素、胆汁酸以及无机离子等含量，研究理气药对胆汁分泌、排泄和代谢的影响；通过胆囊运动及胆道括约肌紧张度实验，研究理气药对胆囊压力、胆囊排空的影响；还可通过建立胆道感染、胆石及胰腺炎病理实验模型，观察理气药对模型的治疗作用。

知识链接

胆 结 石

胆结石又称胆石症，是指胆道系统包括胆囊或胆管内发生结石的疾病。胆道感染属于常见疾病，按发病部位分为胆囊炎和胆管炎。结石在胆囊内形成后，可刺激胆囊黏膜，不仅可引起胆囊的慢性炎症，而且当结石嵌顿在胆囊颈部或胆囊管后，还可以引起继发感染，导致胆囊的急性炎症。由于结石对胆囊黏膜的慢性刺激，还可能导致胆囊癌的发生；有报道，此种胆囊癌的发生率可达 1%～2%。

（三）抗消化性溃疡作用的研究

消化性溃疡、胃炎等疾病可表现为脾胃气滞、肝气横逆、犯胃侮脾等气机逆乱证候。可采用化学性、物理性刺激以及通过应激状态诱发各种溃疡病模型,观察胃组织病理形态学改变,从促进溃疡愈合、抑制胃酸分泌、降低胃蛋白酶活性、增加胃黏膜血流量、增强胃黏膜屏障功能等方面研究理气药的作用与作用机制。

> **知识链接**
>
> 消化性溃疡
>
> 消化性溃疡(peptic ulcer)指发生于胃和十二指肠的溃疡;急性或慢性过程,以慢性最多见,故又称慢性消化性溃疡。十二指肠溃疡较胃溃疡多见,两者之比约 3 : 1;两个部位均有者称复合性溃疡。溃疡的形成有各种因素,其中酸性胃液对黏膜的消化作用是溃疡形成的基本因素。近年来的实验与临床研究表明,胃酸分泌过多、幽门螺杆菌感染和胃黏膜保护作用减弱等因素是引起消化性溃疡的主要原因。胃排空延缓和胆汁反流、胃肠肽的作用、遗传因素、药物因素、环境因素和精神因素等,都与消化性溃疡的发生有关。

（四）改善神经精神活动作用的研究

理气药疏肝解郁功效与改善神经精神活动、尤其是与抗抑郁作用相关,能改善抑郁症患者的神经精神症状。抑郁症的动物模型主要可分为 2 类:一类属于药物诱发的模型,包括育亨宾模型、5-羟色氨酸(5-HTP)诱发甩头行为、利血平致单胺类递质耗竭模型等;另一类为改变环境条件诱发的抑郁模型,如束缚、隔离、疲劳应激、行为绝望、慢性不可预知的应激、慢性温和应激等。

三、主要药理作用

（一）调节胃肠运动

理气药对胃肠运动多具有双向调节作用,通过兴奋或抑制作用,可使失调的胃肠运动恢复正常。部分理气药如枳实、枳壳可兴奋胃肠平滑肌,促进胃肠运动,使胃肠收缩节律、幅度增加。大多数理气药如枳实、枳壳、陈皮、木香等又具有松弛胃肠平滑肌,抑制胃肠运动等作用,其作用机制可能与拮抗 M 受体、兴奋 α 受体和直接抑制胃肠平滑肌相关。

（二）调节消化液分泌、抗溃疡

因理气药所含的化学成分及机体所处的功能状态不同,其对消化液的分泌也呈现促进和抑制的双向调节作用。多数理气药,性味芳香含挥发油,对胃肠黏膜具有轻度刺激作用,如陈皮、木香、乌药等所含挥发油能促进消化液的分泌,呈现健胃和助消化作用。但部分理气药又可对抗病理性胃酸分泌增多,如含甲基橙皮苷的陈皮对病理性胃酸分泌增多有降低作用,而对幽门结扎性胃溃疡大鼠,可使其胃液分泌减少,降低溃疡发病率,具有抗溃疡作用。

知识链接

消化液的功能及消化腺的分泌功能

人每日由各种消化腺分泌的消化液总量可达 6~8L。消化液主要由有机物（主要含多种消化酶、黏液、抗体等）、离子和水组成。

消化液的主要功能：①稀释食物，使胃肠内容物与血浆渗透压接近，以利于各种物质的吸收；②提供适宜的 pH 环境，以适应消化酶活性的需要；③由多种消化酶水解食物中的大分子营养物质，使之便于吸收；④黏液、抗体和大量液体能保护消化道黏膜，以防物理性和化学性损伤。消化腺分泌消化液是腺细胞主动活动的过程，包括从血液内摄取原料、在细胞内合成分泌物，以酶原颗粒和囊泡等形式存储以及将分泌物由细胞排出等一系列复杂过程。对消化腺分泌细胞的兴奋-分泌偶联的研究表明，腺细胞膜中存在着多种受体，不同的刺激物与相应的受体结合，可引起细胞内一系列生化反应，最终导致分泌物的释放。

（三）促进胆汁分泌

肝的疏泄功能与胆汁分泌、排泄功能有关。理气药的利胆作用是其疏肝理气，治疗肝炎、胆囊炎的药理学基础。青皮、陈皮、香附等均有不同程度的利胆作用，促进实验动物和人的胆汁分泌，使胆汁流量增加，其机制与收缩胆囊平滑肌和松弛胆道括约肌作用有关。青皮和陈皮能显著增加胆汁中胆酸盐含量。

（四）对子宫平滑肌的调节作用

理气药对子宫平滑肌运动有调节作用。枳实、枳壳、陈皮等能兴奋子宫平滑肌；而香附、青皮、乌药等可使痉挛的子宫平滑肌松弛。

（五）松弛支气管平滑肌

大多数理气药如枳实、枳壳、陈皮等能松弛支气管平滑肌。陈皮、香附、木香可对抗组胺引起的支气管平滑肌痉挛，增加肺灌流量。其作用机制与直接扩张支气管，抑制迷走神经功能，抗过敏介质释放，兴奋 β 受体有关。

（六）对心血管系统的作用

含有辛弗林和 N-甲基酪胺的理气药如青皮、枳实、枳壳等静脉注射给药能表现出显著的心血管药理活性，具有强心、升压、抗休克作用。作用机制与辛弗林直接兴奋肾上腺素 α 受体；N-甲基酪胺促进肾上腺素能神经末梢释放去甲肾上腺素，间接兴奋 α、β 受体等有关。另外，陈皮水溶性生物碱也对大鼠有升压作用，能收缩血管，提高外周阻力。

理气药的主要药理作用见表 16-1。

表 16-1　理气药的主要药理作用总括表

药物	兴奋胃肠平滑肌	抑制胃肠平滑肌	调节消化液分泌	利胆	松弛支气管平滑肌	兴奋子宫平滑肌	抑制子宫平滑肌	升压	强心	其他
枳实	+	+	+			+	+	+	+	利尿、抗炎、抗溃疡
陈皮	+	+	+	+	+	+	+	+	+	抗溃疡、祛痰、镇咳、抗炎
青皮		+		+	+			+	+	祛痰、平喘、保肝

续表

药物	兴奋胃肠平滑肌	抑制胃肠平滑肌	调节消化液分泌	利胆	松弛支气管平滑肌	兴奋子宫平滑肌	抑制子宫平滑肌	升压	强心	其他
香附		+		+	+		+			抗炎、镇痛、雌激素样作用、保肝、抗菌
木香	+	+	+	+	+					抗溃疡、镇痛、抗菌
乌药	+	+	+					+	+	止血、抗菌、镇痛、抗炎

第二节 常用中药

案例导入

理气药枳实、枳壳、陈皮、青皮等静脉注射给药能表现出显著的心血管药理活性,具有强心、升压、抗休克作用,但是中医药古代文献未见理气药有类似升高血压或抗休克的记载,该药理作用与理气药的传统功效理气健脾、疏肝解郁、理气宽胸、行气止痛、破气散结等功效缺乏相关性。通过对理气药药效物质基础、体内药代动力学及其药理作用机制的认识,了解如何开展中医药研究的传承与创新,帮助我们更好地理解中药药理作用与功效的相关性以及差异性的原因。

一、枳实

枳实为芸香科植物酸橙 *Citrus aurantium* L. 及其栽培变种或甜橙 *Citrus sinensis* Osbeck 的干燥幼果。主产于江西、四川、湖北、贵州等地,多系栽培。以江西清江产者最为有名。

枳实味苦、辛、酸,性微寒。归脾、胃经。枳实具有破气消积、化痰散痞的功效,用于积滞内停、痞满胀痛、泻痢后重、大便不通、痰滞气阻、胸痹、结胸、脏器下垂。

(一)药效物质基础

枳实(枳壳)主要含有挥发油、黄酮及生物碱等成分。挥发油成分以单萜为主,包括柠檬烯、α-水茴香萜、α-蒎烯、桉烯、β-蒎烯、β-香叶烯、α-松油烯等,其中柠檬烯,芳樟醇的含量较高。黄酮苷类主要为橙皮苷、橙皮素、柚皮苷、柚皮素、新橙皮苷、柚皮芸香苷、红橘素等。生物碱成分有辛弗林(对羟福林)、N-甲基酪胺等。

(二)功效主治与主要药理作用及机制

枳实的主要功效为破气消积,与调节胃肠及子宫平滑肌、抗溃疡等作用有关;化痰散痞功效与镇咳、祛痰、抗菌、抗病毒等作用有关。具体表现如下(图16-1)。

1. 调节胃肠平滑肌 枳实、枳壳对胃肠平滑肌和胃肠运动呈双向调节作用。枳实水煎液给胃瘘、肠瘘犬灌胃给药可促进胃肠运动,使胃肠收缩节律增加。枳实水煎液给家兔灌胃,可兴奋兔胃平滑肌。但枳实对小鼠、豚鼠和家兔离体肠平滑肌皆呈抑制效应,且能对抗乙酰胆碱、氯化钡、磷酸组胺的肠肌兴奋作用。枳实对胃肠平滑肌呈双向调节作用可能与胃肠道所处的功能状态、药物浓度、实验手段、动物种属、体内外环境之间的差别等

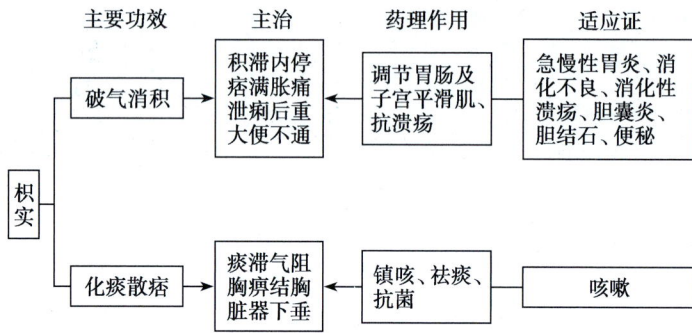

图 16-1　枳实的功效主治与药理作用

有关。

2. **抗溃疡**　枳实挥发油能减少大鼠胃液分泌量及降低胃蛋白酶活性,预防溃疡形成;对幽门螺杆菌也有一定的杀灭作用。

3. **调节子宫平滑肌**　枳实的水煎液、酊剂、流浸膏对家兔子宫(离体或在体、未孕或已孕)均呈兴奋作用,表现为收缩力增强,张力增强,收缩频率加快,甚至出现强直性收缩。但对小鼠离体子宫,不论未孕或已孕,皆呈抑制效应,提示对不同种属动物子宫有不同影响。枳实提高子宫紧张性的作用是其临床用以治疗子宫脱垂的药理学基础。

枳实对胃肠和子宫平滑肌的作用环节与物质基础如图 16-2 所示。

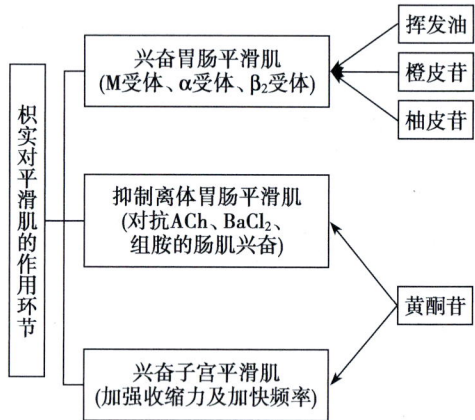

图 16-2　枳实对平滑肌的作用环节与物质基础

4. **对心血管系统的作用**　枳实注射液对动物离体和在体心脏均有兴奋作用,可增强心肌收缩力,增加心排血量,改善心脏泵血功能;枳实注射液可使麻醉犬血压升高;枳实可增加冠状动脉血流量,收缩周围血管,减少周围血液循环量的同时又能选择性地降低脑、肾及冠状动脉阻力,增加主要生命器官的血流量。枳实的心血管系统作用主要表现为强心、升高血压,与其含 N-甲基酪胺及辛弗林有关。辛弗林对肾上腺素 α 及 β 受体皆有兴奋作用,可增强心肌收缩力,收缩血管,提高外周阻力;而 N-甲基酪胺的升压作用是通过促进体内的儿茶酚胺释放间接实现的。辛弗林和 N-甲基酪胺易被碱性肠液破坏,故抗休克时需要静脉给药。枳实对心血管系统的作用机制如图 16-3 所示。

5. **抗休克**　枳实注射液可通过升血压、增强心肌收缩力等发挥抗休克作用。

(三)药动学研究

大鼠灌服枳实提取液后,体内可检测到柚皮苷、新橙皮苷、橙皮素、柚皮素等黄酮类成分及代谢物。橙皮苷、新橙皮苷、柚皮苷等的膜通透性较差,绝对生物利用度低,经肠道菌群代谢,水解成苷元,苷元经肠道 II 相代谢酶代谢形成葡糖醛酸结合物或硫酸化结合物,II 相代谢产物大部分被外排转运体再次外排至肠腔;在血液中主要以苷元和葡糖醛酸化或硫酸化 II 相代谢产物的形式存在。

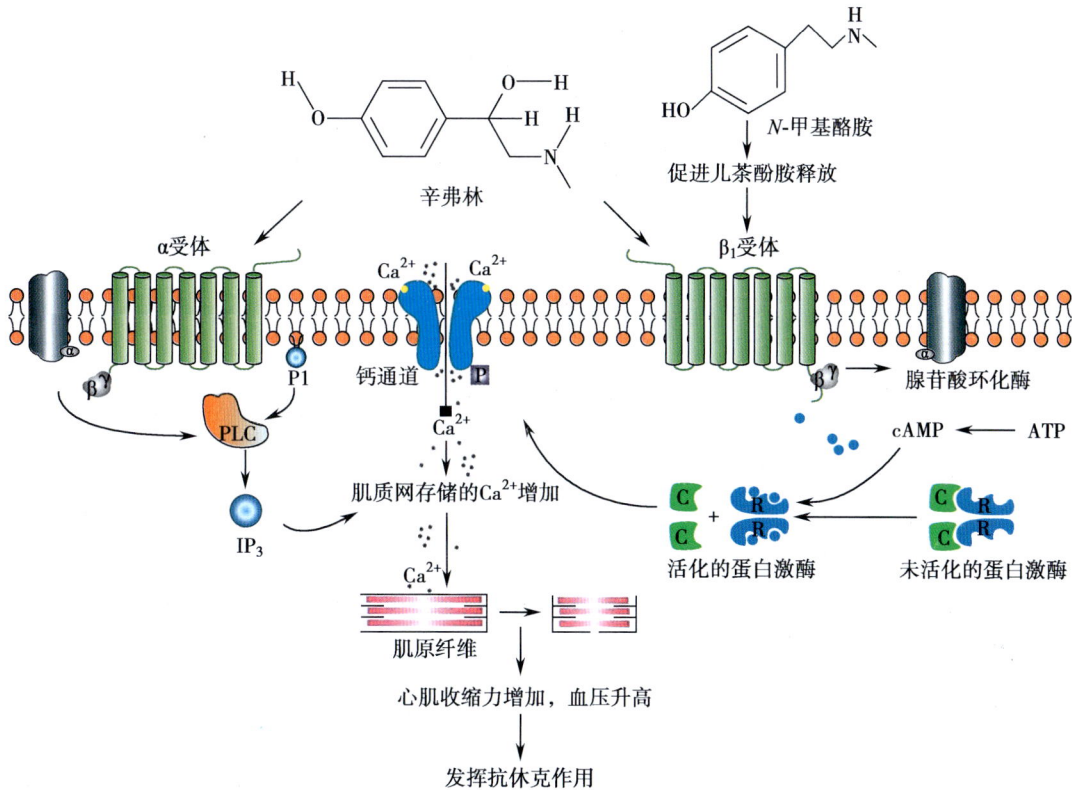

图 16-3 枳实主要成分的强心、升压作用机制示意图

（四）现代应用

1. 术后麻痹性肠梗阻 枳实配大黄、厚朴等治疗腹部术后麻痹性肠梗阻有良效。

2. 胃下垂、子宫脱垂、脱肛 单用枳实、枳壳水煎服，或配伍黄芪、白术等补中益气之品。

3. 消化不良 常与白术、神曲、山楂等药物配伍，治疗胃肠功能虚弱所致的消化不良，如枳实白术丸。

4. 其他 枳实注射液曾试用于治疗感染性休克、过敏性休克、心源性休克、药物性休克等，均显示一定疗效。

二、陈皮

陈皮为芸香科植物橘 *Citrus reticulata* Blanco 及其栽培变种的干燥成熟果皮，药材分为"陈皮"和"广陈皮"。主产于广东、江西、福建、四川、江苏等地，均为栽培品。

陈皮味苦、辛，性温，归肺、脾经，具有理气健脾、燥湿化痰的功效，用于脘腹胀满、食少吐泻、咳嗽痰多。

（一）药效物质基础

陈皮主要含挥发油、黄酮类、生物碱等成分。挥发油多由单萜、倍半萜等萜类组成，以右旋柠檬烯为主，其他还有 γ-松油烯、β-月桂烯、α-松油醇、α-蒎烯、β-蒎烯等。黄酮类化合物主要有橙皮苷、新橙皮苷、柚皮苷、川陈皮素、橘皮素。

（二）功效主治与主要药理作用及作用机制

陈皮的主要功效为理气健脾，与调节胃肠平滑肌运动、促进胃液分泌、保肝利胆、抗炎等作用有关；燥湿化痰功效与祛痰平喘、抗炎等作用相关。具体表现如下（图 16-4）。

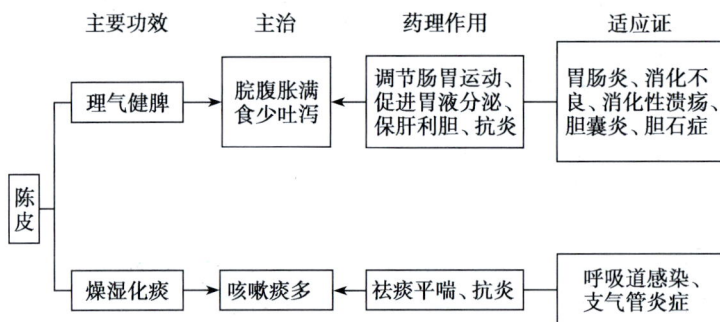

图 16-4　陈皮的功效主治与药理作用

1. 调节胃肠运动　陈皮水提物对胃肠平滑肌的作用亦表现为双向调节,既能抑制胃肠运动,又能兴奋胃肠运动,主要与消化道的功能状态有关。陈皮水煎液能抑制家兔离体十二指肠的自发活动,对乙酰胆碱、氯化钡、5-羟色胺引起的回肠收缩加强均有拮抗作用,表明该抑制效应主要是通过胆碱能受体、5-羟色胺受体介导或直接抑制平滑肌而实现的。橙皮苷对离体肠肌先有短暂的兴奋作用,而后抑制。陈皮还能缩短绵羊小肠的移行性综合肌电的周期,促进小肠推进运动。

2. 促进胃液分泌　陈皮挥发油对胃肠道有温和的刺激作用,能促进大鼠正常胃液的分泌,有助于消化。陈皮水煎液对唾液淀粉酶活性有提高作用。

3. 保肝、利胆　陈皮提取物对酒精性肝病有保护作用。陈皮提取物预先灌胃小鼠可延长醉酒发生时间,缩短醒酒时间,降低小鼠的死亡率,并能降低小鼠的血清乙醇浓度,提高乙醇脱氢酶活性,恢复肝组织中的谷胱甘肽硫转移酶活性,提高还原型谷胱甘肽的浓度。橙皮苷可减轻酒精性脂肪肝大鼠的肝的脂肪变性和炎症程度。橙皮苷的保肝作用机制与以下环节有关:①橙皮苷通过调控 TGF-β_1/Smad 信号通路抑制肝星状细胞的活化和增殖,达到抗肝纤维化的作用。②橙皮苷通过抑制 NF-κB 的活化进而降低 IL-1β、IL-6、TNF-α 的水平,减轻肝的炎症损伤。橙皮苷可抑制 β-羟基-β-甲戊二酸单酰辅酶 A(HMG-CoA)还原酶和胆固醇-O-酰基转移酶的活性,降低载脂蛋白合成所需的脂类水平,抑制微粒体甘油三酯转运蛋白活性,从而降低肝内胆固醇;亦可抑制胰脂肪酶活性,增加甘油三酯随粪便排出量。皮下注射甲基橙皮苷可使麻醉大鼠胆汁及胆汁内的固体物排出量增加,呈现利胆作用。陈皮挥发油中的左旋柠檬烯为胆固醇的强烈溶解剂,能降低胆固醇饱和度和胆汁的成石指数,从而抑制胆石形成。橙皮苷可缓解肝内胆酸盐蓄积毒性,对 ANIT 诱导的胆汁淤积小鼠具有治疗作用;该作用机制与橙皮苷激动法尼醇受体(FXR),下调胆酸盐合成酶(CYP7A)及胆酸盐摄取转运体 NTCP,上调胆酸盐外排转运体 BSEP、MRP2 的表达,减少肝内胆酸盐的合成及摄取,促进胆酸盐外排等环节有关。橙皮苷保肝利胆作用机制如图 16-5 所示。

4. 祛痰、平喘　陈皮挥发油能松弛豚鼠离体支气管平滑肌,而且挥发油中的柠檬烯具有抗菌、镇咳和祛痰作用。陈皮挥发油能阻断氯化乙酰胆碱、磷酸组胺引起的支气管平滑肌收缩痉挛,具有平喘、镇咳和抗变应性炎症的作用。陈皮所含的柠檬烯可刺激呼吸道黏膜,促使分泌增多、痰液稀释,利于排出。川陈皮素能舒张支气管,表现出平喘作用。

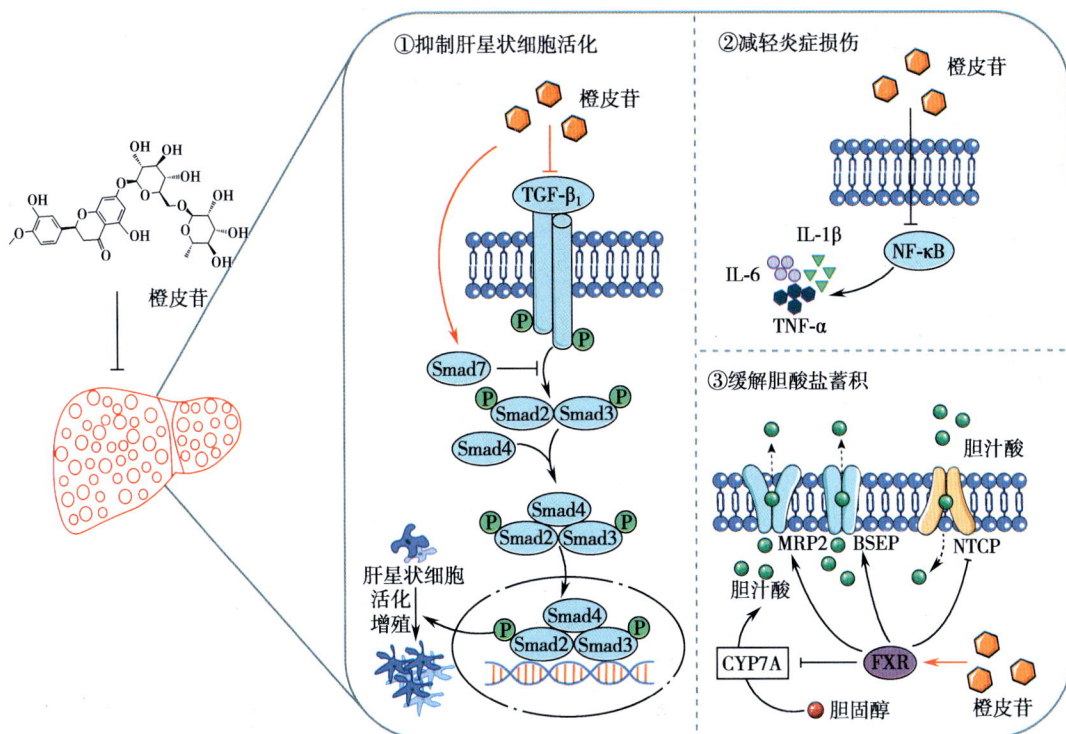

图 16-5　橙皮苷保肝利胆作用机制示意图

知识链接

激素样作用

激素样作用是指存在于植物中的天然非甾体类化合物与激素的作用具有相似性。植物中具有雌激素活性的化学成分被称为植物雌激素,其结构和功能类似于雌二醇,具有雌激素样或抗雌激素活性。植物雌激素的激素样作用包括类雌激素作用、竞争雌激素受体(estrogen receptor, ER)发挥抗雌激素作用、降低雄激素水平、调整 ERα/ERβ 比例、抑制雌激素合成相关酶、影响胞膜上的 G 蛋白偶联雌激素受体信号通路等。

5. 抗炎　陈皮对多种实验性炎症模型表现出抗炎作用。橙皮苷能抑制小鼠炎性耳肿胀,对大鼠角叉菜胶足肿胀、棉球肉芽肿及佐剂性关节炎均呈剂量依赖性抑制作用。橙皮苷与甲基橙皮苷均有维生素 P 样作用,可降低毛细血管通透性,防治微血管出血。此外,橙皮苷可抑制环氧合酶-2(COX-2)和诱生型一氧化氮合酶(iNOS)的表达,可能是其抗炎和抗肿瘤作用的机制。

6. 对心血管系统的作用　陈皮对心脏有兴奋作用,可显著增加实验动物的心排血量和收缩幅度,增加脉压和每搏心输出量,提高心脏指数、心搏指数、左心室做功指数,可短暂增加心肌耗氧量。橙皮苷可以延长"致血栓塞"和"致动脉粥样硬化"饮食的大鼠生存期;通过降低血浆黏度、红细胞聚集和血细胞比容,减少血小板凝聚,从而降低全血黏度,改善血瘀大鼠的血液流变学异常。此外,橙皮苷还具有抗高血压作用,且该作用可能与利尿作用和影响蛋白激酶、脂氧化酶、环氧合酶等有关。

（三）现代应用

1. 消化不良　陈皮用于气滞所致脘腹胀满、食少吐泻,现代常用于治疗消化系统疾病,如急性胃肠炎、功能性消化不良、胃及十二指肠溃疡、肠易激综合征、溃疡性结肠炎、胆囊炎、胆石症等。

2. 支气管炎　用于痰湿咳嗽。陈皮或陈皮醇、蛇胆陈皮散可用于治疗急慢性支气管炎、上呼吸道感染,对小儿百日咳亦有效。

三、香附

香附为莎草科植物莎草 *Cyperus rotundus* L. 的干燥根茎。主产于山东、浙江、湖南、河南等地。

香附味辛、微苦、微甘,性平,归肝、脾、三焦经,有疏肝解郁、理气宽中、调经止痛的功效,用于肝郁气滞、胸胁胀痛、疝气疼痛、乳房胀痛、脾胃气滞、脘腹痞闷、胀满疼痛、月经不调、经闭痛经等。

（一）药效物质基础

香附含有挥发油,含量约为 1%,其中主要含有多种单萜、倍半萜。单萜类成分包括 α-蒎烯、β-蒎烯、莰烯、柠檬烯、桉叶素、α-紫罗兰酮、对聚伞花素等;倍半萜类化合物有桉烷型、广藿香烷型、胡椒烷型、Rotundane 型等。α-香附酮和 α-香附烯是香附挥发油的主要成分,占香附挥发油的 28.85%。

（二）功效主治与主要药理作用及机制

香附的主要功效为疏肝解郁、理气宽中,与镇静、镇痛、松弛胃肠平滑肌、抗菌、抗炎等作用有关;调经止痛功效与松弛子宫平滑肌及雌激素样作用、镇静、镇痛等作用有关。具体表现如下(图 16-6)。

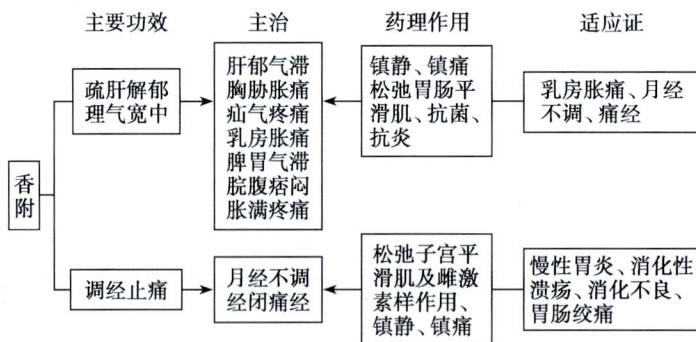

图 16-6　香附的功效主治与药理作用

1. 松弛子宫平滑肌及雌激素样作用　香附浸膏对豚鼠、兔、猫、犬等动物的离体子宫平滑肌活动,无论已孕还是未孕,均呈抑制作用,使其收缩力减弱,肌张力降低。香附酮是其抑制子宫平滑肌用于治疗妇女痛经的主要药效物质基础。香附抑制子宫平滑肌作用与抑制前列腺素的合成和释放有关。香附挥发油对去卵巢大鼠有雌激素样活性,如皮下注射或阴道给予香附挥发油可促进去卵巢大鼠阴道上皮细胞角质化,其中香附烯 I 为其主要有效成分。

2. 松弛胃肠、支气管平滑肌 香附挥发油可松弛肠平滑肌,丙酮提取物可对抗乙酰胆碱所致肠肌痉挛。α-香附酮对组胺喷雾所致的豚鼠支气管平滑肌痉挛有对抗作用,并有硝苯吡啶样电压敏感 Ca^{2+} 通道阻滞作用。

3. 镇静、镇痛、抗炎 香附挥发油能协同戊巴比妥钠对小鼠有催眠作用,对正常家兔有麻醉作用,并对东莨菪碱的麻醉作用有协同效应;香附醇提取物对角叉菜胶和甲醛引起的大鼠足肿胀有抑制作用。香附对由物理、化学刺激引起的疼痛有镇痛作用。α-香附酮是香附抗炎、镇痛的主要成分,且该作用与抑制前列腺素的合成、释放有关。

4. 利胆、保肝 香附水煎液十二指肠给药对正常大鼠有较强利胆作用,可促进胆汁分泌,增加胆汁流量,对四氯化碳所致肝损伤大鼠的胆汁分泌也有明显促进作用,并可降低 ALT 活性,对肝细胞有保护作用。

5. 解热 香附醇提物可降低内毒素、酵母菌引起的大鼠体温升高,解热见效快,持续时间较长。

6. 抗菌 香附挥发油对金黄色葡萄球菌、痢疾杆菌有抑制作用,其抗菌作用的主要成分是香附烯(cyperene)Ⅰ 和 Ⅱ。

(三)现代临床应用

1. 月经不调、痛经、乳房胀痛 香附单独使用或与柴胡、当归等活血理气药配伍使用,传统用于气滞型月经不调、经闭痛经等,现代治疗功能性月经不调、原发性痛经。

2. 胃炎和胃肠绞痛 香附传统用于气滞型脘腹痞闷、胀满疼痛等,现代可治疗消化系统疾病,如慢性胃炎、消化性溃疡、消化不良。

第三节 经 典 复 方

枳术丸

枳术丸首见于李杲《内外伤辨惑论》,由枳实(炒)30g、白术 60g 组成。

(一)功效主治与主要药理作用及机制

枳术丸具有健脾消食、行气化湿的功效,主治脾虚气滞证,症见胃脘疼痛或不适,或脘腹胀满,食后尤甚,不欲饮食,嗳气泛酸,恶心呕吐等。其主要功效健脾消食、行气化湿与促进胃肠运动、改善消化功能、抗溃疡、调节血糖、抗炎等作用有关。具体表现如下(图 16-7)。

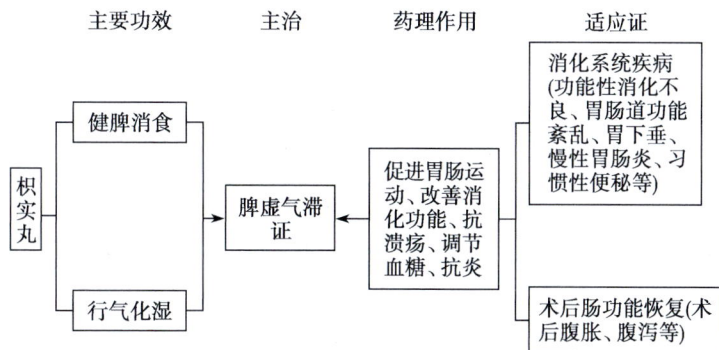

图 16-7 枳术丸的功效主治与药理作用

1. 促进胃肠运动　枳术丸对正常小鼠和阿托品胃肠抑制小鼠的胃排空和肠推进有促进作用。对脾虚证慢传输型便秘小鼠的结肠慢波有调节作用,可增强肠道动力,促进排便;该作用的发挥与提高模型小鼠结肠组织中磷脂酰肌醇 3 激酶(PI3K)、蛋白激酶 B(Akt)表达水平有关。

2. 改善消化功能　枳术丸能改善消化功能紊乱模型小鼠的脾胃虚弱症状,提高大鼠食欲;增加脾阳虚幼犬胃液分泌量,提高胃蛋白酶活力。

3. 抗溃疡作用　枳术丸能明显减小大鼠乙酸型溃疡模型的溃疡面积,降低应激型溃疡的溃疡指数。

4. 调节血糖　枳术丸可增加正常小鼠肝糖原并降低血糖。

5. 抗炎　枳术丸对急性炎症有抑制作用,降低小鼠甲醛性足肿胀。

6. 其他作用　枳术丸还具有提高巨噬细胞吞噬能力及耐缺氧等药理作用。

（二）药效物质基础与配伍机制

枳术丸中白术含有的白术内酯有调节胃肠道功能和促进营养物质吸收的作用,其中白术内酯 Ⅰ 药理作用最为明显;橙皮苷对离体肠管有先兴奋后抑制的作用。枳实、白术单味药对正常实验动物的胃肠激素分泌影响不明显,但两药配伍后能促进正常大鼠胃肠激素尤其是胃泌素的分泌。橙皮苷、柚皮苷是枳术丸的药效物质基础。

（三）药代动力学

人口服枳术丸后,血浆经 β 葡糖醛酸苷酶水解后,测定的橙皮素和槲皮素 t_{max} 为 4 小时,$t_{1/2}$ 为 5~6 小时。

（四）现代临床应用

1. 消化系统疾病　枳术丸用于功能性消化不良,以及胃肠道功能紊乱、胃下垂、慢性胃肠炎、习惯性便秘等。

2. 术后肠功能恢复　枳术煎剂可治疗术后腹胀、腹泻等。

学习小结

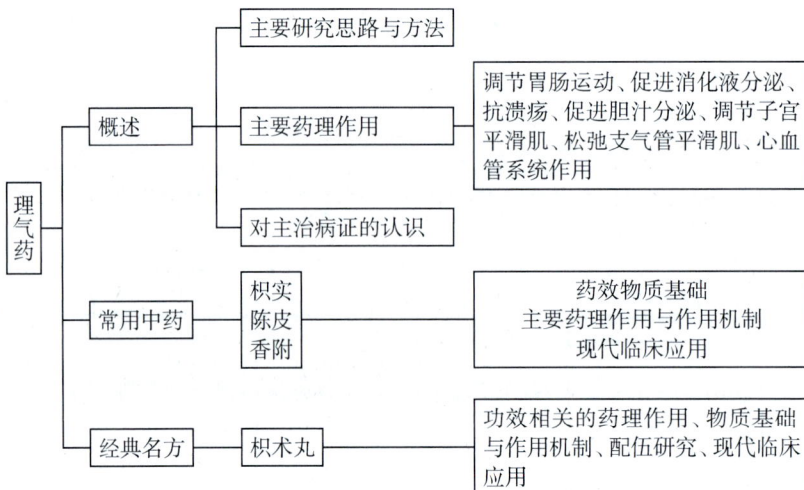

（汪　宁）

复习思考题

1. 试述理气药治疗气滞证、气逆证的药理学依据。
2. 理气药主要药理作用研究常用哪些实验方法？
3. 理气药发挥心血管药理活性的主要成分是什么？
4. 试述香附调经止痛的药理学依据。
5. 试述枳实对胃肠平滑肌的双向调节作用。

第十七章

消 食 药

学习目标

通过本章的学习,理解食积证的现代认识,掌握消食药功效相关的主要药理作用,以及山楂、麦芽等常用药物的药效物质基础、药理作用、作用机制。此外,通过对消食类中药研究的常见思路、方法的介绍,使学生具备本类药物药理学研究的基本能力,进一步增强对"消化积食"科学本质的理解。

第一节 概 述

凡以消化积食为主要功效,主治饮食积滞的药物称消食药。本类药物多味甘性平,归脾、胃经,具有消食导滞、健脾益胃、和中之功,代表药有山楂、鸡内金、神曲、麦芽等。部分药物尚兼行气散瘀、回乳消胀、降气化痰、涩精止遗、清热解毒等功效,代表药有莱菔子、鸡矢藤等。消食方药主要用于饮食积滞或脾胃运化无力所致的脘腹胀满、嗳气吞酸、恶心呕吐、不思饮食、大便失常、舌质淡红、脉弦滑等,部分方药还可用于瘀滞胸胁痛、痛经、乳房胀痛、咳嗽痰多、遗精遗尿、热毒泻痢、咽喉肿痛等。

一、对主治病证的认识

饮食积滞证多因饮食不节,暴饮暴食,食积不化所致;或因恣食生冷,损伤中阳,脾失健运、胃失和降而致;或因胃气虚弱,稍有饮食不慎,即停滞难化而成。证见脘腹胀满疼痛、拒按,厌食,嗳腐吞酸,呕吐酸馊食物,吐后胀痛得减或腹痛,肠鸣,矢气臭如败卵,泻下不爽,大便酸腐臭秽,舌苔厚腻,脉滑或沉实。与西医学中消化不良、消化性溃疡、胃功能紊乱、胃神经症、胃下垂、肠胃炎等有关,与血脂异常等相关疾病也有关联。

知识链接

消化性溃疡

消化性溃疡(peptic ulcer)主要指十二指肠悬韧带以上的食管、胃及十二指肠的慢性溃疡,具有高发病率、高复发率的特点。病因多与胃酸、胃蛋白酶、幽门螺杆菌有关。应激状态、药物如阿司匹林或非类固醇抗炎药等可诱发或加重溃疡。质子泵抑制剂、H_2 受体拮抗剂、胃黏膜保护剂、抗幽门螺杆菌等药物可明显提高消化性溃疡的治愈率。

二、主要研究思路与方法

消食药的现代研究思路主要根据消食药的功效主治,结合中医临床用药经验与所治疾病的病因及生理病理过程进行。饮食积滞证与消化系统疾病密切相关,厌食、腹痛、恶心呕吐、嗳气酸臭、便秘为这类疾病的常见症状。根据消化系统的生理特点及机械性或化学性影响因素,目前消食药的主要药效研究集中在消化功能方面。

(一)胃肠运动功能的研究

采用离体胃肠平滑肌实验、胃排空实验及肠内容物推进实验等胃肠运动实验方法,观察药物对胃肠运动功能的影响。也可采用胃动力障碍模型,包括芬氟拉明致胃动力障碍模型、盐酸多巴胺致胃排空延迟模型、L-Arg 致胃动力障碍模型等,分析药物对胃肠运动功能的作用及机制。

(二)消化、吸收作用的研究

通过检测胃酸含量和胃蛋白酶活性,研究药物对胃分泌功能的影响;右旋木糖吸收实验、$3H$-葡萄糖吸收实验,研究药物对小肠葡萄糖吸收功能的影响;检测胰液分泌量和胰蛋白含量,研究药物对胰液分泌功能的影响。还可通过复制消化、吸收功能障碍动物模型,观察药物对模型动物一般症状、体征的影响,并重点检测消化液分泌、胃肠运动功能、胃肠激素、胃肠吸收功能、胃肠黏膜病理形态改变等,评价药物的作用及机制。

三、主要药理作用

现代药理研究认为,消食药的主要药理作用包括调节胃肠运动功能和助消化。

(一)调节胃肠运动功能

消食药对胃肠运动功能有不同的影响。多数消食药以促进胃肠平滑肌收缩功能为主,能加快胃肠蠕动。部分消食药受胃肠平滑肌结构、病理状态的影响,具有双向调节作用:能使强烈收缩的胃肠平滑肌舒张、过于舒张的胃肠平滑肌收缩。鸡内金、莱菔子具有促进胃肠运动功能的作用:鸡内金增强胃运动,促进胃排空;莱菔子加强兔离体回肠的节律性收缩。消食药还能消除胃肠积气,改善腹胀、腹满的症状。山楂能对抗乙酰胆碱、钡离子致家兔离体十二指肠痉挛性收缩,还能促进胃平滑肌收缩活动,调节胃肠运动功能。

(二)助消化

消食药多含有消化酶类、酶活化剂、有机酸等物质,具有助消化的作用。部分药物通过所含消化酶、维生素等发挥助消化的作用,如山楂、神曲含有脂肪酶,有利于脂肪的消化。麦芽、谷芽中淀粉酶活性较高,能促进碳水化合物的消化。部分药物也可促进胃酸、胃蛋白酶分泌,提高消化能力。如山楂含山楂酸、柠檬酸等多种有机酸,能提高胃蛋白酶活性,促进蛋白质的消化。神曲除含消化酶外,还含酵母菌、维生素等,可增进食欲,促进消化。麦芽、神曲等富含维生素,鸡内金、山楂直接促进胃液和胃酸分泌,提高食欲、促进消化。

综上所述,消食药调节胃肠运动功能和助消化等作用与其消化积食的传统功效有关,是其治疗消化不良等疾病的药理基础。

消食药的主要药理作用见表 17-1。

表 17-1　消食药的主要药理作用总括表

药物	助消化	调节胃肠运动功能	其他
山楂	+	+	扩张血管、抑制血小板集聚、调血脂、抗氧化、抑制胃肠运动
麦芽	+		影响催乳素分泌、抗结肠炎
神曲	+	+	调整肠道菌群
莱菔子		+	降压、祛痰、镇咳、抗肿瘤
鸡内金	+	+	降脂、抑制胃肠运动、抗凝及改善血液流变学

第二节　常用中药

案例导入

　　患者,男,11岁,近1周来,不思饮食,胃脘痞满,现厌食、看到食物即感恶心,偶有腹痛,舌苔垢浊或厚腻,脉滑。

　　诊断:食积证。

　　治则:消食导滞。

　　宜"焦三仙"。

　　浅谈"焦三仙"的临床应用:

　　焦三仙不是一味药而是三味药,即焦麦芽、焦山楂、焦神曲。三药合用,可健脾胃,能明显增强消化功能,因此临床上医师常将三药合用并称"焦三仙"。

　　在焦三仙中,焦山楂消食导滞作用强。《随息居饮食谱》载:"山楂……醒脾气,消肉食,破瘀血,散结消胀,解酒化痰,除疳积,已泻痢。"焦山楂健脾开胃、消食化积,善于治疗由于吃过多的肉类、油腻食物引起的食滞;而焦神曲可健脾消食、解表化湿,利于消化大米、面类食物;焦麦芽则行气消食、健脾开胃,有很好的消化淀粉类食物的作用,常用于治疗食积不消、脾虚食少等。这3味药均有良好的消积化滞功能,但又有各自不同的特点,三者各司其职,能化解各种情况引起的食积。3味药用于消食化积时疗效突出,又因为它们在功效上各具特色,故临床上常被医师将三药合用而形象地冠以"焦三仙"的美名。

　　焦山楂:将山楂切片晒干,置锅内用武火炒至外面焦褐色、内部黄褐色为度,喷洒清水,取出晒干,即为焦山楂。口服山楂能增加消化酶分泌,促进脂肪分解和消化,对食用肉类或油腻食物过多所致的脘腹胀满、嗳气、不思饮食、腹痛、腹泻者疗效尤佳。焦神曲:为全麦粉和其他药物(青蒿、苍耳、辣蓼、杏仁、赤小豆等芽)混合后经发酵而成的加工品。取神曲置锅内炒至外表呈焦黑色、内部焦黄色,取出,喷洒些清水,放凉,即为焦神曲。神曲经发酵而成,凡发酵之品都有健脾胃、助消化的作用,因此对于饮食内伤所致的消化不良、胸痞腹胀颇有效验。焦麦芽:经大麦发芽而成。将麦芽置锅内微炒至黄色,喷洒清水,取出晒干,即为焦麦芽。焦麦芽具有健脾和胃、舒肝化滞之功,用于治疗食积不消、脘腹胀满、食欲缺乏、呕吐泄泻等症。现代研究认为,麦芽中富含淀粉分解酶、转化糖酶、维生素 B 等,有良好的助消化作用。

　　"焦三仙"的用法很简单:患有食滞者,可用焦三仙各5g,水煎服,一日1剂,一般连用3天即可见效。有时还与同样剂量(4种药材等量)的陈皮组成陈皮焦三仙应用。焦三仙虽好,但也不是所有人都适用。因脾胃虚弱而消化不良、不思饮食的人不适合用焦三仙,孕妇及哺乳期妇女也要慎用。

一、山楂

山楂为蔷薇科植物山里红 *Crataegus pinnatifida* Bge. var. *major* N. E. Br. 或山楂 *Crataegus pinnatifida* Bge. 的干燥成熟果实。主产于河南、江苏、浙江、安徽、湖北等地。

山楂味酸、甘,性微温,归脾、胃、肝经,具有消食健胃、行气散瘀、化浊降脂的功效,用于肉食积滞、腹痛、产后瘀阻等。

(一)药效物质基础

山楂主要含有黄酮(flavone)和黄酮醇(flavonol)、三萜类(triterpenoid)、多酚(polyphenol)、有机酸(organic acid)、木脂素(lignan)、新木脂素(neolignan)等成分。黄酮类成分以芹菜素(apigenin)、山柰酚(kaempferol)和木犀草素(luteolin)为主;黄酮醇类以槲皮素(quercetin)为主;三萜类以熊果酸(ursolic acid)、齐墩果酸(oleanolic acid)、山楂酸(crataegolic acid)为主;多酚类以原花青素 B_2(procyanidin B_2)、金丝桃苷(hyperoside)和异槲皮素(isoquercitrin)为主;有机酸类主要包括没食子酸(gallic acid)、原儿茶酸(protocatechuic acid)、绿原酸(chlorogenic acid)等。

(二)功效主治与主要药理作用及机制

山楂的临床功效主要表现为消食健胃、行气散瘀、化浊降脂等方面,与山楂对消化系统的影响、对心血管系统的影响、对血液系统的影响、抗氧化等作用有关(图 17-1)。

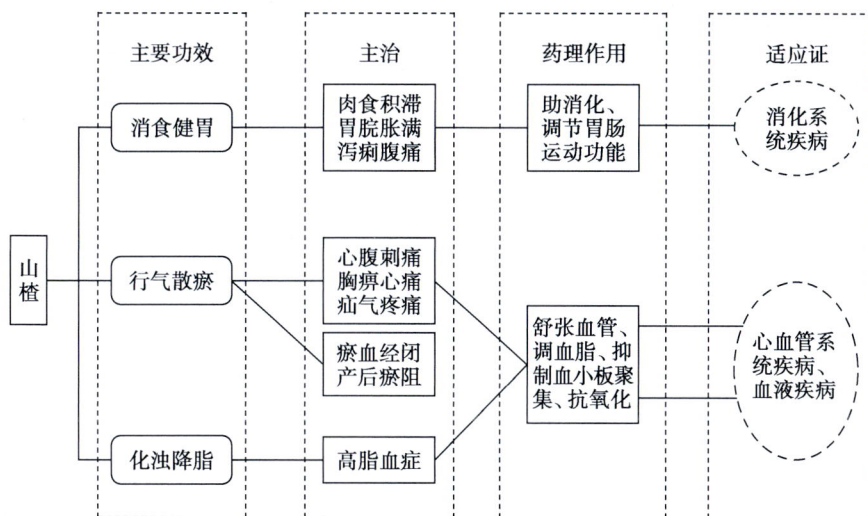

图 17-1 山楂的功效主治与药理作用

1. 对消化系统的影响

(1)助消化作用:山楂含有维生素 C、维生素 B_2、胡萝卜素及多种有机酸,口服能促进胃液分泌,增高胃液酸度,提高蛋白酶活性。山楂还含有脂肪酶,直接消化含脂肪食物,增强消化功能。

(2)调节胃肠运动功能:山楂对胃肠运动具有双向调节作用。生山楂、炒山楂、焦山楂、山楂炭等水提物均能增强乙酰胆碱引起的胃肠平滑肌收缩作用和抑制阿托品引起的胃肠平滑肌舒张作用,但山楂醇提物抑制正常的和乙酰胆碱导致的胃肠平滑肌收缩。山楂有机酸可促进胃肠运动,其机制与激动 M 受体有关。此外,山楂水提物可降低肠易激综合征模型大鼠的血浆促胃动素水平,抑制肠黏膜 5-HT 和 $5-HT_3R$ 的过表达,改变肠道敏感度,改善胃肠消化功能。总的来讲,山楂助消化的作用机制如图 17-2 所示。

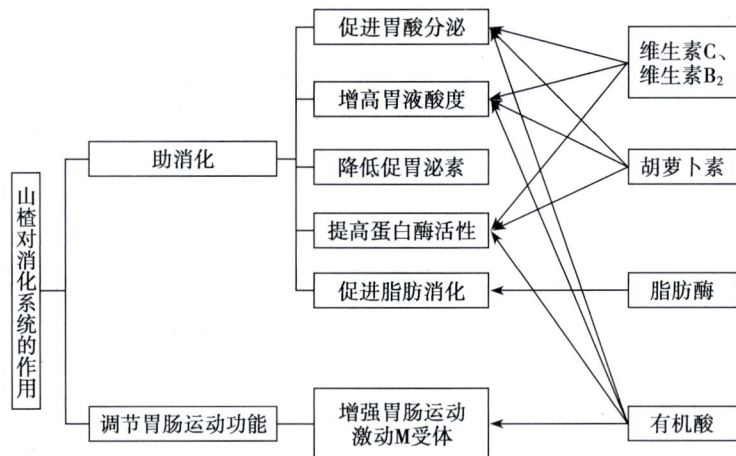

图 17-2　山楂对消化系统的作用

2. 对心血管系统的影响

（1）舒张血管：山楂总黄酮浓度依赖性地扩张大鼠离体血管，并抑制去氧肾上腺素、$CaCl_2$ 及无钙液中的肾上腺素引起的大鼠离体血管收缩。作用机制主要是抑制细胞外 Ca^{2+} 内流和细胞内 Ca^{2+} 释放。非选择性钾通道抑制剂、内向整流钾通道抑制剂可部分阻断山楂总黄酮引起的血管舒张作用。

（2）调血脂：山楂黄酮、黄酮醇类、总三萜酸、金丝桃苷、槲皮素、熊果酸和果胶具有调血脂作用。山楂黄酮降低高脂高胆固醇饲料喂饲大鼠血清中的总胆固醇（TC）、低密度脂蛋白胆固醇（LDL-C）和载脂蛋白 B（ApoB）浓度，升高高密度脂蛋白胆固醇（HDL-C）和载脂蛋白 A Ⅰ（ApoA Ⅰ）浓度。目前认为，山楂黄酮调血脂的主要机制有：①提高大鼠肝内低密度脂蛋白受体（LDLR）的 mRNA 水平，提高大鼠肝内 LDLR 的蛋白水平。②通过激活调节蛋白，提高对肝内 X 受体（LXR）和腺苷三磷酸结合核转运子 A1 的表达水平，促进 TC 的逆向转运，降低 TC 的负荷。③通过改善肠道微生态，降低血脂相关指标。山楂总三萜酸体外实验对胆固醇的合成有一定阻抑作用，其作用机制与大鼠肝细胞膜高密度脂蛋白受体（HDLR）数目增加有关。山楂金丝桃苷、槲皮素、熊果酸则通过抑制 HMG-CoA 还原酶活性降低高脂模型小鼠的血清 TC 水平，升高 HDL-C 水平。山楂果胶五聚半乳糖醛酸苷（HPPS）显著降低高脂血症大鼠血清中的 TG 水平，增加脂质的排泄。其作用机制可能与提高肝内酰基辅酶 A 氧化酶（acyl-CoA oxidase）、肉碱转移酶 Ⅰ（carnitine palmitoyltransferase Ⅰ）、乙酰辅酶 A 转酰基酶（3-ketoacyl-CoA thiolase）、2,4-二烯酰 CoA 还原酶（2,4-dienoyl-CoA reductase）的活性和 mRNAs 的表达水平，上调过氧化物酶体增殖子激活受体 α 的蛋白和基因表达相关。山楂调血脂的作用机制如图 17-3 所示。

3. 对血液系统的影响　山楂总黄酮能降低复合因素致脂肪肝大鼠模型的全血黏度（高切和低切）、红细胞聚集指数、血细胞

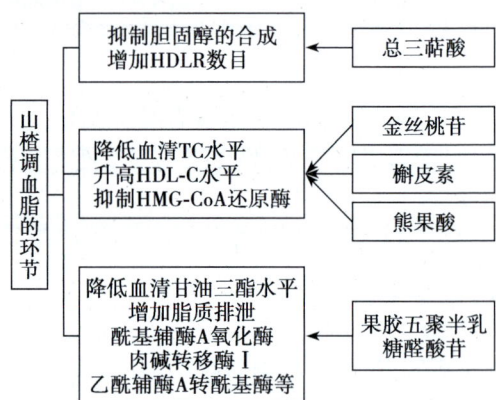

图 17-3　山楂调血脂的作用机制

比容以及明显增加红细胞变形指数;山楂叶总黄酮腹腔注射可抑制 ADP 诱导的血小板聚集,保护缺血性脑卒中所致的脑损伤。

4. 抗氧化 山楂总黄酮、山楂酸、果胶、多酚类、新木脂素类和木脂素类物质均有一定的抗氧化能力。山楂在体外可清除多种自由基,在体内可提高超氧化物歧化酶(SOD)、过氧化氢酶(CAT)和谷胱甘肽过氧化物酶(GHS-Px)的活性,提高机体的谷胱甘肽(GHS)水平和抗氧化能力,抑制氧化损伤,降低 MDA 水平。山楂原花青素(HPC)和维生素 C 联合还能减轻胰岛素抵抗大鼠的氧化应激。其药理活性成分主要为山楂果胶寡糖、总黄酮、山楂酸、新木兰脂素类和木脂素类分成。

另外,山楂及其成分还具有催眠、延缓衰老、抗肿瘤、降血糖、抗炎、抗寄生虫等作用。

(三)药动学研究

目前,山楂的药动学研究主要针对有效成分芹菜素、槲皮素和熊果酸。大鼠口服的药动学参数见表 17-2。

表 17-2　山楂主要成分的药动学参数

成分	剂量/ (mg/kg)	峰浓度C_{max}/ (μg/ml)	峰时间t_{max}/ min	半衰期/ min	曲线下面积/ (μg·h/ml)
芹菜素	100	1.99 ±0.708	123.85 ±4.59	116.5 ±22.59	641 ±21.562
槲皮素	50	2.033 ±0.41	30	21.36 ±0.78	6.77 ±0.8
熊果酸	80	97.8 ±8.5	72 ±24	192 ±3	456.9 ±59.9

山楂与其他药物的相互作用:山楂或其中成药与红霉素合用会破坏其化学结构,降低红霉素的抗菌作用。山楂及其相关制剂与呈酸性的西药(如呋喃妥因、对氨基水杨酸、阿司匹林等)配伍应用,可提高酸性药物在肾小管的吸收率。山楂及其制剂与地高辛合用,会使地高辛的血药浓度明显升高。

(四)现代应用

1. 以山楂为主的复方用于消化系统疾病,如大山楂颗粒治疗食欲缺乏、消化不良、小儿厌食症、胃肠功能紊乱等消化系统疾病。

2. 以山楂为主的复方用于心脑血管系统疾病,如山楂精降脂片单用或与其他药物联合用于治疗高脂血症。

(五)不良反应

山楂含多种有机酸、鞣质,可与重金属、胃酸中的蛋白反应生成不溶于水的聚合物沉积于胃内形成硬块。

二、麦芽

麦芽为禾本科植物大麦 *Hordeum vulgare* L. 的成熟果实经发芽干燥的炮制加工品。全国各地均产。

麦芽味甘,性平,归脾、胃经,具有行气消食、健脾开胃、回乳消胀的功效,用于食积不消、脘腹胀痛、脾虚食少等。

(一)药效物质基础

麦芽主要含有酶类、生物碱类等成分。酶类有 α-淀粉酶、β-淀粉酶、转化糖酶、催化酶、过氧化异构酶等。生物碱类有大麦芽碱等。

（二）功效主治与主要药理作用及机制

麦芽的临床功效主要表现为行气消食、健脾开胃、回乳消胀等方面,与麦芽助消化、抗炎、对内分泌系统的影响等作用有关(图17-4)。

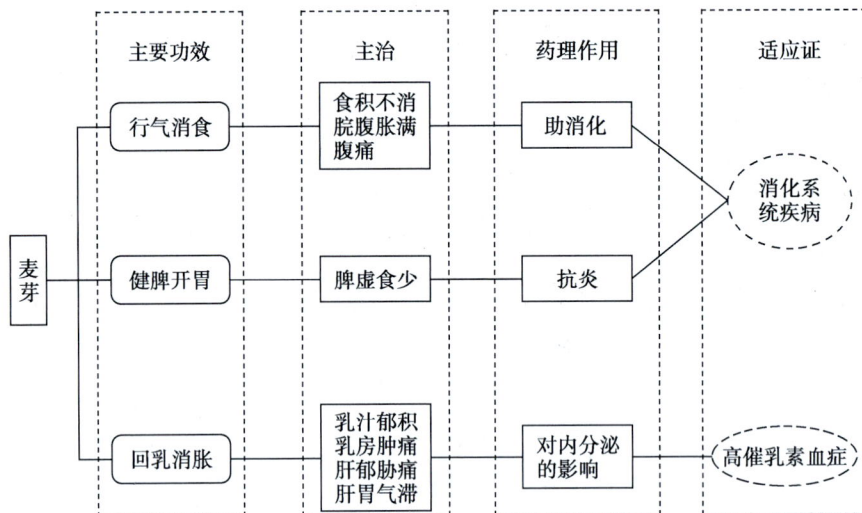

图 17-4　麦芽的功效主治与药理作用

1. 助消化作用　麦芽 α-和 β-淀粉酶及水煎剂中的一种胰淀粉酶激活剂均有助消化作用。麦芽 α-和 β-淀粉酶能将淀粉分解成麦芽糖和糊精,而转化糖酶可使低聚糖分解成单糖。

2. 对内分泌的影响　麦芽可降低高催乳素血症(HPRL)的催乳素(PRL)水平,减少乳汁分泌。麦芽提取物抑制高催乳素血症大鼠脑垂体 PRL 的表达。炒麦芽含药血清对 PRL 分泌和垂体瘤细胞增殖具有双向作用,低剂量促进、高剂量抑制。另外,麦芽麦角类化合物还有拟多巴胺激动剂样作用。

3. 抗炎作用　麦芽具有明显的抗结肠炎作用。麦芽富含谷胺酰胺蛋白和纤维素,能阻止小鼠结肠炎的发展。通过降低血清 IL-6、黏膜 STAT3 表达,减轻肠黏膜损害;通过降低 NF-κB 活性和小鼠胆汁酸浓度,增加胆酸盐的吸收。麦芽纤维能调节溃疡性结肠炎小鼠的肠道菌群,增加乳酸菌和双歧杆菌数量。麦芽及其所含纤维成分能降低血清 α_1-酸性糖蛋白(α_1-acid glycoprotein,AAG)水平,可有效转化为乳酸盐、乙酸盐、丁酸盐等,同时还能增加盲肠中丁酸盐含量,加速结肠黏膜上皮修复。

另外,麦芽还有抗氧化、保肝、调节血脂等作用。

（三）现代应用

1. 以麦芽为主的复方用于消化系统疾病,如保和丸用于食积不化,治疗功能性消化不良、胃肠功能紊乱。

2. 以麦芽为主的单方或复方还用于治疗高催乳素血症。

（四）不良反应

麦芽细根中含有一种毒素为 α-羟基-β-苯乙基三甲铵盐基,属于一种快速的去极化肌肉松弛剂,既降低肌肉对乙酰胆碱的敏感性,又降低肌膜及整个肌纤维的正常静息电位;在某些组织上还表现出烟碱样作用。因此,大量长期食用可引起中毒。

学习小结

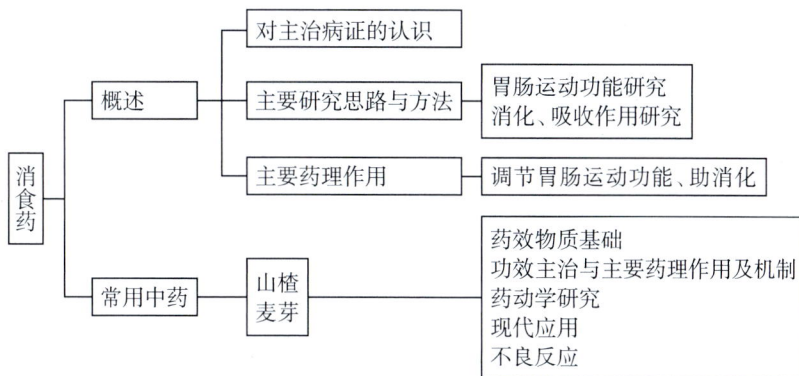

（刘　波）

复习思考题

1. 饮食积滞证的传统与现代医学认识有何异同？
2. 研究消食药常用的方法有哪些？使用依据是什么？
3. 与消食药的功效主治相关的药理作用是什么？
4. 山楂的主要药理作用和药效物质基础是什么？

扫一扫，
测一测

第十八章

止 血 药

学习目标

　　通过学习止血药的中药药理研究思路、常用的研究方法及三七、蒲黄两味常用中药的药理作用、作用机制、药效物质基础及药动学特点,掌握与功效相关的主要药理作用;了解止血药研究的现状;具备进行止血中药药效及物质基础研究、指导临床合理及安全用药的基本能力。

第一节 概 述

　　凡以制止体内外出血,治疗各种出血病证为主的药物称止血药。本类药物多味苦、涩,或炒炭后变苦、涩,主要归心、肝、脾经,尤以心、肝二经者为多,均入血分。止血药按功效分为以下4类:

　　(1) 凉血止血药:有小蓟、大蓟、地榆、槐花、侧柏叶、白茅根等。

　　(2) 化瘀止血药:有三七、蒲黄、茜草等。

　　(3) 收敛止血药:有白及、仙鹤草、紫珠叶、血余炭、藕节等。

　　(4) 温经止血药:有艾叶、炮姜、灶心土等。

　　止血药临床主要用于治疗咯血、咳血、衄血、吐血、便血、尿血、崩漏、紫癜以及外伤出血等体内外各种出血病证。

一、对主治病证的认识

　　中医学认为,出血证多由血热妄行、气不摄血、瘀血停滞,或因外伤损伤脉络等因素,使血液不能正常在脉内循行而溢于脉外所致。止血药可针对出血的病因病机,选用不同的药物。

　　西医学认为,正常情况下,小血管受损后引起的出血,在几分钟内就会自行停止,这种现象称生理性止血(physiological hemostasis)。生理性止血是机体重要的保护机制之一,当血管受损,一方面要求迅速形成止血栓以避免血液的流失;另一方面要使止血反应限制在损伤局部,保持全身血管内血液的流体状态。因此,生理性止血是多种因子和机制相互作用,维持精确平衡的结果。当生理性止血功能减退时,可有出血倾向,发生出血性疾病。出血证也是很多疾病的伴随症状,涉及呼吸系统、消化系统、血液系统、泌尿系统及生殖系统等疾病,临床表现亦不相同。

　　此外,中医强调止血的同时防止留瘀之弊,以免影响新血的生成或加重出血。因此,运用止血药时,要注意"止血不留瘀"的问题。

二、主要研究思路与方法

止血方药主要用于因寒热失调、情志内伤、气血功能紊乱或外伤引起的血不循常道而溢于脉外引起的各种出血证。随着对止血方药止血作用机制的不断认识,研究止血药的思路和方法也必须作出相应的变化,以适应更深层次研究的需要。首先,对止血药的研究,应从对促凝血现象的观察深入到对促凝血机制的研究;其次,在比较4类止血药适应证的基础上,注重揭示它们对不同适应证应用的科学内涵;最后,在进行现代研究时,应兼顾对止血药物、方药及活性中药单体的研究。

机体自身的止血途径主要包括三方面:血管收缩、血小板的黏附聚集,以及凝血系统的激活。而止血药的主要药理作用也与此三方面的内容密切相关。止血药的止血作用研究主要涉及以下方面:

(一)对血管收缩作用的研究

血管收缩能有效加速止血过程,可从体内、外实验开展研究。体外实验包括:①离体器官血管灌流法:常用兔耳灌流法和大鼠后肢血管灌流实验法。动脉插管插入兔耳动脉或大鼠腹主动脉,以恒压、恒温和通氧的洛氏液灌流,收集由耳静脉或大鼠下肢静脉流出的灌流液,若药物对血管收缩而发挥止血作用,可见灌流液流量减少。②离体主动脉条实验法:采用兔主动脉螺旋条,置入恒温饱和氧的克氏液中,可通过描记杠杆或换能器,以曲线变化观察药物对血管的收缩作用。体内实验常采用在体器官局部血管阻力测定方法,包括颈内动脉灌流法、肾动脉灌流法、后肢血管灌流法、脾胃动脉灌流法等。

(二)对血小板功能影响的研究

血小板活化是止血和血栓形成过程中的关键步骤,常用旋转玻球法、玻璃珠法、玻璃纤维法、玻璃滤器法、灌注小室法检测血小板黏附功能,用比浊法、比值法、血栓法检测血小板聚集功能。通过检测 β 血小板球蛋白(β-TG)、血小板活化因子4(PAF4)、5-HT、血浆 α 颗粒膜糖蛋白-140(GMP-140)等指标反映血小板释放功能。另外,血小板与红细胞、白细胞及内皮细胞之间的相互作用也是血小板参与凝血过程的机制之一。因此,研究它们之间的相互作用具有重要意义。

(三)对凝血系统和纤溶系统功能影响的研究

凝血酶系和纤溶酶系是控制凝血过程的核心因素,可通过股动脉切口实验及小鼠剪尾实验,检测药物对出血时间及出血量的影响;监测凝血时间、活化部分凝血活酶时间,分析药物对内源性凝血途径的影响;监测凝血酶原时间(prothrombin time,PT),分析药物对外源性凝血系统的影响;监测凝血酶时间(thrombin time,TT),研究药物对凝血、抗凝及纤维蛋白溶解系统功能的影响。此外,还可通过监测血浆纤维蛋白原,纤维蛋白肽 A(FPA),凝血酶原片段 F1+2,组织因子,可溶性纤维蛋白单体复合物,因子Ⅸ-35、Ⅸ-9、Ⅹ-52、Ⅹ-15 肽片段,研究药物对凝血系统的影响。

三、主要药理作用

现代药理研究认为,止血药对体内外出血的制止作用主要与以下药理作用有关。

(一)收缩血管,改善血管功能

止血药可收缩局部血管或改善血管功能,增强毛细血管抵抗力,降低血管通透性。如三七、槐花、大蓟、小蓟等。

（二）增加血小板数目及功能

止血药能通过增加血小板数目，促进血小板伸出伪足，加强血小板释放促凝物质等途径发挥止血作用。如三七、蒲黄、茜草、白及、仙鹤草、紫珠、小蓟、灶心土能增加血小板数目，增强血小板功能。

（三）促进凝血，抗纤维蛋白溶解

止血药能通过缩短凝血时间、凝血酶原时间；促进凝血酶生成，抑制抗凝血酶活性；促进纤维蛋白原或纤维蛋白生成，抑制纤溶等方式阻止体内外出血现象的产生。如三七、茜草、白及、仙鹤草能促进凝血酶生成、抑制抗凝血酶活性；三七、茜草能促进纤维蛋白原或纤维蛋白生成；仙鹤草、大蓟、小蓟、艾叶、灶心土、炮姜能抑制纤溶。

（四）其他作用

部分药物尚有抗炎、抗病原微生物、镇痛、镇静、调节心血管功能等作用。

止血药的主要药理作用见表18-1。

表18-1　止血药的主要药理作用总括表

药物	药理作用						
	促进凝血酶生成，抑制抗凝血酶活性	促进纤维蛋白原、纤维蛋白生成	抑制纤溶	增加血小板数目及功能	收缩血管，改善血管功能	抑制血小板聚集	其他
三七	+	+		+	+	+	促进造血、扩血管、抗心肌缺血、抗脑缺血、抗炎、镇痛、镇静、保肝
蒲黄				+		+	抗动脉粥样硬化、兴奋子宫
茜草	+	+		+			抗炎、抗肿瘤
白及	+			+			保护胃黏膜、抗菌
仙鹤草	+		+	+			杀虫、抗菌、抗肿瘤
紫珠			+	+	+		抗菌
小蓟			+	+	+		降血脂、强心、升压、利尿、利胆
大蓟			+				降压、抗菌
地榆					+		抗菌、抗炎、抗溃疡、保肝
白茅根					+		利尿、抗菌
槐花					+	+	抗炎、解痉、抗溃疡、降血脂
艾叶			+				平喘、镇咳、祛痰、利胆
炮姜			+				抗溃疡
灶心土			+	+			止呕

第二节 常用中药

案例导入

严苛标准的"中国制造"，三七成典型代表

在中药类市场国际化的大趋势之下，我国中药材的出口贸易快速增长，但随之而来的质量安全问题却阻碍了我国中药材产品进入国际市场的步伐，使我国的中药材安全性遭受质疑，也严重影响我国中药产品的发展。

我国中药材在出口过程中所出现的质量安全问题，其原因主要有内部因素和外部因素。外部因素主要有国外贸易技术壁垒、中西医理念不一致、标准和测量方法不同而导致的评价差异、中国中医药质量标准在国际上缺少权威性；内部因素主要有中国企业仍缺乏对国外标准的理解和研究、标准化种植养殖落实不到位、不科学使用农药化肥造成有害物质残留、以次充好、违法加工、非法经营中药饮片和其他药品。

我国研究机构和企业积极合作开展不同安全品质等级三七质量标准的研究，通过种植基地、药材市场、网络平台的大样本取样和第三方检测，明确目前三七农药残留与重金属含量的基本情况。结合三七植物特性及栽培技术，参考欧盟、美国、日本、韩国对人参的限量规定，以频次分布和概率描述方法进行统计分析，制定明确的质量标准。在现有三七的基础上，为无公害品质三七及有机品质三七2种等级三七的判定提供标准支撑。

总的来讲，中国中药国际化，质量必须先行。我国中药出口企业可以从明确出口市场策略、制定入市产品战略、建立合规性风险评估、寻找本地化专业机构合作等方面建立起出口质量风险的综合控制模式。

一、三七

三七为五加科植物三七 *Panax notoginseng*（Burk.）F. H. Chen 的干燥根和根茎。主产于广西、云南两地。

三七性温，味微苦、甘，归肝、胃经，具有散瘀止血、消肿定痛的功效，用于咯血、吐血、衄血、便血、崩漏、外伤出血、胸腹刺痛、跌仆肿痛。

（一）药效物质基础

三七含有多种化学成分，主要有三七总皂苷（PNS）、三七素、聚炔醇、挥发油、黄酮、糖类、环二肽和内酰胺。三七皂苷包括人参皂苷 Ra_3、Rb_1、Rb_2、Rb_3、Rc、Rd、F_2、Rg_3、Re、Rg_1、Rg_2、Rh_1、Rf 和七叶胆苷等，也有一些三七所独有的皂苷类成分，如三七皂苷 R_1、R_2、R_4、R_5、R_6、Fa、Fc、Fe 等。

（二）功效主治与主要药理作用及机制

三七入肝经血分，可散瘀止血，具有止血、抗血小板聚集、抗血栓形成、促进造血、改善心功能、抗心肌缺血与保护心脏、抗心律失常、抗动脉粥样硬化、脑保护等作用。三七既能止血，又能改善微循环、抗血小板聚集、抗血栓形成，并可促进造血，有"止血不留瘀，化瘀不伤正"的特点，对出血兼有瘀滞者更为适宜，为伤科之圣药。其主要药理作用和机制如下（图18-1）。

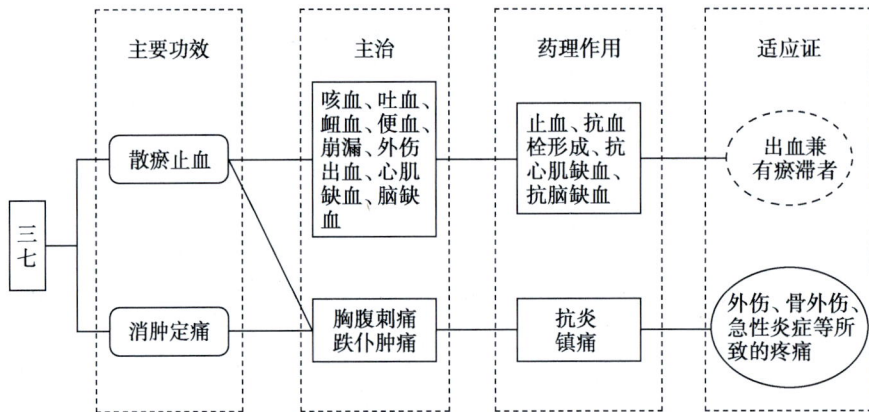

图 18-1　三七的功效主治与药理作用

1. 对血液系统的作用　三七对血液系统的作用环节体现在止血、抗血栓形成、促进造血 3 个方面。

（1）止血作用：三七能缩短小鼠的出血时间和凝血时间、增加血小板数量、增强血小板功能（促使血小板伸出伪足、聚集、变形等运动，并使血小板发生胞膜破损、部分溶解及脱颗粒反应），缩短凝血酶原时间和活化部分凝血活酶时间、增加凝血酶含量、促进纤溶蛋白形成，收缩局部血管，从而发挥止血功效。三七的水溶性成分三七素能增加血小板数量，缩短大鼠的凝血时间，机制与其激活血小板 AMAP 受体，进而调控钙内流、cAMP 生成、血栓素 A_2（TXA_2）释放而激发凝血的级联反应有关；同时，三七素还能增强组胺诱导的豚鼠主动脉收缩，由此推测其止血作用可能是通过促进组胺收缩血管而引起的。此外，三七素的止血机制还可能与其影响凝血系统凝血因子、血小板聚集和纤溶系统有关。三七皂苷 Ft_1 可以通过调节 P2Y12 受体，促进血小板聚集而发挥止血作用。应注意的是，因三七素不稳定，经蒸烫后易分解，故三七止血一般生用。麻醉犬口服三七粉，自颈动脉放血，凝血时间缩短，如先结扎门静脉，则上述作用消失，故认为其凝血作用与药物在肝内的代谢有关（图 18-2）。

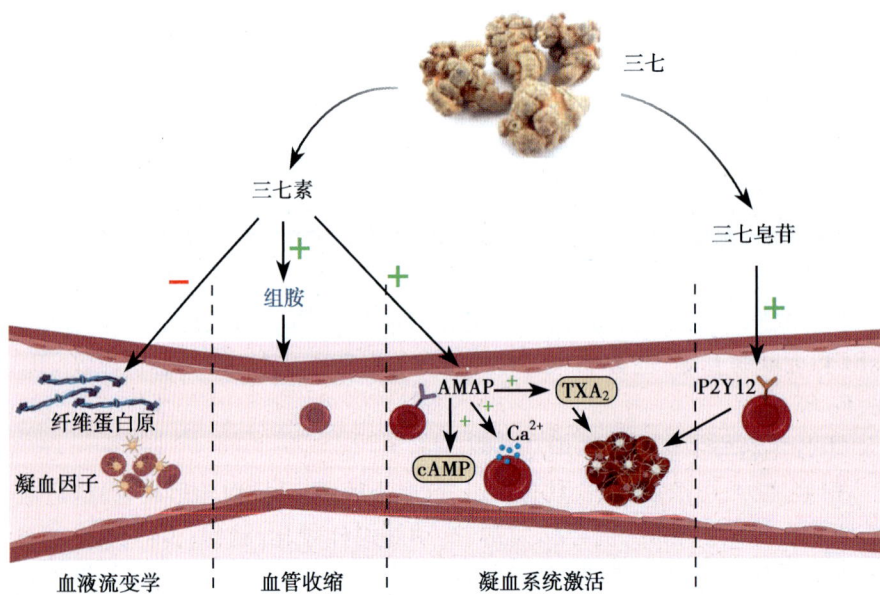

图 18-2　三七止血的作用机制

（2）抗血栓作用：三七粉可通过改善血管内皮功能、降低血液黏稠度、抑制血小板活化和聚集而产生抗血栓作用。三七总皂苷、人参皂苷 Rg_1 为三七抗血栓的主要有效成分。三七总皂苷抗血栓形成的作用机制主要包括：①改善血管内皮功能。升高血管内皮细胞的 NO 含量，抑制内皮素-1（ET-1）合成，合成和释放内皮源性舒张因子（EDRF）增加，扩张血管，增加组织灌注，改善微循环，使内皮细胞的供氧增加，减轻内皮细胞损伤；改善氧自由基清除功能，降低血小板内活性氧（ROS）水平，降低核因子-κB（NF-κB）、细胞间黏附分子-1（ICAM-1）活性，降低细胞内钙超载，减轻内皮细胞损伤；升高动脉壁 6-酮-前列腺素 F1α（6-keto-PGF1α）含量，促进内皮细胞分泌组织型纤溶酶原激活物（t-PA）。②改善血液流变学异常。降低全血黏度、血浆黏度、血细胞比容、红细胞聚集指数、纤维蛋白原含量，延长凝血酶时间、凝血酶原时间。③抑制血小板活化和聚集。三七皂苷 R_1 可抑制血小板释放 5-HT，增加血栓形成大鼠血小板内 cAMP 水平，抑制 Ca^{2+} 释放，减少 TXA_2 生成。

人参三醇皂苷 Rg_1 抗血栓形成的作用机制同样与改善血管内皮功能、抑制血小板活化和聚集等有关，例如，促进血管内皮细胞合成释放 NO；增加内皮细胞的 t-PA mRNA 表达，促进 t-PA 合成；提高血小板内的 cAMP 含量，抑制血小板 TXA_2 释放，促进 PGI_2 释放；抑制血小板内的游离钙离子含量升高等。还与提高机体纤溶系统活性有关，表现为升高血浆中的 t-PA 活性和活性型 t-PA 百分比，降低组织型纤溶酶原激活物抑制物（PAI）的活性。三七皂苷 R_1 也能增加脐静脉内皮细胞的 t-PA 合成，对尿激酶型纤溶酶原激活物（uPA）和 PAI-1 的合成无明显影响，可提高 t-PA 活性，降低 PAI-1 活性，增加 t-PA mRNA 表达，但对 PAI-1 mRNA 的表达无明显影响（图 18-3）。

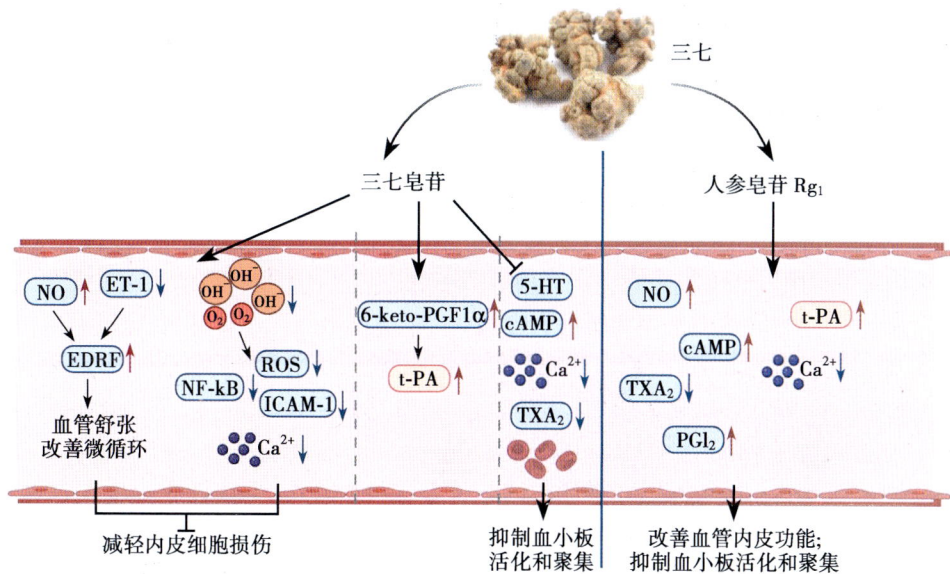

图 18-3　三七抗血栓的作用机制

（3）促进造血作用：三七皂苷能促进血红蛋白、人骨髓粒系、红系造血祖细胞增殖和分化，提高外周血红细胞、白细胞数量。人参皂苷 Rg_1 和 Rb_1 是促进造血的有效单体，其中 Rg_1 主要促进粒系祖细胞增殖，Rb_1 促进红系祖细胞增殖。三七总皂苷可促进再生障碍性贫血小鼠骨髓粒系、红系造血祖细胞增殖，促进多种蛋白激酶磷酸化，诱导造血细胞 GATA-1 和 GATA-2 转录调控蛋白合成增加，并提高其与上游调控区的启动子和增强子结合的活性，从而调控造血细胞增殖、分化相关基因的表达，促进血细胞生成。三七皂苷对小鼠骨髓粒-单系集落形成单位（CFU-GM）有促进增殖作用，能抑制骨髓促凋亡相关蛋白（Daxx、Fas）表达，减少造血细胞凋亡；同时能通过上调 NF-κB、c-Rel 转录因子，促进细胞增殖（图 18-4）。

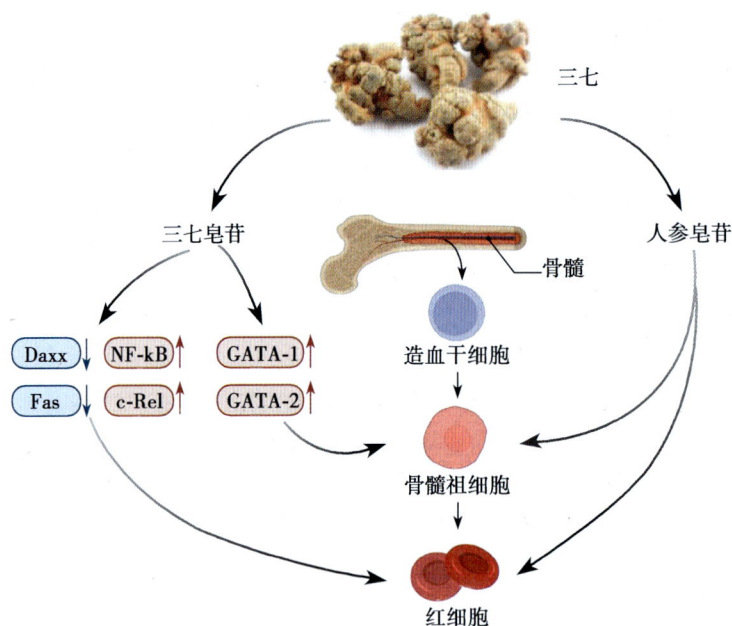

图 18-4　三七促进造血的作用机制

2. 对心血管系统的作用

（1）扩张血管：三七总皂苷对动物离体冠状动脉、胸主动脉、肠系膜动脉和尾动脉具有舒张作用,其中对冠状动脉的血管舒张作用最强,并具有一定的血管内皮依赖性。三七总皂苷对血管紧张素Ⅱ（AngⅡ）损伤的脐静脉内皮细胞具有保护作用,并可促进内皮细胞分泌扩血管物质和抗血栓物质。三七皂苷 Rg_1 和 Rb_1 通过增加 NO 含量,促进内皮依赖性的血管扩张,降低自发性高血压大鼠的血压。其扩张血管机制与阻滞去甲肾上腺素所致的 Ca^{2+} 内流,促进血管内皮细胞释放 NO,调节 PI3K-Akt-eNOS 通路及内皮细胞中的 L-谷氨酸转运有关。

（2）改善微循环：三七总皂苷能改善肠系膜、冠状动脉、肝微循环。三七皂苷 R_1 可以抑制粒细胞黏膜分子 CD18 和 CD11b 的表达、白细胞的附着、肥大细胞脱颗粒的作用及 LPS 引起的粒细胞过氧化氢的产生,改善肠系膜微循环障碍。三七皂苷 Rg_1 可改善耳廓、脑微循环。

（3）对心功能的影响：三七总皂苷能明显降低麻醉犬的动脉血压和总外周阻力,增加心排血量,减慢心率,降低心肌耗氧指数;从三七总皂苷中除去 Rb_1、Rg_1 的三七组分（Rx）对实验动物的心功能具有相似的影响。此外,三七总皂苷可通过调节慢性心力衰竭大鼠心功能指标,改善心室收缩肌舒张功能,并降低利钠肽及血管紧张素Ⅱ水平,有效防止心肌重构,对慢性心力衰竭具有一定的治疗效果。

（4）抗心肌缺血与心肌保护作用：三七总皂苷具有扩张冠状动脉,增加心肌细胞血氧供应,降低心肌收缩力,减少心肌耗氧量,改善心肌能量代谢,减轻心肌纤维化,减少细胞间黏附分子表达及中性粒细胞浸润,保护心肌的作用。其抗心肌缺血作用与以下环节有关：抑制心肌缺血再灌注中性粒细胞内 NF-κB 的活化,降低 TNF-α 水平,减少细胞间黏附分子表达及中性粒细胞浸润;提高 SOD 活力,降低 MDA 水平;与粒细胞集落刺激因子共同促进 C-kit⁺骨间充质干细胞向缺血心肌归巢;促进缺血心肌血管内皮生长因子（VEGF）、碱性成纤维细胞生长因子（bFGF）、血小板衍生生长因子-β（PDGF-β）、胰岛素样生长因子Ⅰ（IGF-Ⅰ）蛋白表达,激活 VEGF-KDR/FIK-1、Raf/MEK/ERK 和 PI3K-Akt-eNOS 通路,从而促进或诱导缺血心肌血管新生等。三七皂苷 R_1 能改善冠心病大鼠心肌损伤,抑制心肌细胞凋亡、氧化应激、炎症反应,这与调控 AMPK/Nrf-2/HO-1 信号通路激活有关。

（5）抗心律失常：三七总皂苷对各种药物诱发的心律失常均有防治作用，能减慢心率，延长 P-R 间期及 Q-T 间期、动作电位时程（APD）、窦房结恢复时间、心室颤动阈值和有效不应期。三七总皂苷能够显著抑制由乙酰胆碱（ACh）-氯化钙（$CaCl_2$）混合液诱发的大鼠心房颤动以及期前收缩等心律失常，并能显著减轻心房颤动诱发的心肌纤维化。三七三醇皂苷有相同的作用，且作用更迅速、范围也更广，能明显缩短乌头碱所致大鼠心律失常的维持时间，抑制室性期前收缩，降低心房颤动的发生，能对抗大鼠结扎冠状动脉诱发的缺血性心律失常及再灌注性心律失常。三七二醇皂苷也有抗心律失常作用。三七总皂苷的抗心律失常作用与直接抑制心肌有关；人参三醇皂苷的负性频率及负性传导性是其抗心律失常的作用机制；三七皂苷 Rg_1 能延长心室 MAP 时程。三七总皂苷拮抗交感神经星状神经节（SG）突触前膜 Ca^{2+} 内流，致使节前交感纤维乙酰胆碱释放相应减少，使 SG 的快兴奋性突触后电位被抑制。

（6）抗心肌肥大：三七总皂苷对去甲肾上腺素及异丙肾上腺素诱导的在体大鼠心肌肥大、腹主动脉缩窄大鼠压力超负荷性心肌肥大、人糜酶转基因小鼠心肌肥大均有明显的抑制作用。三七总皂苷对异丙肾上腺素诱导原代心肌细胞肥大也具有抑制作用，其作用机制与干预 MiR-199a/PPAR-δ 调控、改善心肌能量代谢有关。三七皂苷 R_1 对异丙肾上腺素诱导的 H9C2 心肌细胞肥大有一定的保护作用，而且能够有效抑制心肌肥厚，其机制与抑制 NF-κB 相关的炎症信号通路有关。

（7）抗动脉粥样硬化：三七总皂苷可调节脂代谢、抗动脉粥样硬化、改善斑块稳定性，可改善内皮功能、抑制整合素的表达。三七总皂苷的抗动脉粥样硬化作用与纠正 PGI_2 和 TAX_2 之间失衡，稳定血管内环境；降低血清脂质水平；减少自由基损伤；抑制整合素表达，促进黏着斑激酶（FAK）活化；抑制 TNF-α 和 IL-6 表达，调节 RAGE/MAPK 通路；抑制 NF-κB 活化，减轻炎症损伤及抑制 VEGF、MMP-2 表达；调控 SDF-1α-CXCR4 相互作用以参与内皮祖细胞动员等有关。三七皂苷 R_1 能够增加小鼠动脉粥样硬化斑块内平滑肌细胞含量、减少巨噬细胞聚集，其作用机制与抑制主动脉壁组织中 NF-κB 信号通路的活化有关。

3. 脑保护作用 三七总皂苷、人参皂苷 Rg_1、人参皂苷 Rb_1、三七皂苷 R_1 均有抑制氧化应激、抑制炎症、抗凋亡、调节内质网应激的作用，有助于减少脑出血、脑缺血、脑外伤及脑缺血再灌注损伤的产生，并对脑细胞起保护作用。三七总皂苷、三七皂苷 Rg_1 是三七抗脑缺血及脑缺血再灌注损伤的有效成分，作用机制包括：①减轻炎症反应，抑制凋亡。三七三醇皂苷可上调 HSP70、下调转铁蛋白、促进缺血再灌注后 nestin 表达上调，调节脑缺血再灌注后的 NF-κB、JAK1/STAT1、ERS 信号通路，抑制炎症因子分泌及细胞凋亡，保护血脑屏障。②促进神经元存活及损伤后修复。三七皂苷 Rg_1 上调脑缺血再灌注损伤时脑组织中脑源性神经营养因子（BDNF）mRNA 的表达，促进 BDNF 蛋白的合成，促进 BDNF 与其特异性受体酪氨酸激酶受体 B（TrkB）相结合。③抗自由基损伤、抑制线粒体凋亡途径、抑制细胞内钙超载、扩张脑血管。④抗兴奋性氨基酸损伤。⑤减轻脑水肿。此外，三七总皂苷抗脑出血损伤与促进 Bcl-2 的 mRNA 转录和 Bcl-2 蛋白表达，减少细胞凋亡有关。

4. 抗炎、镇痛 三七皂苷为有效成分。三七皂苷对多种实验性炎症模型具有良好的抗炎活性，明显抑制巴豆油、角叉菜胶、磷酸组胺等多种致炎剂所致的大鼠足肿胀和小鼠耳廓肿胀。三七皂苷的抗炎作用不完全依赖垂体-肾上腺皮质系统。三七总皂苷对热板法、扭体法及大鼠光辐射甩尾法等多种疼痛模型有明显的镇痛作用。三七总皂苷的镇痛作用可被纳洛酮部分拮抗，提示其镇痛作用与激动阿片样肽受体有关。

此外，三七还有保肝、抗脊髓损伤、抗骨质疏松、降血糖、抗氧化、抗肿瘤、调节免疫、益智、抗衰老、减肥、抗纤维化、镇静、安神等作用。三七总皂苷是三七抗脊髓损伤、镇静、益智、抗衰老、抗疲劳、抗肿瘤作用的物质基础。三七皂苷 Rg_1、三七多糖能调节免疫功能。镇静作用与突触体谷氨酸含量减少有关。益智、抗衰老作用与改善中枢胆碱能系统功能，影响海马突触膜 ATP 酶及钙调素活性，抗自由基损伤，提高去甲肾上腺素（NE）、多巴胺（DA）和5-羟色胺(5-HT)含量等有关。三七总皂苷可通过直接杀伤肿瘤细胞,抑制肿瘤细胞生长或转移,诱导肿瘤细胞凋亡或诱导肿瘤细胞分化使其逆转,增强和刺激机体的免疫功能等多种方式发挥抗肿瘤作用。三七皂苷可以降低 IL-1、IL-6、NF-κB、TNF-α、TGF-β、金属蛋白酶组织抑制物-1(TIMP-1)水平,升高 IL-10、MMP-3 水平,对肝纤维化损伤有保护作用。三七总皂苷可减轻顺铂引起的大鼠肾毒性,其机制可能与通过 HIF-1α/BNIP3 通路增强肾组织线粒体自噬,抑制线粒体凋亡途径有关。

(三)药动学研究

1. 三七总皂苷　大鼠灌胃三七提取物后,血浆中可检出原人参二醇型皂苷 Ra_3、Rb_1、Rb_2、Rd、Rg_3、Rg_2、Rf,原人参三醇型皂苷 Re、Rg_1,三七皂苷 R_1 和少量其他人参皂苷及去糖基化代谢物(化合物 K)。提取物中人参皂苷和三七皂苷 R_1 的肠道吸收差,绝对生物利用度低于 1%。大鼠灌服三七总皂苷后,血浆中三七皂苷 R_1 及人参皂苷 Rg_1、Rd、Re 和 Rb_1 的 t_{max} 均为 50 分钟左右,$t_{1/2}$ 分别为 1 小时、5 小时、18 小时、1 小时和 20 小时,大多数三七皂苷主要随胆汁排泄。药-时曲线下面积(AUC)大小依次为 $Rb_1>Rd>Rg_1>R_1>Re$。R_1、Rg_1、Re 的代谢产物主要为 20(S)原人参三醇,具有较强的生理活性。

大鼠静脉注射三七皂苷 R_1 和 Rg_1 后,$t_{1/2}$ 为 21 分钟;三七皂苷 R_1 在大鼠体内可产生多种代谢产物。犬静脉注射三七皂苷 R_1 后的血浆 C-T 曲线符合二室模型,$t_{1/2\alpha}$ 和 $t_{1/2\beta}$ 分别为 40 分钟和 4 小时。大鼠口服或静脉给予三七皂苷 Fc,生物利用度为 0.10%~0.14%,在体内主要发生去糖基化进行代谢。

2. 三七素　三七素在犬和大鼠体内代谢均符合二室模型。犬静脉注射 3.75~15mg/kg 后,符合线性动力学,$t_{1/2}$ 为 14 小时;而大鼠静脉注射 12.5mg/kg 后,$t_{1/2}$ 为 15 小时,剂量>25mg/kg 后 $t_{1/2}$ 缩短,AUC 不随剂量增加而增大,属非线性动力学行为。

三七素的血浆蛋白结合率约为 60%。静脉注射三七素后,三七素在大鼠体内迅速分布于各组织和脏器中;肾中的浓度最高,其次为胰腺、脾、小肠及胃壁,脑中的浓度低;各组织中的清除速率较快。三七素在大鼠体内主要有 2 种代谢途径:酰胺键断裂,水解生成 3-氨基丙氨酸和草酸;另可脱羧、脱氨再氧化生成草酰氨基酸。三七素主要以原型经肾排泄。

(四)现代应用

1. 三七传统用于出血、跌打损伤、瘀血肿痛。现代主要用于:①各种原因引起的出血,如外伤出血、上消化道出血、支气管扩张或肺结核及肺脓肿等引起的咯血、眼出血、颅内出血、尿血、产后出血过多等;②跌打损伤,如软组织挫伤、扭伤、骨折。

2. 三七及其复方制剂可用于心脑血管疾病如冠心病、脑血栓、脑出血,高脂血症、动脉粥样硬化,以及肝炎、肝硬化。

3. 临床上,三七片、三七伤药片口服,用于外伤出血、跌仆肿痛;三七血伤宁胶囊口服,用于胃肠道出血、咯血、功能失调性子宫出血、产后瘀血、痔疮出血、外伤出血、胃痛、肋间神经痛、瘀血肿痛;云南白药对于多种出血性疾病都有明显的疗效,用于创伤出血、消化道出血、呼吸道出血、出血性脑病,妇科、小儿科、五官科出血性疾病,外用、内服均可,而严重的跌打损伤还可以将云南白药保险子服下;三七总苷片口服可治疗冠心病、心绞痛;血栓通胶囊口服可治疗脑梗死、冠心病、心绞痛;血栓通(冻干粉)注射液、血塞通注射液、血塞通粉针剂静脉滴注,治疗视网膜中央静脉阻塞、脑血管病后遗症、内眼病、眼前房出血等。

(五)不良反应

临床报道,三七可引起迟发型药疹的表现,平均潜伏期达 10 天左右,所出现的药疹反应较轻。

(六)毒理作用

三七醇提取物小鼠静脉注射的 LD_{50} 为(836±17)mg/kg,另有报道 PNS 小鼠静脉注射的

LD_{50} 为 447mg/kg。Rb_1 小鼠腹腔注射的 LD_{50} 为 1 208mg/kg，Rg_1 小鼠腹腔注射的 LD_{50} 为 1 250mg/kg。大剂量（$\geq$150mg/kg）的三七总皂苷对雄性 Wistar 大鼠具有心脏毒性作用，但没有心脏蓄积作用。三七总皂苷肌内注射 450mg/kg 对大鼠具有肝、肾毒性。

二、蒲黄

蒲黄为香蒲科植物水烛香蒲 *Typha angustifolia* L. 、东方香蒲 *Typha orientalis* Presl 或同属植物的干燥花粉，主产于浙江、江苏、山东、安徽、湖北。

蒲黄味甘，性平，归肝、心包经，具有止血、化瘀、通淋的功效，用于吐血、衄血、咯血、崩漏、外伤出血、经闭痛经、胸腹刺痛、跌仆肿痛、血淋涩痛。

（一）药效物质基础

蒲黄的主要成分为黄酮类成分，如槲皮素（quercetin）、异鼠李素（isorhamnetin）、柚皮素（naringenin）、泡桐素（paulownin）、香蒲新苷、异鼠李素-3-*O*-芸香糖苷、异鼠李素-3-*O*-新橙皮糖苷（isorhamnetin-3-*O*-neohesperidoside）、槲皮素-3-*O*-（2G-α-L-鼠李糖基）-芸香糖苷及山奈酚-3-*O*-新橙皮糖苷等。

（二）功效主治与主要药理作用及机制

蒲黄止血、化瘀、通淋，具有止血、抗血栓、镇痛、抗动脉粥样硬化等作用。具体表现如下（图 18-5）。

1. **止血作用** 蒲黄生品、炒炭品均可明显缩短实验小鼠的凝血和出血时间。两者均能明显缩短血瘀大鼠的活化部分凝血活酶时间（APTT），另外蒲黄炭能明显缩短血瘀大鼠的凝血酶原时间（PT），而蒲黄生品在降低血浆纤维蛋白原（FBI）含量方面强于炭品。蒲黄总黄酮部位的止血活性最强。蒲黄的 6 个黄酮类化合物香蒲新苷、异鼠李素-3-*O*-新橙皮糖苷、槲皮素、异鼠李素、山奈酚及柚皮素均能缩短家兔体外血浆凝血酶原时间及凝血酶时间。

2. **影响血液流变学** 蒲黄生品、炭品均能明显降低血瘀大鼠的全血黏度，通过降低红细胞刚性指数和血沉，增强红细胞变形性，降低红细胞聚集性，具有改善血液循环的作用。蒲黄总黄酮能明显降低血瘀模型家兔全血低切、中切和高切变率黏度，降低血细胞比容、血沉，并缩短血小板最大凝集时间，降低血小板最大聚集率。

3. **抑制血栓形成** 蒲黄抑制血小板黏附和聚集，使大鼠的活化部分凝血活酶时间、血浆凝血酶原时间、凝血酶时间明显延长，能抑制大鼠动静脉吻合血栓的形成，降低大鼠电刺

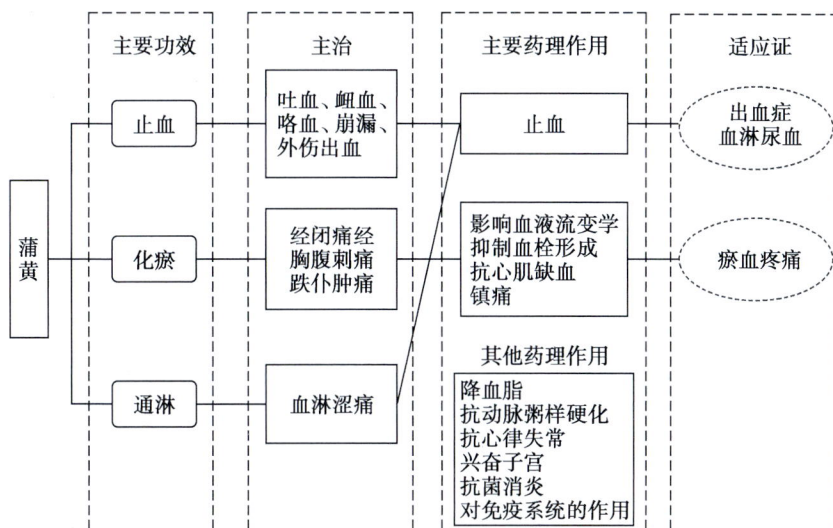

图 18-5 蒲黄的功效主治与药理作用

激动脉血栓的栓塞率。蒲黄水提取液有促纤溶作用,能直接分解纤维蛋白,且不依赖纤溶酶系的存在。蒲黄提取物总黄酮、有机酸、多糖对花生四烯酸诱导的兔体内外血小板聚集功能均有明显的抑制作用,抑制最大聚集百分率的作用强度依次为总黄酮>多糖>煎液>有机酸;抑制聚集坡度的作用强度为总黄酮>煎液>多糖>有机酸。蒲黄有机酸对家兔体外腺苷二磷酸(ADP)、胶原诱导的血小板聚集性均有明显抑制作用,对花生四烯酸、胶原诱导的家兔体内血小板聚集性也有一定抑制作用。蒲黄能抑制血栓素 A_2（TXA_2）的合成,提高前列环素（PGI_2）含量或 PGI_2/TXA_2 比值,且在体内外均能抑制 ADP 等诱导的血小板聚集。

4. 抗心肌缺血　蒲黄提取物可对抗垂体后叶素引起的心肌缺血。蒲黄总黄酮可增加左冠状动脉前降支结扎犬冠状动脉血流量,降低心肌缺血程度,缩小缺血范围,降低心肌摄氧率和心肌耗氧量,缩小心肌梗死面积,降低血清中肌酸激酶、乳酸脱氢酶的活性及血清游离脂肪酸、过氧化脂质含量,提高超氧化物歧化酶、谷胱甘肽过氧化物酶活性。

5. 降血脂、抗动脉粥样硬化　蒲黄通过降血脂和保护血管内皮实现抗动脉粥样硬化作用。降低实验性高脂血症致动脉粥样硬化兔及大鼠的血清总胆固醇(TC)、甘油三酯(TG)、低密度脂蛋白胆固醇(LDL-C)含量,升高高密度脂蛋白、PGI_2 水平,降低 TXA_2/PGI_2,使两者比值维持正常;降低实验性高胆固醇血症家兔的红细胞膜胆固醇与磷脂摩尔比值(ch/pl),改善红细胞膜流动性,增强红细胞变形性,降低全血黏度及血浆黏度;对缺氧损伤、纤维蛋白损伤的体外培养内皮细胞具有保护作用。蒲黄能促使 cAMP 增加、抑制血小板聚集和 5-羟色胺(5-HT)释放、防止血栓形成,且蒲黄的乙酸乙酯部位是其抗血栓的主要活性部位。有研究表明,β-谷固醇和β-谷固醇棕榈酸酯是蒲黄降血脂的有效成分,三十一烷醇-6是蒲黄降低甘油三酯的有效成分。

6. 抗心律失常　蒲黄可延长氯化钙诱发的大鼠心律失常出现的时间,缩短生存大鼠的窦性心律恢复时间,降低病死率。蒲黄水提物能预防异丙肾上腺素引起的心室颤动和猝死,以及氯化钡恒速灌注引起的心律失常。

7. 兴奋子宫　蒲黄对不同动物的离体未孕子宫、已孕子宫均有兴奋作用,对未孕子宫的作用较已孕子宫更敏感。蒲黄对早期妊娠、中期妊娠均有较显著的致流产、致死胎作用,且呈剂量依赖性。

8. 镇痛　蒲黄对热及化学刺激致痛都有非常明显的镇痛作用,镇痛的有效成分可能是黄酮类化合物。

9. 抗菌作用　高浓度(1∶100)的蒲黄煎液在试管内能抑制结核杆菌生长,对豚鼠实验性结核病有一定的疗效。蒲黄的水溶性部分在体外对金黄色葡萄球菌、铜绿假单胞菌、大肠埃希菌、伤寒杆菌、痢疾杆菌及Ⅱ型副伤寒杆菌均有较强的抑制作用。蒲黄中的成分之一槲皮素也有抗菌、抗变态反应、解痉等作用。

10. 对免疫系统的作用　蒲黄可使大鼠的胸腺、脾明显萎缩,其醇提物能显著抑制小鼠的细胞和体液免疫反应。灌胃给予蒲黄能提高大鼠巨噬细胞的吞噬率,提高血清溶菌酶活性,有助于动物皮下胆固醇肉芽肿中脂质的吸收,促进动脉粥样硬化病变的消退。

此外,蒲黄还有抗肿瘤、抗氧化、抗疲劳、保护急性缺血再灌注肾损伤、改善胰岛素抵抗及增强其敏感性、减少外周游离脂肪酸含量的作用。

（三）现代应用

蒲黄传统用于出血证、瘀血疼痛及血淋尿血,所涉及的现代应用主要包括:①功能失调性子宫出血、流产或引产后出血、宫内节育器所致子宫异常出血、子宫内膜异位症、痛经等妇科疾病;②吐血、咳血、尿血、外伤等;③蒲黄总浸膏片、蒲黄片口服治疗高脂血症,蒲黄及其复方制剂可用于治疗原发性高血压、眼底出血,蒲黄浸膏烘干研末制成胶囊（每粒含生药0.3g)可治疗冠心病、心绞痛等心血管疾病;④胃痛、咯血引起的心腹部疼痛和原发性高血压头痛等多种疼痛;⑤淋证、小便淋涩疼痛而有尿血者。此外,还可用于痄腮、痔疮肿痛、婴儿湿疹和肝炎等多种疾病。

（四）不良反应

蒲黄对子宫有兴奋作用,妊娠早期应禁止使用,妊娠后期应慎用。

（五）毒理作用

50%蒲黄注射液 5mg/kg 可使小鼠的白细胞、红细胞总数减少。蒲黄还有引起豚鼠变态反应的作用,但临床应用时未见以上反应。有研究提示,蒲黄的毒性较低,安全范围较大,对动物的神经系统、心血管系统、呼吸系统无明显影响。

📖 知识链接

三七——中药材中的一颗明珠

三七又名田七,明代著名的药学家李时珍称其为"金不换"。云南三七分布较广,几乎在海拔 1 200m、1 700m 的地区都有种植,其中以文山州各县为主要产区,而且该州的砚山、马关、西畴等县栽培三七已有三四百年的历史。

三七是中药材中的一颗明珠。清代药学著作《本草纲目拾遗》记载:"人参补气第一,三七补血第一,味同而功亦等,故人并称曰人参三七,为药品中之最珍贵者。"扬名中外的中成药"云南白药"和"片仔癀",即以三七为主要原料制成。三七属五加科多年生草本植物,因其播种后三至七年挖采而且每株长三个叶柄,每个叶柄生七个叶片,故名三七。其茎、叶、花均可入药。三七具有"生打熟补"功效,即服生三七,能活血化瘀,消肿止痛,治跌打劳伤有效;服熟三七,能补血强身。

👤 学习小结

```
                    ┌── 对主治病证的认识
            ┌── 概述 ┼── 主要研究思路与方法
            │       └── 主要药理作用 ── 收缩血管,改善血管功能;
  止血药 ────┤                          增加血小板数目及功能;
            │                          促进凝血,抗纤维蛋白溶解
            │                        ┌ 来源采制
            │                        │ 药效物质基础
            └── 常用中药 ── 三七 ─────┤ 主要药理作用与作用机制
                         蒲黄         │ 有效成分的药动学研究
                                     │ 现代应用
                                     └ 不良反应
```

（韩 冬 王小莹）

复习思考题

1. 结合机体自身的止血途径,阐述止血药的主要药理作用及机制。

2. 如何理解三七既可止血又可活血?

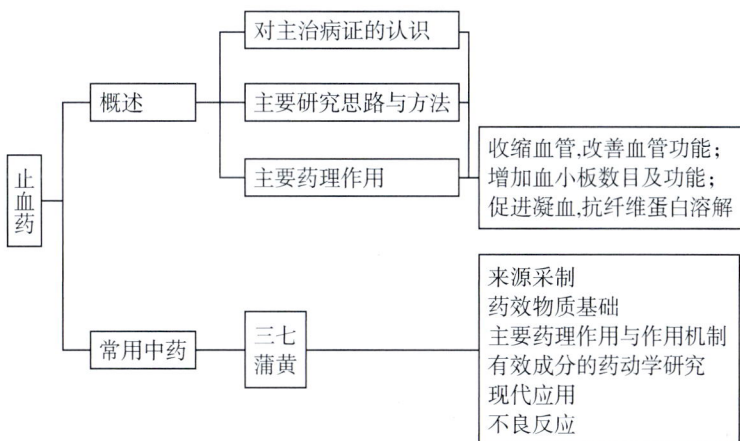

扫一扫,
测一测

第十九章

活血化瘀药

学习目标

通过本章的学习,理解血瘀证的现代认识,掌握活血化瘀药功效相关的主要药理作用,以及丹参、川芎、延胡索、益母草、马钱子和银杏叶6种常用中药和经典名方的药理作用、作用机制、药效物质基础;熟悉丹参、川芎、延胡索、益母草、马钱子和银杏叶的临床常见制剂;了解这6味药物的药动学特点。此外,通过对活血化瘀类中药研究的常见思路、方法和动物模型的介绍,使学生具备研究本类中药的基本思维和能力,进一步增强对"活血化瘀"科学实质的认识。

第一节 概 述

案例导入

中西医结合研究的成功范例——血瘀证和活血化瘀治则及方药研究

"瘀"首见于《楚辞》。"瘀,积血也"(《说文解字》),乃血行失度、血脉不通所致。关于血瘀证的认识和描述,最系统的当上溯至先秦时期,《黄帝内经》先后曾以"血脉凝泣""血凝泣""恶血""留血"等多种名称论述血瘀证。血瘀证的成因可归纳为慢瘀、热瘀、急瘀、毒瘀、老瘀、寒瘀、潜瘀等。基于我国传统的活血化瘀疗法及有关方药的理论,针对血瘀证的辨证诊断标准,以及常用的药物及其复方机制的研究是一项极为系统而庞杂的研究工程。以陈可冀为代表的学术团队,在郭士魁、赵锡武等著名老中医药学家学术思想的启迪下,积极采用现代科学知识和方法,针对"血瘀证和活血化瘀治则"开展了广泛而深入的科学研究。从20世纪60年代用活血化瘀药治疗冠心病的尝试,到20世纪70年代"冠心Ⅱ号"的发展,到20世纪90年代冠状动脉再狭窄的防治和实验研究,再到21世纪活血化瘀方药有效组分组方的探索及瘀毒机制的研究,逐步整理出若干有关血瘀证与活血化瘀研究的理论层次和临床实践不同阶段的发展创新脉络,形成了若干规范化、标准化成果。陈可冀等完成的"血瘀证与活血化瘀研究"荣获2003年度国家科学技术进步奖一等奖。瘀血病以及活血化瘀是独具中医特色的诊断和治法,在此基础上衍化而成的理气活血、益气活血、化痰活血等使活血化瘀方法得到不断拓展,临床疗效进一步提高。

凡能通利血脉、促进血行、消散瘀血的药物称活血化瘀药或活血祛瘀药,临床用于血瘀证的治疗。本类药物性味多为辛苦、温,部分动物类药味咸,主要入心、肝经。

按其作用特点和临床应用不同,本类药物可分为4类:①活血止痛药:本类药物的止痛作用强,大多活血兼行气,包括川芎、延胡索、郁金、姜黄、乳香、没药、五灵脂等。②活血调经药:本类药物尤善通血脉而调经水,包括丹参、红花、桃仁、益母草、泽兰、牛膝、鸡血藤、王不留行等。③活血疗伤药:本类药物善于消肿止痛、续筋接骨、止血生肌敛疮,包括土鳖虫、苏木、骨碎补、马钱子、自然铜等。④破血消癥药:本类药物药性峻猛,大多有毒,以虫类居多,善于治疗瘀血时间长、程度重的癥瘕积聚,包括莪术、三棱、水蛭、穿山甲、斑蝥等。

一、对主治病证的认识

传统医学认为,凡离经之血不能及时排出或消散,停留于体内,或血行不畅,瘀积于脏腑组织器官,或壅遏于经脉之内,即为血瘀证。临床表现以局部青紫肿块、疼痛拒按,或腹内癥块、刺痛不移,舌质紫或有瘀斑,脉涩为特点。

西医学认为,血瘀证与血液流变学异常、血液循环和微循环障碍、血小板活化和黏附聚集、血栓形成、组织和细胞代谢异常、免疫功能障碍等多种病理生理改变有关,临证以心脑血管病为主,也可包括感染、炎症、组织异常增生等所致多种疾病。

二、主要研究思路与方法

活血化瘀药的研究思路和方法主要是在中医血瘀证动物模型研究的基础上,围绕药物影响血流动力学、血液流变学、微循环和血栓形成而开展。

(一)血瘀证模型的研究

迄今为止,还没有依据生物表征建立的血瘀证动物模型。目前的建模思路主要有以下2类:

1. 中医病因建模　模拟中医学的血瘀之因(如外伤、气滞、气虚、寒凝等)制成的血瘀证动物模型,属病因模型。常见的血瘀证动物模型有外伤血瘀证模型、气滞血瘀证模型、气虚血瘀证模型、寒凝血瘀证模型等。

2. 利用现代病理致病因子造模　这类模型主要模拟血瘀证血液流变学异常、微循环障碍、血流动力学障碍等病理特征。常见的造模方法包括:①静脉注射高分子右旋糖酐或者冰水游泳配合肾上腺素皮下注射复制微循环障碍模型;②静脉持续滴注脂多糖复制血管内凝血模型;③结扎方式引起的心脑血管供血不足模型等。

血瘀证模型评价指标主要包括以下几种:①血液流变学异常,如全血、血浆黏稠度增高,红细胞电泳、变形能力和比容改变,血小板聚集率增高,凝血功能亢进,微循环障碍;②血流动力障碍,如血管收缩,血流速度及血流量降低,动脉硬化,动静脉血栓形成等;③血管异常,如毛细血管扩张、渗出,局部组织水肿等;④组织病理学变化,如组织硬结、组织纤维化等。此外,在部分模型制作中,还应以活血化瘀药进行反证,进一步论证模型的可靠性和代表性。

(二)血流动力学研究

血流动力学是物理学中的流体力学方法在血液循环研究中的运用,主要研究心脏泵血功能、器官血流量、血流阻力、血压以及它们之间的相互关系。

血瘀证常伴有血流动力学异常。通过检测心脏功能(如心排血量、心脏指数、心搏指数、心腔容积、外周血管阻力等)、血管舒缩状态(如总外周血管阻力、冠状动脉血流量等)和血压探讨血瘀本质和活血化瘀的疗效原理。还可通过脑血流、肾血流、肝血流及后肢血流的测定分析活血化瘀药对重要脏器血流动力学的影响。

（三）血液流变学研究

血液流变学研究血液、血液成分及其在血管系统内流动与变形的规律。血液流变学研究范围很广,一般包括:①全血类指标,如血液黏度、血液触变性、血液黏弹性及血细胞比容等;②红细胞类指标,如红细胞沉降率、红细胞聚集性、红细胞变形性、红细胞膜微黏度、红细胞电泳等;③血小板类指标,如血小板数目、血小板黏附性、血小板聚集性、血小板释放等;④血浆类指标,如血浆黏度、血浆纤维蛋白原等;⑤凝血指标,如凝血时间、血浆复钙时间及活化部分凝血活酶时间、凝血酶原时间、血浆纤维蛋白等。

（四）微循环研究

微循环是指微动脉和微静脉之间的血液循环,包括微动脉、毛细血管前括约肌、毛细血管、毛细血管后微动脉和微静脉等。血瘀证患者常表现微循环障碍,如微血流缓慢、瘀滞,微血管变形、狭窄或闭塞等。利用微循环工作站测定眼球结膜、人体手指甲皱襞、耳郭、颊囊、肠系膜、软脑膜和皮肤等部位微循环。通过观察微血流速度、流态、微血管管径、毛细血管网交点计数、微血管周围轮廓等指标改变,评判药物对微循环的作用。

（五）血栓形成研究

血瘀证与血栓形成有关。促进血栓形成的因素有 3 个:①血管内皮损伤;②血小板黏附、聚集和释放;③凝血功能增加,纤溶功能减弱。血栓形成实验又分为体内血栓形成实验和体外血栓形成实验。体内血栓形成实验,具体包括:①动静脉旁路血栓形成法;②电刺激颈总动脉、冠状动脉、脑动脉血栓形成法;③肺静脉注射凝血酶致血栓法;④下腔静脉结扎法。体外血栓形成实验是在体外旋转环内模拟体内血液流动状态,形成体外血栓,通过观察血栓干、湿重进行药物抗血栓作用的评价。

三、主要药理作用

（一）改善血液流变学

血瘀证患者的血液一般均有"浓、黏、凝、聚"的倾向或表现。浓,指血液的浓度增高,表现为血细胞比容增加,血浆蛋白、胆固醇、甘油三酯含量升高。黏,指血液黏稠,表现为全血和血浆黏度增加。凝,指血液凝固性增加,表现为纤维蛋白原含量增加,纤溶活性降低,血浆复钙时间缩短。聚,指红细胞、血小板聚集力增加,表现为红细胞及血小板在血浆中电泳速度减慢,血小板对 ADP 类诱导物质的聚集性增加。活血化瘀药及其复方一般均能改善血瘀病人血液"浓、黏、凝、聚"状态。

（二）改善微循环

微循环是微动脉和微静脉之间的微血管内的血液循环,是进行血液和组织之间的物质交换的场所。血瘀证的发生大多伴有微循环异常现象,因而,血瘀证与西医学的微循环障碍、活血化瘀与微循环障碍的改善有着密切的关系。活血化瘀药可通过以下几个方面改善微循环:①改善微血流,使流动缓慢的血液加速;②改善微血管形态,缓解微血管痉挛,减轻微循环内红细胞瘀滞和汇集,减少微血管襻顶瘀血;③降低毛细血管通透性,减少微血管周围渗血;④促进血管生成,建立侧支循环。

（三）改善血流动力学

运用血流动力学方法阐明活血化瘀药对循环系统的影响是活血化瘀药物研究的主要方法之一。血瘀证引起的血流动力学障碍可见心脏泵血功能降低,心输出量减少,重要器官血管痉挛、狭窄或闭塞,血管阻力增加,器官血流量减少,全身或局部器官供氧不足。活血化瘀药可扩张冠状动脉、增加冠脉血流量,还能扩张外周血管,降低外周阻力,增加器官组织血流量。

（四）抗血栓形成

血栓形成是血瘀证的重要表现。血栓形成过程中,首先是血液呈浓、黏状态,血流缓慢,血小板聚集于动脉管壁内膜破损处,并通过释放血小板活化因子(PAF)、血浆血管性血友病因子(vWF)引起更多的血小板聚集和黏附,形成血小板血栓。随后内皮损伤释放的组织因子启动凝血反应,使纤维蛋白原转变为纤维蛋白,最终导致血栓形成。活血化瘀药抗血栓形成主要通过以下环节:①抑制血小板黏附、聚集和释放反应。很多活血化瘀药能提高血小板内 cAMP 的含量,或通过抑制环加氧酶减少 TXA_2 合成,从而抑制血小板聚集。②保护血管内皮,升高血管壁前列环素(PGI_2),阻止血小板在血管壁聚集和血栓形成。③增加纤溶酶活性,促进已形成的纤维蛋白溶解而发挥其抗血栓形成作用(图 19-1)。

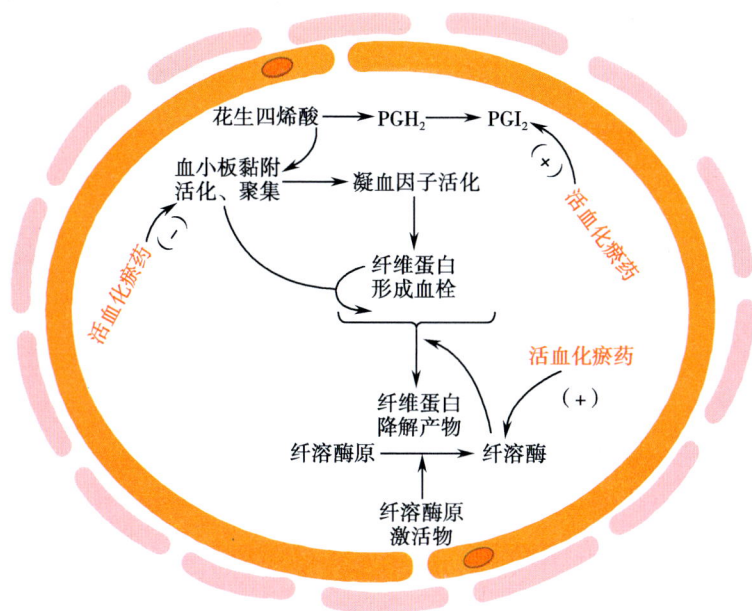

图 19-1　活血化瘀药抗血栓形成主要环节

（五）其他

部分活血化瘀药具有抗肿瘤、促进骨髓造血、抗溃疡、降血脂、抑制组织异常增生、抗炎、镇痛、抗氧化、调节免疫功能等作用。

活血化瘀药的主要药理作用见表 19-1。

表 19-1　活血化瘀药主要药理作用总括表

类别	药物	增加冠状动脉血流量	扩血管	抑制血小板聚集和抗血栓形成	改善微循环	其他
活血止痛药	川芎	+	+	+	+	镇静,促进骨髓造血
	延胡索	+	+	+		镇静,镇痛,抗溃疡
	郁金		+			利胆,降血脂,抑制肿瘤生长
	乳香		+			镇痛,降低血管通透性
	没药		+			镇痛,抗炎
	五灵脂		+	+		镇痛,降低血管通透性

各　论

续表

类别	药物	增加冠状动脉血流量	扩血管	抑制血小板聚集和抗血栓形成	改善微循环	其他
活血调经药	丹参	+	+	+	+	镇静，抗菌
	红花	+	+	+	+	加强子宫收缩，降血脂
	桃仁					兴奋子宫，润肠缓泻
	益母草	+	+	+	+	抗炎，抗过敏
	鸡血藤	+	+	+	+	加强子宫收缩，利尿，降压
活血疗伤药	土鳖虫				+	镇痛，镇咳，祛痰，抑菌
	血竭		+			镇痛
破血消癥药	三棱		+	+		抗肿瘤
	莪术					抗肿瘤，抗早孕，保肝，抗菌
	水蛭				+	抗肿瘤，降血脂，抗早孕

第二节　常用中药

案例导入

现代中药制剂的典范——复方丹参制剂

丹参最早记载于《神农本草经》，在历代本草中多有收载，其补血生血，功过归（当归）、地（地黄），其调血敛血，力堪芍药，其逐瘀生新，性倍川芎，故有"丹参一味，功同四物"之说。复方丹参系列制剂是丹参的经典复方，从保护血管、保护心肌、改善血液流变学3个方面多靶点保护心脏功能，广泛用于冠心病、心绞痛等多种疾病，具有效果好、作用显著、不良反应小等特点，其中丹参为君药。采用药学制剂新工艺精制而成的复方丹参滴丸属于固态分子分散体系，药物有效成分呈分子状态直接分散在基质中（传统中药有效成分多储存于植物细胞中），进入体内可迅速释放，有利于充分吸收而发挥疗效，克服传统中药起效慢、药效低的不足，具有速效、高效的特点。除口服外还可舌下含服，药物通过舌下丰富的毛细血管直接吸收入血，迅速起效，同时避免肝的首关效应，提高药物的利用率。

一、丹参

丹参为唇形科植物丹参 *Salvia miltiorrhiza* Bge. 的干燥根和根茎。丹参需求量大，我国已建成河南方城、陕西商洛等丹参种植 GAP 示范基地。

丹参性微寒，味苦，归心、肝经，具有活血祛瘀、通经止痛、清心除烦、凉血消痈等功效，用于胸痹心痛、脘腹胁痛、癥瘕积聚、热痹疼痛、心烦不眠、月经不调、痛经闭经、疮疡肿痛等。

（一）药效物质基础

目前，已从丹参中分离鉴定70余种化学成分，包括水溶性酚酸类成分和脂溶性二萜醌

笔记栏

类成分。丹参水溶性成分主要包括丹参素(danshensu)、原儿茶醛(protocatechualdehyde)、丹参酚酸 B(salvianolic acid B)等,占总水溶性成分的 60%以上。丹参脂溶性成分主要包括丹参酮Ⅰ(tanshinone Ⅰ)、二氢丹参酮Ⅰ(dihydrotanshinone Ⅰ)、丹参酮ⅡA(tanshinone ⅡA)以及隐丹参酮(cryptotanshinone),占脂溶性成分总量的 70%以上。《中华人民共和国药典》2015 年版将丹参酮类成分和丹参酚酸 B 列为丹参的质控指标。丹参中的二萜醌最主要的是以 1,2-邻萘醌为基本母核的生色团,其中一侧与 A 环骈合的是脂环或芳环,而另一侧与呋喃或二氢呋喃环骈合,即通常所指的丹参酮类。其中尤以丹参酮ⅡA、丹参酮Ⅰ和隐丹参酮为主,几乎占 90%以上,活性研究也主要集中在这些含量相对丰富的丹参酮中。此外,含量较低的如丹参新醌或异丹参酮基本母核均属于以 1,4-对苯醌为生色团的化合物。

(二)功效主治与主要药理作用及机制

丹参活血祛瘀的功效体现在抗心脑缺血、抗血栓、改善微循环、抗氧化、抗肝纤维化和抗肿瘤等方面;通经止痛的功效体现在雌激素样活性和解除炎性疼痛等方面;清心除烦的功效体现在镇静、安神、改善学习记忆等方面;凉血消痈的功效体现在抗菌、抗病毒及抗炎等方面(图 19-2~图 19-4)。

1. 抗心肌缺血　丹参对血瘀证患者的浓、黏、凝、聚状态有较好的改善作用,临床常用于心肌缺血和心肌梗死的治疗。其中,丹参酮ⅡA、丹参素和酚酸类成分是主要活性成分。丹参抗心肌缺血的环节主要体现在改善心肌供血、降低心脏耗氧、抗氧化损伤和保护内皮细胞 4 个方面。丹参各类活性成分通过扩张冠状动脉,促进血管生成,改善心肌供血;通过扩张外周血管,减慢心率,降低心脏耗氧量;通过消除自由基,螯合金属离子,改善线粒体能量代谢,增强抗氧化能力;通过降低冠状动脉张力,减少内皮细胞损伤,保护内皮细胞屏障(图 19-3)。

(1)增加血液供应:①扩张冠状动脉,改善微循环。丹参长期给药可见冠状动脉血流量明显增加;丹参注射液可使微循环血流显著加快、微动脉扩张、毛细血管网开放数目增多、血液流态得到改善,使血细胞表现为不同程度的分聚现象,血液流动由粒状或断线状变为正常,其有效成分包括丹参酮ⅡA、酚酸类和丹参素。②促进血管生成,建立侧支循环。丹参多酚酸盐和丹参酚酸 B 能够促进血管再生和侧支血管生成,缓解梗死程度。

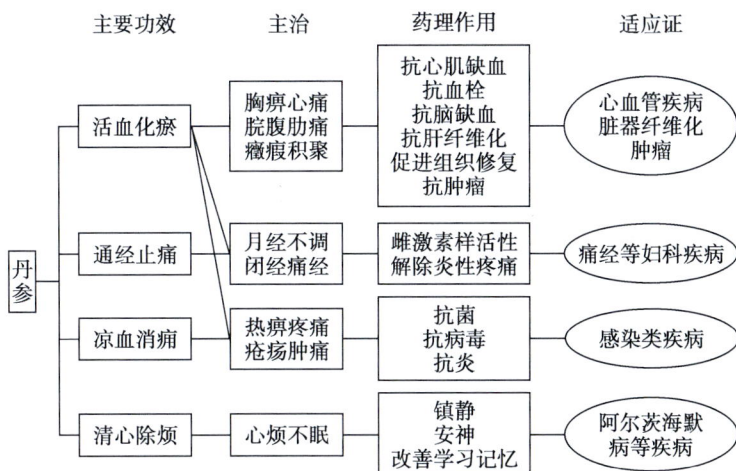

图 19-2　丹参的功效主治与药理作用

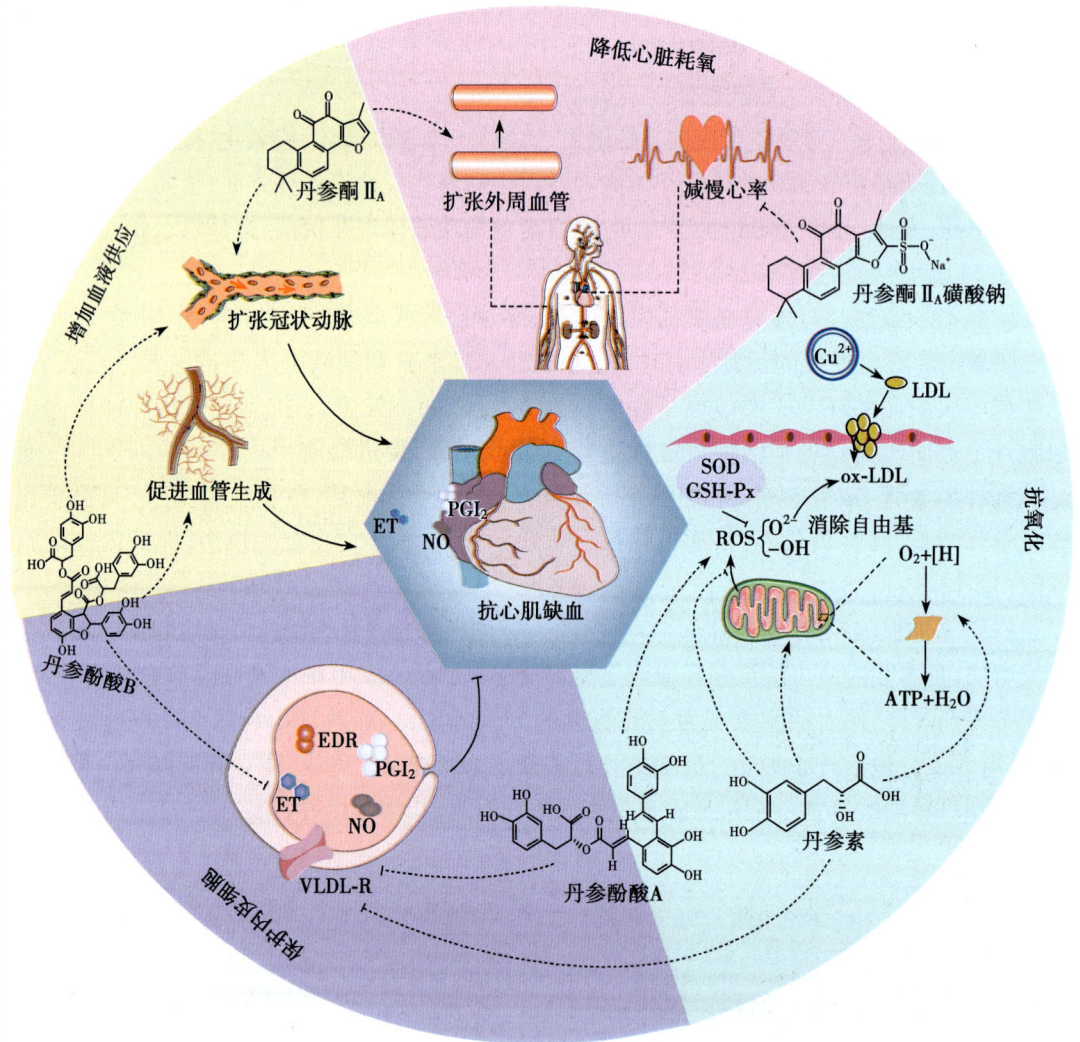

图 19-3　丹参抗心肌缺血的作用环节和对应的化学成分

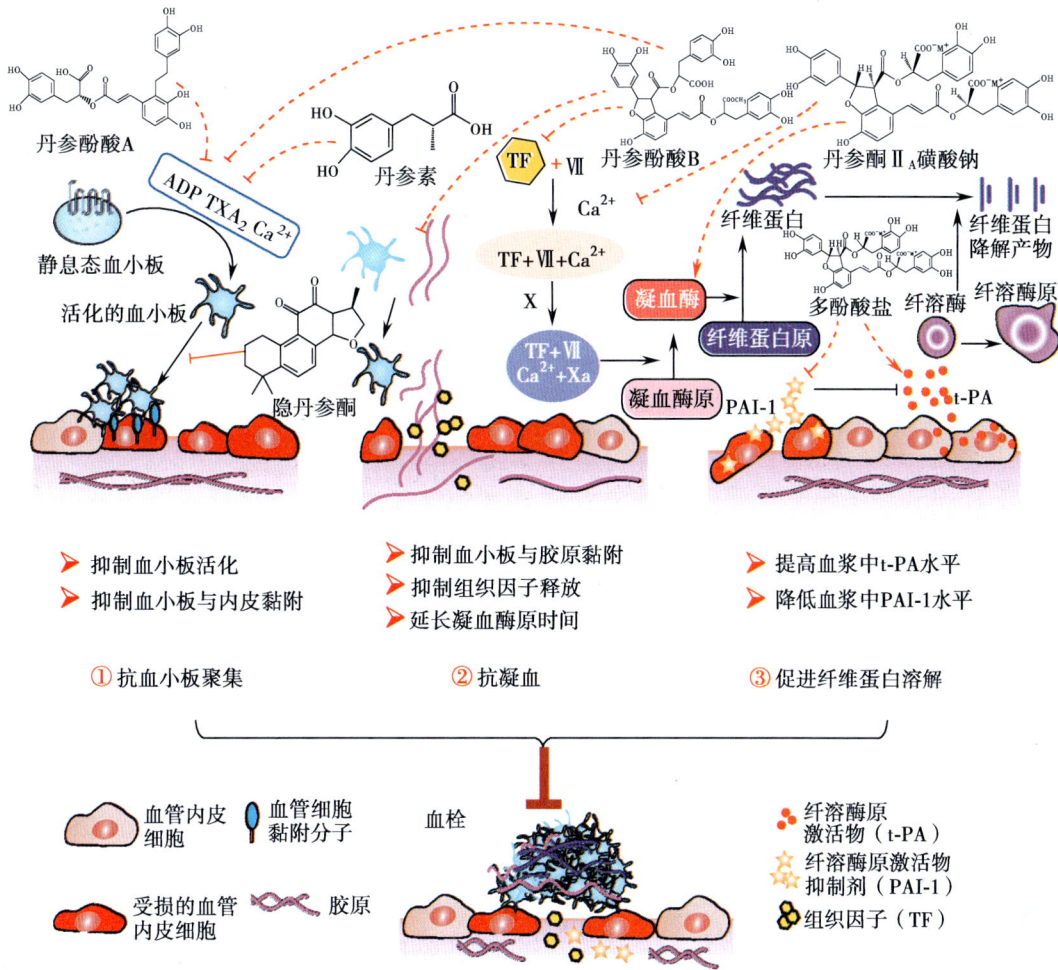

图 19-4　丹参不同成分抗血栓作用机制

知识链接

丹参促进血管生成作用机制

　　丹参多酚酸盐通过促进血管内皮祖细胞（endothelial progenitor cell，EPC）增殖、迁移和管腔化形成，增加心肌组织内毛细血管密度和侧支血管生成；丹参酚酸 B 通过促进 EPC 内血管内皮生长因子（vascular endothelial growth factor，VEGF）和碱性成纤维细胞生长因子（basic fibroblast growth factor，bFGF）生成而促进血管形成。

　　（2）降低心脏耗氧量：丹参可通过扩张外周血管和减慢心率，降低心脏耗氧量。①扩张外周血管。丹参注射液通过扩张外周血管，降低舒张压和总外周血管阻力，降低心脏前、后负荷，使心脏耗氧量减少。②减慢心率。丹参酮 II_A 磺酸钠具有钙拮抗功能，通过减少细胞内钙离子浓度，抑制心肌收缩力，缩短动作电位时程，降低慢反应电位除极速率，减慢窦房结细胞的自律性，并且效果优于维拉帕米。丹参扩张血管的作用机制是：丹参酮 II_A 磺酸钠非竞争性地抑制钙离子内流，其作用靶点可能是第二信使 cAMP 下游的某个环节；丹参酚酸 B 镁可提高内皮型一氧化氮合酶（eNOS）水平，同时降低内皮素（ET）水平，从而有效改善血管痉挛。

（3）抗氧化：氧化损伤是心肌缺血常见的病理变化，也会加重缺血损伤。丹参水溶性成分被认为是其抗氧化的有效成分，其中以丹参素、丹参酚酸 A、丹参酚酸 B 为代表，且其抗氧化作用依次减弱。这 3 种成分的化学结构中都有多个酚羟基。丹参抗氧化的作用机制：①清除自由基。丹参素和丹参酚酸 B 可清除病灶活性氧（reactive oxygen species，ROS）而发挥抗氧化应激作用，在体外对多种自由基如羟自由基、超氧阴离子等具有直接的清除作用，构效关系显示其活性与芳香环上的酚羟基及多芳香酸缩合数目有关。②螯合金属离子。丹参酚酸 B 可剂量依赖性地螯合 Cu^{2+}，有效抑制 Cu^{2+} 诱导氧化型低密度脂蛋白（ox-LDL）的产生。③增强抗氧化能力。丹参素、丹参酚酸 A 可提高超氧化物歧化酶（SOD）、谷胱甘肽过氧化物酶（GSH-Px）活性，从而增强机体的抗氧化能力。④改善线粒体能量代谢。丹参素可稳定心肌线粒体膜电位，保护线粒体 H^+-ATP 水解酶活性，改善线粒体氧化磷酸化功能而降低心肌耗氧量。

（4）保护内皮细胞：血管壁形成粥样斑块后，血管内皮屏障功能损伤，同时舒血管活性物质（如 EDRF 和 PGI_2）合成减少、缩血管活性物质（如 ET-1）释放增多，导致冠状动脉痉挛，加重内皮损伤。目前认为丹参酚酸 A 和丹参酚酸 B 是丹参保护内皮细胞的活性成分。丹参酚酸 A 通过降低血脂水平、下调极低密度脂蛋白（VLDL）受体，发挥保护内皮屏障的功能；而丹参酚酸 B 通过降低 ET/NO 水平、促进 PGI_2 释放，降低冠状动脉张力，减少内皮损伤。

2. 抗血栓 丹参的抗血栓作用主要是通过抗血小板聚集、抗凝血和促进纤溶系统 3 个环节完成的，具体见图 19-4。

（1）抗血小板聚集：丹参酚酸类、丹参素和隐丹参酮均可抑制血小板聚集，但机制不同。其中，丹参素的苯基乳酸结构是其主要有效部位，它可提高血小板内的 cAMP 水平，从而抑制 TXA_2 合成。丹参酚酸 A 和丹参酚酸 B 抗血小板聚集的机制不同。丹参酚酸 A 抑制花生四烯酸、凝血酶和腺苷二磷酸（ADP）诱导的血小板凝集，与其抑制 PI3K 信号通路下游分子 Akt 的磷酸化有关。丹参酚酸 B 一方面促进血管内皮细胞分泌 PGI_2，另一方面减少血小板表面 α 颗粒膜蛋白的数目，发挥抗血小板聚集效应。隐丹参酮则通过抑制血管内皮细胞表达血管细胞黏附分子-1（vascular cell adhesion molecule-1，VCAM-1），从而抑制血小板与内皮细胞黏附。

（2）抗凝血：丹参素、丹参酮 II_A 磺酸钠和丹参酚酸 B 是丹参抗凝血的主要有效成分。丹参素可延长凝血酶原时间，丹参酮 II_A 磺酸钠可延长凝血酶原复钙时间和部分凝血活酶时间。丹参酚酸 B 则能抑制病灶内的组织因子（tissue factor，TF）水平，以及血小板与暴露的胶原黏附，从而抑制凝血系统激活。

（3）促进纤溶系统：丹参素可通过激活纤溶酶原-纤溶酶系统，使纤维蛋白裂解，促进血栓溶解。丹参多酚酸盐可提高血浆组织型纤溶酶原激活物（tissue-type plasminogen activator，t-PA）水平，同时降低纤溶酶原激活物抑制物-1（plasminogen activator inhibitor-1，PAI-1）水平而增强机体的纤溶能力。

3. 抗脑缺血 丹参抗脑缺血作用机制包括抗氧化、抗炎、抗凋亡和减轻兴奋性毒性 4 个环节。丹参酮 II_A 和丹参酚酸 B 是丹参抗脑缺血的有效成分。丹参抗脑缺血的作用机制：①抗氧化。丹参酮 II_A 可升高神经细胞线粒体呼吸酶、SOD 和脑组织 ATP 含量，并降低脑组织 MDA 含量。②抗炎。丹参酮 II_A 可抑制缺血脑组织 COX-2 和 NF-κB 表达，而丹参多酚酸盐可增加 IL-10 表达；丹参酚酸 B 则可通过上调脑组织沉默信息调节因子 1（silent information regulator 1，SIRT1）、降低 TNF-α 和 IL-1 水平发挥抗脑缺血作用。③抗凋亡。丹参酚酸 B 能减少局灶性脑缺血神经细胞凋亡，其作用机制与增加 Bcl-2 表达、降低 Bax 表达有关。

④减轻兴奋性毒性。丹参素、丹参酚酸 B 均有潜在的保护谷氨酸损伤 PC12 细胞的作用,且丹参素的药效略强于丹参酚酸 B。

4. 抗肝纤维化　丹参能抑制肝星状细胞的活化与增殖,减少肝纤维化细胞外基质的沉积,减轻肝纤维化程度。丹参酮 II_A 还能明显降低急性肝损伤小鼠的血清 GPT、GOT 和肝匀浆 MDA 含量,具有明显的保肝作用。丹参酚酸 B 和丹参酮 II_A 是丹参抗肝纤维化的活性成分。

知识链接

丹参抗肝纤维化的作用机制

①清除氧自由基。丹参酚酸 A 和丹参酚酸 B 可通过抑制还原型烟酰胺腺嘌呤二核苷酸磷酸氧化酶(NADPH 氧化酶)而减少肝细胞氧化应激;而丹参酮 II_A 能提高 SOD 和 GSH-Px 的活性,发挥抗氧化作用。②抑制胶原合成。$TGF-\beta_1$ 是目前所知的最强大的促胶原生成因子。丹参酮 II_A 和丹参酚酸 B 均可抑制肝星状细胞(hepatic stellate cell,HSC)的活化,减少细胞外基质的产生。并且其机制均是抑制 $TGF-\beta/Smad3$ 信号通路,从而抑制胶原的合成。③抗炎。丹参酚酸 B 还可通过减少纤维化肝细胞核内 NF-κB 的表达,减少纤维化损伤。

5. 促进组织修复与再生　丹参在创伤修复的不同时期表现出不同的作用。在修复早期,丹参具有促进成纤维细胞增殖和胶原合成的作用,从而促进肝、骨、皮肤等多种组织的修复与再生;而在修复后期则又有降解胶原的作用,表现为抗组织纤维化的功能。丹参对肝组织的修复作用最明显,丹参注射液可升高肝的 DNA 合成率、DNA 含量、肝细胞标记核数。丹参对肝 DNA 合成的影响具有 2 个特点:①作用于 DNA 合成的持续阶段;②不改变 DNA 合成的规律性。

6. 抗肿瘤　丹参的抗肿瘤作用贯穿于肿瘤发生、发展及转移的多个步骤,如肿瘤细胞增殖、肿瘤细胞浸润转移和肿瘤细胞耐药等。丹参抗肿瘤的有效成分主要是丹参酮类,另外丹参素和丹参酚酸类物质也有一定的抗肿瘤活性。

知识链接

丹参抗肿瘤的作用机制

①抑制增殖。丹参酮可将细胞阻滞于 G_0/G_1 期,使其不能进入 S 期,使细胞增殖受到抑制。丹参酮类成分的菲醌结构是其细胞毒性作用的基础,其中菲环结构与 DNA 分子相结合,而呋喃环、醌类结构可产生自由基引起 DNA 损伤,抑制肿瘤细胞 DNA 合成。丹参素通过抑制胆固醇合成的关键酶——β-羟基-β-甲戊二酸单酰辅酶 A(HMG-CoA)还原酶的活性,抑制肿瘤细胞增殖。丹参酚酸 A 则通过抑制核苷转运发挥抗肿瘤作用。②诱导分化。丹参酮可能是通过抑制细胞原癌基因、诱导抑癌基因的表达,从而诱导肿瘤细胞分化。③抑制转移。丹参酮 II_A 能抑制 Lewis 肺癌细胞在小鼠体内的瘤体形成,并能抑制原发肿瘤的肺转移。④促进凋亡。丹参酮通过促进 Fas、Bax、caspase 家族基因表达,抑制 Bcl-2 表达来促进肿瘤细胞凋亡。⑤减少耐药。丹参酚酸 A 可以逆转肿瘤细胞的多药耐药,增加化疗药物的敏感性。

7. 抗炎　丹参能够减弱炎症细胞的趋化和浸润,减少炎症介质的释放,减轻炎性损伤。丹参抗炎作用的药效是多种成分共同作用的结果。按照抗炎作用递减,依次排序分别为丹参酮ⅡA、丹参素、丹参酚酸 B 和 3′-甲基丹参酚酸 B。丹参抗炎的作用机制:①抑制炎症细胞趋化。丹参酮ⅡA 能减少 ICAM-1、E 选择素(E-selectin)、P 选择素(P-selectin)等的表达,阻断白细胞与血管内皮细胞黏附;隐丹参酮能抑制巨噬细胞 F-肌动蛋白聚合和丝状伪足延伸而影响巨噬细胞趋化性迁移。②抑制炎症介质释放。丹参酮ⅡA 能够抑制 IL-1β、IL-6 与 TNF-α 释放,减轻炎症反应;丹参酮Ⅰ、二氢丹参酮Ⅰ及隐丹参酮能抑制脂多糖诱导的巨噬细胞 COX-2 表达及 PGE$_2$ 释放。③抑制炎症介质激活的信号转导。丹参酮ⅡA 能抑制 LPS 激活的 RAW264.7 细胞内 NF-κB 信号通路转导。丹参酮ⅡA 磺酸钠能抑制 JNK 信号通路,下调急性胰腺炎大鼠的肺组织炎症因子表达。

（三）药动学研究

丹参的水溶性主要成分丹参素以及脂溶性主要成分丹参酮ⅡA 的大鼠口服药动学参数见表 19-2。

表 19-2　丹参主要成分的药动学参数

成分	剂量/ （mg/kg）	生物利用 度/%	峰浓度 C_{max}/ （μg/ml）	峰时间 t_{max}/min	半衰期/ min	曲线下面积/ （μg·min/ml）
丹参素	46	9.5	1.42	60.1	138.9	201
丹参酮ⅡA	15	4.4	5.57	51	217.8	1 445.4

丹参素在心和肺组织中的分布最为迅速,且易穿透血脑屏障,是丹参临床治疗心脑血管疾病疗效显著的药动学原因。而丹参酮ⅡA 在胃肠道组织中的分布较高,是口服吸收较差的原因。丹参酮类成分在Ⅰ相代谢中氧化为主要途径,在Ⅱ相代谢中 O-葡糖醛酸化为主要途径,隐丹参酮和二氢丹参酮Ⅰ在大鼠体内可分别代谢为丹参酮ⅡA 和丹参酮Ⅰ。

丹参成分间的相互作用:比较丹参酚酸 B 及丹参水溶性提取物中原儿茶醛的药动学差异发现,水溶性的其他成分使原儿茶醛在大鼠体内的吸收减少、消除变快,但却促进丹参酚酸 B 的吸收,并使其在体内的消除减缓;比较隐丹参酮、丹参酮ⅡA 在丹参脂溶性提取物中的药动学差异发现,丹参脂溶性提取物中的其他成分促进药效成分丹参酮ⅡA 和隐丹参酮的吸收,使隐丹参酮在大鼠体内的吸收速度加快,同时使其从中央室向周边室分布,也促进隐丹参酮向丹参酮ⅡA 的转化。丹参制剂丹参注射液中外加丹参酚酸 B 能显著增加丹参素在大鼠血浆中的暴露程度,而在丹参素中外加丹参酚酸 B 对丹参素的药动学行为却无显著影响。

丹参与其他药物的相互作用:丹参与华法林合用会延长出血与凝血酶原时间。丹参酮抑制 CYP1A1、CYP2C6 以及 CYP2C11 介导的华法林代谢,增加华法林的血药浓度。

（四）现代应用

1. 口服丹参制剂如丹参片、丹参口服液、丹参舒心胶囊、复方丹参片、复方丹参滴丸均可防治冠心病。丹参制剂还用于视网膜中央动(静)脉栓塞、血栓闭塞性脉管炎、新生儿硬肿症、硬皮病、银屑病、神经性耳聋、妊娠高血压综合征等多种疾病的治疗。

2. 丹参注射液可防治心绞痛发作,改善脑卒中患者的症状和体征,减轻慢性肝炎和早期肝硬化症状和肝脾大,促进肝功能恢复。丹参多酚酸盐注射液可治疗椎-基底动脉供血不足性眩晕。复方丹参注射液对病毒性心肌炎的治疗有辅助作用。

（五）不良反应

丹参注射液和复方丹参注射液临床可引起荨麻疹、过敏性哮喘、过敏性休克等过敏反应。

（六）毒理作用

小鼠腹腔注射复方丹参注射液的 LD_{50} 为（69.5±5.3）g 生药/kg；家兔每日注射丹参注射液 2.4g/kg 或复方丹参注射液 3g/kg，连续 14 日未见毒性反应。丹参水提乙醇溶解部分小鼠一次腹腔注射的 LD_{50} 为（80.5±3.1）g 生药/kg。

二、川芎

川芎为伞形科植物川芎 *Ligusticum chuanxiong* Hort. 的干燥根茎。川芎是川产道地药材，主要分布于四川都江堰、彭州、崇州、新都、灌县等地。

川芎性温，味辛，具有活血行气、祛风止痛等功效，用于胸痹心痛、胸胁刺痛、跌仆肿痛、月经不调、经闭痛经、癥瘕腹痛、头痛、风湿痹痛等。

（一）药效物质基础

川芎主要含生物碱类、挥发油、有机酸成分。生物碱类主要有川芎嗪（chuanxiongzine）等；挥发油主要含内酯类成分如藁本内酯（ligustilide）、丁烯基酞内酯（butylidene phthalide）、丁基酞内酯（butylphthalide）等；酚性成分有阿魏酸（ferulie acid）、大黄酚（chrysophanot）、原儿茶酸（protocatechic acid）等。其中，川芎嗪、阿魏酸是川芎所含的重要有效成分。

（二）功效主治与主要药理作用及机制

川芎活血行气的功效与川芎扩张血管、抗血栓、抗脑缺血、抗心肌缺血等药理作用密切相关；祛风止痛的功效体现在镇静、镇痛等药理作用方面（图 19-5~图 19-9）。

1. 抑制血小板聚集，抗血栓形成　川芎能抗体外血栓形成，缩短血栓长度、减轻血栓干湿质量。川芎嗪为有效成分。川芎嗪能抑制凝血酶、ADP、胶原诱导的血小板聚集，对已聚集的血小板有解聚作用，从而抑制实验动物动静脉血栓的形成。

川芎嗪抑制血小板聚集的主要作用机制：①抑制 TXA_2 合成，调节 TXA_2/PGI_2 之间的平衡。②阻滞 Ca^{2+} 向细胞内流，升高血小板内 cAMP 含量。③抑制血小板膜糖蛋白（GP）Ⅰb/Ⅸ复合物与血管性血友病因子（vWF）结合。④抑制 GP Ⅱb/Ⅲa 复合物与 vWF、纤维蛋白原结合（图 19-5）。

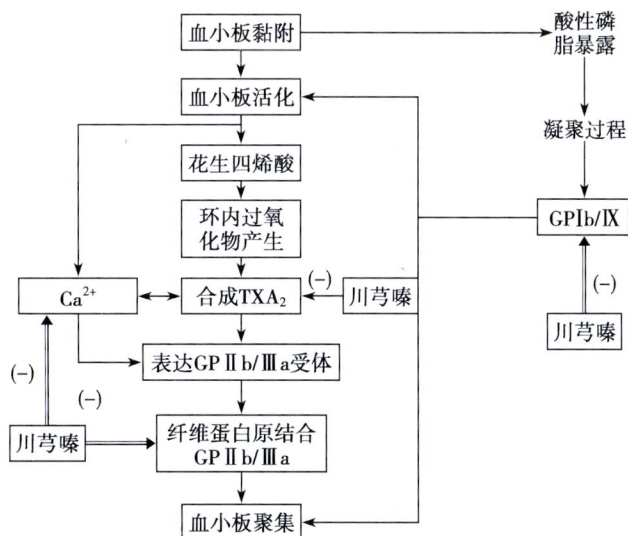

图 19-5　川芎抑制血小板聚集作用机制

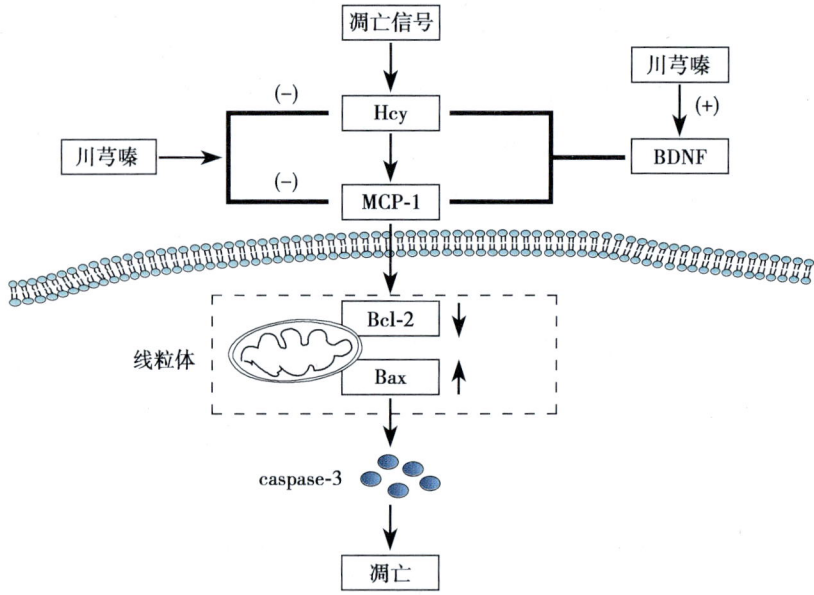

图 19-6　川芎嗪抑制脑缺血细胞凋亡作用机制

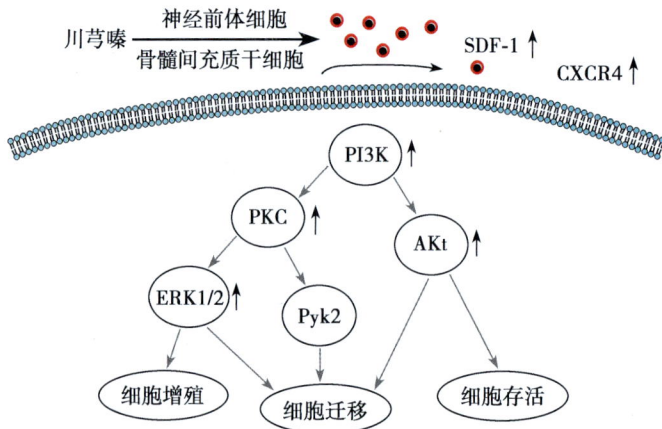

图 19-7　川芎促进脑缺血神经发生的主要信号通路

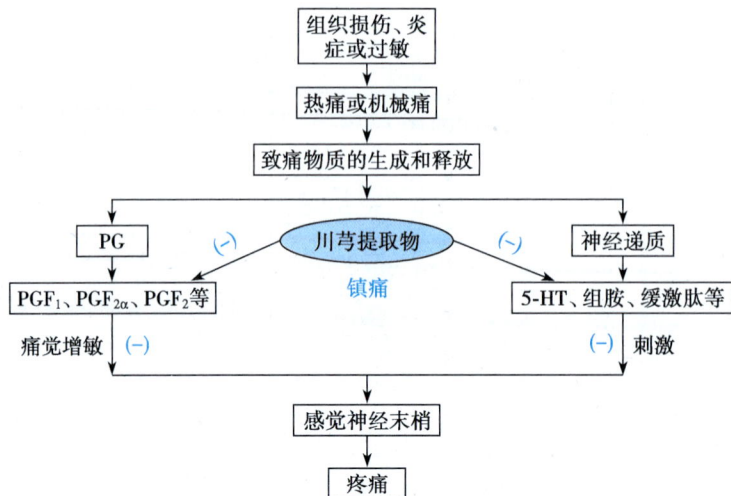

图 19-8　川芎镇痛作用机制

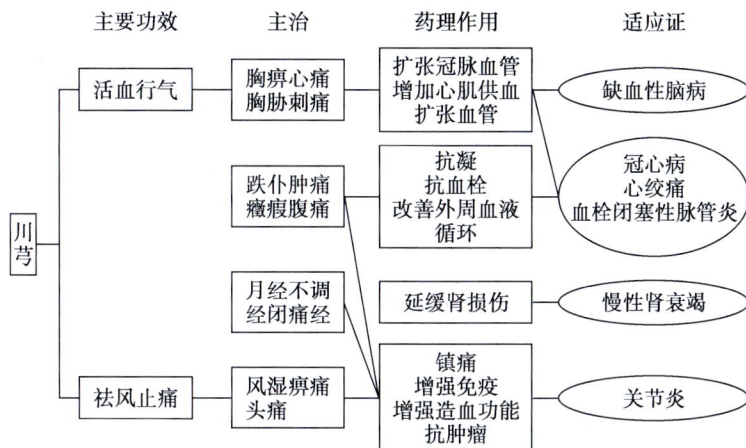

图 19-9　川芎的功效主治与药理作用

2. 扩张血管、降血压　川芎可扩张冠状动脉、脑动脉、肺动脉、股动脉、肠系膜动脉。川芎生物碱和酚性成分能扩张冠状动脉,增加冠脉血流量,抑制肾上腺素和氯化钾致兔、大鼠离体胸主动脉血管收缩。川芎嗪可对抗不同诱发因素引起的血管收缩,如高钾引起的兔基底动脉、$CaCl_2$ 引起的豚鼠盲肠带和兔门静脉条的收缩,以及内皮素-1(ET-1)所致冠脉收缩。在无 Ca^{2+} 液中,川芎嗪呈浓度依赖性地抑制苯福林(去氧肾上腺素)缩血管作用而不影响咖啡因的效应,表明川芎嗪扩血管作用具有部位差异性,不具备典型钙通道阻滞剂的特点。

3. 抗心肌缺血　川芎能减轻异丙肾上腺素致心肌缺血损伤。川芎、川芎嗪能对抗垂体后叶素引起的家兔、小鼠心肌缺血性心电图改变;减少冠状动脉结扎造成犬心肌梗死的梗死面积。川芎嗪抗心肌缺血主要作用机制:①扩张冠状动脉,增加冠脉流量。②抗氧化损伤,提高心肌对氧自由基的清除能力,减轻氧自由基介导的线粒体膜结构与功能的损害。③减少心肌细胞凋亡,抑制促凋亡基因 Bax 表达,上调凋亡抑制基因 Bcl-2 表达,降低 Bax/Bcl-2 比例。

4. 抗脑缺血　川芎抗脑缺血的主要药理学基础是扩张血管、抗氧化损伤、减轻细胞内钙超载、抗炎和减少细胞凋亡 5 个方面。主要活性成分是川芎嗪和阿魏酸。

(1) 扩张血管:川芎嗪可迅速透过血脑屏障,扩张脑血管,改善软脑膜微循环,增加脑血流量;提高缺血脑线粒体膜的流动性,增加 Ca^{2+}-Mg^{2+} ATP 酶活性;减轻脑水肿,增加紧密连接蛋白 ZO-1、密封蛋白(claudin)表达,保护血脑屏障。

(2) 抗氧化损伤:川芎挥发油可增加局灶性脑缺血再灌注大鼠脑组织抗氧化酶 SOD、GSH-Px、NOS 活性,降低 MDA 含量,增强机体抗氧化能力。川芎嗪可上调脑缺血再灌注大鼠脑组织硫氧还蛋白(thioredoxin,Trx)及受体的基因转录,减少自由基产生。

(3) 减轻细胞内钙超载:川芎挥发油、川芎嗪、阿魏酸能抑制谷氨酸、KCl 引起的神经细胞内钙超载。川芎嗪可提高谷氨酸诱导、氧糖剥夺致大鼠原代皮层神经元存活率,抑制钙超载。

(4) 抗炎:川芎嗪可减轻脑缺血损伤触发的炎症级联反应。一方面减少脑缺血大鼠巨噬细胞/小胶质细胞活化、中性粒细胞浸润、血管细胞黏附分子表达,阻抑 Toll 样受体 4(TLR4)介导的炎症相关信号分子的表达。另一方面可通过上调脑缺血大鼠中性粒细胞核因子 E2 相关因子 2(Nrf2)和血红素加氧酶-1(HO-1)表达,促进胞外信号调节激酶活化而增强抗炎及神经保护作用。

(5) 减少细胞凋亡:川芎嗪抗脑缺血损伤,抑制细胞凋亡的主要作用环节是:①提高脑缺血大鼠内源性脑源性神经营养因子(BDNF),防止处于凋亡前状态的神经元发展到凋亡;②降低 MCP-1 表达,抑制同型半胱氨酸(Hcy)水平,下调 Bax、Fas、caspase 等凋亡基因。通过减轻氧化应激、炎症级联反应和细胞内钙超载引起的线粒体内凋亡信号,减轻细胞凋亡(图19-6)。

(6) 促进神经发生:神经干细胞增殖、分裂产生新生细胞的连续动态变化过程称神经发生。川芎嗪可促进内源性神经前体细胞(neural precursor cell,NPC)增殖、分化并向特定功能区迁移,还可促进骨髓间充质干细胞(bone marrow mesenchymal stem cell,BMMSC)增殖、分化为具有功能性的神经元、星形胶质细胞。其作用机制是:①上调趋化因子 SDF-1 及受体 CXCR4 表达,增强 NPC 向缺血损伤区迁移;②激活 PI3K-Akt、蛋白激酶C(protein kinase C,PKC)和 ERK 信号通路,促进新生细胞的增殖和成熟(图19-7)。

5. 镇痛 川芎提取物具有镇痛作用,可减少实验性痛经动物扭体次数、延长疼痛潜伏期;缓解偏头痛模型动物的疼痛;对热刺激法和化学刺激法引起的小鼠疼痛也有镇痛作用。其机制一方面与抑制 PG 的合成,降低 $PGF_{2\alpha}$ 含量、$PGF_{2\alpha}/PGE_2$ 与 $TXB_2/6\text{-keto-}PGF_{1\alpha}$ 比值有关;一方面抑制自体活性物质(组胺、5-HT、激肽类)而发挥镇痛的作用(图19-8)。

6. 解痉 川芎的水提或醇提浸膏均能抑制离体小肠和子宫收缩。川芎所含的生物碱、阿魏酸、川芎嗪及藁本内酯都有解除平滑肌痉挛作用。川芎内酯可解除乙酰胆碱、组胺引起的气管平滑肌痉挛,阻止免疫复合物的形成,同时对中性粒细胞释放的溶酶体酶功能及趋化性有明显的抑制作用。

7. 增强免疫和造血功能 川芎能提高细胞免疫低下模型小鼠的 T 淋巴细胞转化功能。川芎嗪能增强造血功能,其机制包括:①促进骨髓微血管修复,增加微环境供氧,提高基质细胞生长及其黏附功能;②通过改善骨髓微环境促进骨髓造血细胞增生。(图19-9)

(三) 药动学研究

正常人口服川芎水煎液后,阿魏酸以被动扩散方式吸收,吸收快,t_{max} 为 14 分钟,$t_{1/2}$ 为 15 小时。小鼠灌服川芎挥发油后,藁本内酯可吸收入血,在肺、脾分布较多;洋川芎内酯Ⅰ可入脑。顺式藁本内酯主要代谢为川芎内酯Ⅳ。川芎乙醇提取物中阿魏酸、川芎嗪和洋川芎内酯Ⅰ吸收入血。药物累积法估算小鼠灌服和腹腔注射给予川芎挥发油的 $t_{1/2}$ 分别约为 3 小时和 1 小时。盐酸川芎嗪在健康大鼠中的药动学行为符合二室模型,给药后 0.5 小时血浆浓度达到峰值$(2.01\pm1.19)\mu g/ml$,主要药动学参数 AUC 为$(4.09\pm1.33)\mu g/(ml\cdot h)$,$t_{1/2\alpha}$ 为(0.17 ± 0.11)小时,$t_{1/2\beta}$ 为(2.73 ± 0.89)小时。人口服磷酸川芎嗪符合二室模型;吸收迅速且完全,t_{max} 为 30 分钟。川芎嗪 $t_{1/2\alpha}$ 为 0.5 小时,在体内分布广泛,可分布至肝、胆、肺、心肌、骨骼肌和肾等多种组织器官,也能快速透过血脑屏障,在脑中维持久;$t_{1/2\beta}$ 为 3 小时,主要为代谢消除,其中甲基羟化物及羟化物等代谢产物主要经肾排泄。

(四) 现代应用

1. 川芎复方制剂如通脉颗粒、速效救心丸可改善冠心病、心绞痛发作;消栓通络胶囊可治疗缺血性脑血管疾病;川芎茶调散可用于外感风邪所致的头痛、偏头痛、神经性头痛或外伤后遗症所致头痛的治疗;红药胶囊可治疗风湿性关节炎、类风湿关节炎和痛风,以及由于外伤、扭挫导致的软组织损伤。

2. 川芎嗪注射液可改善缺血性脑卒中患者神经功能缺损症状。

(五) 不良反应

川芎茶调散临床可引起无力、恶心、心悸等不良反应;川芎口服制剂还可引起轻度皮肤瘙痒。盐酸川芎嗪注射液临床所致的不良反应多为过敏反应,包括药疹、瘙痒、呼吸困难、低血压、心慌等。

(六) 毒理作用

川芎挥发油小鼠急性毒性灌胃给药的 LD_{50} 为 7.23g/kg,腹腔注射的 LD_{50} 为 2.52g/kg;川芎嗪静脉注射的 LD_{50} 为 0.24g/kg;阿魏酸钠小鼠静脉注射的 LD_{50} 为(1.26 ± 0.08)g/kg,

腹腔注射的 LD_{50} 为 $1.52g/kg$，灌胃的 LD_{50} 为 $3.16g/kg$。

三、延胡索

案例导入

中药现代化的成功范例——中药延胡索的科学研究

李时珍《本草纲目》记载，中药延胡索功效为"用之中的，妙不可言"。中国科学院上海药物研究所第一任所长赵承嘏院士从延胡索中分离出 10 余种结晶品（1928—1936），开启了延胡索现代化研究之门。金国章教授开拓延胡索镇痛与 DA 受体神经药理作用的研究领域（1955—1964）。经过两代人约 20 年的工作积累，确定了延胡索乙素是延胡索镇痛主要有效成分，发现其镇痛机制与阻断多巴胺 D_2 受体有关，对脑内阿片系统具有"内稳态"调控作用。延胡索乙素的研究成果被誉为中华人民共和国成立以来，应用现代科学技术研究传统中药成功的第一个神经系统药物。此项研究工作成为继麻黄素研究之后的又一中药现代化的成功范例。

延胡索为罂粟科植物延胡索 *Corydalis yanhusuo* W. T. Wang 的干燥块茎，又称元胡、玄胡索。主要产于浙江和江苏。

延胡索味辛、苦，性温，归肝、脾经，具有活血、行气、止痛的功效，用于胸胁、脘腹疼痛，胸痹心痛，经闭痛经，产后瘀阻，跌仆肿痛。

（一）药效物质基础

延胡索主要含生物碱，分属于原小檗碱型和原阿片碱型生物碱。主要有延胡索甲素（*d*-corydaline）、延胡索乙素（消旋四氢帕马丁，*dl*-tetrahydropalmatine）、延胡索丙素（原阿片碱，protopine）、延胡索丁素（L-四氢黄连碱，L-tetrahydrocoptisine）、延胡索戊素（*dl*-四氢黄连碱）、延胡索己素（L-四氢非洲防己碱，L-tetrahydrocolumbamine）等。

（二）功效主治与主要药理作用及机制

延胡索具有活血、行气、止痛功效，主要有抗心肌缺血、保护脑缺血再灌注损伤、抑制血小板聚集等作用（图 19-10，图 19-11）。

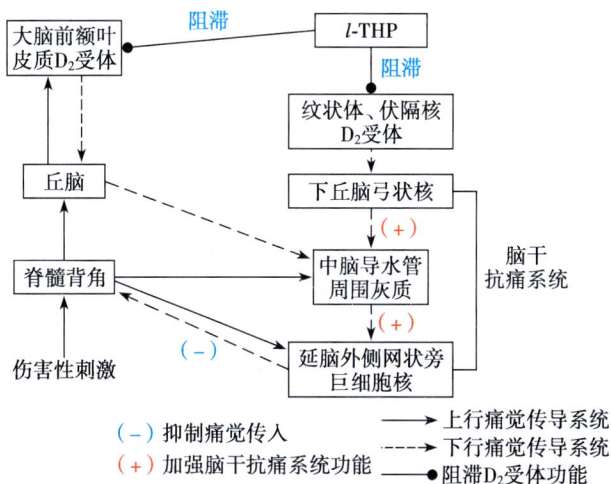

图 19-10　左旋四氢帕马丁（*l*-THP）镇痛作用机制

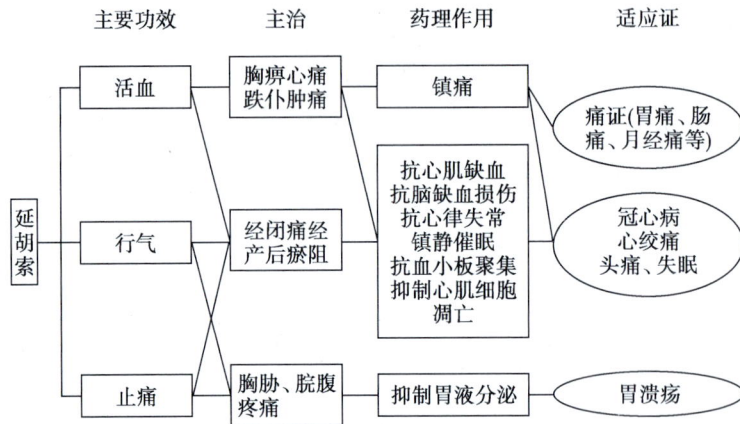

图 19-11　延胡索的功效主治与药理作用

1. 镇痛　延胡索有明显的镇痛作用。延胡索总碱的镇痛效价约为吗啡的40%。总碱中甲素、乙素、丑素为镇痛作用的主要有效成分，尤以延胡索乙素作用最强，其旋光异构体左旋四氢帕马丁（l-THP），又名罗通定（rotundine），镇痛作用比延胡索乙素更强。l-THP是一种非麻醉性镇痛药，同吗啡等成瘾性镇痛药相比，作用强度虽不如后者，但副作用少，如不产生药物依赖性、对呼吸没有明显抑制作用、无便秘等。l-THP的镇痛机制与阻断多巴胺 D_2 受体有关，主要镇痛作用环节为：①阻滞纹状体、伏隔核、前额叶皮质等部位的 D_2 受体，通过下丘脑弓状核-中脑导水管周围灰质神经通路，增强中枢内阿片肽功能，加强脑干抗痛系统的功能；②通过延脑外侧网状旁巨细胞核-脊髓背角通路抑制痛觉信息从脊髓水平的传入（图 19-10）。

2. 镇静、催眠　延胡索乙素对兔、鼠、犬、猴等均有明显的镇静催眠作用，同时伴有脑电变化。动物注射后出现镇静、嗜睡、易于唤醒、自发性活动减少、不逃避和驯服等行为学改变，大剂量不引起麻醉。能对抗咖啡因或苯丙胺的中枢兴奋作用，对抗戊四氮引起的惊厥。延胡索乙素对睡眠时相的影响主要是增加慢波浅睡眠，减少快波和深度慢波睡眠，表明产生的催眠作用不是真正的生理性睡眠。延胡索乙素的镇静、催眠作用主要与阻断脑内多巴胺受体有关。

3. 抗心肌缺血　延胡索醇提取物能减轻大剂量异丙肾上腺素所致的心肌缺血性坏死，扩张外周血管，降低外周阻力，减轻心脏负荷。延胡索全碱能减少心肌缺血再灌注大鼠心肌梗死面积，扩张冠状动脉，增加冠状动脉血流量，降低总外周血管阻力，降低动脉血压，降低心肌耗氧指数，改善心肌供血供氧。延胡索乙素、去氢延胡索甲素增加冠脉血流量，降低心肌耗氧量，保护心肌细胞，缩小心肌梗死面积。

4. 抗心律失常　延胡索乙素、左旋四氢帕马丁是延胡索抗心律失常作用的主要有效成分，其抗心律失常作用与拮抗 Ca^{2+} 有关。延胡索乙素可降低乌头碱及心肌缺血再灌注所致心律失常的发生率。左旋四氢帕马丁能对抗儿茶酚胺、乌头碱、氯化钙、氯仿及电刺激、结扎冠脉等多种原因所致的实验性心律失常。

5. 抗脑缺血　延胡索乙素可减轻脑缺血再灌注导致的神经功能障碍与脑组织病理性损害，提高脑组织ATP含量，减少脂质过氧化物生成，减轻脑组织钙离子浓度。

6. 抑制胃液分泌　去氢延胡索甲素能减少大鼠胃液、胃酸和胃蛋白酶，在切断迷走神经后仍能抑制胃液分泌。以利血平处理后的大鼠或去肾上腺大鼠再给予去氢延胡索甲素，则此作用显著减弱，提示其抑制胃液分泌的作用与副交感神经无关，而是有交感神经机制参与。

（三）药动学研究

大鼠口服延胡索活性部位后，血浆中检测到延胡索甲素、乙素和脱氢紫堇碱等 9 个原型生物碱成分以及 6 个葡糖醛酸结合代谢物。延胡索提取物大鼠口服后，延胡索乙素 t_{max} 为 3~6 小时，$t_{1/2}$ 为 3~4 小时；延胡索甲素 t_{max} 为 1~2 小时，$t_{1/2}$ 为 4 小时左右。

延胡索提取物中的延胡索甲素和乙素均为被动扩散吸收，其中延胡索乙素口服吸收迅速而完全。体内以脂肪浓度最高，肺、肝、肾次之；易透过血脑屏障，几分钟内出现较高的浓度，但 30 分钟即降低，2 小时后低于血中浓度；随时间延长，内脏中的含量下降，脂肪中的含量却增加。延胡索乙素主要经代谢消除，代谢产物主要经肾排泄。

（四）现代应用

1. 延胡索制剂用于各类冠心病、心绞痛的治疗，可减轻症状，降低急性心肌梗死发生率。延胡索制剂对胃炎、胃溃疡、十二指肠溃疡等有治疗作用。

2. 延胡索乙素片可治疗头痛，胃肠、肝胆系统疾病引起的钝痛，分娩疼痛，痛经等。

（五）不良反应

延胡索粉较大剂量（每次 10~15g）服用，部分患者出现嗜睡、头昏、腹胀现象；长期服用时，个别患者出现谷丙转氨酶水平升高，尚见药物热发生。

（六）毒理作用

小鼠口服延胡索总碱的 LD_{50} 为 125.3g 生药/kg；小鼠灌胃去氢延胡索素的 LD_{50} 为 277.5mg/kg。猴灌服四氢掌叶防己碱 180mg/kg，先出现短时兴奋，继之为较严重的抑制，出现极度镇静和深度的催眠作用，不丧失感觉。

四、益母草

益母草为唇形科植物益母草 *Leonurus japonicus* Houtt. 的新鲜或干燥地上部分。全国大部分地区均有分布。

益母草味苦、辛，性微寒，归肝、心包、膀胱经，善于活血调经、利尿消肿、清热解毒，用于月经不调、痛经、经闭、恶露不尽、水肿尿少、疮疡肿毒。

（一）药效物质基础

益母草中含有益母草碱（leonurine）、水苏碱（stachydrine）、益母草啶（leonuridine）等生物碱；还含有益母草酮 A（heteronone A）、亚麻酸（linolenic acid）、油酸（oleic acid）、月桂酸（lauric acid）、异薰衣草叶苷（isolavandulifolioside）、薰衣草叶苷（lavandulifolioside）及芸香苷（rutoside）等。

（二）功效主治与主要药理作用及机制

益母草活血调经，利水消肿，具有兴奋子宫，改善血流动力学、血液流变性，改善肾功能等作用（图 19-12）。

1. 调节子宫平滑肌　益母草总碱一方面可明显拮抗缩宫素所致的大鼠子宫剧烈收缩（类痛经反应），抑制前列腺素 E_2（PGE_2）所致的小鼠类痛经反应。另外，益母草总碱对豚鼠离体子宫有兴奋作用，且作用类似于麦角新碱，可使动情前期或卵巢切除后肌内注射雌二醇的大鼠离体子宫的收缩振幅增加；还能增强药物流产后大鼠的子宫收缩活动，减少出血量，缩短出血时间，减少宫内滞留物。

2. 改善血液流变性、抗血栓形成　益母草可抑制体外血栓形成，具有降低血液黏度，抑制血小板聚集的作用。益母草能降低大鼠心肌缺血过程中升高的全血黏度、血浆黏度、血沉及血浆纤维蛋白原，其中益母草碱、水苏碱是益母草降低血液黏度的主要成分。益母草及其

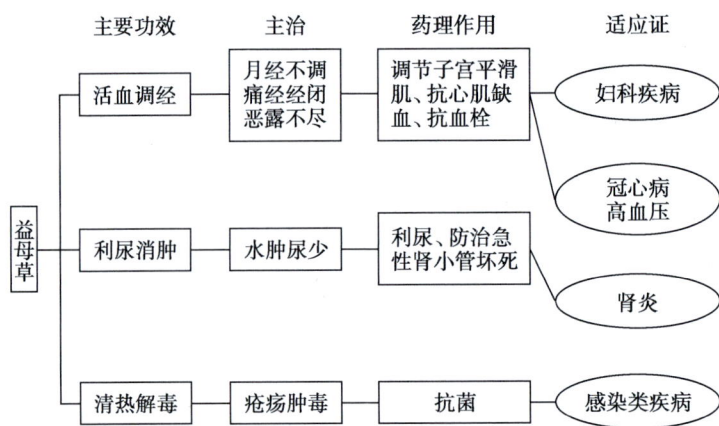

图 19-12　益母草的功效主治与药理作用

提取物能抑制腺苷二磷酸(ADP)及胶原诱导的血小板聚集;前益母草素为血小板活化因子(PAF)拮抗剂,能竞争性阻断 PAF 受体产生抗血小板聚集作用。

3. 抗心肌缺血　益母草对急性心肌缺血及心肌缺血再灌注损伤均有保护作用,可改善缺血引起的心电图改变,缩小心肌梗死面积,减少心肌细胞坏死。益母草抗心肌缺血的作用环节主要涉及:①扩张冠脉,增加心肌氧供。②提高缺血心肌抗氧化酶 SOD、GSH-Px 活性,减轻自由基对心肌的损害。③降低心肌 Ca^{2+} 超负荷,保护心肌细胞。益母草中的生物碱是其抗心肌缺血的主要物质基础。益母草水苏碱对 NE 诱导的心肌肥大细胞的肌浆网钙摄取功能有一定的提高作用,呈剂量依赖性。益母草水苏碱还可抑制血管紧张素 II 诱导的新生大鼠心肌细胞肥大。

4. 利尿、防治急性肾小管坏死　益母草碱静脉注射可增加家兔尿量,降低甘油肌内注射引起的大鼠急性肾小管坏死,减轻肾组织损伤。

(三)药动学研究

益母草碱灌胃给药后,在大鼠体内的 t_{max} 为 1 小时,$t_{1/2}$ 为 3 小时;静脉注射后呈二室模型,分布迅速,$t_{1/2\alpha}$ 为 5 分钟,$t_{1/2\beta}$ 为 6 小时。盐酸水苏碱在大鼠和兔体内均呈二室模型,静脉注射给药后,$t_{1/2\alpha}$ 和 $t_{1/2\beta}$ 分别为 0.2~0.5 小时和 2~3 小时。大鼠灌胃盐酸水苏碱后,尿液中可检测到原型及 N-去甲基、氧化脱氢、环氧化等 6 种 I 相代谢产物及 2 种环氧化物的甘氨酸结合型 II 相代谢产物。

(四)现代应用

1. 益母草流浸膏剂、益母草膏可用于功能性月经不调、痛经、产后子宫复旧不全、宫颈糜烂等妇科疾病的治疗。益母草复方制剂可治疗高血压,改善脑动脉硬化。

2. 益母草注射液可用于冠心病、心绞痛、心肌梗死的治疗。

(五)不良反应

大剂量益母草可引起肾小管间质损伤,并可致急性肾衰竭;还可出现全身乏力、四肢麻木、多汗、腰痛、血尿或流产、功能失调性子宫出血、血压下降,甚至休克等。

(六)毒理作用

鲜益母草的小鼠急性毒性最大,干益母草次之,酒炙益母草的毒性最低。鲜益母草和干益母草的 95% 乙醇热回流提取物小鼠灌服的 LD_{50} 按含生药量计算分别为 83.089g/kg 和 102.93g/kg。

五、马钱子

马钱子性温,味苦,有大毒,归肝、脾经,具有通络止痛、散结消肿的功效,用于跌打损伤、骨折肿痛、风湿顽痹、麻木瘫痪、痈疽疮毒、咽喉肿痛。

(一)药效物质基础

马钱子的主要有效成分为生物碱类,以士的宁与马钱子碱为主,其中又以士的宁的含量居首,占 1.2%~2.2%;其次为马钱子碱等。

(二)功效主治与主要药理作用及机制

马钱子通络止痛、散结消肿,具有抗血小板聚集和血栓形成、抗炎、抗肿瘤等作用。具体表现如下(图 19-13)。

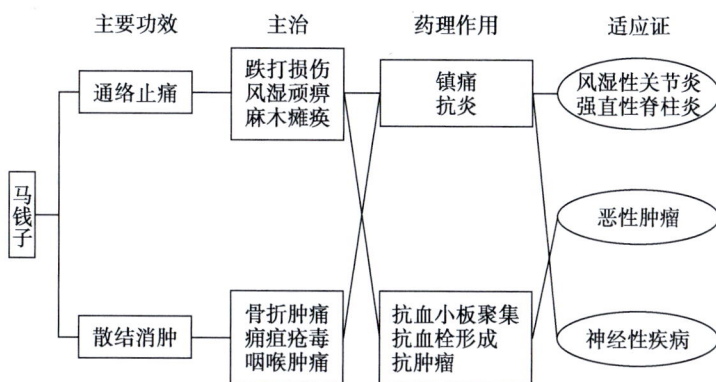

图 19-13 马钱子的功效主治与药理作用

1. **抗炎镇痛** 马钱子碱有中枢镇痛作用,可明显增加吗啡的镇痛作用,延长其镇痛时间。其机制与增加脑内的单胺类神经递质有关,包括 5-羟色胺(5-HT)、去甲肾上腺素(NE)与多巴胺(DA)。马钱子碱的镇痛作用不被纳洛酮拮抗,提示与阿片受体无关。马钱子碱还有外周镇痛作用,其机制与抑制 PGs 合成、减少外周炎症组织 PGE_2 释放、降低感觉神经末梢对痛觉的敏感性有关。

2. **抗心律失常** 马钱子对三氯甲烷、氯化钙引起的小鼠心室颤动有保护作用,缩短乌头碱诱发大鼠心律失常的持续时间,延长肾上腺素诱发家兔心律失常的潜伏期,缩短其持续时间。马钱子碱为其主要成分,其机制与减慢房室结传导速度、降低窦房结自律性、减慢心率有关。

3. **抗血小板聚集和血栓形成** 马钱子碱和马钱子碱氮氧化物能抑制 ADP 和胶原诱导的血小板聚集,抗血栓形成。

4. **抗肿瘤** 体内外研究均表明,马钱子碱具有显著的抗肿瘤作用,其抗瘤谱主要包括一些肝癌细胞系 SMMC 7221、Heps 和 H22,乳腺癌细胞系如 MDA-MB-231 和 MCF-7,血液系统肿瘤细胞系如 K562 和 U266 等。马钱子碱抗肿瘤作用机制:①诱导肿瘤细胞凋亡。马钱子碱使细胞内的 Ca^{2+} 快速、持续地增高,导致细胞凋亡,同时 B 淋巴细胞也参与整个凋亡过程。②下调促肿瘤生长和转移细胞因子的表达,上调抑制肿瘤生长和转移细胞因子的表达。③抗血管生成。④逆转肿瘤细胞的多药耐药性等。

(三)药动学研究

大鼠静脉注射马钱子炮制品中生物碱后,士的宁、马钱子碱、士的宁氮氧化物和马钱子碱氮氧化物均符合二室开放模型,$t_{1/2\alpha}$ 为 5 分钟左右,$t_{1/2\beta}$ 分别为 4 小时、7 小时、5 小时和 6 小时。马钱子碱静脉注射和灌胃给药后符合二室模型;灌胃给药后,绝对生物利用度为 33%,t_{max} 为 0.2 小时,$t_{1/2\alpha}$ 和 $t_{1/2\beta}$ 分别为 0.1~0.3 小时和 1~2 小时。

士的宁、马钱子碱、β-可鲁勃林(β-colubrine)、士的宁氮氧化物、马钱子碱氮氧化物、伪番木鳖碱(pseudostrychnine)等马钱子生物碱均为被动扩散吸收,而依卡精(icajine)转运则部分依赖 ATP。马钱子碱和士的宁的大鼠血浆蛋白结合率均为 60% 左右。士的宁、马钱子碱、士的宁氮氧化物和马钱子碱氮氧化物等马钱子生物碱,在体内分布较广,在肝及肾内浓度最高,可穿透血脑屏障。士的宁的主要代谢产物为葡糖醛酸结合物,马钱子碱的代谢途径为去甲基化。

(四)现代应用

马钱子或马钱子复方制剂外用对风湿性关节炎有一定疗效。制马钱子可治疗恶性肿瘤,如食管癌、胃肠道肿瘤、肝癌、乳腺癌等。马钱子丸散剂可治疗面神经麻痹,单味应用或配入复方,外用或内服,均有较好的疗效。马钱子水煎剂可治疗强直性脊柱炎,改善症状,提高患者生存质量。

(五)不良反应

马钱子的毒性较大,主要毒性成分是士的宁,治疗量与中毒量相近,安全范围小。士的宁过量会产生中枢神经系统毒性,成人一次服 5~10mg 士的宁可致中毒,30mg 致死。中毒一般 20 分钟后开始发作,中毒患者最初出现咀嚼肌及颈部抽搐感,并伴有吞咽困难、精神不安,随后出现肌肉剧烈抽搐呈角弓反张状,直到窒息或精疲力竭而死,症状甚似破伤风。

(六)毒理作用

马钱子成分士的宁和马钱子碱,小鼠灌胃给药的 LD_{50} 分别为 3.27mg/kg 和 233mg/kg。

六、银杏叶

银杏叶为银杏科植物银杏 *Ginkgo biloba* L. 的干燥叶。主产地在江苏、浙江、山东、湖北、安徽。

银杏叶味甘、苦、涩,性平,归心、肺经,具有活血化瘀、通络止痛、敛肺平喘、化浊降脂的功效,用于瘀血阻络、胸痹心痛、中风偏瘫、肺虚咳喘、高脂血症。

(一)药效物质基础

银杏叶含有 20 多种黄酮类化合物,其含量在总提取物中大于 24%,主要有银杏双黄酮(ginkgetin)、异银杏双黄酮(isoginkgetin)、7-去甲基银杏双黄酮(白果黄素 bilobetin)。银杏叶中还含有萜内酯类化合物等。

(二)功效主治与主要药理作用及机制

银杏叶敛肺、平喘的功效体现在松弛支气管平滑肌方面;活血化瘀、止痛的功效体现在抑制血小板活化、抗血栓形成、扩张冠状动脉、增加冠状动脉血流量及抗心脑血管缺血再灌注损伤等方面(图 19-14)。

1. 抗心肌缺血　银杏叶提取物、银杏内酯对心肌缺血及心肌缺血再灌注损伤有保护作用。银杏内酯抗心肌缺血作用机制主要涉及:①扩张冠状动脉,降低冠状动脉阻力,增加冠状动脉前降支结扎犬冠状动脉血流量,增加心肌供血。②增强心肌收缩力,改善急性心肌梗死时心脏的泵血功能。③降低心肌耗氧量,提高心肌对缺血、缺氧的耐受性。

2. 抗脑缺血　银杏叶提取物、银杏内酯对脑缺血有保护作用。抗脑缺血作用可能与下列机制有关:①降低血脑屏障通透性,减轻脑水肿。②抑制细胞内钙超载,对抗谷氨酸的神

```
主要功效        主治          药理作用              适应证

            ┌──────┐  ┌──────┐  ┌──────────┐
  ┌────────┤活血化瘀├──┤瘀血阻络├──┤抗血小板活化│  ┌──────────┐
  │        └──────┘  │中风偏瘫│  │抗血栓    │  │冠心病    │
┌─┴─┐      ┌──────┐  │胸痹心痛│  │扩张冠脉  │  │心绞痛    │
│银│      │通络止痛├──┤      │  │增加冠脉血流量├─┤脑血管病  │
│杏├──────┤      │  └──────┘  │抗心肌缺血损伤│ │阿尔茨海默病│
│叶│      └──────┘            │抗脑缺血损伤│  │肿瘤      │
│  │      ┌──────┐  ┌──────┐  │抗肿瘤    │  └──────────┘
│  ├──────┤敛肺平喘├──┤肺虚咳喘├──┤解除支气管│  ┌──────────┐
│  │      └──────┘  └──────┘  │平滑肌痉挛 ├──┤支气管哮喘│
└─┬─┘      ┌──────┐  ┌──────┐  └──────────┘  └──────────┘
  └────────┤化浊降脂├──┤高脂血症├──┤   保肝   ├──┤高脂血症  │
           └──────┘  └──────┘  └──────────┘  └──────────┘
```

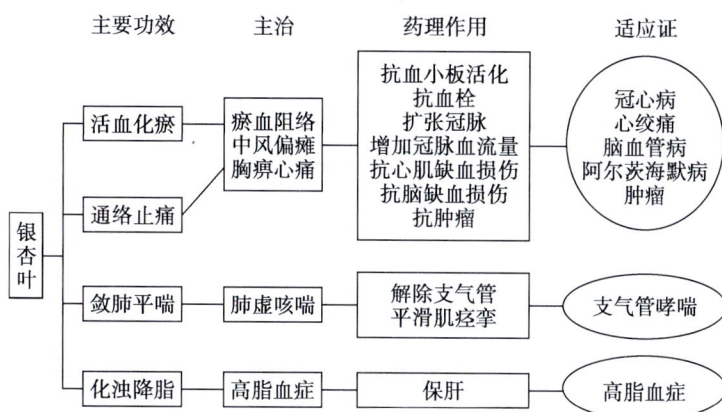

图 19-14　银杏叶的功效主治与药理作用

经毒性对脑细胞的损伤。③扩张脑血管,抑制血管 ET 生成,促进 NO 释放,改善缺血区供血。④抗氧化损伤,提高脑缺血大鼠脑组织抗氧化酶如超氧化物歧化酶(SOD)、过氧化氢酶(CAT)及谷胱甘肽(GSH)活性,并降低丙二醛(MDA)含量。⑤减轻细胞凋亡,降低凋亡相关蛋白 p53、Bax 表达,下调细胞色素 C 含量,抑制胱天蛋白酶-3(caspase-3)的表达,降低凋亡指数。⑥减轻脑缺血再灌注损伤的神经炎症反应,减少脑缺血后中性粒细胞在缺血脑组织的浸润,抑制星形胶质细胞和小胶质细胞异常增殖活化,减少炎症介质释放。

3. 抗血栓形成　银杏叶制剂抗血栓形成主要通过改善血液流变性、抗血小板活化、改善内皮细胞功能完成。①改善血液流变性。银杏叶制剂可降低全血黏度、血小板聚集率、纤维蛋白原、血细胞比容、红细胞聚集指数;银杏内酯和银杏总黄酮均有降低血液黏度的作用;银杏叶黄酮类化合物可抑制凝血因子,有抗凝血作用。②抗血小板活化。银杏内酯可抑制血小板聚集,降低血黏度,减少血栓形成。银杏内酯是血小板活化因子(PAF)受体拮抗剂,在银杏内酯 A、B、C、M、J 中,银杏内酯 B 的抗 PAF 选择性和活性最强。银杏黄酮类化合物可以不同程度地抑制 ADP 诱导的大鼠血小板凝集,对 5-羟色胺和 ADP 联合诱导的血小板凝集也有同样的抑制作用。③改善内皮细胞功能。银杏叶中黄酮类化合物可降低血管内皮细胞羟脯氨酸(Hyp)代谢,减少内壁胶原或胶原纤维含量,防止血小板黏附聚集和血栓形成。

4. 降血脂　银杏内酯能够影响膜脂质代谢,降低高脂血症模型大鼠血脂水平;改善血液流变学特性,抑制高脂血症大鼠血小板活化、降低全血黏度和血浆黏度,提高红细胞变形指数;提高红细胞膜抗氧化能力,增加高脂血症大鼠红细胞膜表面巯基含量,提高红细胞膜表面 Na^+-K^+-ATP 酶和超氧化物歧化酶(SOD)活性,降低丙二醛(MDA)水平,降低血浆炎症因子。

5. 改善学习记忆　银杏叶提取物能对抗东莨菪碱、脑缺血引起的记忆损害。作用机制可能是:①增加海马部位 M 受体的表达。②易化突触传递,上调突触可塑性蛋白,促进突触结构和功能的可塑性,提高学习记忆功能。③拮抗引起神经元坏死的淀粉样 β 蛋白,抑制脑神经细胞凋亡,减轻学习记忆损害。

6. 保肝　银杏叶总黄酮明显降低四氯化碳、乙醇所致的血清谷丙转氨酶(GPT)水平增高和肝内 MDA 含量增加,减轻乙醇所致的肝内还原型谷胱甘肽耗竭。

7. 解除支气管平滑肌痉挛　银杏内酯明显减轻低氧所致的肺动脉高压、右心室肥厚和肺血管重建。银杏内酯及其异构体还是 PAF 受体拮抗剂,对该受体引起的支气管平滑肌收缩、痉挛有抑制作用。

（三）药动学研究

犬灌胃和静脉注射银杏制剂后，血浆中检测到槲皮素、异鼠李素和山柰酚 3 个黄酮类成分，以及白果内酯，银杏内酯 A、B、C、J 等 5 个萜内酯类成分；血浆中内酯类成分 t_{max} 为 1~2 小时，黄酮类成分在 1 小时和 8 小时两次达峰；口服绝对生物利用度：白果内酯 98%、银杏内酯 A 56%、银杏内酯 B 37%、银杏内酯 C 22%、异鼠李素 10%、山柰酚 3.5%、槲皮素 1.4%。

人静脉滴注银杏叶注射液后，银杏内酯 A 和 B 均符合二室模型，$t_{1/2\beta}$ 均为 4 小时。大鼠灌服银杏叶提取物后，银杏内酯 A、B 和白果内酯的 $t_{1/2}$ 为 2 小时。人静脉滴注银杏内酯 B 后，$t_{1/2}$ 为 6 小时。犬灌胃给药后，银杏内酯 B 甲磺酸盐绝对生物利用度约为 82%，$t_{1/2}$ 为 8 小时。银杏内酯 B 主要经 CYP2D6 代谢生成羟基化产物。

人口服银杏片剂后，槲皮素和山柰酚的 t_{max} 均为 2~3 小时，$t_{1/2}$ 均为 2~3 小时。大鼠灌胃银杏提取物后，槲皮素、异鼠李素和山柰酚 3 个黄酮类成分的 $C-T$ 曲线都呈双峰，在 20 分钟和 6 小时两次达峰；槲皮素和山柰酚的 $t_{1/2}$ 为 4 小时，异鼠李素的 $t_{1/2}$ 为 7 小时。槲皮素和山柰酚经 UGT1A9 催化形成葡糖醛酸苷，主要以葡糖醛酸苷形式随尿液排泄。银杏提取物可抑制人 CYP2C9 和 CYP1B1。槲皮素、山柰酚和异鼠李素是 P-gp 的底物。银杏提取物可抑制 P-gp 的活性。

（四）现代应用

1. 银杏叶提取物可治疗急慢性脑功能不全及其后遗症，如脑卒中、痴呆；耳部血流及神经障碍，如听力减退、耳迷路综合征；眼部血流及神经障碍，如糖尿病引起的视网膜病变及神经障碍、老年黄斑变性、慢性青光眼；末梢循环障碍，如各种动脉闭塞症、间歇性跛行。银杏叶片、银杏叶滴丸可治疗冠心病稳定型心绞痛、脑梗死。

2. 银杏内酯注射液能够提高急性脑梗死、动脉粥样硬化性缺血性脑卒中患者临床疗效，降低不良心血管事件发生率，减轻神经功能损伤。银杏内酯注射液还可用于出血性脑梗死的治疗，减轻脑水肿，改善患者神经功能缺损。银杏二萜内酯葡胺注射液可用于痰瘀阻络型脑梗死合并多发性颅内动脉狭窄、动脉粥样硬化性脑梗死患者的治疗。

（五）不良反应

一般不良反应较少，少数患者可引起食欲减退、恶心、腹胀、便秘、鼻塞、头晕、头痛、耳鸣、乏力、口干、舌燥、胸闷等症状；个别患者出现过敏性皮疹。长期大剂量应用本品可引起眼前房、视网膜和脑部出血。

（六）毒理作用

银杏叶给小鼠灌胃给药的 LD_{50}>21.5g/kg。遗传毒性试验（埃姆斯试验、骨髓微核试验、小鼠精子畸形试验）未见银杏叶有致突变作用。

第三节 经 典 复 方

一、血府逐瘀汤

血府逐瘀汤来源于清代医家王清任所著《医林改错》，由桃仁 12g、红花 9g、川芎 12g、赤芍 5g、柴胡 3g、桔梗 5g、枳壳 6g、牛膝 9g、当归 9g、生地 9g、甘草 3g 组成。

（一）功效主治与主要药理作用

血府逐瘀汤具有活血祛瘀、行气止痛之功效，广泛用于胸中瘀血引起的多种病证。临床应用以胸痛，头痛，痛有定处，舌暗红或有瘀斑，脉涩弦紧为辨证要点。其主要药理作用有：

1. 改善血液流变学，抗血栓形成　本方可改善血液浓、黏、凝、聚状态，降低动脉粥样硬化兔全血高、中、低切黏度；抑制 ADP、胶原及花生四烯酸诱导的血小板聚集，促进血小板解聚；还可降低 TXA_2 含量和升高 PGI_2 水平，降低 TXA_2/PGI 比值，增加正常家兔及心肌缺血家兔血浆抗凝血酶（AT）活性和组织型纤溶酶原激活剂（t-PA）活性，提高抗凝血功能和纤溶功能，抑制血栓形成。

2. 改善微循环　本方能改善高分子右旋糖酐造成的大鼠急性微循环障碍，扩张微循环障碍大鼠微血管，加快血流速度，使毛细血管开放数量增多。

3. 抗动脉粥样硬化　本方可降低实验性动脉粥样硬化（AS）家兔主动脉斑块面积，减轻冠状动脉病变发生率。其主要作用环节包括：①调节脂质代谢。本方可降低高脂动物血浆总胆固醇（TC）、甘油三酯（TG）、低密度脂蛋白胆固醇（LDL-C）水平，增加血浆高密度脂蛋白胆固醇（HDL-C）含量，阻止动脉粥样硬化的形成。②抗自由基损伤。本方能降低血清丙二醛（MDA）含量，增强抗氧化酶如超氧化物歧化酶（SOD）、谷胱甘肽过氧化物酶（GSH-Px）活性。③抑制血管平滑肌细胞增殖。本方可影响 AS 形成相关基因，如降低血管平滑肌细胞血小板衍生生长因子（PDGF）、C-myc、ET 表达，抑制 ERK 基因表达，抑制血管平滑肌细胞增殖，阻止 AS 形成。④保护血管内皮细胞。血府逐瘀汤可降低内皮素（ET）水平，提高一氧化氮水平，并通过抑制 TLR4-NF-κB 信号转导通路及炎症因子 TNF-a、黏附分子 VCAM-1、ICAM-1 表达，减轻血管炎症，改善血管内皮细胞功能。

4. 抗心肌缺血　本方对多种急性心肌缺血模型有不同程度的保护作用，缩小心肌缺血梗死范围，减轻心肌细胞变性坏死。该方抗心肌缺血的主要作用机制是：①改善心脏血流动力学，改善心肌供血供氧，降低心肌耗氧量。②调节血管内皮细胞功能，降低缩血管因子水平（如抑制 ET 分泌）、提高舒血管因子水平（如促进 NO 分泌）和减少细胞间黏附分子水平，舒张冠状动脉，增加冠脉流量，促进侧支循环建立。③改善自由基代谢紊乱。降低急性心肌缺血大鼠血清 MDA 水平，升高 SOD 水平，清除体内自由基，从而对心肌缺血损伤起到保护作用。

5. 增强免疫功能　该方能促进非特异性免疫功能，增强腹腔巨噬细胞的吞噬功能，拮抗氢化可的松对巨噬细胞的抑制作用，还能活化 T、B 淋巴细胞功能，增加抗体生成细胞数量和分泌抗体水平及维持时间，参与免疫应答调节作用。

（二）药效物质基础与配伍机制

1. 对血液流变学、微循环的影响　血府逐瘀汤、活血组（桃红四物汤）和理气组（四逆散）均能增强红细胞变形能力，降低全血比黏度，总方组作用强于活血组和理气组，而活血组与理气组间无明显差异。血府逐瘀汤及活血组还能改善微循环，对抗高分子右旋糖酐引起的大鼠急性微循环障碍。血府逐瘀汤较活血组、理气组有更好的改善微循环作用。研究表明，理气药与活血药有明显的协同作用，配伍后发挥"行气活血"的协同作用。

2. 抗动脉粥样硬化　血府逐瘀汤及其拆方（桃红四物汤组、四逆散组）能不同程度地调节动脉粥样硬化兔的血脂代谢，改善血液流变学。血府逐瘀汤全方能降低兔血清总胆固醇（TC）、甘油三酯（TG）、低密度脂蛋白胆固醇（LDL-C）、TG/TC 比值及血细胞比容、全血黏度，升高高密度脂蛋白胆固醇（HDL-C）与 TC 比值。桃红四物汤组降低 TG、血细胞比容、全血黏度。四逆散组降低兔血清 LDL-C、血细胞比容、全血黏度。研究提示，血府逐瘀汤调节血脂代谢、改善血流动力是其活血、行气功效的综合体现。血府逐瘀汤及其拆方通过调控丝裂原活化蛋白激酶(MAPK)介导的信号转导通路,对动脉粥样硬化血瘀证平滑肌细胞的分裂、增殖、凋亡发挥重要的调控作用。血府逐瘀汤及其拆方(桃红四物方)可降低动脉粥样硬化兔血管平滑肌细胞外信号调节激酶 ERK_2 基因表达;血府逐瘀汤及其拆方(四逆方)能增强 MKP-1 mRNA、JNK1 mRNA 表达,减轻血管壁病理改变。

(三)药动学研究

灌胃给予血府逐瘀汤后,血浆中可检测到阿魏酸、羟基芍药苷、苦杏仁苷、芍药苷、柚皮苷、新橙皮苷、柚皮苷元和新橙皮苷元,其中柚皮苷元和新橙皮苷元既为原型吸收的成分,也可能为柚皮苷和新橙皮苷经水解产生的代谢产物,其余的成分为原型吸收的成分。

(四)现代应用

1. 血府逐瘀汤治疗血管神经性头痛,可减轻头痛、急躁善怒、失眠多梦、胸闷、心悸怔忡等症状。血府逐瘀汤治疗轻中度高血压,可降低血液黏度、扩张血管等。

2. 血府逐瘀软胶囊能改善冠心病心绞痛所致胸痛、胸闷、心悸怔忡、失眠多梦、急躁善怒等症状。将血府逐瘀浓缩丸应用于经皮冠状动脉成形术的患者,可以改善冠脉内支架植入术后的血瘀症状,降低术后心绞痛的复发率。

二、补阳还五汤

补阳还五汤出自清代王清任《医林改错》,由黄芪 120g、当归尾 5g、赤芍 3g、川芎 3g、桃仁 3g、红花 3g、地龙 3g 组成。

(一)功效主治与主要药理作用

补阳还五汤具有补气、活血、祛瘀通络等功效,其功效的发挥与改善微循环、改善血液流变性、抗血栓、保护血管内皮细胞、抗脑缺血等作用有关;不但可以通过阻断缺血损伤后级联反应,发挥脑保护作用,还可能通过激活内源性神经保护机制,诱导多种生长因子和营养因子表达,改善中枢微环境,促进血管新生和神经发生。

1. 改善微循环　补阳还五汤可改善高分子右旋糖酐造成小鼠耳廓循环障碍,使血流形态、血管形态、血细胞颜色、血管分布恢复正常,并扩张小鼠耳廓细动脉和细静脉口径,增加毛细血管开放数量。

2. 抗血栓形成　本方可抑制体内、体外血栓形成;延长凝血酶时间和白陶土部分凝血活酶时间;抑制腺苷二磷酸(ADP)诱导的大鼠血小板聚集及大鼠实验性血栓形成,降低血栓干重和血栓-体重指数,减少血栓形成后动、静脉血中 PAF 含量。抗血栓的作用环节主要有:

(1)改善血液流变性:改善血液浓、黏、凝、聚状态,降低全血黏度及血浆黏度,增强红细胞变形能力,降低纤维蛋白原浓度。

(2)抗血小板活化:抑制血小板活化因子、腺苷二磷酸与血小板受体结合。

(3)保护血管内皮功能:①抑制缺氧-复氧对内皮细胞的损伤,降低 ET-1 含量,促进内皮细胞释放 NO,调节血管收缩与舒张物质的平衡。②减轻微血管炎症反应,抑制血瘀证大鼠内皮细胞间黏附分子-1(ICAM-1)、血管细胞黏附分子-1(VCAM-1)、血小板内皮细胞黏附分子-1(PECAM-1)和诱生型一氧化氮合酶(iNOS)表达。

3. 抗脑缺血　脑缺血的病理机制和能量代谢衰竭、Ca^{2+} 平衡紊乱、自由基损伤、兴奋性氨基酸毒性、炎症损伤、血小板激活及凋亡等诸多因素相关。补阳还五汤可保护血脑屏障,扩张血管,增加脑血流量,改善能量代谢,阻断损伤后缺血级联反应。

知识链接

补阳还五汤抗脑缺血的主要作用环节

补阳还五汤抗脑缺血的主要作用环节包括:①改善脑组织能量代谢,提高 Na^+-K^+-ATP 酶、Ca^{2+}-Mg^{2+}-ATP 酶活性,增加腺苷三磷酸(ATP)及 ADP 含量,改善脑卒中后遗症"气虚血瘀"大鼠能量代谢障碍。②抑制钙超载,阻断细胞内钙升高,减少钙超载诱发的迟发性细胞死亡。③抑制兴奋性氨基酸毒性,降低脑细胞兴奋性谷氨酸释放,减轻神经元损伤。④抗氧化,提高抗氧化酶活性,增加脑组织超氧化物歧化酶(SOD)和谷胱甘肽过氧化物酶(GSH-Px)活性,减轻脂质过氧化物对血管内皮细胞的损伤。⑤抑制神经细胞凋亡。补阳还五汤能抑制 p38 丝裂原活化蛋白激酶(MAPK)磷酸化,上调凋亡抑制蛋白 Bcl-2,下调促凋亡蛋白 Bax 及 caspase-3 mRNA 表达,减轻缺血脑组织神经细胞凋亡。⑥抗炎。补阳还五汤一方面降低脑组织髓过氧化物酶(MPO)活性,减少中性粒细胞浸润,并通过抑制 Toll 样受体 4(TLR4)、髓样分化蛋白 88(MyD88)表达,下调 TLR4 介导的 MyD88 调节 NF-κB 产生的信号级联传导,降低炎症因子 TNF-α、IL-1β 水平。另一方面可提高抗炎细胞因子含量,减轻缺血后的炎症反应(图 19-15)。

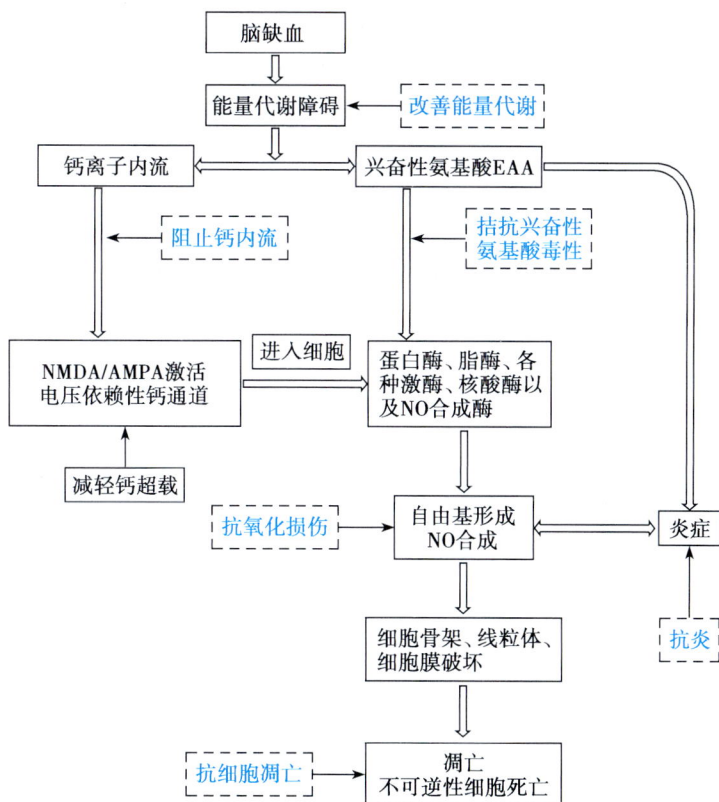

图 19-15　补阳还五汤抗脑缺血作用机制

4. 促进神经发生、血管新生　补阳还五汤可促进神经生长因子、神经营养因子的产生,如上调基质细胞衍生因子-1(SDF-1)、CXCR4、血管内皮生长因子(VEGF)、脑源性神经营养因子(BDNF)表达,诱导内源性神经前体细胞分裂、增殖并向损伤区域迁移,进而分化为成熟神经细胞,部分替代损伤后丢失的区域特异性神经元,促进神经再生。还可刺激内皮祖细胞和内皮细胞的增殖、迁移和分化,促进血管再生,增强缺血损伤区微血管密度,改善缺血组织的供血。

(二) 药效物质基础与配伍机制

1. 抗脑缺血　补阳还五汤总方可降低脑缺血大鼠梗死面积,提高血浆 t-PA 含量、降低血浆内皮素-1(ET-1)、纤溶酶原激活物抑制物(PAI)活性。补气组(黄芪)提高血浆 t-PA 活性,活血组(赤芍、归尾、川芎、桃仁、红花、地龙)可降低血浆内皮素-1(ET-1)含量。补阳还五汤全方、补气组、活血组均可抑制脑缺血/再灌注钙超载,降低脑组织含水量,抑制作用以全方组最强、其次为补气组,降低幅度最小者为活血组。补阳还五汤全方可促进脑缺血大鼠室下区神经干细胞增殖、分化,刺激梗死灶周围脑区血管新生,改善脑血流。全方组作用高于补气组和活血组,方中补气药与活血药对脑缺血大鼠血管生成和神经功能恢复具有协同作用。

2. 抑制血小板功能,抗血栓形成　补阳还五汤中各单味药拮抗家兔血小板活化因子(PAF)受体活性的作用强度依次为红花>黄芪>桃仁>地龙>当归尾,而川芎、赤芍对 PAF 受体抑制作用不明显。补阳还五汤可提高血栓形成大鼠血浆组织型纤溶酶原激活物(t-PA)活性,抑制组织型纤溶酶原激活物抑制物(PAI)活性及血浆内皮素(ET)含量。而补气组(黄芪)及活血组(赤芍、归尾、川芎、桃仁、红花、地龙)均可抑制血浆 PAI 活性,但活血组能显著降低血浆 ET 含量,补气组可提高血浆 t-PA 活性,方中补气组与活血组具有协同作用。

3. 调节脂质代谢　补阳还五汤可降低实验性高脂血症大鼠血清 TC、TG 含量,提高 HDC 含量,降低主动脉 TC 含量。补阳还五汤中的黄芪亦能降低血清和主动脉 TC 含量,但其降脂作用明显弱于全方。

4. 抗心肌缺血　补阳还五汤及拆方可减轻心肌缺血再灌注损伤,降低血清中肌酸激酶(CK)、乳酸脱氢酶(LDH)活性;改善心功能,降低左室收缩末期容积(ESV)、左室舒张末期容积(EDV),升高射血分数(EF)、每搏输出量(SV),抗自由基损伤,增强血清抗氧化酶如 SOD 的活性,降低 MDA 含量。补阳还五汤全方疗效明显优于其拆方组(补气组、活血组)。

(三) 药动学研究

小型猪灌胃给予补阳还五汤后,血清中可检测到 45 个成分峰,其中 9 个成分为异黄酮和异黄烷酮葡糖醛酸化或硫酸化代谢产物。大鼠灌胃给予补阳还五汤后,血浆中芍药苷、毛蕊异黄酮苷、芒柄花苷、毛蕊异黄酮和芒柄花素的 t_{max} 分别为 20 分钟、11 分钟、10 分钟、38 分钟和 11 分钟,$t_{1/2}$ 分别为 8 小时、7 小时、7 小时、7 小时和 5 小时左右。静脉注射补阳还五汤注射液后,阿魏酸、芍药苷、黄芪甲苷在大鼠体内均呈二室模型。芍药苷和阿魏酸的 $t_{1/2\alpha}$ 约为 2 分钟,$t_{1/2\beta}$ 约为 1 小时;黄芪甲苷 $t_{1/2\alpha}$ 为 1 小时,$t_{1/2\beta}$ 为 14 小时。兔静脉注射补阳还五汤注射液后,川芎嗪符合单室模型,$t_{1/2}$ 约为 0.4 小时。

(四) 现代应用

1. 补阳还五汤可促进缺血性脑卒中患者神经功能康复,主要作用环节有:补阳还五汤能改善中风患者血液“黏、浓、凝、聚”倾向,抑制血小板聚集和释放反应;促进侧支循环建立,改善脑循环,降低脑水肿;降低血同型半胱氨酸水平,调节血脂代谢,保护血管内皮细胞,延缓动脉粥样硬化的形成;降低脑卒中患者急性期 C 反应蛋白水平、抑制促炎性细胞因子表达,减轻炎症反应;升高 SOD 水平,降低 MDA 水平,减轻脑卒中患者氧化应激状态。

2. 现代临床研究表明,补阳还五汤可用于冠心病、糖尿病肾病的治疗。补阳还五汤可改善冠心病、冠状动脉粥样硬化性心脏病患者心绞痛症状,减轻微循环障碍,抑制微血栓形成,改善心肌供血,保护血管内皮细胞。该方能降低糖尿病肾病患者 24 小时蛋白尿、尿微量蛋白、总胆固醇、甘油三酯水平,并可减轻炎症反应,发挥肾保护作用。

学习小结

```
                    ┌─ 血瘀证的传统与现代医学认识
              概述 ─┤── 主要研究思路与方法
                    │
                    └─ 主要药理作用 ── 改善血液流变学、改善微循环
                                        改善血流动力学、抗血栓形成
                                        抗炎、调节免疫功能
 活血化瘀药 ─┤
              常用中药 ── 丹参、川芎、延胡索、── 来源采制
                          益母草、马钱子、银      药效物质基础
                          杏叶                    主要药理作用与作用机制
                                                  药动学研究、现代应用
                                                  不良反应、毒理作用

              经典复方 ── 血府逐瘀汤 ── 功效相关的药理作用
                          补阳还五汤      物质基础及作用机制
                                          配伍研究
```

（赵　晖）

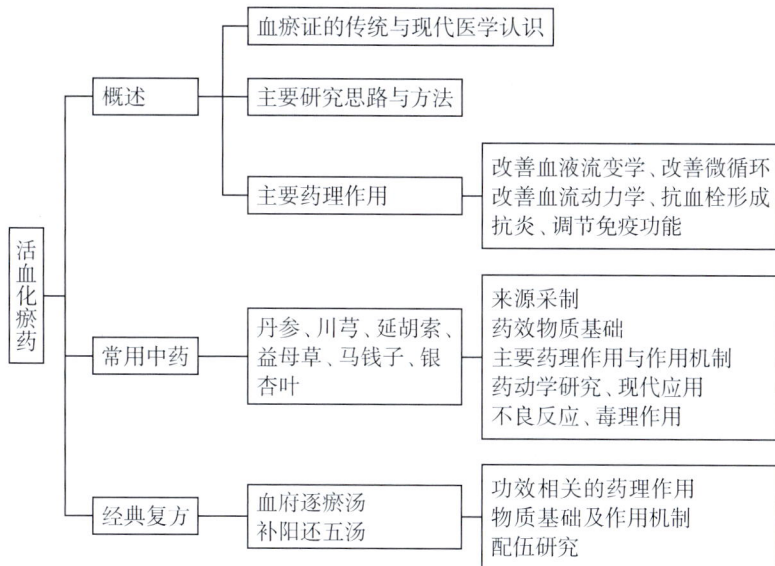

扫一扫，
测一测

复习思考题

1. 试述"瘀滞内结之血为瘀血"的病理学基础。
2. 试述活血化瘀药"疏其血气，令其调达"的药理学基础。
3. 试分析补阳还五汤"补气、活血、祛瘀通络"的药理学基础。

第二十章

化痰止咳平喘药

学习目标

通过本章的学习,理解痰证的现代认识,掌握常用药物半夏、桔梗、苦杏仁和经典名方的药理作用、作用机制及药动学特点,掌握与功效相关的主要药理作用;此外,通过对化痰止咳平喘药研究的常见思路、方法和动物模型的介绍,使学生具备本类药物药理学研究的基本能力,进一步增强对中医痰证科学本质的探究欲。

第一节 概　　述

凡以祛除或消除痰浊为主要作用,常用于治疗痰证的药物称化痰药。能制止或减轻咳嗽和喘息的药物称止咳平喘药。临床上咳嗽、咳痰和喘息往往同时存在,互为因果,在治疗时化痰药和止咳平喘药常相互配伍,故两者关系密切,并称化痰止咳平喘药。

化痰止咳平喘药按照药性分为以下 2 类:

(1)温化寒痰药:药性温燥,部分有毒,具有温肺祛痰、燥湿化痰的功效,主治寒痰、湿痰以及由寒痰、湿痰所致的头痛眩晕、肢体麻木、阴疽流注等,主要药物包括半夏、天南星、白附子等。

(2)清化热痰药:药性寒凉,清润和缓,具有清热化痰、润燥化痰、软坚散结的功效,主治热痰、燥痰以及痰蒙心窍之癫痫,肝风挟痰之中风、惊厥,痰火互结之瘰疬、瘿瘤等,主要药物包括前胡、桔梗、川贝母、浙贝母等。

一、对主治病证的认识

中医认为,多种原因致肺失宣降,水津不布,凝聚成痰;脾失健运,水湿内生,凝结成痰;肾阳不足,气化无力,水液不化,内停生痰。痰阻气道,肺失肃降,则症见咳痰、咳喘、卧不平。

西医学认为,痰证常见于上呼吸道感染,急、慢性支气管炎,肺气肿,支气管扩张,哮喘等呼吸系统疾病。常用抗感染药、祛痰药、镇咳药和平喘药。痰也可作为一种致病因素,流散于胸膈肠胃、经络四肢、头身关节等,导致消化系统、心血管系统、神经精神系统、内分泌系统等的多种疾病。

知识链接

痰　　证

痰是体内水湿津液代谢异常,停聚而成的病理产物。同时又可作为新的致病因素,引起更广泛的病理变化。

　　痰证的病机主要为肺、脾、肾及三焦功能失调，以致水湿津液代谢障碍，凝聚变化而成。目前研究显示，痰证可能涉及心脏病变、眩晕、高脂血症、高血压、肺系疾病、糖尿病、脑卒中、脑病、偏头痛、抑郁症、认知障碍、痛风性关节炎、高尿酸血症、脂肪肝、胃炎、多发性肌炎和皮肌炎、无痛性下壁心肌缺血、不孕症、月经病、多囊卵巢综合征、代谢综合征、癫痫、癌症等内科、外科、妇科、儿科的多种疾病；其涉及病种之广，充分体现了中医异病可同证的辨治特点，也应验了中医古人所谓的"痰为百病之母"，百病皆可从痰论治。痰证具有病种广泛、复杂多变、病症怪异等临床特点。

二、主要研究思路与方法

　　广义的"痰"既为病理产物又是致病因素，并有"百病皆由痰作祟"的说法，故关于痰的研究是一项非常广泛的课题。但痰、咳、喘是化痰止咳平喘药的常见临床治疗症状，因此对于止咳、祛痰、平喘作用的研究具有重要意义。研究本类方药常用的实验方法如下：

（一）痰证模型的研究

　　中医学认为，高脂饮食属于肥甘厚味，过食肥甘厚味则导致痰湿内生。痰的产生与西医学中的脂代谢异常概念十分相似。痰证与脂质代谢关系密切，一般用 TC、TG、HDL-C、LDL-C 作为微观指标。HDL-C 是抗动脉粥样硬化的脂蛋白，是体内的保护因子。Ox-LDL-C 是被氧化的低密度脂蛋白胆固醇，当其过量时，易引起动脉硬化。

　　痰浊病证结合动物模型主要有气滞血瘀证高脂血症动物模型、气虚血瘀证高脂血症动物模型，这两种模型是通过对高脂饲料喂养的大鼠分别进行夹尾刺激和使其游泳过劳的方法建立的。主要采用高胆固醇和脂类饲料饲喂法建立高脂血症模型。1908 年，Ignatowski 创立的高胆固醇饲料建立动脉粥样硬化模型已经成为经典造模方法。目前，高胆固醇和脂类饲料饲喂法仍然是建立高脂血症和动脉粥样硬化模型最常采用的方法；为了促进病变形成，高脂饲料中还可以加甲硫氧嘧啶、丙硫氧嘧啶、卡比马唑、维生素 D、烟碱、胆酸钠等。

（二）止咳作用研究

　　咳嗽多由呼吸道黏膜受刺激引起，因此常用化学刺激法、电刺激法和机械刺激法制造咳嗽实验模型，观察药物的镇咳作用。

（三）祛痰作用研究

　　药物的祛痰作用大多为增加呼吸道腺体的分泌，使痰液变稀；或降低痰液中的黏性成分，使痰的黏性降低；又或增加呼吸道黏膜上皮细胞纤毛的运动，使痰液易于咳出。常用的祛痰作用研究方法有呼吸道分泌液量测定法、呼吸道分泌液中的黏性成分测定法和气管纤毛运动法等。

（四）平喘作用研究

　　平喘作用研究包括离体和整体实验以及与哮喘有关的抗过敏实验。

　　1. 离体实验　采用气管容积、气管螺旋条、气管环、气管片等离体实验法观察药物舒张支气管平滑肌的作用。

　　2. 整体实验　以卵蛋白、灭活百日咳杆菌疫苗以及氢氧化铝干粉致敏法制作大鼠哮喘模型，观察呼吸参数及病理组织学的改变；以组胺、乙酰胆碱喷雾致喘或卵蛋白引喘，观察用药前后哮喘豚鼠喘息发作潜伏期、喘息发作动物数的变化；以肺溢流实验观察用药前后肺通气的变化；以哮喘气道反应性测定法观察用药前后哮喘豚鼠气道反应性的变化等。

　　3. 抗过敏及免疫功能实验　观察药物对不同类型的变态反应、腹腔肥大细胞脱颗粒实验和同种被动皮肤过敏反应实验的影响。测定药物对哮喘动物肺组织过敏介质释放、环磷酸腺苷（cAMP）、血小板活化因子水平和血清中的总 IgE 和特异性 IgE、Th1/Th2 相关细胞因子水平的影响。

（五）其他

痰证是指脏腑气血失和，水湿、津液凝结成痰所产生的各种病证。这些病证往往又与心血管、消化、内分泌、神经等系统疾病相关。因此，对化痰药的研究应注重揭示和胃化痰方药、祛风痰方药、涤痰开窍化浊方药及消痰散结方药等的作用特点和科学内涵，而这些涉及心血管、消化、内分泌、神经等各个系统的实验研究。

三、主要药理作用

化痰止咳平喘药主要治疗咳、痰、喘，故现代药理研究主要从祛痰、止咳、平喘、抗炎、抗病原微生物角度进行研究。其主要药理作用如下：

（一）祛痰

本章药物多具有祛痰作用，且该作用多与其所含的皂苷成分有关，其中以桔梗、前胡、皂荚的祛痰作用最强。其作用有：①恶心性和刺激性祛痰，如皂苷能刺激胃或咽喉黏膜，反射性地引起轻度恶心，增加支气管腺体的分泌，从而稀释痰液，发挥祛痰作用；②减少黏液分泌，如桔梗水提物可抑制卵清蛋白诱导的黏液分泌过多，减少痰液；③溶解痰液，如杜鹃素的祛痰作用主要通过溶解黏液使呼吸道分泌物中的酸性黏多糖纤维中的二硫键（—S—S—）断裂，降低唾液酸的含量，使痰液的黏稠度下降，同时促进气管黏液-纤毛运动，使痰液易于咳出。

（二）止咳

半夏、苦杏仁、贝母、款冬花等中药均有不同程度的镇咳作用。半夏是直接抑制延髓咳嗽中枢。桔梗水煎液能通过增加肺部血管活性肠肽（VIP）、三叶因子3（TFF3）的表达量发挥祛痰镇咳作用。苦杏仁中所含苦杏仁苷在体内能被肠道微生物酶或苦杏仁本身所含的苦杏仁酶水解，产生微量的氢氰酸与苯甲醛，对呼吸中枢有抑制作用，产生止咳作用。枇杷花醇提物具有止咳、祛痰作用，其作用机制可能是通过降低C纤维释放P物质达到止咳作用。

> **知识链接**
>
> #### P物质（SP）与咳嗽的关系
>
> P物质是由11个氨基酸残基组成的神经肽，属于速激肽家族，可与神经激肽（NK）1~3受体结合发挥生物学效应。SP广泛分布于中枢和外周神经系统，主要在脊髓背根神经节中合成，且多存在于A8类痛觉和无髓鞘的C类纤维，向上移行至脊髓后角，向下移行至感觉神经的神经末梢。免疫组化研究证实，SP免疫活性纤维可见于气道上皮、血管周围、黏膜下腺及气道平滑肌等，常分布于血管壁、血管旁。SP存在于感觉神经末梢中，由神经元胞体合成转运而来，当受物理、化学（辣椒素、枸橼酸）、生物性等各种刺激时，可逆向释放进入局部组织中。P物质的释放可引起支气管收缩，血管通透性增加，气管和支气管分泌亢进，咳嗽反射阈值下降等，从而导致咳嗽的产生。

（三）平喘

苦杏仁、浙贝母、桔梗、款冬花等中药有一定的平喘作用。如苦杏仁苷在体内产生的氢氰酸抑制呼吸中枢而平喘；浙贝母碱、款冬花醚提物对支气管有扩张作用；蟛菜素、桔梗皂苷抑制组胺所致的豚鼠支气管痉挛。

（四）抗炎

桔梗、枇杷等中药具有抗炎作用。桔梗皂苷对角叉菜胶致急性炎症和棉球性慢性炎症均有不同程度的抑制作用。桔梗水提物可促进哮喘豚鼠肺组织中的脂氧素释放，起到抗炎作用。桔梗的抗炎活性成分主要是桔梗皂苷 D 和桔梗皂苷 D_3。枇杷叶乙醇冷浸提取物对大鼠角叉菜胶所致的足肿胀局部用药有抗炎作用。枇杷叶中的三萜酸类成分乌苏酸、2α-羟基齐墩果酸和总三萜酸对二甲苯引起的小鼠耳肿胀有抗炎活性。

（五）抗病原微生物

贝母、枇杷等中药具有抗菌作用。贝母碱对卡他球菌、金黄色葡萄球菌、大肠埃希菌、肺炎克雷伯菌有抑制作用。去氢贝母碱和鄂贝定碱对卡他球菌、金黄色葡萄球菌有抗菌活性，且鄂贝定碱对这 2 种菌的抗菌活性高于贝母碱和去氢贝母碱。

（六）其他

除上述主要药理作用外,本章药物还具有其他作用,如半夏抗肿瘤、海藻降血脂、天南星抗惊厥、前胡抗癌和抗心脑缺血、川贝母降压和抗溃疡、款冬花改善血流动力学和抗血小板活化因子、枇杷叶降血糖和抗癌等。

综上所述,化痰止咳平喘药的功效主治及现代药理研究见表 20-1。

表 20-1　止咳化痰平喘药的主要药理作用总括表

药物	药理作用					
	祛痰	止咳	平喘	抗炎	抗病原微生物	其他
半夏	+	+	+	+	+	镇吐,抗肿瘤,抗早孕,抗心律失常,抗溃疡,降血脂
桔梗	+	+		+	+	抗溃疡,解热,镇痛,镇静,降血糖,降血脂,降压
苦杏仁	+	+	+	+	-	镇痛,抗肿瘤,抑制胃蛋白酶活性,抗动脉粥样硬化,抗肾间质纤维化,抗肺纤维化,抗高氧诱导肺损伤,免疫抑制,免疫调节,抗肿瘤,抗溃疡
天南星	+	-	-	-	+	镇静,镇痛,抗惊厥,抗肿瘤
川贝母	+	+	+	+	+	抑菌,松弛胃肠肌,抗溃疡,升高血糖,降压
浙贝母	+	+	+	+	+	兴奋子宫,收缩肠肌,降压,镇静,镇痛
款冬花	+	+	+	+	+	升压,抑制血小板聚集,神经保护,减肥
紫菀	+	+	-	-	+	抗肿瘤,抗氧化,利尿通便,抗病毒
前胡	+	-	+	+	+	抗过敏,抗心律失常,扩张血管,抗血小板聚集

第二节　常 用 中 药

案例导入

半夏炮制减毒

对于半夏毒性的认识,古代就有记载。如《本草正义》记载:"究之古用半夏治痰,惟取其涎多而滑降,且兼取其味辛而开泄,本未有燥湿之意,惟其涎荟甚,激刺之力甚猛,故为有毒之品,多服者必有喉痛之患,而生姜则专解此毒。古无制药之法,凡方有半夏者,必合生姜用之,正取其克制之义。而六朝以降,始讲制药。"半夏作为临床最常用的药材之一,其毒性对临床使用的影响不可忽视。炮制半夏常用于有毒中药临床使用前的降毒、解毒,主要是通过影响药材中的相关成分含量实现的。随着研究手段的深入和研究角度的拓展,有关炮制半夏解毒机制的研究近年来也在不断深入。

一、半夏

半夏为天南星科植物半夏 *Pinellia ternate*（Thunb.）*Breit.* 的干燥块茎，又名地文、守田等。夏、秋二季采挖，洗净，除去外皮和须根，晒干。广泛分布于我国长江流域以及东北、华北等地区。

半夏味辛，性温，有毒，归脾、胃、肺经，具有燥湿化痰、降逆止呕、消痞散结的作用；外用消肿止痛。主治湿痰寒痰、咳喘痰多、痰饮眩悸、风痰眩晕、痰厥头痛、呕吐反胃、胸脘痞闷，梅核气；外治痈肿痰核。

（一）药效物质基础

半夏块茎含挥发油、胆碱（choline）、尿黑酸（homogentisic acid）、甲硫氨酸（methionine，Met）、甘氨酸（glycine，Gly）、左旋麻黄碱（L-ephedrine）、胡芦巴碱（trigonelline），以及多糖、有机酸等。

（二）功效主治与主要药理作用及机制

半夏为燥湿化痰之要药，善治各种湿痰病证，主治湿痰寒痰、咳喘痰多、痰饮眩悸、风痰眩晕、痰厥头痛、呕吐反胃、胸脘痞闷，梅核气；外治痈肿痰核。依据其功效主治，近年来的药理作用研究主要集中在镇咳、祛痰、镇吐、抗溃疡等方面（图 20-1）。

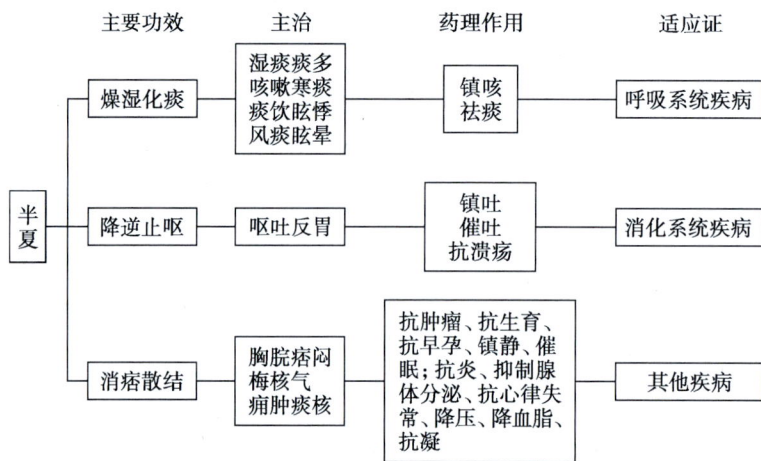

图 20-1　半夏的功效主治与药理作用

1. 镇咳、祛痰　生半夏、姜半夏、明矾（清）半夏对电刺激猫喉上神经所致的咳嗽有镇咳作用。半夏镇咳的部位在咳嗽中枢，镇咳的成分为生物碱，且半夏水提物的镇咳作用强于醇提物、野生半夏优于栽培半夏。

半夏水煎剂腹腔注射可抑制大鼠毛果芸香碱对唾液分泌的促进作用，酚红法实验显示清半夏乙醇提取物有一定的祛痰作用，而生半夏未见明显作用。半夏贮存时间越长，祛痰作用越强，该研究结果与"半夏陈者佳"的说法一致。

2. 镇吐、催吐　制半夏具有镇吐作用，而生半夏具有催吐作用。制半夏能延长硫酸铜致犬呕吐的潜伏期或不发生呕吐，能拮抗皮下注射盐酸阿扑吗啡犬的呕吐，此作用不受川乌的影响，其作用机制可能与制半夏能抑制迷走神经传出活动有关。有效成分为生物碱。

3. 抗溃疡　不同方法炮制的半夏具有不同的作用。生半夏可减少胃液中的 PGE_2 含量，对胃黏膜的损伤较大；而姜半夏可消除生半夏对胃肠黏膜的刺激性，保护胃黏膜的正常功能。制半夏可抑制胃液分泌，降低胃液酸度，其水提醇沉液能降低游离酸和总酸的酸度，并能抑制胃蛋白酶活性,对急性胃黏膜损伤有保护和促进恢复作用。

4. 抗肿瘤　半夏可消肿散结,具有抗肿瘤作用。制半夏水煎液可抑制基质金属蛋白酶活性并发挥抑制肿瘤生长和转移的作用。生半夏水提物可抑制人胃癌 BGC823 细胞增殖以及侵袭,其作用机制可能与抑制丝氨酸蛋白酶活性、降低人缺氧诱导因子-1α(hypoxia-inducible factor-1α,HIF-1α)蛋白表达有关。半夏蛋白、多糖、生物碱均有抗肿瘤作用。半夏多糖具有较强的单核吞噬细胞系统激活作用,能通过诱导肿瘤细胞凋亡产生抗肿瘤作用。

5. 其他　半夏还具有抗生育、抗早孕、镇静、催眠、抗炎、抑制腺体分泌、抗心律失常、降压、降血脂、抗凝等作用。

(三)药动学研究

灌胃后,胡芦巴碱可被小肠直接吸收,给药后约 3 小时达最大吸收,属中速吸收药物。胡芦巴碱从血浆迅速向组织转移,以原型随尿液排泄;$t_{1/2}$ 为 2.2 小时,表观分布容积(V_d)为 0.64L/kg,提示在体内不易蓄积,分布容积较小。给家兔耳缘静脉注射,其药-时曲线符合二室模型。

(四)现代应用

半夏可用于咳嗽痰多,治疗呼吸系统疾病,如慢性支气管炎、喘息性支气管炎;也可用于胃气不降、脘痞恶心,治疗消化系统疾病,如急、慢性胃炎,消化不良。

临床上,生半夏还用于治疗甲状腺肿瘤,其现代药理作用值得进一步研究。

(五)不良反应

生半夏对口腔、喉头和消化道黏膜有强烈的刺激性,误食可使口腔和舌咽部产生麻木、肿痛,出现张口困难、胃部不适、恶心及胸前压迫感等,严重的可使呼吸迟缓而不整,最后麻痹而死亡。

(六)毒理作用

姜制半夏的 LD_{50} 为(1.23 ± 0.032)g/kg。

1. 生殖毒性　生半夏粉 9g/kg 灌胃对妊娠大鼠和胚胎均有毒性;制半夏汤剂 30g/kg(相当于临床常用量的 150 倍)能引起孕鼠阴道出血,胚胎早期死亡数增加,胎鼠体重降低;生半夏汤剂 30g/kg 对大鼠妊娠和胚胎的毒性与制半夏汤剂无差异,说明半夏的生殖毒性不因炮制而改变。

2. 抗早孕作用　半夏蛋白被认为是半夏中抗早孕的有效成分或有效成分之一。半夏蛋白 30mg/kg 对小鼠具有抗早孕作用,抗早孕率高达 100%,给药 24 小时就可见血浆孕酮水平下降,子宫内膜变薄,胚胎停止发育。半夏蛋白直接注入子宫角能产生明显的抗兔胚泡着床作用,注射 500μg 时抗着床率达 100%。半夏蛋白的抗着床作用原因可能是该蛋白结合母体和/或子体细胞膜上的某些糖结构,改变细胞膜的生物学行为。

3. 致畸、致癌、致突变　各种半夏水煎剂均有致畸作用,以生半夏最为显著;2 种制半夏注射剂诱发突变的概率与致突变剂丝裂霉素相近。微核分析发现,姜半夏不仅能致母体细胞遗传物质改变,而且还可通过胎盘屏障对胎儿的细胞产生诱变作用。

4. 其他　半夏的毒性物质毒针晶上带有天南星科植物特有的单子叶植物凝集素类蛋白,可诱导中性粒细胞迁移,增加腹腔渗出液中的 PGE_2 含量,引起强烈的炎症刺激性。

二、桔梗

本品为桔梗科桔梗属植物桔梗 *Platycodon grandiflorum*(Jacq.)A.DC. 的干燥根,生用、炒用或蜜制用。

桔梗味苦、辛,性平,归肺经,具有宣肺、利咽、祛痰、排脓功效,用于咳嗽痰多、胸闷不畅、咽痛音哑、肺痈吐脓。

（一）药效物质基础

桔梗根含多种皂苷,迄今已分离出 18 种,主要为桔梗皂苷(platycodin)。混合皂苷水解产生的苷元为三萜酸的混合物,包括桔梗皂苷元(platycodigenin)、远志酸(polygalic acid)以及桔梗酸 A、B、C(platycogenic acid A、B、C)。另外,还含有桔梗聚糖(platycodonin)、α-菠菜甾醇(α-spinasterol)等。

（二）功效主治与主要药理作用及机制

桔梗有宣肺、利咽、祛痰、排脓功效,近年来药理作用研究主要集中在镇咳、祛痰、抗炎等方面。

1. 祛痰、镇咳　麻醉犬、猫灌服桔梗水煎剂可使呼吸道黏液分泌量显著增加,产生祛痰作用。桔梗皂苷 D 和桔梗皂苷 D_3(单体皂苷)调控大鼠和小鼠呼吸道黏蛋白的释放,增加支气管腺体分泌,产生祛痰作用。桔梗水煎液能通过增加肺部血管活性肠肽(VIP)、三叶因子3(TFF3)的表达量发挥祛痰镇咳作用。桔梗水提物对机械刺激咳嗽动物模型的镇咳效果明显。(图 20-2)

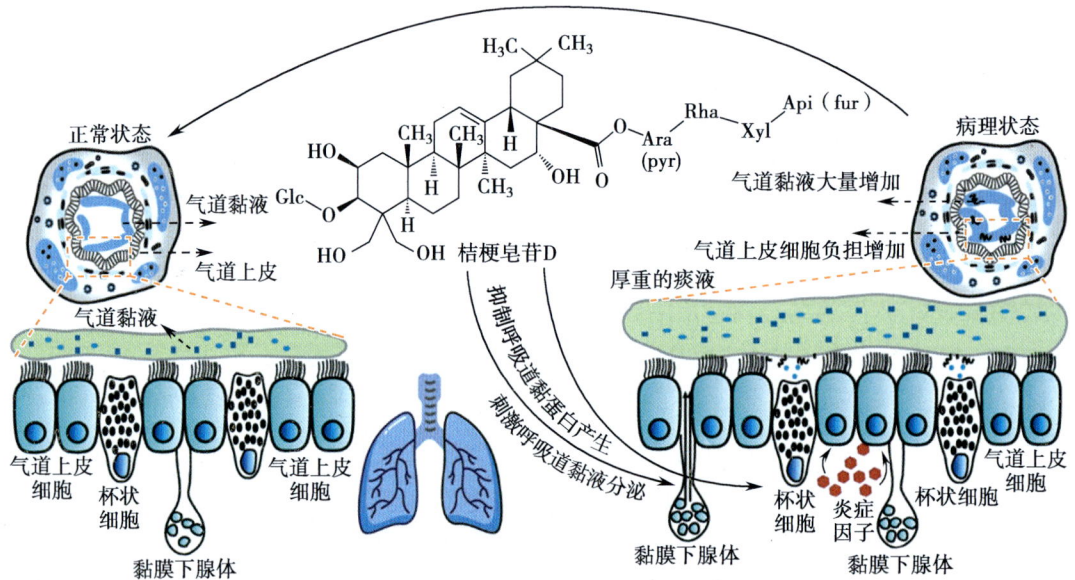

图 20-2　桔梗皂苷 D 祛痰的作用机制

2. 抗炎　桔梗皂苷能通过抑制 NF-κB、iNOS 和 COX-2 的活性,发挥抗炎作用。桔梗皂苷经由 ROS-PKCδ-MAPK 通路抑制 NF-κB 的活化,进而抑制丙烯醛所诱导的 A549 中黏蛋白5AC(MUC5AC)基因的表达。(图 20-3)

桔梗还具有降血糖、降血脂、免疫调节、抗氧化、抗肿瘤等作用。

（三）现代应用

桔梗可用于咳嗽痰多,治疗呼吸系统疾病,如上呼吸道感染、急慢性支气管炎。临床研究表明,桔梗还可治疗咽喉炎、声带小结、声带息肉、慢性鼻炎等。

（四）不良反应

桔梗口服一般无毒副作用,偶见恶心、呕吐,重者可见四肢出汗、乏力、心烦。桔梗能导致局部组织兴奋,诱发接触性皮炎及溶血。桔梗皂苷有很强的溶血作用,溶血指数为1∶10 000,故不能静脉注射给药。桔梗也是一种中枢神经系统抑制剂,可导致低血压休克。

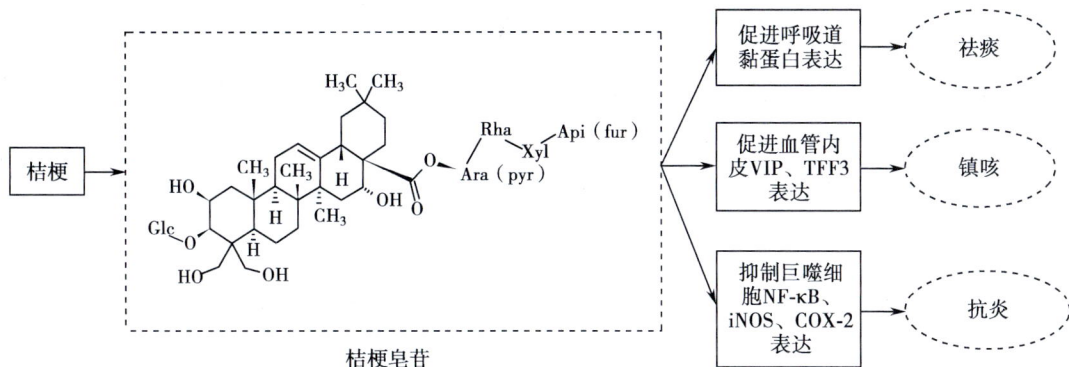

图 20-3　桔梗有效成分药理作用整合机制图
VIP：血管活性肠肽；TFF3：三叶因子 3；NF-κB：核因子 κB
iNOS：诱生型一氧化氮合酶；COX-2：环氧合酶-2

（五）毒理作用

小鼠灌胃桔梗煎剂的 LD_{50} 为 24g/kg。桔梗皂苷的小鼠、大鼠的灌胃 LD_{50} 分别为 420mg/kg 和大于 800mg/kg，腹腔注射的 LD_{50} 分别为 22.3mg/kg 和 14.1mg/kg。豚鼠腹腔注射桔梗皂苷的 LD_{50} 为 23.1mg/kg。

三、苦杏仁

本品为蔷薇科杏属植物山杏 *Prunus armeniaca* L. var. *ansu* Maxim.、西伯利亚杏 *Prunus sibirica* L.、东北杏 *Prunus mandshurica*（Maxim.）koehne 或杏 *Prunus armeniaca* L. 的干燥成熟种子。夏季 6—7 月采收成熟果实，除去果肉及核壳，晾干，生用或炒用。

苦杏仁味苦，性微温，有小毒，归肺、大肠经，具有降气止咳平喘、润肠通便功效，主治咳嗽气喘、胸满痰多、肠燥便秘。

（一）药效物质基础

苦杏仁中含脂肪油约 50%，苦杏仁苷（amygdalin）约 3%，以及多种游离氨基酸。此外，尚含有苦杏仁苷酶（amygdalase）、苦杏仁酶（emulsin）及樱苷酶（prunase）等。

（二）功效主治与主要药理作用及机制

1. 镇咳、平喘、祛痰　苦杏仁苷被酶分解产生的氢氰酸和苯甲醛对呼吸中枢有抑制作用，使呼吸加深，咳嗽减轻，痰易咳出。苦杏仁苷能通过增加肺表面活性物质蛋白的表达，对体外高氧损伤的早产鼠肺泡Ⅱ型细胞（AECⅡ）模型有一定保护作用。

2. 抗炎　杏仁的胃蛋白酶水解产物对大鼠棉球肉芽肿炎症有抑制作用，但不抑制角叉菜胶引起的大鼠足跖肿胀及佐剂所致大鼠关节炎一、二期损伤的发展，能延长佐剂性关节炎大鼠优球蛋白溶解时间，抑制结缔组织增生。苦杏仁中胃蛋白酶水解产物和蛋白质成分 KR-A、KR-B 有明显抗炎作用。苦杏仁苷能有效调节 TNF-α、IL-1β、COX-2、c-Fos 和 iNOS 等因子的表达，发挥抗炎镇痛作用。

3. 泻下　苦杏仁含油脂而质润，有润肠通便作用。

4. 抗肿瘤　苦杏仁苷水解生成的氢氰酸和苯甲醛对肿瘤细胞呈现协同性杀伤作用。苦杏仁苷可通过调节 Bax 和 Bcl-2 的表达，诱导人 DU145 和 LNCaP 前列腺癌细胞的凋亡，下调 SNU-C4 人结肠癌细胞中细胞周期相关基因表达。（图 20-4）

（三）药动学研究

苦杏仁生品、炮制品和苦杏仁苷灌胃给药后未检测到原型，检测到脱去葡萄糖的代谢物

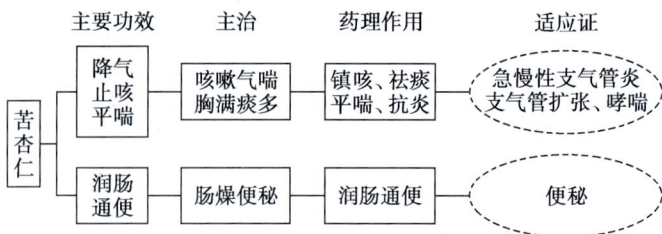

图 20-4　苦杏仁的功效主治与药理作用

野樱苷,主要以代谢产物野樱苷的形式分布到组织和随尿液排泄。苦杏仁苷静脉注射符合二室模型,家兔和人 $t_{1/2\alpha}$ 分别为 38 分钟和 6 分钟,分布于血液及血流量丰富的器官,还分布于肌肉组织;$t_{1/2\beta}$ 为 1~2 小时,主要以原型随尿液排出,而大鼠尿液中还可检测到 7 种代谢产物。

（四）现代应用

苦杏仁可用于咳喘,治疗急慢性支气管炎;用于肠燥便秘,治疗习惯性便秘。

（五）不良反应

口服大量苦杏仁、苦杏仁苷会引起严重中毒,机制是氢氰酸与细胞线粒体内的细胞色素氧化酶 Fe^{3+} 起反应,从而抑制酶的活性,使组织细胞呼吸受阻,导致死亡。中毒症状有眩晕、头痛、呼吸急促、恶心、呕吐、发绀、昏迷、惊厥等,心电图 T 波改变、房性期前收缩,停药后以上反应均可消失。严重者救治不当可致死亡。

（六）毒理作用

苦杏仁苷小鼠静脉注射的 LD_{50} 为 25g/kg,腹腔注射的 LD_{50} 为 8g/kg。

第三节　经典复方

小青龙汤

本方出自张仲景的《伤寒论》,由麻黄(去节)9g、芍药 9g、细辛 6g、干姜 6g、炙甘草 6g、桂枝(去皮)9g、五味子 6g、半夏 9g 组成。

（一）功效主治与主要药理作用

小青龙汤具有解表散寒,温肺化饮,止咳平喘功效;主治外感风寒,内停水饮,痰饮喘咳。本方具有止咳、平喘、抗过敏、抗炎、抗菌等作用,具体表现如下。

1. 平喘　小青龙汤水煎液灌胃对动物哮喘有明显抑制作用,其醇提液以及含药血清可松弛豚鼠离体气管平滑肌,并能拮抗组胺、乙酰胆碱对气管平滑肌的致痉作用。小青龙汤预防给药可通过提高和激活 $CD8^+$ 及双阴性 T 细胞,抑制由变应原所引起的支气管炎症。小青龙汤激动卵蛋白致敏的几内亚猪支气管 β_2 受体,松弛支气管,抑制嗜酸性粒细胞脱颗粒反应而发挥平喘作用。本方平喘机制与下列作用环节有关:①稳定肥大细胞膜,抑制肥大细胞脱颗粒,显著减少组胺、5-羟色胺(5-HT)分泌量。②上调哮喘大鼠肺组织肾上腺糖皮质激素受体(GCR)、β 肾上腺素受体(β-AR)表达,提高 cAMP 浓度和血浆皮质酮(B)水平。③影响体内 IL-4、IL-12 细胞因子的表达,从而扭转辅助性 T 细胞-1/辅助性 T 细胞-2(Th1/Th2)失衡。④减轻气道炎症,影响支气管哮喘大鼠 $TGF-\beta_1/Smad3$ 信号通路而拮抗气道重塑,降低气道高反应性。

2. 抗过敏　小青龙汤抑制卵清蛋白(OVA)诱发的嗜酸性细胞脱颗粒反应,抑制小鼠迟发型过敏反应和 EA、豚鼠蛋清致敏 IgE 抗体血清引起的豚鼠被动皮肤过敏反应,其机制主要是抑制肥大细胞脱颗粒释放组胺;降低 IgE 水平,抑制过敏反应慢反应物质 LTC4 释放,降低炎症介质分泌,从而改善鼻黏膜水肿,缓解鼻炎症状。

3. 止咳　小青龙汤显著延长二氧化硫和浓氨水刺激所引起的小鼠咳嗽潜伏期。

4. 抗炎、抗内毒素　小青龙汤对组胺、5-羟色胺引起的炎症反应有抑制作用,并促进小鼠抗内毒素抗体的产生。

小青龙汤还有调节免疫、解热、抗癌等药理作用。(图 20-5)

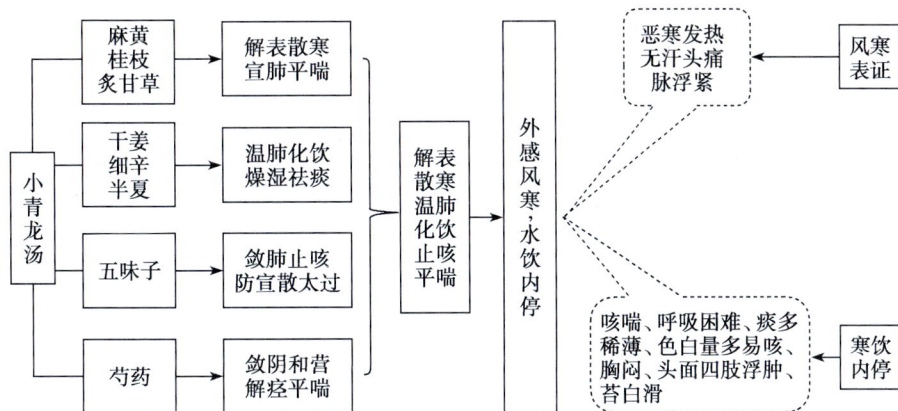

图 20-5　小青龙汤组方配伍与功效主治解析图

(二) 药效物质基础与配伍机制

含细辛、桂枝、五味子的小青龙汤醇提取液能直接松弛气管平滑肌,并显著对抗氯化钡所致气管平滑肌的痉挛性收缩;去麻黄、半夏后的小青龙汤醇提取液也有很强的解痉作用;麻黄、细辛、五味子水煎剂的解痉作用,较小青龙汤醇提取液、水煎剂和麻黄、细辛、干姜水煎剂强,上述结果提示五味子在全方发挥平喘作用中具有重要地位。此外,对乙酰胆碱造成的豚鼠离体肺支气管平滑肌痉挛,麻黄松弛支气管平滑肌,增加肺灌流量的作用非常显著,五味子、白芍同样有显著作用,细辛、半夏作用不明显,而桂枝、甘草的作用相反;对组胺造成的支气管平滑肌痉挛,细辛的松弛作用非常显著,五味子、半夏、干姜的作用不显著,而桂枝的作用相反。麻黄、五味子、白芍和细辛组成的方剂增加肺灌流量的效应优于小青龙汤全方。

(三) 药代动力学

大鼠灌服小青龙颗粒后,麻黄碱和伪麻黄碱血浆 C-T 曲线呈一室模型,$t_{1/2}$ 分别约为 1 小时和 3 小时。人口服小青龙汤后,麻黄碱的 t_{max} 为 1~4 小时,尿中麻黄碱、去甲麻黄碱、伪麻黄碱和去甲伪麻黄碱的排泄 $t_{1/2}$ 为 4~5 小时。

(四) 临床应用

小青龙汤可用于外寒里饮喘咳,治疗支气管炎、喘息型支气管炎,且对过敏性鼻炎也有效。

(五) 不良反应

有报道,服用小青龙汤(加熟附片)后 2 小时,出现全身风团样皮疹,瘙痒难忍。用小青龙汤治疗过敏性鼻炎时,出现消化道症状和皮肤瘙痒感等副作用。小青龙汤辛温偏燥,不宜久服。有些虚火上炎的患者服后出现喉痛、虚汗、口鼻发热、耳鸣、大便秘结等症状,甚至出现心跳加快、血压升高,严重者可致眩晕和咳痰带血。

学习小结

```
                          ┌─ 痰证的传统与现代医学认识 ─┐
                          │                          │
                   ┌─ 概述 ┼─ 现代药理研究思路与方法 ──┼─ 祛痰
                   │       │                          │  止咳
                   │       ├─ 主要药理作用 ───────────┤  平喘
                   │       │                          │
 化痰              │       └─ 物质基础与作用机制 ──────┘
 止咳 ─────────────┤
 平喘              │                          ┌─ 功效相关的药理作用
 药                │                          │  物质基础及作用机制
                   ├─ 常用中药 ─ 半夏、桔梗、─┤  药动学、现代临床应用
                   │            苦杏仁         │  不良反应
                   │
                   │                          ┌─ 功效相关的药理作用
                   └─ 经典复方 ─ 小青龙汤 ────┤  物质基础及作用机制
                                               └─ 配伍研究
```

（郭　洁）

复习思考题

1. 半夏能否用于妊娠呕吐？为什么？
2. 试述半夏的主要活性成分及其体内过程。

第二十一章

安 神 药

学习目标

通过本章的学习,理解心神不宁证的现代认识,掌握安神药与功效相关的主要药理作用,以及常见药物酸枣仁、远志及经典名方的药效物质基础、药理作用及作用机制。此外,通过对安神类中药研究的常见思路、方法和动物模型的介绍,了解本类药物药理学研究的基本思路方法,进一步增强对安神药科学本质的探究欲。

第一节 概 述

凡以安神定志为主要作用,用于治疗以心神不宁病证为主的药物称安神药。安神药性味多属甘平,主入心、肝经,主要具有重镇安神、养心安神等功效。根据安神药的来源及临床应用不同,可将其分为重镇安神药、养心安神药 2 类。前者多为矿石、化石类药物,质重性降,可重镇安神,如磁石、龙骨、朱砂、琥珀等,主要用于心火炽盛、痰火扰心、肝郁化火及惊吓等引起的心神不宁、心悸失眠、肝阳眩晕、惊痫等实证;后者多为植物种子类药,质润性补,可养心血、安心神,如酸枣仁、柏子仁、远志、灵芝等,主要适用于阴血不足、心脾两虚、心肾不交等导致的虚烦不眠、心悸怔忡、健忘多梦、遗精、盗汗等虚证。

一、对主治病证的认识

中医认为心神不宁证可由多种病因引发,如心火亢盛、痰浊内阻、暴受惊恐、血亏阴虚、心气不足、心肾不交、心虚胆怯,以及饮食不节致胃中不和等均可致心神不宁而不寐。

西医学认为,心神不宁证常见于由外部因素(如对睡眠环境的抵抗,各种应激事件所致的情感、认知、生理紊乱),以及精神、躯体疾病因素引起的多种睡眠障碍,常用镇静催眠药、抗抑郁药、激素(如褪黑素)等进行治疗。

二、主要研究思路与方法

安神药的临床适应证与中枢神经系统异常兴奋有关。在睡眠障碍动物模型上,除了可选择成熟的睡眠剥夺疾病模型,建立对应的中医失眠病证结合动物模型外,还要考虑建立镇静、抗惊厥、改善学习记忆力等模型,多角度、多层次地进行药效评价及机制研究,并且研究结果能阐释其"安神定志"功效的科学内涵。现有的常用研究方法如下:

(一)中医病证模型的研究

心悸是指患者自觉心中悸动、惊惕不安,甚则不能自主的一种病证,临床上多呈发作性,每因情志波动或劳累过度而发作,常伴胸闷、气短、失眠、健忘、眩晕、耳鸣等症。重镇安神药、养心安神药均对心悸有着治疗作用,故以心悸模型开展对安神药的研究。心悸模型尚未见病证结合动物模型,仅有疾病动物模型,即心律失常动物模型。常用的心律失常造模法包括药物法(乌头碱诱发法、三氯甲烷诱发法、强心苷诱发法、氯化钡或氯化钙诱发法、麻醉剂诱发法、烟碱诱发法、维拉帕米诱发法等)、电刺激法(电刺激诱发心房和心室颤动法、电刺激兔下丘脑诱发法等)和其他诱发法。

(二)镇静与催眠作用研究

镇静作用主要用于观察安神药的养心安神作用。镇静的实验方法较多,如抖笼换能器法、走动时间法、举双前肢法、红外探测法等,主要观察药物对动物自发活动的影响。

催眠作用主要用于观察安神药的脑保护及睡眠改善作用。催眠实验主要观察药物对戊巴比妥钠的协同作用,包括对阈上剂量的戊巴比妥钠所致小鼠睡眠时间的影响(延长催眠作用时间)及对阈下剂量的戊巴比妥钠所致小鼠睡眠率的影响(加强催眠作用),以此观察药物对抗中枢神经兴奋药的作用。

(三)抗惊厥作用研究

惊厥发作与脑内的单胺类神经递质水平密切相关。用于抗惊厥药物筛选的实验有很多,分为体外实验和体内实验,其中体内实验有化学物质致惊厥等方法。

(四)抗癫痫作用研究

癫痫发作是脑神经元异常和过度超同步化放电造成的。癫痫模型可分为体外模型和整体模型。前者包括神经元模型和脑片模型,主要用于抗癫痫药物的筛选,探讨抗癫痫药物的量效关系;比较成熟的癫痫模型有谷氨酸(Glu)兴奋性模型、海人酸癫痫模型等。后者通常包括急性癫痫模型、慢性癫痫模型、遗传性癫痫模型和抵抗性癫痫模型。急性癫痫模型包括最大电休克模型和戊四氮癫痫模型。慢性癫痫模型根据给予刺激的强度和引起的病情严重程度不同,又可以分为点燃模型、持续性癫痫模型、自发性癫痫模型。

(五)抗抑郁作用研究

抗抑郁药物研究常采用行为绝望模型、慢性应激模型、获得性无助模型、嗅球损毁模型、先天性抑郁模型、递质耗竭模型,根据药物作用特点选取指标。在上述模型中均可用开场实验评价动物的活动能力,以水迷宫实验等评价动物的学习记忆能力。可通过检测中枢单胺能神经递质、糖皮质激素受体及神经细胞生长发生相关的调控蛋白,进一步研究药物作用机制。

(六)抗焦虑作用研究

抗焦虑作用研究可选择高架十字迷路实验、明暗箱实验、孔板实验、开场实验、爬梯实验、隔离诱导的攻击实验等,以通过检测动物在易致焦虑环境中的活动时间、群居接触实验中动物的主动接触时间或者通过观察动物焦虑时的自发行为、隔离诱导攻击实验中的攻击行为等来判断中药的抗焦虑作用。

三、主要药理作用

现代药理研究认为,安神药能治疗各种心神不安病证,主要与下列药理作用有关。

(一)镇静催眠

本类药物可使实验动物的自主活动减少;能增加戊巴比妥钠阈下剂量所致的小鼠入睡动物数,延长戊巴比妥钠阈上剂量所致的小鼠睡眠时间;抑制苯丙胺等中枢兴奋药的作用。

笔记栏

重镇安神类中药的这些作用多与无机元素的成分和含量关系密切。如龙骨含 $CaCO_3$、$Ca_3(PO_4)_2$、MgO、Fe_2O_3 及少量 Al^{3+}、Mg^{2+}、Cl^- 等,其镇静催眠作用的物质基础主要为碳酸钙、磷酸钙及某些有机物。磁石的主要成分是四氧化三铁(Fe_3O_4),其镇静作用与 Fe^{2+}、Cu^{2+}、Mn^{2+}、Co^{2+} 等的存在有一定联系。琥珀具有中枢抑制作用,物质基础为琥珀酸。养心安神类中药的有效部位多为皂苷类、黄酮类及生物碱类等。如酸枣仁的有效部位为酸枣仁皂苷、黄酮、总生物碱及酸枣仁油等,能改善睡眠质量,通过降低胺类神经递质、氨基酸类神经递质而产生镇静作用;远志的有效部位为皂苷类化合物。柏子仁皂苷和柏子仁油均具有镇静催眠作用。

(二) 抗惊厥

多数药物能降低戊四氮引起的小鼠阵挛性惊厥的发生率,延长士的宁所致的小鼠惊厥的潜伏期及死亡时间,对大鼠听源性惊厥、小鼠电惊厥等亦有一定程度的拮抗作用。磁石能对抗戊四氮诱发的小鼠惊厥作用。

(三) 抗焦虑

部分安神药具有抗焦虑作用。朱砂主要含硫化汞(HgS),可通过降低脑部的 5-羟色胺(5-HT)含量发挥抗焦虑作用;酸枣仁醇提物可提高小鼠脑内的 γ-氨基丁酸(γ-aminobutyric acid,GABA)含量,增强 γ-氨基丁酸受体 1(γ-aminobutyric acid receptor 1,GABAR1)表达,降低谷氨酸(glutamic acid,Glu)含量及 N-甲基-D-天冬氨酸受体 1(N-methyl-D-aspartate receptor 1,NMDAR1)表达,从而发挥抗焦虑作用。

(四) 抗抑郁

远志及其提取物均有抗抑郁作用,但远志水煎剂的抗抑郁作用优于远志多糖。远志醇提物可以改善小鼠的抑郁状态,其作用机制可能与阻断单胺类神经递质重摄取有关。远志酊有抗抑郁作用,且呈剂量依赖性,其抗抑郁的作用机制可能与增加脑组织内的单胺神经递质含量有关。

(五) 改善学习记忆功能

部分安神药物能改善记忆获得障碍及记忆再现障碍模型动物的学习记忆能力,提高动物的空间辨识能力。远志煎剂可以改善东莨菪碱所致的记忆获得障碍模型小鼠、记忆巩固障碍模型小鼠、脑老化鼠、D-半乳糖模型鼠的学习记忆能力。该作用可能涉及的机制有:①调节脑内的单胺类神经递质含量;②抗氧化作用,抑制氧化损伤所致的脑组织炎症因子含量的增加;③远志多糖能增加脑内的乙酰胆碱(acetylcholine,ACh)和脑源性神经营养因子(brain-derived neurotrophic factor,BDNF)含量。

(六) 对脑损伤的保护

部分药物能从清除体内自由基、抗脂质过氧化等角度对缺血性脑损伤发挥保护作用;也可通过减轻兴奋性氨基酸的神经毒性、减少神经元细胞凋亡、改善脑损伤神经细胞的形态等环节保护脑神经细胞。远志干预后可改善锰中毒小鼠的学习记忆能力,而其改善锰中毒小鼠学习记忆能力的机制可能与远志上调蛋白激酶 A(protein kinase A,PKA)的表达及促进神经发生有关。朱砂、雄黄成分在安宫牛黄丸改善脑损伤、促清醒中发挥积极作用。

(七) 其他

部分安神药尚具有增强免疫功能、抗心肌缺血、降血压等作用。

安神药的主要药理作用见表 21-1。

表 21-1　安神药的主要药理作用总括表

类别	药物	药理作用				
		镇静催眠	抗惊厥	改善学习记忆功能	增强免疫	其他
养心安神药	酸枣仁	+	+	+	+	镇痛、降温、降血脂、降血压、抗心律失常、抗动脉粥样硬化、抗肿瘤、抗抑郁、抗焦虑
	远志	+	+	+		镇咳、祛痰、抗抑郁、益智健脑、延缓衰老、降血压、抑制胃肠运动、抗肿瘤、抑菌、兴奋子宫、保护脑损伤
	灵芝	+	+	+	+	延缓衰老、抗肿瘤、降血糖、抗炎、抗过敏、保肝、抗菌
	合欢皮	+	+		+	抗肿瘤
	柏子仁	+	+	+		
重镇安神药	龙骨	+	+			促凝血、收敛、固涩、抗病毒、抗氧化、抗肿瘤、抗衰老、降血糖
	朱砂	+	+			镇咳祛痰、解毒、抗焦虑、保护脑损伤
	磁石	+	+			抗炎、止血、镇痛、补血
	琥珀	+	+			

第二节　常　用　中　药

案例导入

酸枣仁的基本情况

　　酸枣仁始载于《神农本草经》,列为上品,为中药中养心安神药的一种。《神农本草经疏》云:"酸枣仁……其实酸平,仁则兼甘。……专补肝胆,亦复醒脾。……熟则芳香,香气入脾,故能归脾。能补胆气,故可温胆。母子之气相通,故亦主虚烦、烦心不得眠。其主心腹寒热,邪结气聚,及四肢酸疼湿痹者,皆脾虚受邪之病,脾主四肢故也。胆为诸脏之首,十一脏皆取决于胆,五脏之精气皆禀于脾,故久服之,功能安五脏。"酸枣仁是野生果实类品种中销售量最大的品种,最近几年的年交易额总量达到 3 亿元上下,我国产的年销量为 2 000 多吨,进口货在 2 000 吨上下。酸枣仁是近年市场上的热销品种,需求明显增加,需求量刚性强。

一、酸枣仁

　　酸枣仁为鼠李科植物酸枣 *Ziziphus jujuba* Mill. var. *spinosa*(Bunge)Hu ex H. F. Chou 的干燥成熟种子。秋末冬初采收成熟果实,除去果肉和核壳,收集种子,晒干。

笔记栏

酸枣仁性味甘酸、平,归肝、胆、心经,具有养心补肝、宁心安神、敛汗、生津的功效,用于虚烦不眠、惊悸多梦、体虚多汗、津伤口渴。

（一）药效物质基础

酸枣仁主要含三萜类如白桦脂酸(betulinic acid)、白桦脂醇(betulin)等,皂苷类如酸枣仁皂苷(jujuboside)A、B、B_1 等,黄酮类如斯皮诺素(spinosin,别名棘苷)、酸枣黄素(zivulgarin)等,生物碱类如酸枣仁碱(sanjoinine)A、B、D、E、F、G、I、K 等;此外,还含有脂肪油类、氨基酸、微量元素、多糖类成分以及丰富的钾、钙、钠等常量元素。

（二）功效主治与主要药理作用及机制

酸枣仁有养心补肝、宁心安神、敛汗、生津的功效。近年来的药理作用研究主要集中在镇静催眠、抗焦虑、抗惊厥、抗抑郁等方面。

1. 镇静催眠　酸枣仁,《神农本草经》主烦心不得眠,今医家两用之,睡多生使,不得睡炒熟。酸枣仁有镇静、催眠作用。酸枣仁皂苷等有效部位能抑制正常小鼠的自发活动,抑制苯丙胺的中枢兴奋作用,协同巴比妥类药物的中枢抑制作用。酸枣仁可改善睡眠质量,其作用特点主要是影响慢波睡眠的深睡阶段,可延长慢波睡眠深睡的平均时间,增加深睡的发作频率,对慢波睡眠中的浅睡阶段和快波睡眠无影响。该作用与酸枣仁皂苷 A 和 B、总黄酮、总生物碱以及不饱和脂肪酸等密切相关。其作用机制可能与降低大鼠脑组织的氨基酸类神经递质含量有关(图 21-1)。

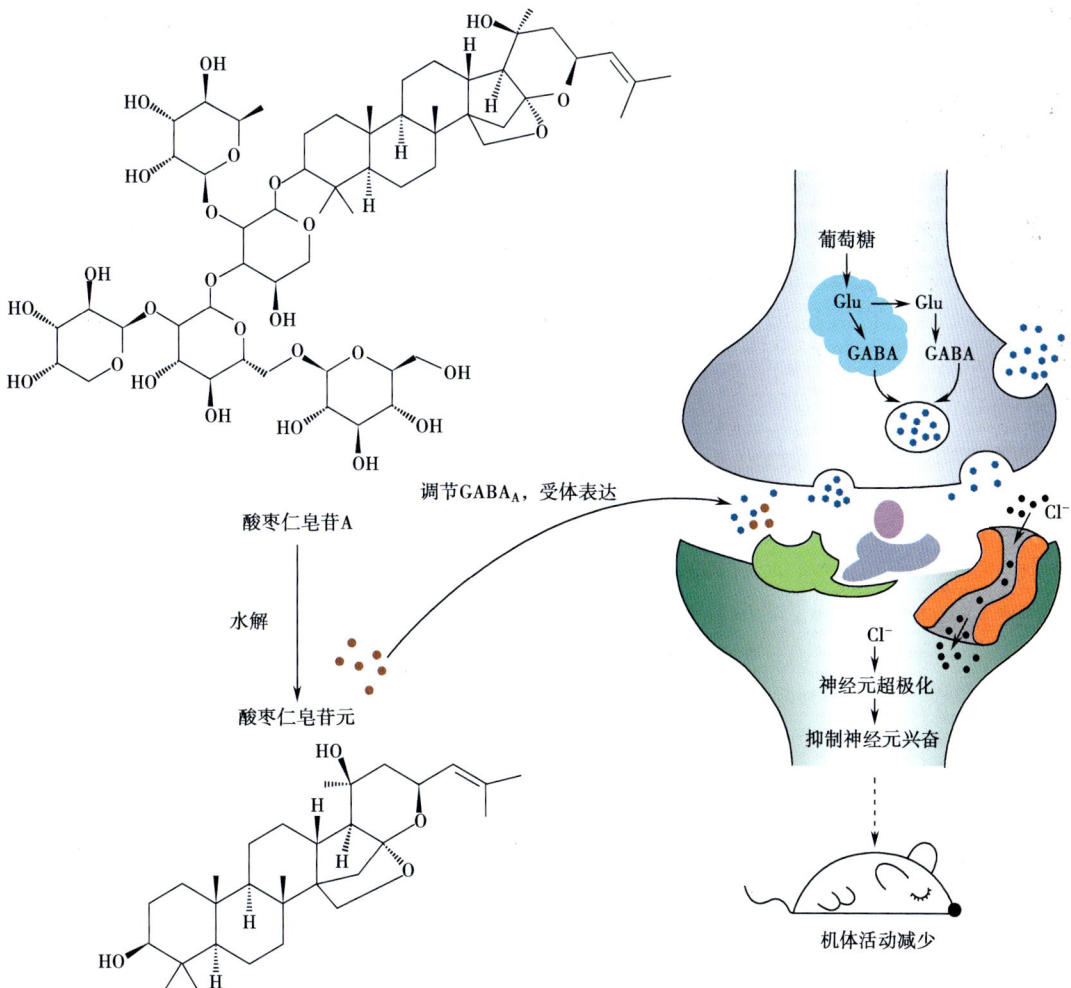

图 21-1　酸枣仁皂苷镇静催眠的作用机制

GABA$_A$ 受体与镇静催眠作用

酸枣仁中的皂苷类成分主要通过 GABA$_A$ 受体产生镇静催眠作用。一方面酸枣仁皂苷 A 可调节突触后膜 GABA$_A$ 受体的表达,增加突触后神经元对 GABA 的响应;另一方面酸枣仁皂苷 A 可水解为酸枣仁皂苷元,与突触后膜 GABA$_A$ 受体结合。GABA$_A$ 受体激活后,突触后膜的氯离子通道开放,氯离子大量流入神经元内,神经元出现超极化,兴奋被抑制,机体活动减少,产生镇静催眠作用。

2. 抗焦虑　酸枣仁具有抗焦虑作用。酸枣仁中的抗焦虑物质以多糖和黄酮类物质为主,皂苷的含量较低。酸枣仁多糖和黄酮类可降低大鼠脑组织前额叶中的 5-HT 和多巴胺(dopamine,DA)含量,是抗焦虑的物质基础。其作用机制为可以调节中枢神经系统海马的去甲肾上腺素(norepinephrine,NE)和皮质区的 DA。酸枣仁中的生物碱成分酸枣仁碱 A 也可通过增强 GABA$_A$ 受体亚基 α 和 γ 的表达,提高小脑中的氯离子浓度而发挥抗焦虑作用。

3. 抗抑郁　酸枣仁水煎液、酸枣仁生物碱可减少慢性束缚所致的抑郁模型大鼠的游泳时间和悬尾不动时间。酸枣仁总黄酮能减少行为绝望抑郁小鼠的强迫游泳和悬尾不动时间。生、炒酸枣仁均具有抗抑郁作用,且两者合用优于生、炒酸枣仁单用。其抗抑郁的作用机制为抑制突触间隙 5-HT 的重摄取,增加突触后膜的 5-HT$_{1A}$ 受体含量,提高中枢 5-HT 系统的功能和兴奋性;抑制突触间隙 DA 的重摄取,提高中枢部分脑区的 DA 含量。

4. 抗惊厥　酸枣仁皂苷显著降低戊四氮引起的惊厥率。酸枣仁总黄酮拮抗咖啡因诱发的小鼠中枢兴奋作用而降低小鼠的惊厥率。其机制可能与调节神经递质含量有关。

5. 改善学习记忆　酸枣仁水煎液、酸枣仁黄酮可缩短东莨菪碱所致的记忆获得障碍小鼠在复杂水迷宫内由起点抵达终点的时间,减少错误次数;可延长乙醇所致的记忆再现障碍模型小鼠首次错误出现的时间,并减少错误发生率。酸枣仁加锌合剂对小鼠睡眠剥夺引起的学习记忆能力下降有所改善,能较好地维持小鼠已获得的学习记忆能力。

6. 脑保护　酸枣仁总皂苷能减少缺血脑组织的含水量,具有抗氧化作用,降低脑组织肌酸激酶(creatine kinase,CK)及乳酸脱氢酶(lactate dehydrogenase,LDH)活性,减轻脑神经细胞损害。酸枣仁皂苷类是脑保护作用的有效部位。酸枣仁总皂苷可能通过减少脂质过氧化物丙二醛(malondialdehyde,MDA)含量、提高脑组织中的超氧化物歧化酶(superoxide dismutase,SOD)活性或降低乳酸含量而发挥脑保护作用;酸枣仁皂苷 A 能抑制脑组织 Glu 免疫组化阳性细胞的表达、减少神经元细胞凋亡,从而产生脑保护作用。

7. 增强免疫　明显增强小鼠的体液免疫和细胞免疫。酸枣仁多糖能提高小鼠的淋巴细胞转化率及溶血素抗体水平,增强小鼠巨噬细胞的吞噬功能,增强小鼠的迟发型超敏反应,并能拮抗环磷酰胺对迟发型超敏反应的抑制。此外,还可对抗被 ^{60}Co 照射的小鼠白细胞数量的减少。

8. 抗心律失常　酸枣仁水提物抑制在体家兔的心率,对乌头碱、三氯甲烷、氯化钡诱发的实验动物心律失常有对抗作用。

9. 抗心肌缺血　在整体动物和细胞水平上均有抗心肌缺血作用。酸枣仁总皂苷明显减少缺氧缺糖、氯丙嗪、丝裂霉素所致的心肌损伤,可对抗注射垂体后叶素造成的大鼠心肌缺血性心电图的异常变化。酸枣仁总皂苷抗大鼠心肌缺血、保护缺氧心肌细胞的作用与其清除脂质过氧化物、增加心肌细胞膜蛋白激酶 Cε（protein kinase Cε，PKCε）表达、抗 Ca²⁺ 超载有关。

10. 抗动脉粥样硬化　酸枣仁皂苷 A、B 抑制动脉粥样硬化的形成和发展。其作用机制可能与其抑制血管平滑肌细胞过度增殖、降低血压和调理血脂、载脂蛋白以抑制动脉粥样硬化形成和发展有关。

11. 其他

（1）降血脂：酸枣仁总皂苷降低正常大鼠的血清总胆固醇（TC）、低密度脂蛋白胆固醇（LDL-C）水平，升高高密度脂蛋白胆固醇（HDL-C）水平。酸枣仁油降低鹌鹑高脂模型的甘油三酯（TG）、TC、低密度脂蛋白（LDL）水平，减轻肝脂肪变性。

（2）抗脂质过氧化反应：酸枣仁有清除自由基的作用。酸枣仁总皂苷减少 MDA 含量、提高 SOD 活性。

此外，酸枣仁尚有镇痛、降温、抗缺氧、抗烫伤、抗炎、降血压等作用。（图 21-2）

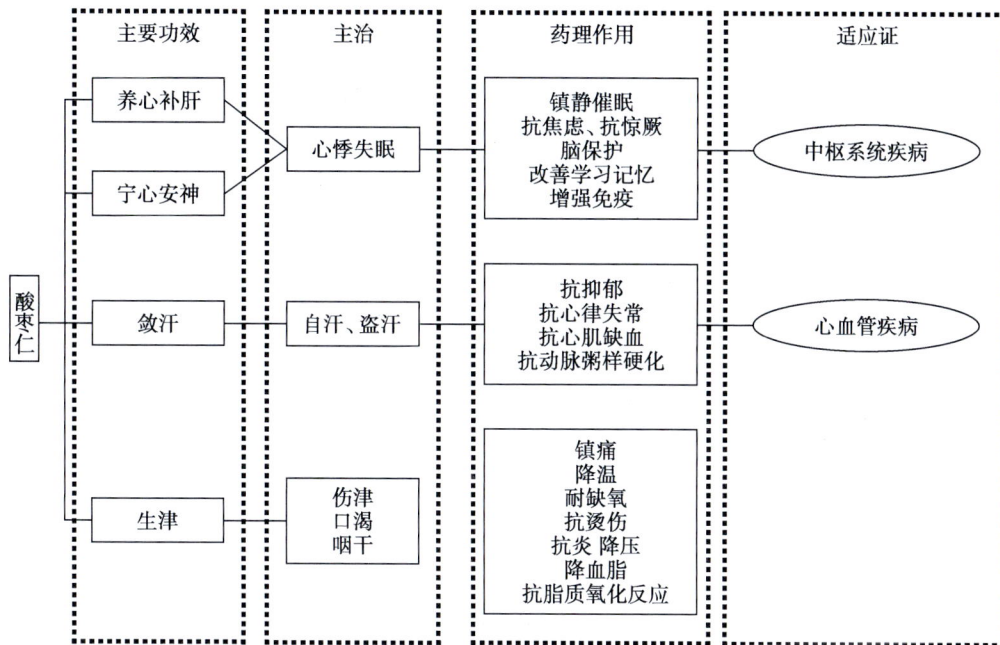

图 21-2　酸枣仁的功效主治与药理作用

（三）药动学研究

大鼠灌服酸枣仁总黄酮后，血浆中可检测到原型黄酮成分酸枣仁黄酮碳苷（棘苷）和 6‴-阿魏酰酸枣仁黄酮碳苷及 8 个代谢物；灌服提取物后，棘苷的 C-T 曲线符合一室模型，吸收慢，t_{max} 为 5 小时左右，$t_{1/2}$ 为 6 小时。棘苷静脉注射符合二室模型，快速向组织广泛分布，肝浓度最高，其次是脾和肾，睾丸和脑中最低，中央室表观分布容积为 14L/kg；$t_{1/2α}$ 为 7 分钟，$t_{1/2β}$ 约为 1 小时。大鼠灌服总黄酮后，尿液和粪便中主要以原型形式排出。

（四）现代应用

酸枣仁可以治疗中枢疾病，如生酸枣仁散用于神经衰弱、失眠属于心血虚者；还可以用于心血管疾病的治疗，如心律失常、冠心病、心绞痛、高血压、脑动脉硬化等。

（五）不良反应

酸枣仁中含三萜类物质，用量过大可致口唇麻木、咽喉堵塞感、舌强、流涎、四肢麻木、心律失常等症状。

（六）毒理作用

酸枣仁水煎液小鼠腹腔注射的 LD_{50} 为（14.3±2.0）g/kg；酸枣仁醇提物小鼠静脉注射的 LD_{50} 为（27.5±2.4）g/kg。

二、远志

远志为远志科远志属植物远志 *Polygala tenuifolia* Willd. 或卵叶远志 *Polygala sibirica* L. 的干燥根。

远志性温，味苦、辛，归心、肾、肺经，具有安神益智、交通心肾、祛痰、消肿功效，用于治疗心肾不交引起的失眠多梦、健忘惊悸、神志恍惚、咳痰不爽、疮疡肿毒、乳房肿痛等。

（一）药效物质基础

远志含多种皂苷类，其苷元均为齐墩果烷型三萜，水解后得到 2 个皂苷元，即远志皂苷元 A、B，还分离出细叶远志皂苷、黄花倒水莲皂苷 A、3,4,5-三甲氧基肉桂酸、对甲氧基肉桂酸和肉桂酸；另含有糖脂类、咕吨酮类、生物碱类以及挥发油类等。

（二）功效主治与主要药理作用及机制

远志具有安神益智，交通心肾，祛痰，消肿功效。依据其功效主治，近年来药理作用研究主要集中在镇静催眠、抗惊厥、祛痰镇咳、益智健脑等方面。

1. 镇静催眠、抗惊厥　远志能明显减少小鼠自发活动次数，协同戊巴比妥钠的催眠作用。远志醇提物明显降低戊四氮所致小鼠惊厥的发生率。

2. 祛痰、镇咳　远志及其炮制品均有较强的止咳化痰作用，能显著减少浓氨水所致小鼠的咳嗽次数增多，增加气管酚红的分泌量。

3. 抗抑郁　远志醇提物能显著减少抑郁模型小鼠的悬尾不动和强迫游泳不动的时间，为远志抗抑郁的有效部位。

> 🔍 **知识链接**
>
> **远志抗抑郁的机制**
>
> （1）调节单胺类神经递质：远志 3,6′-二芥子酰基蔗糖（3,6′-disinapoyl sucrose，DISS）对 5-羟色胺酸诱导的小鼠甩头行为具有增强作用，能提高育亨宾致小鼠的毒性，对阿扑吗啡诱导的小鼠体温下降有显著拮抗作用。
>
> （2）调节神经内分泌：远志醇提物中寡糖酯类成分明显降低慢性应激抑郁模型大鼠血清促肾上腺皮质素释放素（CRH）、促肾上腺皮质激素（ACTH）、血清皮质醇（COR）的含量。
>
> （3）保护神经细胞：远志中的寡糖酯类成分对高浓度谷氨酸造成的神经细胞株 PC12 损伤有保护作用；可使慢性应激抑郁模型大鼠海马区神经元凋亡调控基因 Bcl-2 表达增强、Bax 表达减弱，调控 Bcl-2 和 Bax 比例，进而抑制神经细胞的凋亡，减少外界刺激对脑部神经元的损害。

4. 益智健脑、延缓衰老　远志明显改善东莨菪碱所致痴呆模型小鼠的学习记忆功能，可提高 D-半乳糖致衰老模型小鼠血清 SOD 和肝细胞 GSH-Px 的活力，并降低 MDA 含量。

知识链接

远志益智健脑的机制

（1）抗氧化：远志总皂苷提高脑组织的总抗氧化能力。

（2）提高胆碱能神经系统功能：远志皂苷可抵抗 β 淀粉样蛋白（Aβ）和鹅膏蕈氨酸引起的胆碱能系统功能的降低，显著升高脑内 M 受体密度、ACh 含量及胆碱乙酰转移酶（ChAT）活性和降低胆碱酯酶（AChE）活性。

（3）保护神经细胞：远志皂苷可改善 Aβ1-40 和鹅膏氨酸建立的阿尔茨海默病（AD）模型大鼠神经细胞的病理形态和数量减少，还能够减少神经细胞的凋亡、促进神经干细胞的增殖。

此外，远志对糖尿病周围神经病变（DPN）大鼠周围神经损伤具有明显的改善作用，尚有抑制胃肠运动、抗肿瘤、抑菌、兴奋子宫、降血压等作用。

（三）药动学研究

腹腔注射东莨菪碱致记忆障碍模型大鼠灌服远志水提物后，血浆中能检测到 3,6'二芥子酰基蔗糖和远志酮Ⅲ等。3,6'-二芥子酰基蔗糖呈现双峰吸收，达峰时间分别为 15 分钟和 150 分钟。远志酮Ⅲ亦呈现双峰吸收，达峰时间分别为 15 分钟和 180 分钟。

健康家兔禁食 12 小时，自由饮水。按 5g/kg 剂量，一次经灌胃途径给予远志。以远志的代谢产物 TMCA（3,4,5-三甲氧基肉桂酸）为指标，采用反向高效液相色谱法，分析远志体内代谢过程。远志体内过程符合二室模型。主要药动学参数：$t_{1/2\alpha}$ 为（60.08±15.99）分钟，$t_{1/2\beta}$ 为（55.49±1.63）分钟，t_{max} 为（4.00±9.93）分钟，C_{max} 为（1.43±0.17）mg/L。

（四）现代应用

远志可以治疗神经症、神经衰弱；可用于咳嗽痰多，治疗呼吸系统疾病，如急慢性支气管炎、喘息型支气管炎；对小儿轻度脑功能障碍综合征（小儿多动症）也有效。

（五）不良反应

不良反应少见，主要为过敏症状相关报道，伴胸闷、皮肤瘙痒，经镇静和抗过敏治疗均能痊愈。但生远志的急性毒性较大，若使用过量或使用时间较长，对胃肠运动有显著抑制作用，并能导致胃肠道明显胀气，出现肠壁变薄等现象。

（六）毒理作用

远志根皮小鼠灌胃的 LD_{50} 为（10.03±1.98）g/kg。远志全根的 LD_{50} 为（16.95±2.01）g/kg。根部木心用至 75g/kg，动物仍未出现死亡。100% 远志注射液给小鼠灌胃的 LD_{50} 为 22.5/kg。远志皂苷对胃黏膜有刺激作用。

第三节 经典复方

酸枣仁汤

酸枣仁汤源于东汉医家张仲景所著《金匮要略》，由酸枣仁 15g、甘草 3g、知母 6g、茯苓 6g、川芎 6g 组成。

（一）功效主治与主要药理作用

酸枣仁汤具有养血安神、清热除烦的功效，主治肝血不足，虚热内扰所致的虚烦不眠。与功效主治相关的药理作用主要有镇静催眠、抗焦虑、抗惊厥、抗抑郁、促进学习记忆能力、改善睡眠结构、脑保护等。

1. 镇静催眠　本方对正常小鼠及血亏阴虚型失眠模型大鼠均有镇静催眠作用，能减少小鼠自主活动次数，协同戊巴比妥钠的中枢神经系统抑制作用。

2. 抗焦虑　本方明显增加高架十字迷宫焦虑模型动物进入开放臂次数和在开放臂停留时间。

3. 抗惊厥　本方有较好的抗苯甲酸钠咖啡因溶液所致小鼠惊厥的作用，延缓惊厥致死作用。

4. 抗抑郁　本方明显缩短小鼠强迫游泳和悬尾不动时间，增加抑郁模型大鼠脑内单胺类神经递质 5-HT、NA 的含量。

5. 促进学习记忆能力　Morris 水迷宫实验发现，酸枣仁汤对正常小鼠、血亏阴虚型失眠模型大鼠、睡眠剥夺大鼠的学习记忆能力有促进作用，对东莨菪碱及乙醇所致的记忆障碍均有显著改善作用。

6. 改善睡眠结构　能延长电刺激所致失眠大鼠的慢波睡眠 1 期（SWS1）及慢波睡眠 2 期（SWS2）。

7. 脑保护　能改善血亏阴虚型失眠大鼠脑部超微结构病理改变；具有抗氧化作用；下调脑组织 Glu/GABA 比值并增强 $GABA_AR$ 表达，调控中枢神经系统兴奋性与抑制性神经递质的动态平衡，从而起到脑保护作用。

此外，还有抗动脉粥样硬化、抗心律失常、保肝、降血脂等作用。

（二）药效物质基础与配伍机制

1. 药效物质基础　酸枣仁汤主要含有黄酮、皂苷、多糖、挥发油类等成分。黄酮类成分主要来自酸枣仁、甘草及知母，皂苷主要来源于酸枣仁及知母，多糖主要来自茯苓、知母及甘草，挥发油主要来源于川芎。酸枣仁汤可被检测到芒果苷、甘草酸、甘草苷、棘苷、阿魏酸、菝葜苷元、酸枣仁皂苷 A、酸枣仁皂苷 B 等有效成分。酸枣仁汤镇静催眠的物质基础主要为皂苷、黄酮、脂肪油类等部位。酸枣仁汤抗焦虑作用的物质基础主要是酸枣仁汤多糖和黄酮类部位。

2. 配伍机制　酸枣仁汤的组方原理主要从镇静催眠、抗焦虑作用方面进行研究。采用均匀设计法研究，发现全方中除了酸枣仁外，其余 4 味药物减少小鼠自发活动次数的作用强度依次为茯苓>知母>川芎>甘草。采用正交设计进行抗焦虑作用研究，发现含酸枣仁汤全部组分的配方及含多糖和黄酮类组分的配方均有一定抗焦虑作用。其抗焦虑作用机制与降低高架十字迷宫焦虑模型动物小鼠脑组织 5-TH、NE 含量，升高脑组织神经肽 β-内啡肽（β-EP）含量，提高脑组织 $GABA_A$ 受体 mRNA 表达有关。

（三）药代动力学

大鼠灌服酸枣仁汤后，血浆可检测到原型成分阿魏酸、棘苷、异甘草素葡萄糖芹糖苷、知母皂苷 E、知母皂苷 B-Ⅱ、洋川芎内酯 H、草酸、甘草皂苷 G_2 及芒果苷和代谢产物；芒果苷血浆 C-T 曲线符合一室模型，吸收慢，t_{max} 为 6 小时左右，$t_{1/2}$ 约 5 小时。

（四）临床应用

酸枣仁汤可用于肝血不足型虚烦失眠、心悸，治疗神经衰弱、失眠、心律失常、心肌炎。酸枣仁汤对抑郁症也有效。临床上，本方加减还可治疗冠心病、原发性高血压、肝炎等。

学习小结

```
                        ┌─ 对主治病证的认识
                        │
              ┌─ 概述 ──┼─ 主要研究思路与方法        镇静催眠
              │         │                           抗惊厥
              │         └─ 主要药理作用与作用机制 ── 抗抑郁
              │                                      抗焦虑
    安神药 ───┤                                      改善学习记忆功能
              │                                      对脑损伤的保护
              │                                      其他
              │
              │                                      来源采制
              └─ 常用中药 ── 酸枣仁 ──               药效物质基础
                                                     主要药理作用和作用机制
                                                     有效成分的药动学研究
                                                     现代应用
                                                     不良反应
```

（郭 洁）

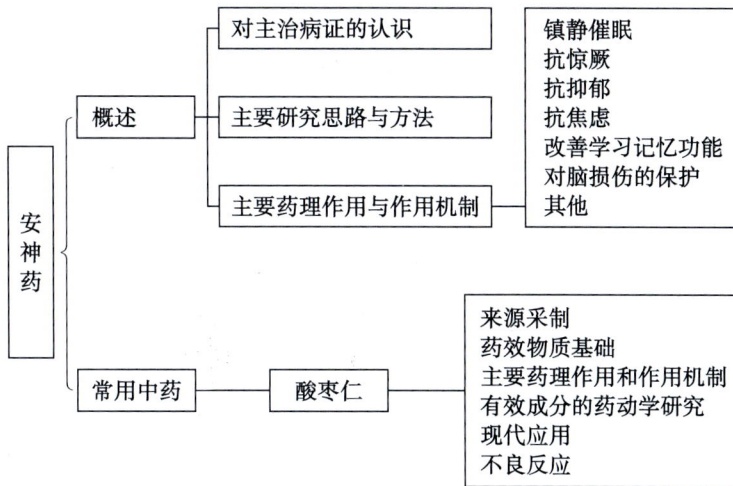

扫一扫，
测一测

复习思考题

1. 试述安神药"安神定志"功效的药理学依据。
2. 观察安神药的镇静催眠作用常用哪些实验方法？
3. 试述酸枣仁镇静催眠作用的主要成分和作用机制。

第二十二章

平肝息风药

学习目标

通过学习平肝息风药的中药药理研究思路、常用研究方法以及天麻和钩藤的药理作用、作用机制、药效物质基础和药动学特点,掌握与功效相关的主要药理作用;了解平肝息风药的药理研究现状,使学生具备进行平肝息风类中药药效及物质基础研究、指导临床合理及安全用药的基本能力。

第一节 概　　述

凡以平肝潜阳、息风止痉为主要作用,主治肝阳上亢或肝风内动病证的药物称平肝息风药。此类药物多性寒或平,归肝经,具有平肝潜阳、息风止痉等功效。依据其功效侧重不同,可分为平抑肝阳药和息风止痉药。平抑肝阳药适用于肝阳上亢证,代表性药物有石决明、珍珠母、牡蛎、罗布麻、代赭石、刺蒺藜等;息风止痉药适用于肝风内动惊厥抽搐证,代表性药物有天麻、钩藤、羚羊角、牛黄、地龙、全蝎等。部分药物兼有镇惊安神、凉血、清肝明目、降逆、祛风通络等功效,用于心神不宁、血热出血、目赤、呕吐、呃逆、痹痛等。

一、对主治病证的认识

中医认为,肝阳上亢证主要是由于肾阴不足,不能滋养于肝阴,肝肾阴虚,阴不维阳,水不涵木,而致肝阳亢盛。肝阳上亢证的主要症状为头痛、目眩、耳鸣、面赤、舌红、脉弦滑或弦细等,与西医学中高血压的症状相似。肝风内动又有虚实之分。实证者,邪热炽盛,燔灼肝经,热盛而动风,肝阳升腾亦可化风,可见高热、抽搐、牙关紧闭,颈项强直,四肢拘急抽动,强直性抽搐,甚至角弓反张,舌红或红绛,苔黄燥或黄腻,脉象弦滑,与西医学中乙型脑炎、流行性脑脊髓膜炎、破伤风等疾病引起的高热惊厥症状相似。虚证者,肝之阴虚血亏,筋脉失养,生风而动,主要症状为手足震颤、抽搐痉挛、甚或猝然跌仆、神志不清、口眼㖞斜、舌强、半身不遂等,或头晕目眩,头痛、肢体麻木、乏力,舌质干红少津,脉象弦细或细数等,与西医学中脑血管病及其后遗症、癫痫、帕金森病等神经功能损伤或紊乱的表现相似。

二、主要研究思路与方法

平肝息风药的现代研究思路主要依据其功效主治,结合中医用药临床经验与所治疾病的病因及生理病理过程进行。肝阳上亢、肝风内动证的临床表现与高血压、高热惊厥、癫痫、脑血管意外等表现相似,故平肝息风药的药理研究主要集中在降压、抗惊厥、抗癫痫、抗血栓等方面。

（一）降压作用研究

采用多种实验性高血压(两肾一夹、电或噪声刺激、肾素诱导等)、自发性及基因工程高血压动物模型,观察药物对血压、心电图、血流动力学等指标的影响。还可根据临床常见的证型,建立高血压病证结合模型,观察药物的降压作用。在明确降压作用后,还可选择相应的实验和指标进一步探究其作用机制。例如通过切断脊髓来判断药物降压作用是在中枢还是在外周部位、药物是否有利尿作用等;对于治疗肝阳偏亢型高血压的药物,还可观测垂体-肾上腺轴内分泌的变化,如儿茶酚胺、17-羟皮质类固醇等;对于治疗阴虚阳亢型高血压的药物,可测定交感-β受体-环核苷酸系统功能等。

（二）抗惊厥、抗癫痫作用研究

采用物理、化学或精神性刺激等致惊厥模型,电极刺激点燃诱发癫痫模型,最大电休克致癫痫模型,化学致惊厥剂大剂量可以诱发的癫痫持续状态模型,原发性癫痫大小鼠模型等观察药物的抗惊厥、抗癫痫作用,主要观察药物是否能降低动物惊厥、癫痫的发生率或病死率。并围绕与惊厥、癫痫相关的病理机制,观察大脑皮质、海马、杏仁核等组织的病理变化,脑内兴奋性和抑制性神经递质的变化如 γ-氨基丁酸(γ-aminobutyric acid,GABA)、谷氨酸(glutamic acid,Glu)水平及相关受体活性、离子通道活动、脑电图等,探讨相关作用机制。

（三）抗血栓作用研究

采用动静脉旁路血栓、静脉血栓、冠状动脉血栓、脑动脉血栓形成模型,以及体外血栓形成和溶栓实验,观察药物对血栓重量和长度、血栓形成时间、心脑梗死面积等的影响,并进一步研究其对血小板聚集、纤维蛋白原、纤溶酶原及凝血因子等的影响,从而探究其抗血栓作用的机制。

知识链接

血栓的形成

血栓是导致心肌梗死、脑血管意外的重要原因。血栓是血流在血管内面剥落处或修补处的表面所形成的小块,由聚集的血小板、不溶性纤维蛋白、积聚的白细胞和陷入的红细胞组成。血栓的形成与体内高凝状态、血液流动变缓、血管内皮损伤有密切关系。

三、主要药理作用

（一）镇静、抗惊厥作用

大多数平肝息风药具有不同程度的镇静、抗惊厥作用。如天麻、钩藤、羚羊角、地龙、僵蚕、全蝎、牛黄等能减少动物的自主活动,增强戊巴比妥钠、硫喷妥钠、水合氯醛的中枢抑制作用,对抗戊四氮、咖啡因、士的宁或电刺激所引起的惊厥。天麻、全蝎还有抗癫痫作用,僵蚕还有催眠作用。

（二）降血压作用

天麻、钩藤、羚羊角、地龙、蜈蚣、全蝎、牛黄、刺蒺藜等均有一定的降血压作用,对正常清醒或麻醉的动物、多种实验性高血压动物模型及自发(遗传)性高血压动物模型均有降血压作用,同时临床观察证实其也能有效降低高血压患者的血压。平肝息风药降压的作用机制与扩张外周血管、抑制血管运动中枢、阻滞交感神经、兴奋迷走神经、钙离子拮抗、抑制内源性缩血管物质释放和促进舒血管物质生成等有关。

（三）解热、镇痛

羚羊角、地龙、牛黄具有解热作用;天麻、羚羊角、地龙、牛黄、全蝎、蜈蚣等具有不同程度的镇痛作用。

（四）抗血栓

天麻、钩藤、地龙、全蝎、刺蒺藜、僵蚕等具有不同程度的抗血栓作用,与抑制血小板聚集、增强纤溶作用、抗凝作用、改善血液流变学等有关。

平肝息风药的主要药理作用见表 22-1。

表 22-1　平肝息风药的主要药理作用总括表

药物	镇静催眠	抗惊厥	降血压	抗血栓	其他
天麻	+	+	+	+	改善记忆、抗焦虑、抗抑郁、抗脑缺血及神经保护、抗炎、镇痛、增强免疫、抗心肌缺血、抗衰老
钩藤	+	±	+	+	抗心律失常、抗脑缺血及神经保护、调节平滑肌
羚羊角	+	+	+		解热镇痛、耐缺氧、解痉
全蝎		+	+	+	抗癫痫、抗炎、镇痛、抗菌、杀虫、抗肿瘤
地龙	+	+	+	+	解热、抗心律失常、平喘、抗肿瘤、兴奋子宫平滑肌、增强免疫
牛黄	+	+	+	+	强心、抗心律失常、解热、抗炎、镇痛、镇咳、祛痰、平喘、抗病原微生物、抗肿瘤
僵蚕	+	+	+	+	抑菌、抗肿瘤
蜈蚣		+	+		镇痛
刺蒺藜			+		抗衰老、降血糖、降血脂、抗肿瘤
罗布麻	+		+		强心、降血脂、利尿、抗血小板聚集

第二节　常用中药

案例导入

有临床案例报道,21 岁男患者反复出现眩晕,面红目赤,口苦,急躁易怒,舌质红、舌尖明显,苔薄黄,脉弦,寸脉浮大。服用降压药苯磺酸氨氯地平片,血压波动在 150～170/90～106mmHg,仍有头晕感。查体及辅助检查均正常,腹部 MRI 平扫检查未见肾上腺显著异常。中医诊断为眩晕,肝阳上亢证;西医诊断为高血压。后在服用西药的同时,建议患者注意保证睡眠,低盐低脂饮食,适量运动,并服用天麻钩藤饮,根据血压情况调整中西药结合治疗方案。服药一段时间后,症状减轻,逐渐停用西药,持续服用中药 2 个月巩固。停药后回访,头晕乏力再未发作,血压平稳。

一、天麻

天麻为兰科植物天麻 *Gastrodia elata* Bl. 的干燥块茎,主产于四川、云南、贵州等地。

天麻味甘,性平,归肝经,具有息风止痉、平抑肝阳、祛风通络的功效,用于治疗小儿惊风、破伤风癫痫抽搐、角弓反张、眩晕、头痛、肢体麻木、手足不遂、风湿痹痛等。

(一)药效物质基础

天麻主要含有天麻素,含量约 0.3% 以上;还有天麻苷元(对羟基苯甲醇,*p*-hydroxybenzyl alcohol)、天麻醚苷(gastrodioside)、派立辛(parishin)、N^6-羟苄腺嘌呤核苷(NHBA)、对羟苯甲醛(*p*-hydroxybenzaldehyde)、香荚兰醇、天麻多糖等。现已能人工合成天麻素及天麻苷元。

(二)功效主治与主要药理作用及机制

天麻是治疗肝阳上亢、肝风内动之要药。依据天麻的功效主治,近年来药理作用研究主要集中在镇静催眠、抗惊厥、抗癫痫、改善学习记忆能力、神经元保护、降压、扩张血管、抗血栓形成、抗炎、镇痛等方面。具体表现如下。

1. 镇静催眠　天麻、天麻素、天麻苷元、天麻多糖均能减少小鼠的自发活动,对抗咖啡因引起的中枢兴奋作用;天麻素、天麻苷元、香荚兰醇、N^6-羟苄腺嘌呤核苷(NHBA)可以显著延长戊巴比妥钠引起的小鼠睡眠时间。NHBA 还可以影响睡眠周期,延长非快动眼睡眠时间,对快动眼睡眠时间没有明显影响。天麻多糖可增强氯丙嗪的作用,并对抗苯丙胺所致的小鼠活动亢进。正常人口服天麻素或天麻苷元,脑电图出现嗜睡波型。

知识链接

天麻镇静催眠的作用机制

天麻的镇静催眠作用可能与其降低脑内的多巴胺(DA)、去甲肾上腺素(NA)含量有关。此外,天麻素可以透过血脑屏障降解为天麻苷元,天麻苷元与脑内的抑制性递质 γ-氨基丁酸(GABA)有相似的结构,可以激动 GABA 受体/苯二氮䓬受体,而天麻中对羟基苯甲醛和香草醛等能抑制 GABA 的降解酶(γ-氨基丁酸转氨酶)活性,提高脑内 GABA 含量,增强其中枢抑制作用。NHBA 作为腺苷类似物,除直接增强 GABA 神经元功能,抑制兴奋性神经元去甲肾上腺素和多巴胺神经元功能外,可以激动腺苷 A1 和 A2A 受体,间接促进 GABA 与受体结合,增加睡眠中枢腹外侧视前区 GABA 能神经元的兴奋性,降低大鼠下丘脑/脑干单胺类神经递质 NA 的含量,从而抑制脑内促觉醒系统而发挥镇静催眠作用。对羟基苯甲醛和香草醛能抑制 GABA 的代谢酶活性,增强 GABA 功能。故天麻镇静催眠作用是多种物质、多靶点、多途径共同作用的结果。见图 22-1。

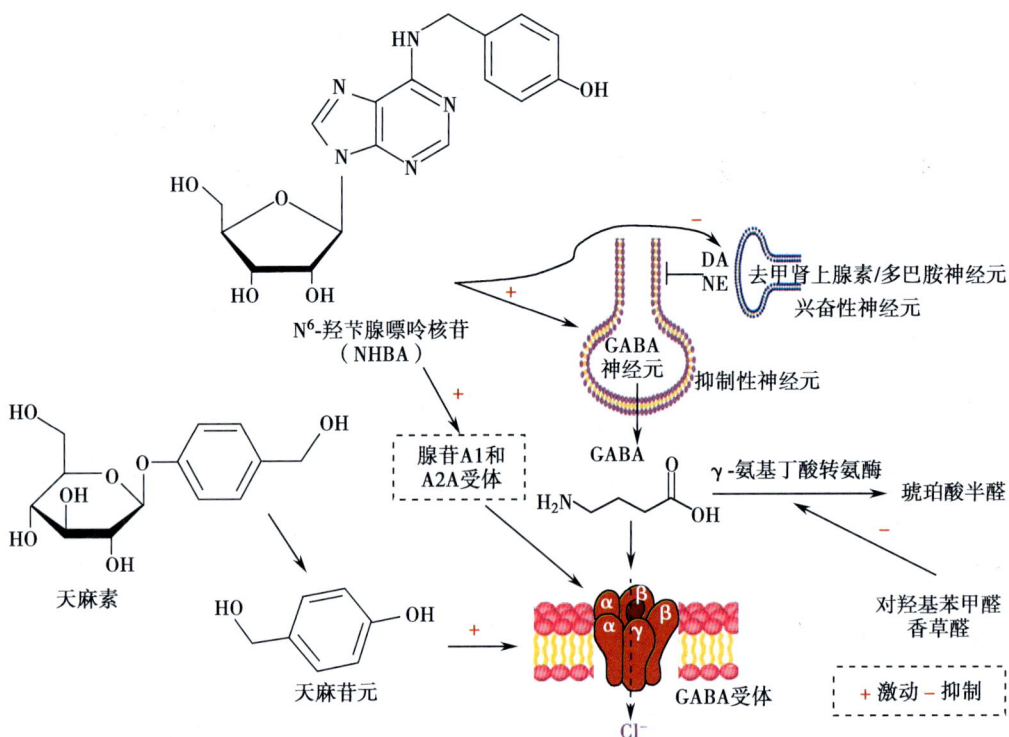

图 22-1 天麻镇静催眠相关的物质基础和作用机制

2. 抗惊厥、抗癫痫 天麻素、对羟基苯甲醇、天麻甲醇提取物的乙醚萃取部分均可拮抗戊四氮所致的惊厥,延长惊厥潜伏期,降低死亡率。天麻可减少红藻氨酸致癫痫发作次数;香草醇可减少氯化铁诱导的大鼠癫痫发作次数;天麻素能拮抗马桑内酯所致的家兔癫痫,延长癫痫潜伏期,减轻大发作程度。天麻抗惊厥、抗癫痫的作用机制与增强中枢抑制性神经递质 GABA 功能和降低脑内 DA、NA 含量,抗氧自由基损伤、激活小胶质细胞,减轻神经元细胞凋亡有关。

3. 增强学习记忆能力 天麻提取物、天麻素、天麻苷元、对羟基苯甲醇、派立辛、天麻多糖等可对抗东莨菪碱、放线酮(环己酰亚胺)或阿扑吗啡引起的学习记忆障碍。天麻、天麻素可以改善阿尔茨海默病小鼠的空间学习记忆能力,减轻 β 淀粉样蛋白的产生。天麻素也能提高左侧大脑中动脉梗塞致血管性痴呆大鼠、帕金森病大鼠、慢性不可预见性温和应激大鼠的学习记忆能力。天麻酚类化合物 4-羟苄基甲醚(4-hydroxybenzyl methyl ether, HBME)可增强正常小鼠的记忆获得、记忆巩固和记忆再现能力,改善多巴胺 D_1 受体拮抗剂 SCH23390 和 PKA 抑制剂 H-89 致记忆缺损。天麻增强学习记忆能力的作用主要与提高脑内胆碱能神经和多巴胺能神经功能,增强突触可塑性和上调抗氧化酶、清除自由基等有关。

知识链接

胆碱能神经功能低下与学习记忆障碍

中枢胆碱能神经功能低下是导致学习记忆障碍的重要因素。脑缺血、铅、铝、东莨菪碱等均可导致脑内胆碱能神经元丢失,ACh 含量降低或功能降低。阿尔茨海默病患者脑内胆碱能神经元丢失是其认知功能障碍的重要原因之一。AChE 是 ACh 的代谢酶。中枢 AChE 抑制剂(多奈哌齐、石杉碱甲等)可以减慢 ACh 的水解而增加脑内 ACh 的含量,已用于临床治疗认知障碍,增强学习记忆能力。

4. 保护神经细胞　天麻素、对羟基苯甲醇、对羟基苯甲醛和香草醇等多种酚性成分均具有保护神经细胞作用。

知识链接

天麻保护神经细胞作用机制

天麻素可以缓解对甲基苯丙酸诱导的神经毒性损伤。天麻素、对羟基苯甲醇可以改善脑缺血再灌注损伤后大鼠的神经功能缺失,缩小脑梗死体积,抑制细胞凋亡。天麻素可以提高胞外信号调节激酶 1/2(ERK1/2)磷酸化水平,上调核因子 E2 相关因子 2(Nrf2)基因表达,增加过氧化氢酶(CAT)、超氧化物歧化酶(SOD)等抗氧化应激蛋白表达,拮抗 Aβ 诱导的大鼠原代神经元氧化损伤;可激活 PI3K-Akt 信号通路保护过氧化氢诱导的神经细胞氧化损伤;可通过上调 p38 磷酸化表达,促进核转录相关因子 Nrf2 核转录,提高抗氧化应激蛋白血红素加氧酶-1(HO-1)表达,减轻 MPP$^+$ 诱导的 SH-SY5Y 细胞氧化损伤和凋亡。天麻素还可以通过调节小鼠星形胶质细胞的胶质细胞源性神经营养因子(GDNF)、Nrf2、HO-1 和 SOD-1 基因表达,缓解 CdCl$_2$ 导致的细胞损伤;通过抑制过度自噬和凋亡以及调节谷氨酰胺合成酶的表达,缓解 LPS 诱导的星形胶质细胞损伤;通过抑制 JNK 磷酸化和 NF-κB 表达,减少脂多糖诱导的小胶质细胞炎症因子(IL-1β、IL-6)的释放,减轻神经系统的炎症反应。

5. 降血压　天麻素、天麻注射液对多种动物均有降低血压的作用,与扩张血管有关。天麻素能增加中央及外周动脉血管顺应性,降低外周血管阻力,增加心脑血管血流量,产生温和降压作用。天麻注射液能明显扩张麻醉大鼠的肠系膜动脉管径,使血流加快,对小静脉的作用不明显。天麻多糖通过促进内源性舒血管物质的生成及抑制内源性缩血管物质的释放,恢复二者拮抗效应的平衡,降低高血压模型大鼠的血压。

6. 抑制血小板聚集、抗血栓　天麻乙酸乙酯部位分离的提取物具有抗花生四烯酸诱导的家兔体外血小板聚集作用。天麻苷元在体内外均能显著抑制血小板聚集活性,可能与抑制细胞外钙离子内流和细胞内钙离子释放有关。天麻能降低花生四烯酸诱导的急性肺血栓小鼠的死亡率。

7. 抗炎镇痛　皮下注射天麻液能抑制乙酸、5-HT、PGE$_2$ 等诱导的大鼠或小鼠的皮肤毛细血管通透性,减轻角叉菜胶诱导的大鼠足趾肿胀和巴豆油致小鼠耳肿胀,提示天麻对炎症早期的渗出反应有抑制作用。另外,天麻素对正常大鼠的机械痛阈和热痛阈均无影响,但可剂量依赖性地抑制乙酸引起的小鼠扭体反应,抑制福尔马林诱致炎性痛的 Ⅰ 相和 Ⅱ 相反应。腹腔注射天麻素还能剂量依赖性地降低大鼠糖尿病诱致神经病理痛的触诱发痛和痛觉过敏,可能与抑制脊髓背角和背根神经节 p-ERK1/2 通路激活有关。

此外,天麻尚有抗焦虑、抗抑郁、抗心肌缺血、抗氧化、延缓衰老、增强免疫功能等作用。(图 22-2)

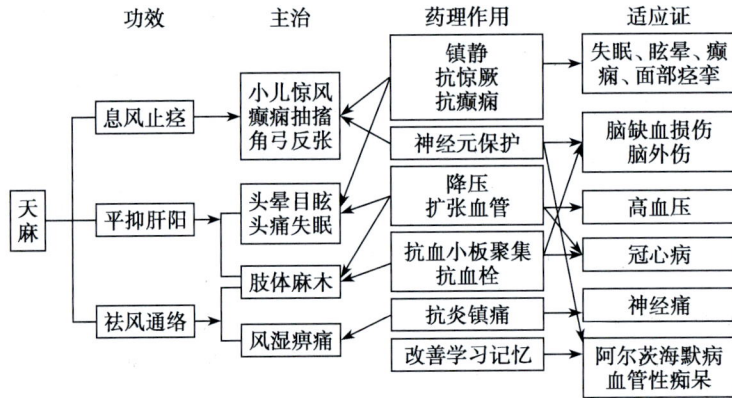

图 22-2　天麻的功效主治与药理作用

（三）药动学研究

口服天麻水提液后,血浆中主要检测到天麻素及苷元。天麻素灌胃给药属于开放性单室模型,静脉注射属于开放性双室模型。天麻素（200mg/kg）在大鼠灌胃给药后吸收快,绝对生物利用度为 86.1%。天麻素的血浆蛋白结合率为 4.3%,苷元为 69%。天麻素的组织分布较广,肾中最高,消化道、肝、肺其次,可透过血脑屏障,但脑中浓度较低且消除快。天麻素的主要代谢物为苷元和对羟基苯-吡喃葡糖醛酸苷,苷元主要经肾排泄。兔、大鼠、犬和人体内天麻素的 $t_{1/2}$ 分别为 38 分钟、8 分钟、105 分钟和 2~4 小时。

（四）现代应用

1. 含天麻的中药复方半夏白术天麻汤、天麻醒脑胶囊可用于治疗肝阳上亢型头痛眩晕,梅尼埃病、椎-基底动脉供血不足引起的眩晕,以及偏头痛、血管神经性头痛;天麻钩藤饮可用于肝阳上亢型高血压、原发性高血压、脑中风恢复期;强力天麻杜仲丸、天麻丸、秦艽天麻汤用于风湿痹痛,可治疗风湿性关节炎、类风湿关节炎、骨关节病等。

2. 天麻素注射液（片、胶囊）可用于神经衰弱、各种原因引起的眩晕、突发性耳聋、前庭神经元炎、椎-基底动脉供血不足、血管神经性头痛（三叉神经痛、坐骨神经痛等）、面部痉挛、失眠等。

（五）不良反应

天麻注射液不良反应较轻,主要表现为口鼻干燥、头昏、胃部不适等。有报道显示,肌内注射天麻注射液致严重的过敏反应甚至休克,内服天麻密环菌片致严重脱发。

（六）毒理作用

小鼠腹腔注射天麻浸膏的 LD_{50} 为 51.4~61.4g/kg,静脉注射的 LD_{50} 为 36.5~43.5g/kg。小鼠急性毒性实验表明,口服和尾静脉注射 5% 天麻素注射液（5 000mg/kg,相当于 20kg 生药）,给药后观察 3 天,未见中毒及死亡。小鼠灌胃给药（25~375mg/kg）天麻素连续 60 天,未见血象、肝肾功能和组织病理改变,且长期服用对小鼠的受孕和生殖能力未见影响。

二、钩藤

钩藤为茜草科植物钩藤 *Uncaria rhynchophylla*（Miq.）Miq. ex Havil.、大叶钩藤 *Uncaria macrophylla* Wall.、华钩藤 *Uncaria sinensis*（Oliv.）Havil.、毛钩藤 *Uncaria hirsuta* Havil. 或无柄果钩藤 *Uncaria sessilifructus* Roxb. 的干燥带钩茎枝,主产于长江以南至福建、广东、广西等地。

钩藤味甘,性凉,归肝、心包经,具有息风定惊、清热平肝的功效,用于治疗肝风内动、惊痫抽搐、高热惊厥、感冒夹惊、小儿惊啼、妊娠子痫、头痛眩晕。

(一) 药效物质基础

钩藤主要含生物碱类、三萜类和黄酮类,以生物碱类成分含量最高;总生物碱含量约为0.22%,主要有钩藤碱(rhynchophylline)、异钩藤碱(isorhynchophylline)、去氢钩藤碱(corynoxeine)、异去氢钩藤碱(isocorynoxeine)等。其中,钩藤碱的含量占34.5%~51%。

(二) 功效主治与主要药理作用及机制

钩藤长于清肝热,平肝阳,有缓和的息风止痉作用,也具有轻清疏泄之性,能清热透邪。依据其功效主治,近年来药理作用研究主要集中在镇静、抗惊厥、脑神经保护、降压、抑制血小板聚集、抗心律失常等方面(图22-3)。

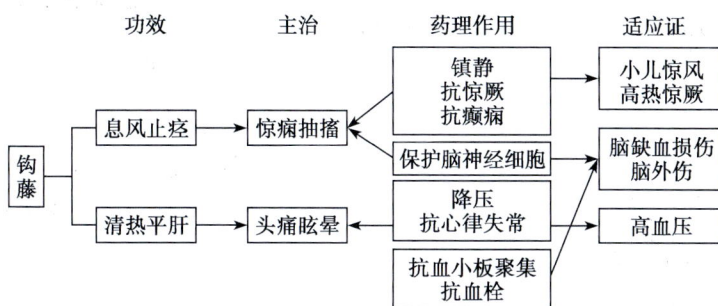

图 22-3　钩藤的功效主治与药理作用

1. 镇静　钩藤能抑制小鼠的自发活动,对抗咖啡因兴奋中枢引起的活动增强。钩藤还能降低大鼠大脑皮质的兴奋性,减弱冲动综合能力,使部分阳性条件反射消失,引起条件反射时间延长。

2. 抗惊厥、抗癫痫　钩藤醇浸物能对抗戊四氮引起的惊厥;钩藤注射液有抗电惊厥作用。钩藤注射液给家兔腹腔注射后,能明显减少毛果芸香碱引起的癫痫发作次数和缩短发作时间,延长发作间隔时间。

3. 保护脑神经细胞　钩藤总碱、钩藤碱、异钩藤碱能明显减小缺血再灌注大鼠脑梗死面积和改善神经症状,抑制高浓度 DA 所诱导的大鼠纹状体原代培养细胞凋亡,减轻氧糖剥夺致海马星形胶质细胞损伤及 β 淀粉样蛋白诱导的 PC12 细胞神经毒性;钩藤中的氧化吲哚碱如异钩藤碱、异柯诺辛因碱、钩藤碱,吲哚碱如硬毛帽柱木碱、硬毛帽柱木因碱,以及部分酚性成分如儿茶素、表儿茶素、原花青素 B_1 和原花青素 B_2,能对抗 Glu 诱发的体外培养大鼠小脑颗粒细胞的死亡。

> **知识链接**
>
> #### 钩藤保护脑神经细胞作用机制
>
> 钩藤保护脑神经细胞的作用机制可能与减轻自由基损伤、阻滞 Ca^{2+} 内流、抑制细胞凋亡、促进神经细胞自噬、抑制脑内毒蕈碱 M1 和 $5\text{-}HT_{2A}$ 受体功能、拮抗兴奋性氨基酸 NMDA 受体、抑制 iNOS 表达,以及减少 NO 合成等有关。

4. 降血压　钩藤对正常或高血压大鼠(如肾性、自发性高血压大鼠)有降血压作用,且降血压作用温和而缓慢。钩藤中的降血压成分主要为钩藤碱和异钩藤碱,灌胃和静脉给药对多种实验动物均有不同程度的降压作用,且异钩藤碱的降血压作用强于钩藤碱。静脉注射钩藤碱可以使血压呈三相变化,先降血压,继而升,而后又持续下降。重复给药无快速耐受现象。钩藤降血压机制主要有:①抑制血管运动中枢或阻滞交感神经或神经节,减少神经末梢释放神经递质,使外周血管扩张,阻力降低;②直接阻滞 L-型 Ca^{2+} 通道,扩张血管;③抑制心脏,降低心输出量;④抑制由血管紧张素Ⅱ(AngⅡ)引起的血管平滑肌细胞增殖,下调血管紧张素 1(AT1)受体。

5. 抗心律失常　钩藤具有抗心律失常作用。静脉注射钩藤总碱对乌头碱、氯化钡、氯化钙诱发的大鼠心律失常均有对抗作用,对窦房结、房室和室内传导、异位起搏点均有抑制作用。钩藤碱呈浓度依赖性抑制豚鼠心房肌收缩,$10\mu mol/L$ 能显著减慢离体豚鼠右心房频率,延长左心房功能性不应期。猫和犬静脉注射钩藤碱,可以减慢心率、抑制心肌收缩力、降低心肌耗氧量。家兔静脉注射异钩藤碱能减慢心率和房室传导。钩藤抗心律失常作用与阻滞 L-型钙通道、K^+ 通道,以及抑制 Na^+ 内流有关。

6. 抑制血小板聚集　钩藤碱和异钩藤碱有抑制血小板聚集的作用。静脉注射钩藤碱明显抑制花生四烯酸、胶原及 ADP 诱导的大鼠血小板聚集,抑制胶原诱导的血栓素 A_2 生成,对 ADP 诱导的血小板聚集有解聚作用。异钩藤碱能明显抑制 ADP 和凝血酶诱导大鼠血小板聚集。钩藤抑制血小板聚集的作用可能与激活血小板膜的腺苷酸环化酶系统,提高血小板 cAMP 水平有关。

7. 抗血栓形成　钩藤碱和异钩藤碱均可抑制血栓形成。静脉注射钩藤碱和异钩藤碱可以降低大鼠颈动脉和动-静脉旁路血栓形成;小鼠腹腔注射钩藤碱能降低实验性肺血栓导致的病死率。钩藤碱和异钩藤碱抗血栓形成的作用与其抑制血小板聚集有关。

(三)药动学研究

大鼠灌服钩藤总碱后,血中检测到钩藤碱和异钩藤碱,且异钩藤碱含量高于钩藤碱。钩藤生物碱在大鼠体内代谢慢,灌胃后 2 小时血药浓度达高峰,体内分布较广,脑和肝中含量较高。家兔静脉注射异钩藤碱,体内过程符合二室模型,二室模型消除半衰期分别为 1.32 小时、1.25 小时;口服异钩藤碱吸收迅速,生物利用度为 42%~69%,分布快,可通过血脑屏障,代谢快,二室模型消除半衰期分别为 1.75 小时、1.26 小时。钩藤碱和异钩藤碱主要在肝内代谢成羟化代谢物及其葡糖醛酸结合物,随尿液排泄。

(四)现代应用

主要含有钩藤的中药天麻钩藤饮主要用于治疗肝阳上亢型头痛眩晕、血管神经性头痛、原发性高血压或高血压伴有左心室肥厚,对帕金森病的运动障碍也有一定疗效。复方钩藤片主要用于肝肾不足、肝阳上亢型眩晕头痛、失眠耳鸣、腰膝酸软。钩藤制剂还可以用于围绝经期或老年型抑郁症,或抑郁症伴有手足麻木、头痛等。

(五)不良反应

有报道,服用钩藤复方中药时出现胸腹不舒、心悸、胸闷、皮疹等现象,停用钩藤后症状缓解。

(六)毒理作用

小鼠口服钩藤总碱的 LD_{50} 为 649.85mg/kg,腹腔注射钩藤碱的 LD_{50} 为 162.2mg/kg。大鼠口服钩藤总碱(50mg/kg)连续 2 个月,血象、肝肾功能及生长发育未见明显异常;肾有轻度营养性障碍变化,停药后恢复。

学习小结

```
                        ┌─ 对主治病证的认识
          ┌─ 概述 ──────┼─ 主要研究思路与方法 ──── 抗惊厥、抗癫痫、降压
          │             └─ 主要药理作用 ──────────── 镇静、抗惊厥、降压、解热镇痛、抗血栓
平肝息风药 ┤
          │                      ┌─ 天麻 ┐      药效物质基础
          └─ 常用中药 ───────────┤       ├──── 功效主治与主要药理作用及机制
                                 └─ 钩藤 ┘      药动学研究
                                               现代应用
                                               不良反应
                                               毒理作用
```

（方　芳）

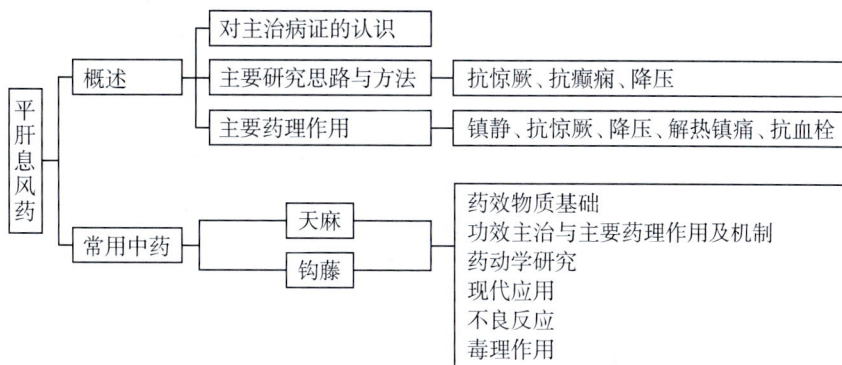

扫一扫，
测一测

复习思考题

1. 肝阳上亢、肝风内动证与西医学哪些疾病的症状相似?
2. 依据平肝息风药的功效主治,现代药理研究主要集中在哪些方面?
3. 天麻镇静抗惊厥的作用机制有哪些?
4. 钩藤降低血压的主要药效成分及作用机制有哪些?

第二十三章

开 窍 药

学习目标

通过学习开窍药的中药药理研究思路,常用研究方法及麝香、冰片的药理作用、作用机制、药效物质基础及药动学特点,掌握与功效相关的药理作用;了解开窍药的药理研究现状;使学生具备进行开窍类中药药效及物质基础研究、指导临床合理及安全用药的基本能力。

第一节 概 述

凡以开窍醒神为主要功效,主治窍闭神昏证的药物称开窍药。此类药大多性温,味辛、芳香,归心经,具有开窍、醒神、回苏等功效,主要用于温病热陷心包、痰浊蒙蔽清窍所致的各种窍闭神昏证,以及惊风、癫痫、中风等猝然昏厥、痉挛抽搐等。根据功效侧重不同,开窍药可分为辛凉开窍药和辛温开窍药。辛凉开窍药适用于热闭证,代表性药物有冰片、樟脑等;辛温开窍药适用于寒闭证,代表性药物有麝香、蟾酥、苏和香、石菖蒲等。有的药物还兼有活血、行气、止痛、辟秽、解毒等功效,用于血瘀、气滞疼痛,经闭癥瘕,以及目赤咽肿、痈疽疔疮等病证。

一、对主治病证的认识

中医认为,心藏神,主神明。心窍开通则神明有主,若心窍被阻、清窍被蒙,则神明内闭、神志昏迷。窍闭证表现为神志昏迷、牙关紧闭,有寒闭和热闭之分。热邪内陷心包所致的热闭,主要症状为谵妄昏蒙、惊厥抽风、身热面红、脉数舌红,与西医学中流行性脑脊髓膜炎、流行性乙型脑炎、化脓性感染之败血症等严重的感染性疾病引起的高热昏迷、谵语、惊厥、抽搐等的表现类似。而痰浊内盛、秽浊蒙蔽所致的寒闭,多类似于脑血管意外、毒物中毒、心源性疾病引起的休克表现。开窍药还可用于治疗冠心病、急性脑病、癫痫、脑血管性痴呆等。

二、主要研究思路与方法

开窍药的现代研究思路主要根据其功效主治,结合中医临床用药经验与所治疾病的病因及生理病理过程进行。窍闭证的主要临床表现与严重的感染性疾病及中毒、脑血管意外引起的高热、昏迷、惊厥抽搐、牙关紧闭、休克的表现相似。开窍药多用于急救,开窍醒神,促进清醒。脑为"元神之府",主精神意识和感觉运动,心藏神,心主神明,与思维意识、记忆能力有关,因此,目前开窍药的主要药效研究集中在开脑窍和开心窍两方面,包括中枢神经系统的兴奋和抑制、脑保护、改善学习记忆能力、心肌保护、抗炎等。

(一) 中枢的兴奋和抑制作用研究

开窍药的醒神开窍功效与中枢兴奋药和促清醒药的作用不完全相同。开窍药对中枢神经系统功能具有调节作用,既可能有中枢兴奋作用也可能有中枢抑制作用。可以通过观察药物对动物自主活动、对中枢兴奋药的协同或拮抗作用,对中枢抑制药如戊巴比妥钠的协同或拮抗作用及脑电活动的影响来评价,并检测药物对神经递质(多巴胺、5-羟色胺、去甲肾上腺素、γ-氨基丁酸)及脑组织病理形态和超微结构变化的影响,探讨药物对中枢神经系统的调节作用及机制。也可以观察对中枢抑制药中毒引起的动物昏迷的促清醒作用。

(二) 脑保护作用研究

通过耐缺氧实验,采用全脑缺血、局灶性脑缺血模型,对神经症状评分、脑电图、脑血流量、梗死面积及组织病理学变化(微血管、神经元及胶质细胞等结构)等指标进行观察,确定药物的抗脑缺血、缺氧作用;也可以通过体外培养神经细胞的氧糖剥夺实验,观察药物对神经细胞的保护作用。测定脑组织或脑脊液神经递质、脑组织能量代谢相关酶、氧自由基及代谢酶、炎症因子及相关分子表达的变化,探究药物对脑保护的作用机制。

知识链接

中药体外实验给药方式

因为大多数中药及复方粗制剂本身的颜色、pH、渗透压、杂质等,容易导致体外细胞实验结果出现假阳性或假阴性,同时考虑某些中药成分在体内经过肠道微生物代谢产生有活性的物质发挥药效,故不建议直接用中药粗制剂做体外实验,可以采用含药血清、脑脊液等与神经细胞共同孵育,也可以将水提物或醇提物做成冻干粉,使用时用溶剂溶解稀释后直接加入培养基使用,同时做溶剂对照,避免对实验结果的影响。

由于血栓形成是导致脑血管病的重要原因,故抗血小板聚集、血液流变学、血栓形成及溶栓实验也可用于开窍药的药理研究。神经细胞受损及功能紊乱容易导致学习记忆能力减退,可以通过多种痴呆(衰老、血管性痴呆、阿尔茨海默病、代谢性脑病)动物模型,观察药物对行为学和脑组织病理特征的影响。

(三) 改善心脏功能的研究

严重的心肌缺血及心功能异常,也会导致脑供血不足,出现意识障碍。部分开窍药也常用于冠心病的治疗,故采用冠状动脉结扎、异丙肾上腺素、垂体后叶素致心肌缺血大鼠模型及体外离体心脏和培养心肌细胞,通过心电图、心肌梗死面积、心肌血流量、细胞存活率及细胞凋亡率等指标,观察药物抗心肌缺血、缺氧作用和心肌细胞保护作用;也可以采用肾上腺素和氯化钡诱导的心律失常大鼠模型观察药物的抗心律失常作用,或者直接观察药物对离体和在体心脏功能(兴奋或抑制)和心脏血流动力学的影响。同时,围绕疾病相关的发病机制,如氧化、炎症、离子通道、酶等探究药物的作用机制。

三、主要药理作用

（一）对中枢神经系统的作用

开窍药对中枢神经系统有兴奋或抑制作用,常与药物的剂量、动物种属、给药途径和机体功能状态有关。麝香对中枢神经系统可表现为小剂量兴奋、大剂量抑制,冰片有中枢兴奋作用,石菖蒲有中枢抑制作用。冰片、石菖蒲、苏合香等有抗惊厥作用,可对抗中枢过度兴奋。牛黄可以兴奋呼吸中枢,抑制大脑皮质。蟾酥具有中枢兴奋作用。

（二）脑保护作用

冰片、麝香、石菖蒲、苏合香的有效物质易透过血脑屏障,减轻急性脑缺血、缺血再灌注引起的脑组织损伤、脑梗死面积,改善行为症状。主要的作用机制有:减轻兴奋性氨基酸的毒性、改善缺血脑组织的能量代谢、抗自由基损伤、减轻炎症反应、抑制神经细胞凋亡、诱导神经元新生等。

麝香、石菖蒲还可以增强脑的耐缺氧能力,延长动物在常压或减压环境中的生存时间。

石菖蒲有益智作用,对多种学习记忆障碍和痴呆动物模型有不同程度的改善作用,与其提高胆碱能神经功能,抗氧化、抗炎、降低兴奋性氨基酸毒性、保护神经细胞、抑制 β 淀粉样蛋白集聚和纤维形成、调节神经生长因子等有关。

（三）保护心脏的作用

麝香、苏合香、冰片能降低结扎冠脉左前降支 24 小时致急性心肌缺血大鼠的心电图 ST 段抬高,缩小心肌梗死面积,减轻心肌缺血损伤。麝香、蟾酥有明显增强心肌收缩力,增加心输出量的作用。石菖蒲、苏合香能降低心脏收缩频率和幅度,减轻多种因素诱发的心律失常。石菖蒲、苏合香还可以抗血小板聚集、抑制血栓形成。

（四）抗炎作用

麝香、冰片等具有抗炎作用。麝香可抑制炎症时毛细血管通透性增加和白细胞游走,减轻局部水肿,抑制肉芽组织增生和溶酶体释放,对急、慢性炎症均有抑制作用。冰片可对抗冰醋酸刺激引起的小鼠腹腔毛细血管通透性增加,减少炎症因子 IL-1β、IL-6 释放,抑制巴豆油所致的小鼠耳肿胀,减轻急性炎症反应。

开窍药的主要药理作用见表 23-1。

表 23-1　开窍药的主要药理作用总括表

药物	中枢神经系统		脑保护	抗心肌缺血	抗炎	其他
	兴奋	抑制				
麝香	+	+	+	+	+	兴奋子宫平滑肌、增强免疫、抗肿瘤、强心
冰片	+	+	+	+	+	促进药物透过血脑屏障、促进药物吸收、抗血栓、抗菌、镇痛
苏合香		+	+	+		抗血栓、抗菌
石菖蒲		+	+			益智、抗抑郁、平喘、抗心律失常、调节胃肠运动、抑菌、抑制血小板聚集、抗血栓
蟾酥	+			+	+	镇痛、强心、抑菌、抗肿瘤、升压、抗休克、表面麻醉

第二节 常用中药

案例导入

　　2002年,香港凤凰卫视主持人刘海若在伦敦因火车出轨受重伤昏迷不醒,使用多种治疗方式都未见效,后被送到首都医科大学宣武医院治疗。根据病人的高热、神昏,舌红无苔等临床表现,经专家会诊,符合中医"热入心包"的症状,使用了安宫牛黄丸,逐渐恢复正常体温,恢复了神志。

　　安宫牛黄丸源于《温病条辨》,含麝香、冰片等开窍药,具有清热解毒、镇惊开窍的功效,主治热病、邪入心包、高热惊厥、神昏谵语,常用于急性脑血管病、颅脑外伤、肺性脑病、小儿高热、感染等引起的高热神昏。现代药理研究显示,麝香和冰片等开窍药对中枢神经系统具有调节作用,使其恢复正常平衡状态,与其醒脑开窍,促清醒有关。

一、麝香

　　麝香为鹿科动物林麝 *Moschus berezovskii* Flerov、马麝 *Moschus sifanicus* Przewalski 或原麝 *Moschus moschiferus* Linnaeus 成熟雄体香囊中的干燥分泌物。主产于四川、西藏、云南、陕西、甘肃、内蒙古等地。因麝为国家保护动物,导致麝香来源稀少,现临床多采用人工麝香代替天然麝香。

　　麝香味辛,性温,归心、脾经,具有开窍醒神、活血通经、消肿止痛的功效,用于热病神昏、中风痰厥、气郁暴厥、中恶昏迷、经闭、癥瘕、难产死胎、心腹暴痛、跌仆伤痛、痹痛麻木、风寒湿痹、疮痈肿毒、瘰疬痰核、咽喉肿痛。

(一)药效物质基础

　　麝香含有大环酮类、含氮杂环类和甾体类化合物。大环酮类主要活性成分为麝香酮(muscone),含量为 2.5%~5.4%,现已能人工合成。

(二)功效主治与主要药理作用及机制

　　麝香是治疗神昏窍闭之要药,兼有活血通络、消肿止痛之功效。依据其功效主治,近年来药理作用研究主要集中在对中枢神经系统的影响、抗脑缺血、抗心肌缺血、抗炎、抑制血小板聚集、抗血栓形成等方面。

　　1. 对中枢神经系统的影响　小剂量麝香及麝香酮能兴奋中枢,大剂量则抑制中枢。小剂量的人工麝香、天然麝香、麝香酮均能缩短戊巴比妥钠诱导的动物睡眠时间,增加躁动次数。麝香酮激活肝微粒体转化酶,加速戊巴比妥钠代谢而失活,与麝香兴奋中枢的作用有关。大剂量的人工麝香、天然麝香及麝香酮均能延长动物的睡眠时间,减少躁动次数。人工麝香、麝香酮灌胃可对抗戊四氮引起的惊厥或癫痫。

　　给安静清醒的家兔静脉注射麝香,首先引起皮质脑电波的短时间同步化,部分动物行为躁动,后波幅明显增加且维持较长时间,但家兔处于清醒警戒状态,无中枢过度兴奋的痉挛抽搐等症状,这一作用被认为是麝香开窍醒神的药理学基础。麝香酮能明显通过血脑屏障,被认为是麝香开窍醒神的物质基础。

　　2. 抗脑缺血作用　麝香、人工麝香、麝香酮均能明显改善脑缺血后的神经行为学异常,缩小脑梗死体积,减轻脑组织病理改变。麝香酮可以减轻缺氧、缺糖引起的神经细胞损伤。

麝香抗脑缺血损伤的作用机制主要有:①减轻兴奋性氨基酸的毒性;②抗自由基损伤;③提高耐缺氧能力;④诱导神经元新生;⑤抑制炎症反应;⑥保护血脑屏障等。

3. 改善学习记忆能力　麝香酮有抗痴呆作用。腹腔注射麝香酮能明显延长东莨菪碱致痴呆大鼠的跳台潜伏期,减少跳台错误次数,缩短游出迷宫的潜伏期和错误次数;灌胃麝香酮能缩短 D-半乳糖所致痴呆小鼠游出迷宫的潜伏期和错误次数。麝香酮还可以增强 APP/PS1 小鼠的突触功能,改善认知障碍。麝香酮抗痴呆的作用可能与促钙内流增加细胞内的可用性钙及抗自由基损伤有关。

4. 抗心肌缺血损伤　麝香能抑制缺血再灌注家兔心肌细胞的氧化损伤。人工麝香能改善垂体后叶素引起的心电图变化,减少心肌缺血范围,降低血清心肌酶活性。麝香酮也可显著延长冠脉结扎所致的心肌缺血大鼠存活时间,增加冠脉流量,降低 T 波峰值及肌酸激酶(creatine kinase,CK)和 LDH 含量,有明显的抗心肌缺血作用。人工麝香的含药血清及麝香酮对体外培养的心肌细胞也具有保护作用。麝香可能通过减少自由基过氧化、抑制 Na^+-Ca^{2+} 交换、激活 eNOS,促进 NO 产生、抑制炎症因子表达、抗心肌细胞凋亡等环节,减轻缺血致心肌重构和改善心功能。

5. 兴奋心脏　麝香对离体兔心、离体蛙心均有增强心肌收缩力的作用,但对心率影响不明显,而麝香酮可剂量依赖性地抑制离体蟾蜍心脏的心肌收缩力,减少心输出量,甚至抑制心脏跳动。

6. 抗炎　麝香有显著的抗炎作用,对早、中期炎症的效果较强,对晚期肉芽形成的作用较弱。麝香水提物能明显抑制巴豆油致小鼠耳部炎症,琼脂、酵母、佐剂致大鼠关节肿,烫伤致大鼠血管渗透性增加,羧甲基纤维素致大鼠腹腔白细胞游走。麝香水提物可降低大鼠肾上腺内的维生素 C 含量,提高外周血的皮质酮含量。切除肾上腺其抗炎作用消失,但切除垂体其抗炎作用依然存在,说明麝香水提物的抗炎作用与肾上腺功能有关。

麝香中抗炎的最主要成分为水溶性多肽蛋白质,其抗炎的主要作用机制是对中性粒细胞的影响(图 23-1)。主要环节有:①抑制磷脂酶 A_2 活性,减少花生四烯酸(arachidonic

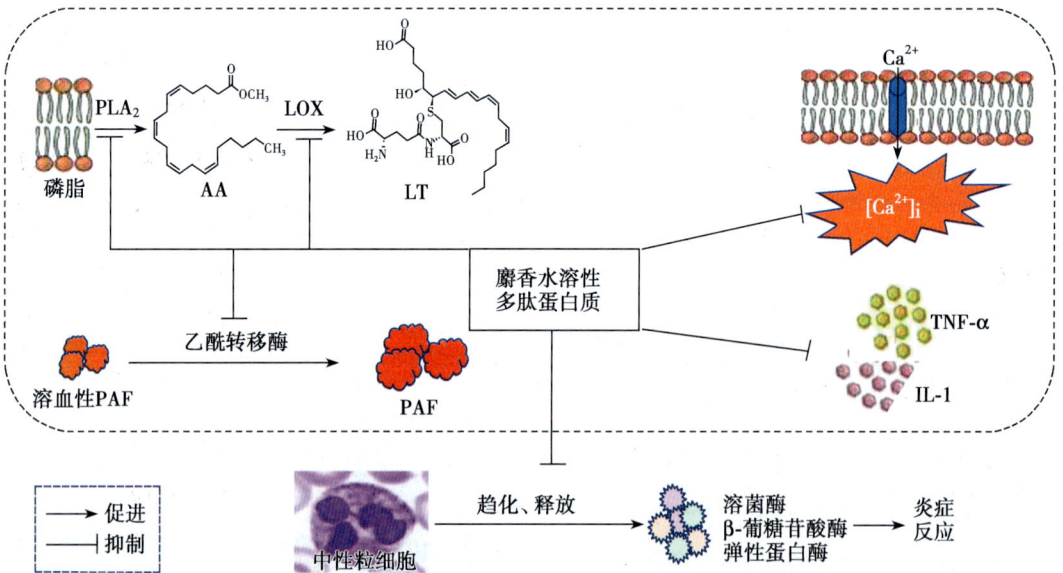

图 23-1　麝香水溶性多肽蛋白质抗炎作用

PLA_2:磷脂酶 A_2;AA:花生四烯酸;LOX:脂氧合酶;LT:白三烯;PAF:血小板活化因子;TNF-α:肿瘤坏死因子-α;IL-1:白介素-1。麝香水溶性多肽蛋白质可以抑制磷脂酶 A_2 和脂氧合酶,减少白三烯类物质生成,也可以抑制乙酰转移酶,减少血小板活化因子的生成,抑制细胞内钙离子浓度升高,减少炎症因子的生成,进而影响中性粒细胞趋化和释放,减轻炎症反应

acid,AA)释放,大剂量时又进一步阻断 AA 代谢酶如 5-脂氧合酶,抑制 AA 的氧化,减少炎症介质如白三烯 B_4(leukotriene B_4,LTB_4)生成;②抑制乙酰转移酶的活性,减少血小板活化因子(platelet activating factor,PAF)的生成;③抑制中性粒细胞释放 β-葡糖苷酸酶和溶菌酶;④抑制中性粒细胞内游离钙水平的升高,减少细胞因子的产生及中性粒细胞的趋化反应。

知识链接

中性粒细胞

中性粒细胞又称多形核白细胞,具有趋化和吞噬功能,参与机体的非特异性免疫。因其富含花生四烯酸,在多种刺激损伤时,磷脂酶 A_2 被激活分解 AA 产生白三烯、PGE 等成分,引起感染部位的炎症反应,是炎症初期在感染部位出现的细胞。血小板活化因子(PAF)是一种内源性磷脂介质,主要由中性粒细胞、血小板、嗜酸性粒细胞、嗜碱性粒细胞、肥大细胞、内皮细胞和巨噬细胞等多种细胞产生。PAF 与受体结合后,除参与血小板聚集诱发血栓形成外,也可以产生大量的细胞因子和趋化因子,进一步放大炎症反应。

体外研究显示,人工麝香能明显抑制环氧合酶-2(COX-2)活性,半数抑制浓度(IC_{50})为2.26mg/ml,在 0.31~20.0mg/ml 内有明显的量效关系。人工麝香可以抑制炎症因子的释放,减轻脂多糖诱导的单核巨噬细胞的炎症反应,也可以减轻卵蛋白致敏小鼠的气道炎症反应。在小鼠耳廓二甲苯致炎和角叉菜胶致大鼠足跖肿胀实验中,二者的抗炎作用未见明显差异,人工麝香可以替代天然麝香用于抗炎。(图 23-2)

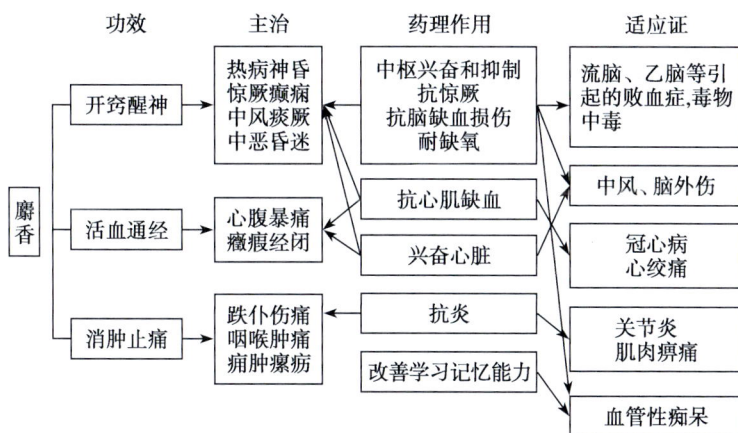

图 23-2　麝香的功效主治与药理作用

(三)药动学研究

麝香酮口服在大鼠脑和血浆中的药动学符合二室模型;静脉给药时在大鼠体内符合二室开放模型,而在家兔和狗体内符合三室开放模型。大鼠口服麝香酮吸收快,容易透过血脑屏障,血浆和脑中药物浓度达峰时间均为 1.5 小时,脑组织和血浆的消除速率常数分别为0.56/h 和 0.45/h;小鼠单次静脉注射麝香酮后,快速向各组织分布,分布半衰期为 1.4 分钟。大鼠、兔和犬静脉注射麝香酮的稳态分布容积分别为 22L/kg、51L/kg 和 7L/kg 左右,消

除 $t_{1/2}$ 分别为 2 小时、5 小时和 6 小时左右。

（四）现代应用

麝香保心丸、人工麝香含片可治疗冠心病、心绞痛,缓解胸闷气短的症状较好,也可以用于急性脑梗死、血管性痴呆、眩晕急性发作的辅助治疗;醒脑静注射液(麝香、郁金、栀子、冰片)可用于脑血栓、脑出血急性期、颅脑外伤等。安宫牛黄丸、至宝丹可用于流脑、乙脑等引起的高热昏迷、惊厥及颅脑损伤昏迷。麝香正骨水、麝香止痛膏、麝香舒活灵擦剂等可缓解跌打损伤、急慢性关节炎等引起的肿胀疼痛。六神丸等可用于咽喉肿痛。

（五）不良反应

静脉滴注复方麝香注射液,有患者出现胸闷、气短、濒死感、过敏性休克等症状。大剂量麝香可导致急性肾衰竭、急性造血功能障碍,过量中毒时出现口腔及咽部黏膜溃烂出血、瞳孔散大、昏迷、呼吸困难,甚至死亡。麝香有兴奋子宫平滑肌致流产的现象,孕妇禁用。

（六）毒理研究

实验证明,小鼠腹腔注射麝香水剂的 LD_{50} 为 331.1mg/kg,小鼠静脉注射麝香水提取物的 LD_{50} 为 6g/kg。麝香对大鼠、家兔均未见异常毒性,但人工麝香大剂量长期灌胃出现神经毒性、生殖毒性和致突变作用。较大剂量麝香酮可引起小鼠震颤、呼吸抑制和死亡。体内外实验发现,麝香酮无遗传毒性,但能通过诱导肝药酶增加遗传毒性物质的易感性和毒性。

二、冰片

冰片为龙脑香科植物龙脑香 *Dryobalanops aromatica* Gaertn. f. 树脂加工品,或龙脑香树的树干、树枝切碎,经蒸馏冷却而得的结晶,或由菊科植物艾纳香 *Blumea balsamifera* DC. 叶提取加工制成的结晶。现多用松节油、樟脑等,经化学方法合成。龙脑香主产于东南亚地区,艾纳香主产于广东、广西、云南、贵州等地。

冰片味辛、苦,性微寒,归心、脾、肺经,具有开窍醒神、清热止痛的功效,主要用于热病神昏、惊厥、中风痰厥、气郁暴厥、中恶昏迷、胸痹心痛、目赤、口疮、咽喉肿痛、耳道流脓、疮疡肿痛、水火烫伤等。

（一）药效物质基础

冰片主含龙脑,还含有多种萜类成分,其中龙脑香科冰片主含右旋龙脑,菊科冰片主含左旋龙脑。目前,临床应用的冰片大部分为人工合成品,含有龙脑和异龙脑。

（二）功效主治与主要药理作用及机制

冰片芳香走窜,开窍醒神,常用于热病神昏、中风窍闭和惊厥,有良好的止痛作用,也可用于治疗疮痈肿毒。依据其功效主治,近年来药理作用研究主要集中在对中枢神经系统的影响、抗脑缺血、促进其他药物透皮吸收及透过血脑屏障、抗心肌缺血、抗炎、镇痛、抗菌等方面(图 23-3)。

1. 中枢神经系统的影响　冰片对中枢神经系统有双向调节作用。冰片能延长戊巴妥钠诱导的小鼠入睡潜伏期,缩短睡眠时间,有中枢兴奋的作用;也可以延长印防己毒素致小鼠惊厥潜伏期,减少惊厥死亡率,有抗惊厥作用。冰片对中枢的调节作用与抑制 GABA 受体或增加中枢神经组织单胺类神经递质(NA 和 5-HT)含量,提高中枢神经系统兴奋性,发挥促清醒作用有关。

2. 抗脑缺血　冰片注射液可以减轻大脑中动脉栓塞致脑缺血小鼠的神经功能评分和脑梗死面积。冰片能有效减少小鼠脑缺血再灌注损伤后的跳台反应错误次数和增强小鼠的记忆能力。冰片还能增强小鼠的耐缺血缺氧能力,延长生存时间。冰片抗脑缺血的作用与提高能量代谢、抗氧化、抑制炎性细胞因子释放、调控 NO 水平、对抗兴奋性氨基酸和 Ca^{2+} 超载所致的神经毒性及抑制神经细胞凋亡等环节有关。

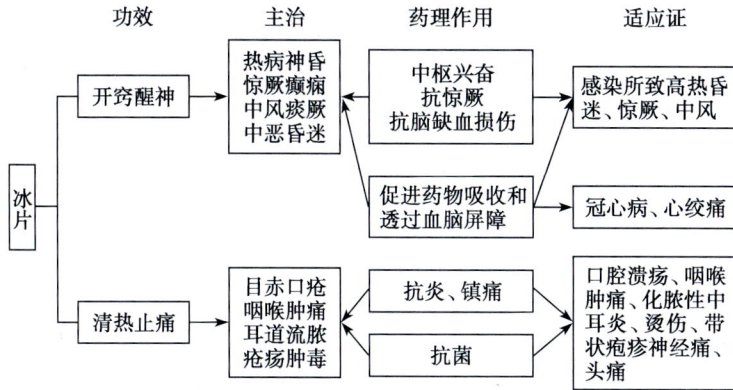

图 23-3　冰片的功效主治与药理作用

3. 促进药物透过血脑屏障　冰片脂溶性强,极易透过血脑屏障,且能促进许多药物如顺铂、庆大霉素、川芎嗪等透过血脑屏障,升高脑内药物浓度,发挥神经保护作用。其机制与其自身脑组织中高抑制细胞膜上的 P 糖蛋白(P-gP)活性,减少药物外排;升高组胺,促进脑微血管内皮细胞生成 NO,调节微血管通透性;改变血脑屏障的紧密连接等超微结构,增加其流动性和胞饮作用有关(图 23-4)。

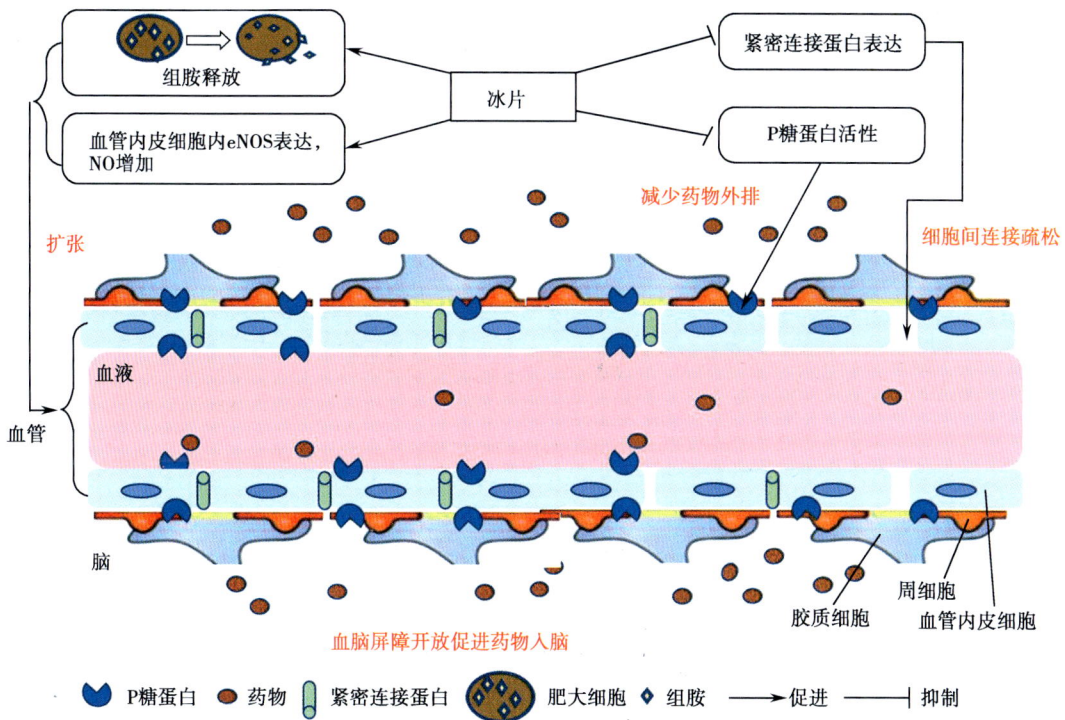

图 23-4　冰片促进药物透过血脑屏障

eNOS:内皮型一氧化氮合酶;NO:一氧化氮。冰片可以促进肥大细胞释放组胺、血管内皮细胞内 eNOS 表达,增加 NO 表达,二者扩张血管,均可增加毛细血管通透性;冰片还可以减少血管内皮细胞间紧密连接蛋白的表达,使细胞间连接疏松,通透性增加;冰片还可以抑制 P 糖蛋白的活性,抑制其将药物分子从脑组织转运至血液中,最终使脑组织中药物含量增加

知识链接

血脑屏障

　　血脑屏障是由脑内紧密连接的脑毛细血管内皮细胞、星形胶质细胞足突和毛细血管外基膜组成的,维持脑内环境稳定的屏障结构;能阻止有害物质进入脑内干扰中枢神经系统的功能,也能阻止一些药物进入脑组织发挥中枢神经系统的保护作用。

　　研究显示,冰片对血脑屏障的影响呈双向性。冰片不仅自身可以透过血脑屏障,也能促进其他药物透过血脑屏障,发挥脑保护作用,且这种作用是可逆的,不会造成病理损伤,故认为这是冰片"芳香开窍、引药上行、佐使有功"功效的药理学基础。冰片还能降低脑缺血损伤的血脑屏障通透性,恢复其完整性,这与其中枢保护作用有关(图 23-5)。

　　4. 促进其他药物吸收　冰片能促进其他药物在胃肠道、黏膜和皮肤部位的吸收,提高药物的生物利用度。冰片促进磷酸川芎嗪、秋水仙碱等在肠的吸收,可能与抑制肠上皮细胞 CYP3A 代谢和 P-gp 的外排功能有关。冰片促进葛根素、丹参素等多种亲脂性、亲水性药物穿过角膜吸收,可能与改变角膜上皮细胞膜磷脂分子排列,促进膜转运蛋白和紧密连接蛋白在细胞内的转运有关。冰片能促进水杨酸、氟尿嘧啶、川芎嗪等药物在完整皮肤的透皮吸收,与其改变角质层脂质分子的排列和增加其流动性,使角质细胞疏松、细胞间隙增大、毛囊口孔径加宽,增加角质层的储库效应有关。

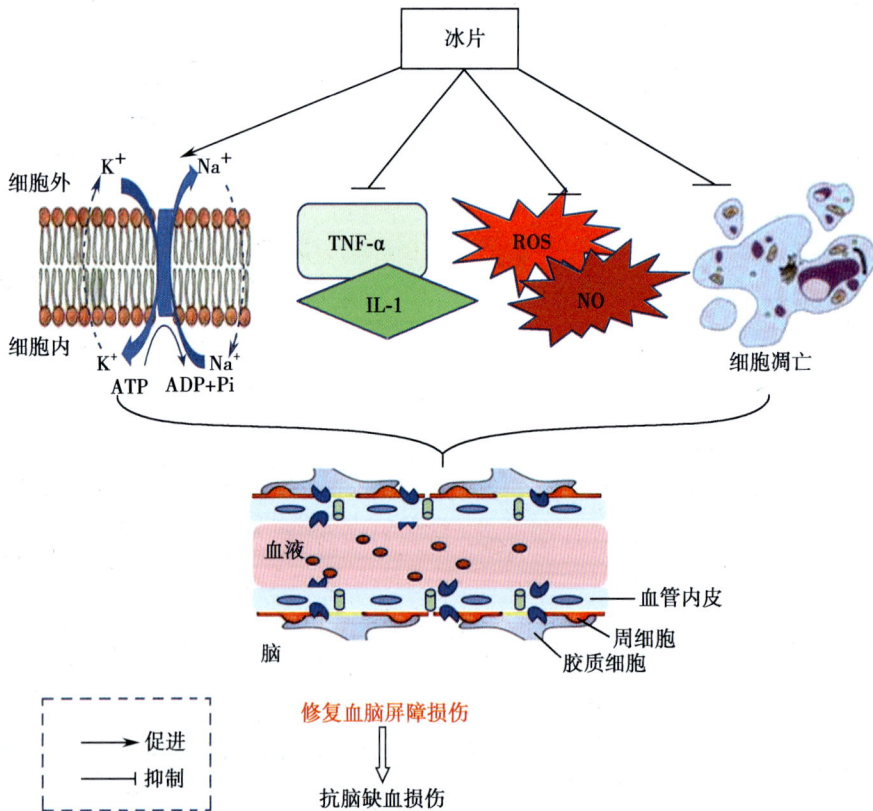

图 23-5　冰片修复血脑屏障,抗脑缺血损伤
ROS:活性氧;NO:一氧化氮;TNF-α:肿瘤坏死因子-α;IL-1:白介素-1。冰片可以促进 Na^+-K^+-ATP 酶,改善能量代谢;抑制细胞因子,减轻炎症反应;降低活性氧的产生,对抗氧化损伤;减轻细胞凋亡等环节,修复缺血缺氧致血脑屏障的损伤,有抗脑缺血损伤的作用

5. **镇痛、抗炎作用** 冰片能明显减少冰醋酸致小鼠扭体次数、提高热板致小鼠痛阈值，对抗冰醋酸引起的小鼠腹腔毛细血管通透性增加，抑制巴豆油致小鼠耳肿胀和角叉菜胶致大鼠足跖肿胀度，表明有明显的镇痛、抗炎作用，且相同剂量下镇痛作用强于抗炎。其机制可能与拮抗 PGE 和抑制炎症介质释放有关。

6. **抗菌作用** 体外实验证明，冰片和龙脑、异龙脑对金黄色葡萄球菌、链球菌、肺炎球菌、大肠埃希菌等均有抗菌作用。在低浓度时抑菌(最小抑菌浓度为 $1.0\% \sim 1.5\%$)，高浓度时杀菌(最小杀菌浓度为 $1.5\% \sim 2.0\%$)，接触时间越长，抗菌效果也随之增强。冰片对黑曲霉菌等真菌也有抗菌作用，MIC 为 5%，MFC 为 10%。

（三）药动学研究

冰片给药后，血中检测到龙脑和异龙脑。冰片在黏膜、胃肠道、皮肤均容易吸收。口服冰片的体内过程符合二室模型，能迅速透过血脑屏障，血药浓度达峰时间约 30 分钟，半衰期为 18 小时，广泛分布于心、肺、肾、脑等血流丰富的组织中，经肝微粒体代谢成樟脑等 4 种代谢产物，主要以原型随粪便、尿液排出，也可以经呼吸道等其他途径排出。

（四）现代应用

以冰片为主的复方制剂苏合香丸、复方丹参滴丸、速效救心丸常用于治疗冠心病和心绞痛；安宫牛黄丸、苏合香丸常用于治疗流脑、乙脑、肺性脑病、肝性脑病、中风等引起的高热昏迷。冰硼散、六神丸可治疗急性口炎、复发性口疮、急性咽炎、齿龈肿痛、扁桃体炎。黄连冰片组成的复方制剂可以用于化脓性中耳炎。冰片溶于石蜡后滴鼻可以治疗慢性单纯性鼻炎。冰片穴位外敷还可用于治疗头痛、失眠。

（五）不良反应

冰片局部应用有轻微刺激性，偶有局部红斑、丘疹，并伴有剧痒等过敏反应；孕妇禁用。

（六）毒理研究

天然冰片灌胃的昼夜 LD_{50} 分别为 $2.426g/kg$ 和 $2.307g/kg$，合成冰片灌胃的昼夜 LD_{50} 均为 $2.507g/kg$，小鼠腹腔注射冰片乳剂的 LD_{50} 为 $0.907g/kg$。冰片连续灌胃 28 天，血液学、生物化学指标，肝、脾、肾等脏器未见明显异常。天然冰片和合成冰片无致突变性，无生殖毒性，无遗传毒性，但大剂量合成冰片可以降低雄性大鼠的生育率和体重。天然冰片和合成冰片对眼睛无刺激性，对胃黏膜和鼻黏膜具有一定刺激性。

学习小结

```
                  ┌─ 对主治病证的认识
                  │
        ┌─ 概述 ──┼─ 主要研究思路与方法 ──── 对中枢神经系统的影响
        │         │                          心、脑保护作用
        │         │
        │         └─ 主要药理作用 ──── 中枢兴奋与抑制作用
开窍药 ─┤                              抗脑缺血、改善学习记忆
        │                              能力、抗心肌缺血、强心
        │                              抗炎
        │
        │              ┌─ 麝香 ─┐
        └─ 常用中药 ───┤        ├── 药效物质基础、功效主治
                       └─ 冰片 ─┘    与主要药理作用及机制
                                     药动学研究、现代应用
                                     不良反应、毒理作用
```

（方 芳）

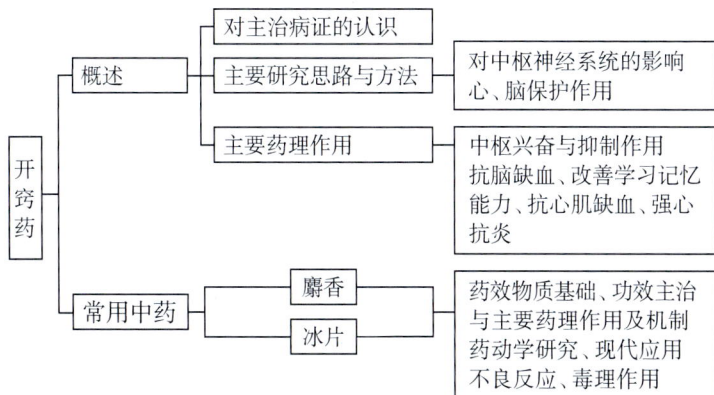

扫一扫，
测一测

复习思考题

1. 与开窍药功效主治相关的主要药理作用有哪些?
2. 麝香开窍醒神功效相关的药理学基础和主要物质基础是什么?
3. 麝香抗脑缺血损伤的作用机制主要有哪些?
4. 与冰片"芳香走窜、引药上行"相关的主要药理学基础及作用机制是什么?

第二十四章

补 虚 药

24章PPT

PPT 课件

📐 学习目标

　　通过学习补虚药的中药药理研究思路、常用的研究方法及人参、黄芪、甘草、当归、麦冬、淫羊藿、冬虫夏草 7 味常用中药和经典名方的药理作用、作用机制、药效物质基础及药动学特点，掌握与功效相关的主要药理作用；了解补虚药研究的现状；使学生具备进行补虚类中药药效及物质基础研究、指导临床合理及安全用药的基本能力。

第一节　概　　述

　　以补虚扶弱、纠正人体气血阴阳虚衰的病理偏向为主要功效，以治疗虚证为主的药物称补虚药。

　　补虚药根据功效可分为补气药、补血药、补阳药、补阴药。补虚药皆具有补益作用，一般具有甘味。补气药、补阳药、补血药药性多偏温或平。补阴药药性多偏寒凉。补气药主归脾、肺经，补阳药主归肾经，补血药主归心、肝经，补阴药主归肺、胃经或肝、肾经。由于人体气血阴阳之间在生理上相互作用、彼此依存，在病理上相互影响，因此常将 2 类或 2 类以上的补虚药配伍使用。

一、对主治病证的认识

　　虚证是指机体正气不足所表现的一系列衰弱和不足的证候。形成虚证的原因有先天不足和后天失养 2 个方面。虚证包括的范围甚广，有阴、阳、气、血、精、液之不足及脏腑各种不同的虚损证候等。

　　气虚证是指元气损耗，脏腑组织功能减退所表现的证候，主要表现为少气懒言、神疲乏力、自汗、舌淡苔白、脉虚无力等。从西医学角度可以认为，其与先天不足或后天失养造成的免疫功能低下有关，其症状表现与消化系统和呼吸系统诸多慢性疾病相似，如反复呼吸道感染、哮喘（缓解期）、自汗、多汗等与肺、肾气虚相关，功能性消化不良与脾气虚表现相似，慢性心力衰竭、冠心病、高血压的部分表现与心气虚相关。

　　血虚证是指血液亏虚，脏腑百脉失养，表现为全身虚弱的证候，主要表现为面白无华或萎黄、唇色淡白、爪甲苍白、头晕眼花、妇女经血量少色淡、舌淡苔白、脉细无力等。从西医学角度可以认为，血虚的病因与先天不足、失血及精神因素有关，症状表现常见于贫血、白细胞减少症、血小板减少性紫癜、再生障碍性贫血等疾病。

　　阴虚证是指机体精、血、津液等物质亏耗，阴气不足所表现的证候，主要表现为五心烦热、骨蒸潮热、颧红盗汗、心烦失眠、眩晕耳鸣、小便短黄、大便干结、舌红少苔、脉细数等。从西医学角度看,其症状见于多种慢性病,如原发性高血压、肿瘤、肺结核、冠心病、糖尿病、失眠、衰老、慢性肾衰竭等,与肾阴虚相关。

阳虚证是指机体阳气不足所表现的证候,主要表现为畏冷、四肢不温、嗜睡、小便清长、便溏、舌淡胖、苔白滑、脉沉迟或细弱等。肾阳虚最为常见,见于西医学的性功能障碍、阳痿、慢性支气管哮喘等疾病。

总之,虚证是多系统和器官功能变化的综合表现。各种虚证及相关疾病存在一些共同的病理变化,包括下丘脑-垂体-肾上腺轴/甲状腺轴/性腺轴的功能紊乱、免疫功能紊乱、物质代谢紊乱等。与此同时,不同的虚证又有各自的特点,研究思路亦应根据其病理变化有所侧重。

二、主要研究思路与方法

补虚药能补益人体气血不足,增强体质,提高机体免疫力。现代研究应结合其"扶正固本"的功能主治,阐释其科学内涵。

(一)调节神经-内分泌-免疫网络的作用

神经-内分泌-免疫网络是由神经递质、神经肽、激素与细胞因子所介导的神经、内分泌、免疫三大系统相互作用的网络,从整体水平上维持机体稳态及正常生理功能。补虚药通过对其调控,促使机体内环境向稳态恢复的方向发展,作用表现在既可通过下丘脑-垂体-内分泌腺轴参与调节免疫功能,又可通过调节免疫影响内分泌轴及神经系统功能,还可通过影响神经肽调节免疫细胞功能。

知识链接

神经-内分泌-免疫网络

1977 年,Besedovsky 首次提出体内存在神经-内分泌-免疫网络的假说,指出神经系统、内分泌系统和免疫系统彼此之间存在着双向传递机制,这种相互作用是通过神经、内分泌、免疫三大调节系统共有的化学信号分子(如神经递质/神经肽、激素、细胞因子等)和受体共同实现的。免疫系统不仅具有神经递质和内分泌激素的受体,还能合成神经递质和内分泌激素并对其发生反应。免疫系统产生的细胞因子能影响中枢神经系统,中枢神经系统也能合成细胞因子,并存在其受体,对其发生反应。由此构成神经-内分泌-免疫网络(neuroendocrine-immunoregulatory network)。人体是一个统一的整体,在中枢神经系统的主导控制下,通过神经-内分泌-免疫网络的整合,协调有序地调控机体的功能,使机体对内外环境的刺激产生统一的适应性,以维持稳态。神经-内分泌-免疫网络按作用范围分为两种类型,一种为长轴神经-内分泌-免疫网络,另一种为短轴神经-内分泌-免疫网络。前者是指神经、内分泌、免疫三大系统所产生的神经肽、激素、细胞因子等共同的化学信号分子,对远处的效应器或靶组织所产生的调节;后者是指神经、内分泌、免疫三大系统所产生的共同的化学信号分子,对其邻近的组织或器官产生作用。神经-内分泌-免疫网络是由多重环路构成的,这些环路的工作方式是反馈(正、负反馈和前馈),经系统的级联、放大、整合,从而产生精确的调节反应。

1. 调节机体免疫功能的作用 采用虚证、免疫低下及免疫功能紊乱动物模型,研究补虚药对巨噬细胞表面受体及吞噬活性,NK细胞表面标志和杀伤功能,T淋巴细胞增殖、表面标志、亚群及功能,B淋巴细胞增殖、表面标志及分泌抗体功能以及整体免疫功能等的影响。

2. 调节内分泌系统功能的作用 采用虚证动物模型或内分泌功能失调动物模型,研究补虚药调整内分泌功能的作用,以及对3条内分泌腺轴的影响。①下丘脑-垂体-肾上腺皮质轴功能:观察肾上腺皮质激素样作用;测定肾上腺皮质激素的生物合成和释放;尿中的醛固酮含量测定等。②下丘脑-垂体-性腺轴功能:采用性激素样功能实验;测定性激素含量等。③下丘脑-垂体-甲状腺轴功能:采用甲状腺素样作用实验;测定甲状腺激素含量等。

3. 调节中枢神经系统功能的作用 采用各种记忆障碍或神经损伤模型,观察补虚药对行为学神经递质含量和受体功能的影响。

4. 抗应激反应研究 采用小鼠游泳实验、耐缺氧实验、耐低温和高温实验,研究补虚药的抗应激作用。

(二)对物质代谢的影响

虚证往往表现出蛋白质、核酸含量低下,糖代谢紊乱及脂质代谢紊乱等。补虚药含有的营养物质可纠正缺失,而有些补虚药则可影响物质代谢过程。可以通过虚证模型,检测血清蛋白、γ-球蛋白、胰岛素、胆固醇、甘油三酯含量,研究补虚药对蛋白质和核酸合成、糖代谢和脂质代谢的影响。

(三)对组织系统功能的作用

1. 对消化系统功能的研究 补虚药能调节肠胃功能,可通过离体肠管、胃溃疡等模型,观察补虚药对离体肠管张力、收缩力及对胃酸、胃蛋白酶、胃黏膜等的影响。

2. 对心血管系统功能的研究 采用各种心力衰竭、心律失常、冠心病和休克模型,观察补虚药对实验动物心肌收缩力、心排血量、血压等的影响,阐释补虚药在抗心肌缺血、扩张冠状动脉、治疗心律失常等方面的机制。

各类补虚药既有相似的药理作用,也有各自的特点,药理研究也应有所侧重。模拟中医虚证动物模型是阐明补虚药作用机制的主要途径。补气药的研究方法应结合中医对气的认识,侧重于增强消化系统功能、改善呼吸系统功能、调节免疫功能及抗应激作用等方面。补血药研究侧重于对造血功能、心血管系统功能、血液系统功能及免疫功能的影响。补阳药研究常侧重于对性功能、性激素、抗应激作用的影响。补阴药研究侧重于对物质代谢、内分泌系统的影响等。

三、主要药理作用

目前研究发现,补虚药的主要药理作用包括以下几个方面。

(一)调节神经-内分泌-免疫网络的作用

1. 对中枢神经系统的影响 补虚药对中枢神经系统的作用主要是益智、提高学习记忆功能及神经保护作用。作用环节有调节大脑皮质的兴奋与抑制过程;改善神经递质传递功能;提高脑组织抗氧化酶活性;改善大脑血氧供应;增加脑内蛋白质合成,促进大脑发育等。还可通过对内分泌激素(如雌激素、皮质酮)和细胞因子的影响而改善神经元的功能。

2. 改善内分泌系统功能　虚证患者存在下丘脑-垂体-内分泌腺轴的紊乱,补虚药可通过调节下丘脑-垂体-肾上腺皮质/性腺/甲状腺轴功能(如影响肾上腺皮质激素的合成和释放、性激素样作用等),以及影响神经递质、神经肽、细胞因子的合成和释放而改善内分泌系统功能。

3. 调节机体免疫功能　免疫功能低下或紊乱是虚证的共同表现。补虚药可增强机体的固有免疫功能,如提高巨噬细胞、NK 细胞活性等;调节细胞免疫功能,如促进淋巴细胞增殖、调节 T 细胞相关细胞因子等;调节体液免疫功能,如抗体生成等。调节免疫的作用与其对内分泌激素的影响有密切关系。

4. 抗应激　应激刺激引起人体气机紊乱,脏腑阴阳气血失调。许多补虚药及其复方具有抗应激作用,可增强机体对各种有害刺激的非特异性抵抗力,使紊乱的功能恢复正常。

(二) 对物质代谢的影响

临床虚证患者和虚证动物模型有体重下降、蛋白质含量低下的特点,多数补虚药有促进蛋白质和核酸合成的作用。虚证尤其是阴虚证与糖尿病密切相关,补虚药能调节糖代谢、减轻糖尿病及并发症。脂质代谢紊乱也常出现于虚证患者和动物模型,补虚药能改善脂质代谢。

(三) 延缓衰老

衰老是虚证的重要病因之一。许多补虚药有延缓衰老的作用,能延长动物的寿命或细胞的存活时间,改善和减缓衰老症状。

(四) 对心血管系统的影响

心血管疾病常用补虚药防治。补虚药对心血管系统的影响广泛,多数具有调节血压、抗心肌缺血、抗心律失常等作用。补气药可产生正性肌力作用。

(五) 促进造血系统功能

各类补虚药有不同程度的促进造血功能的作用,其中以补血药的作用更为显著,表现为提高红细胞计数和血红蛋白含量,促进红系造血祖细胞生长,升高血小板计数,升高白细胞计数,使粒系祖细胞的产生率增加。

(六) 改善消化系统功能

脾气虚是以消化系统分泌、吸收和运动功能障碍为主的全身性适应调节和营养代谢失调的一种疾病状态。多数补气方剂能调节胃肠运动,表现为促进小肠吸收、调节胃肠道平滑肌运动以及抗溃疡、保护胃黏膜等作用。

综上所述,补虚药的药理作用非常广泛,而与扶正固本相关的药理作用主要有:调节神经-内分泌-免疫网络,调节物质代谢,延缓衰老,增强某些重要器官和系统的功能等。

补虚药的主要药理作用见表 24-1。

表 24-1 补虚药的主要药理作用总括表

类别	药物	免疫系统 增强固有免疫	免疫系统 调节细胞免疫	免疫系统 调节体液免疫	内分泌系统 下丘脑-垂体-肾上腺轴	内分泌系统 下丘脑-垂体-性腺轴	中枢神经系统 益智	中枢神经系统 神经保护	物质代谢 蛋白质合成	物质代谢 降血糖	物质代谢 改善脂质代谢	心血管系统 强心	心血管系统 扩张冠状动脉	心血管系统 扩张脑血管	心血管系统 扩张外周血管	心血管系统 降血压	改善消化系统功能	促进造血功能	延缓衰老	其他
补气药	人参	+	+	+	+	+	+	+	+	+	+	+	+	+	+	+	+	+	+	抗应激、抗肿瘤、镇痛
	黄芪	+	+	+	+	+	+	+	+	+	+	+	+	+	+	+	+	+	+	保肝、抗肿瘤、改善血液流变学
	党参	+	+	+	+		+			+	+	+	+	+	+	+	+	+	+	抗应激
	甘草	+	+	+	+						+						+			解毒、祛痰、抗微生物、保肝
	白术	+	+	+	+					+							+	+		利尿、抑制子宫收缩
补血药	当归	+	+	+	+	+	+	+			+		+	+	+	+		+	+	抗炎、抗肿瘤、改善血液流变学
	何首乌	+	+	+	+	+	+	+	+		+	+	+	+	+	+		+	+	改善骨质疏松、保肝、镇痛
	熟地黄	+	+	+	+	+	+	+						+			+	+		利尿
	白芍	+	+	+			+		+		+	+	+					+	+	镇静、镇痛、保肝
补阴药	枸杞子	+	+	+		+	+		+	+	+	+						+	+	抗肿瘤、保肝、保护视网膜
	沙参	+	+	+								+								解热、镇痛、祛痰
	麦冬	+	+	+	+					+				+				+		抗休克、抗心律失常
补阳药	鹿茸	+	+	+	+	+	+		+			+	+	+			+	+	+	促骨生长
	淫羊藿	+	+	+	+	+			+	+	+		+	+	+	+	+	+	+	促骨生长、抗炎、抗肿瘤
	冬虫夏草	+	+	+	+	+					+		+	+	+	+	+	+	+	止咳平喘、保护肾、抗肿瘤

第二节 常用中药

案例导入

人参的研究与产品开发概述

人参堪称中药之王,最早记载于《神农本草经》中,为历代中医药学者最为关注的上品,对其性味归经、功能主治、炮制配方以及采集与栽培已积累许多传世的宝贵经验。人参也是在民间流传神话最多、最久的中药之一。人参在临床实践中已取得肯定的疗效。

人参的研究大概分为3个阶段:1960年以前的启蒙阶段,主要是以现代药物化学与药理学为基础,明确人参整体提取物的药物化学与药理学作用。第二阶段是发现人参皂苷之后到20世纪末。这40年间,从人参根扩展到人参的整株植物的有效组分研究,并逐步发展到人参皂苷单体、人参多糖和人参多肽及其他微量成分的研究,在药效学方面已经从对各个器官和系统的单一药效研究发展到多系统、多靶向的综合药理作用和分子药理学作用机制的研究。进入21世纪,人参的研究已经跟随分子病理学和分子生物学的发展趋势,培育转基因作物以提高某些微量特效人参皂苷单体的含量,和强化其抗肿瘤、调节血管生成系统等药理作用,可以为进入临床特殊适应证的阶段提供药理学基础,在未来将人参及其深加工产品从以滋补保健为主发展到具有特定适应证的一线治疗药物。

一、人参

人参为五加科植物人参 *Panax ginseng* C. A. Mey. 的干燥根和根茎。野生人参资源(山参)主要分布在我国东北地区,集中在长白山脉,少量分布于小兴安岭南麓。

人参味甘、微苦,性微温,归脾、肺、心、肾经,具有大补元气、复脉固脱、补脾益肺、生津养血、安神益智等功效,用于体虚欲脱、肢冷脉微、脾虚食少、中气下陷、脾不统血、肺虚喘咳、气虚津伤口渴、内热消渴、气血亏虚、久病虚羸、心气不足、惊悸失眠、阳痿宫冷等的治疗。

(一)药效物质基础

人参中的成分复杂,迄今已知人参中含有皂苷类、糖类、挥发性成分、有机酸、蛋白质、甾醇及其苷、多肽类、含氮化合物、木质素、黄酮类、维生素类、无机元素等成分。人参皂苷根据苷元的结构类型不同可分为3类:原人参二醇类包括 Ra、Rb、Rc、Rd、Rg_3、Rh_2、Rs_1、Rs_2 等;原人参三醇类包括 Re、Rf、Rg_1、Rg_2、Rh_1 等;齐墩果酸类包括 Ro。人参含38.3%的水溶性多糖和7.8%~10.0%的碱性多糖。

(二)功效主治与主要药理作用及机制

人参大补元气、补脾益肺的功效体现在调节机体免疫功能、调节内分泌功能、改善物质代谢、抗应激和抗衰老等方面;复脉固脱的功效体现在强心、扩张血管、调节血压、抗休克、保护心肌和抗心律失常等方面;生津养血的功效体现在降血糖、降血脂和促进造血功能等方面;安神益智的功效体现在益智、神经保护、抑制或兴奋中枢神经系统等方面。其功效主治与主要药理作用如下(图24-1)。

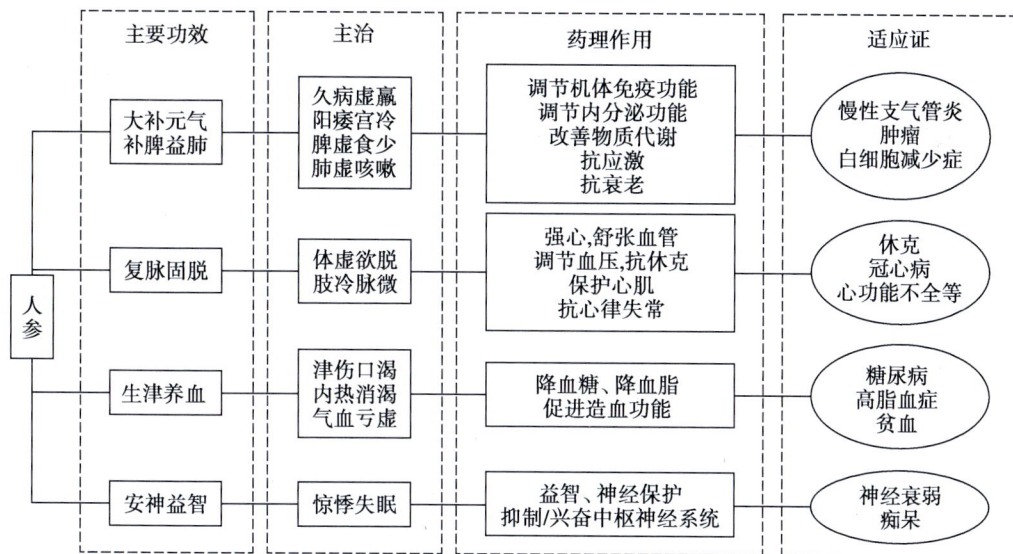

图 24-1　人参的功效主治与药理作用

1. 对中枢神经系统的作用　人参对中枢神经系统的调节有镇静和兴奋双向作用,与用药时神经系统的功能状态、剂量大小以及人参的不同成分有关。人参皂苷 Rb 和 Rc 的混合物对小鼠的中枢神经系统有安定、镇静作用,能够产生中枢性肌肉松弛、降温、减少自发活动等作用;人参水煎剂对很多兴奋药有对抗作用。人参皂苷 Rg_1、Rg_2 的混合物对中枢神经系统能够产生明显的兴奋效果,而大剂量时则会表现出明显的抑制作用。人参对中枢神经系统的作用环节表现在益智、抗衰老作用,抗惊厥、抗癫痫、抗抑郁作用和脑保护作用 3 个方面。

（1）益智、抗衰老:Rb_1、Rg_1、Rg_2 等从不同角度发挥益智和抗衰老作用（图 24-2）。①Rb_1、Rg_1 促脑内 RNA 和蛋白质的合成,促进脑神经细胞发育,促进海马齿状回神经干细胞的增殖和分化;Rg_1 还能诱导侧脑室下区神经干细胞增殖、分化,促进神经发生。②Rb_1、Rg_1 提高胆碱乙酰转移酶（ChAT）活性,促进脑内 ACh 的合成和释放,增加脑内 M 受体的密度。③Rg_1 增加海马突触体膜上 Na^+-K^+-ATP 酶活性,降低突触体胞内 Ca^{2+} 浓度,提高神经突触可塑性。④Rg_2 降低谷氨酸和 NMDA 受体在缺血大鼠海马神经元的表达;相反地,Rg_1 可通过激活 Ca^{2+}-钙调蛋白依赖性蛋白激酶Ⅱ（CaMKⅡ）信号途径,促进谷氨酸释放,并能通过 NMDA 受体恢复受损的海马突触传递的长时程增强（LTP）效应。说明在不同的机体状态下,Rg_1 和 Rg_2 通过不同的作用维持 NMDA 受体适度激动,改善学习记忆能力。⑤Rg_1 能够通过促进整合素样金属蛋白酶 10（ADAM10）的表达,抑制 P-分泌酶 β 位淀粉样前体蛋白裂解酶（BACE1）的表达,从而降低海马中 β 淀粉样蛋白（$A\beta_{1-42}$）的含量。⑥Rb_1、Rg_1、Rd 可提高过氧化氢酶、GSH-Px 的活性,减轻自由基损伤。⑦Rb_1、Rg_1 可抑制 MAO-B 活性,提高单胺类神经递质水平。

（2）抗惊厥、抗癫痫、抗抑郁:Rd 与 Rb_1 和 Rb_3 联合使用,具有抗惊厥作用,可以延长癫痫发作的潜伏期,有助于减少癫痫发作。Rb_3 在多种抑郁模型中表现出抗抑郁作用,机制与调节 5-HT、多巴胺（DA）等神经递质有关。Rg_1 则能通过上调 BDNF 的表达,改善慢性应激造成抑郁模型的抑郁样行为。

（3）脑保护:Rg_1、Rb_1、Rg_2、Rd 等通过不同环节保护缺血再灌注脑组织损伤（图 24-3）。①Rg_1 抑制损伤脑组织白细胞浸润及黏附分子 ICAM-1 和 E-选择素的表达;Rb_1 通过抑制炎性细胞因子介导的 JAK2/STAT3 信号途径保护脑缺血再灌注损伤。②Rb_1 上调神

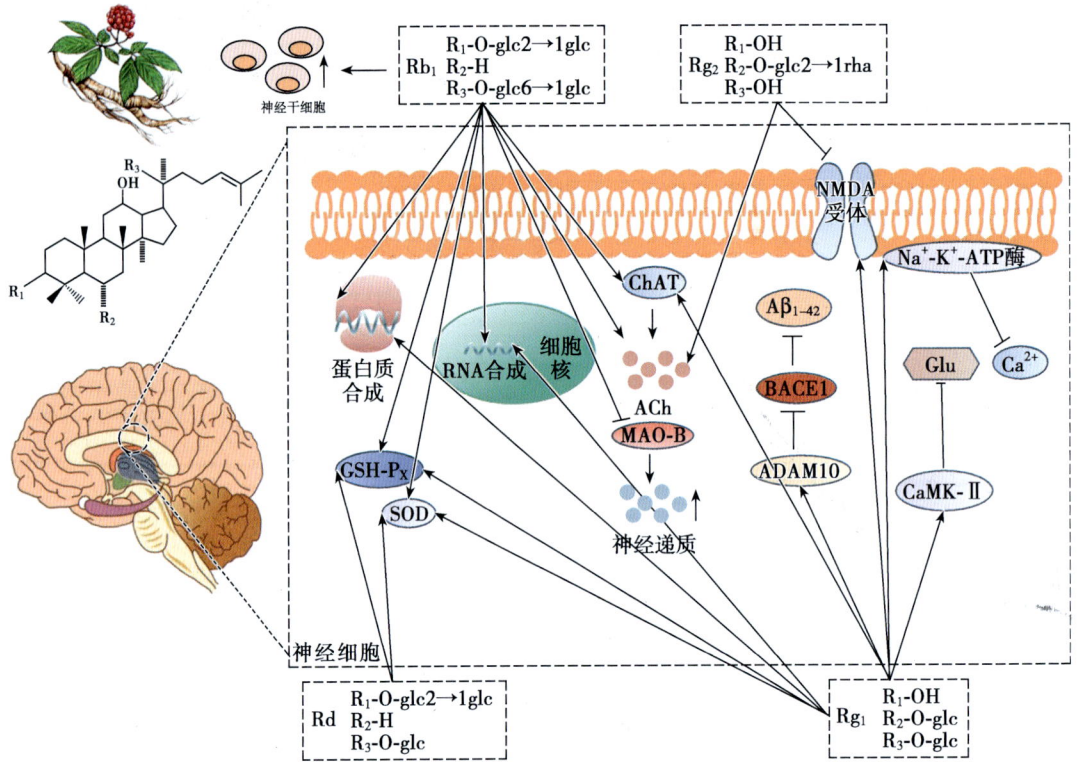

图 24-2　人参的益智、抗衰老作用环节

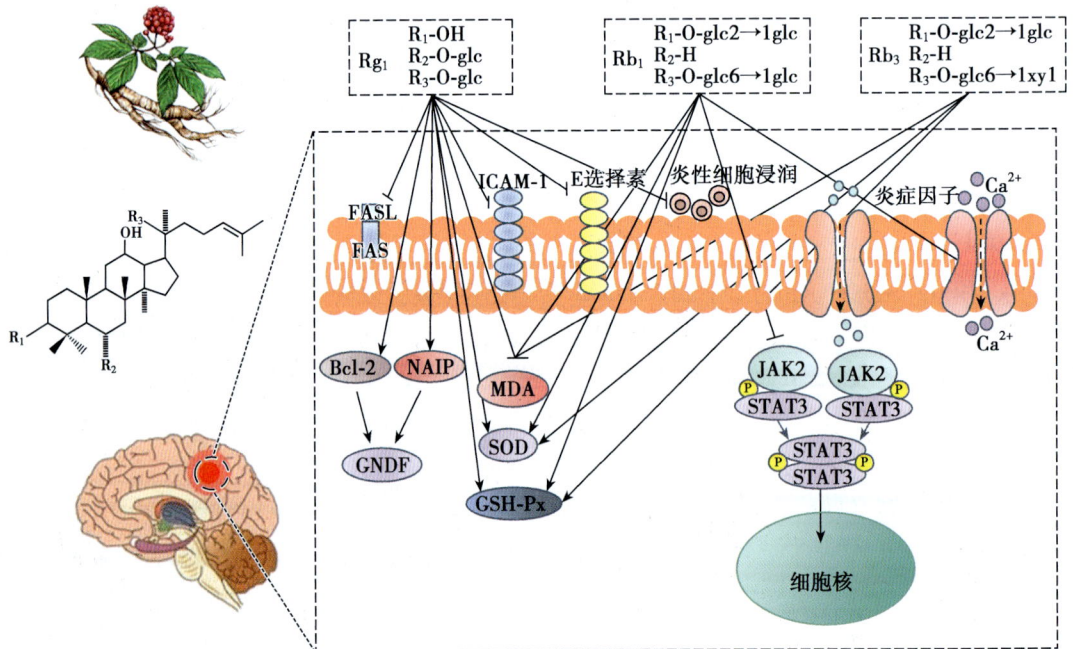

图 24-3　人参的脑保护作用环节

经元凋亡抑制蛋白(NAIP)、Bcl-2 表达,提高胶质细胞源性神经营养因子(GDNF)的表达,Rg₁ 则抑制 FAS/FAS-L 通路凋亡基因的表达,均减轻神经细胞的凋亡。③Rb₁ 抑制神经细胞外钙离子内流,减轻细胞内的钙超载。④Rb₁、Rg₁、Rb₃ 提高缺血组织 SOD、GSH-Px 活性,降低 MDA 含量,减轻自由基损伤;Rd 亦可调节氧化还原态失衡。⑤Rg₂ 增加脑血流量,改善脑循环。

2. 免疫调节作用　人参的免疫调节作用主要是通过对固有免疫功能的影响、调节细胞免疫以及增强体液免疫 3 个方面发挥作用的。

(1) 对固有免疫功能的影响(图 24-4):①巨噬细胞:人参酸性多糖 ginsan 增强金黄色葡萄球菌感染小鼠巨噬细胞的吞噬功能,但抑制 TNF-α、IL-1、IL-6 等炎症因子的释放,机制与抑制 TLR2 表达,降低 NF-κB 表达有关。②NK 细胞:人参皂苷提高应激时受抑的 NK 细胞活性,机制与降低应激期垂体-肾上腺轴活动(抑制 ACTH、皮质酮的增加)和调节神经递质(降低中枢神经肽 Y、高香草酸,升高去甲肾上腺素)有关。Rg₁ 是其中提高小鼠 NK 细胞活性的成分之一。③树突状细胞(DC):多糖 ginsan 体外促进 DC 分泌 IL-12 和 TNF-α,上调 DC 表面共刺激分子 CD86 的表达,诱导其成熟。

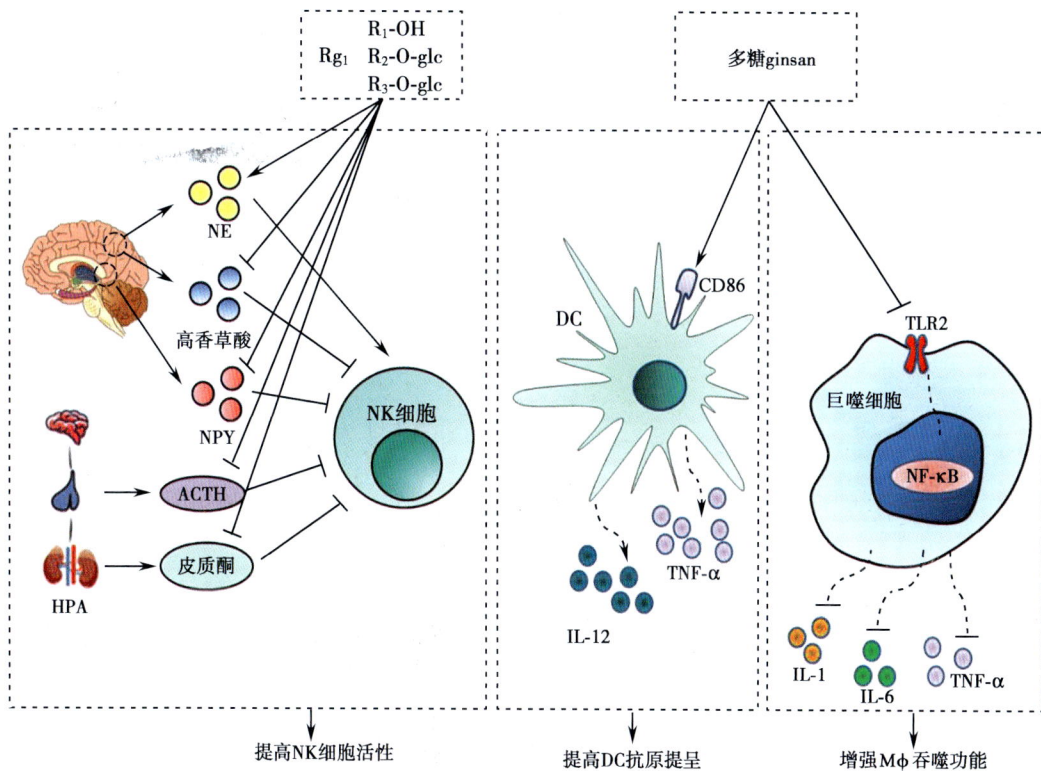

图 24-4　人参的固有免疫调节作用(Rg₁ 结构式见图 24-3)

(2) 调节细胞免疫:Re 在病毒感染、Rd 在 OVA 致敏的小鼠均可促进淋巴细胞增殖,提高 Th1 和 Th2 型细胞因子(IL-2、IFN-γ、IL-4、IL-5、IL-10)的分泌;Rg₁ 和多糖 ginsan 在免疫低下小鼠则主要诱导 Th1 型细胞因子的表达。而对于实验性变态反应性脑脊髓炎(EAE),多糖 ginsan 能抑制自身反应性 T 细胞增殖及细胞因子的分泌,机制与激活 Foxp3、诱导调节 T 细胞(Treg)的产生有关。

(3) 增强体液免疫:Re、Rd 和 Rg₁ 在相关抗原刺激小鼠均可提高血清特异性 IgG 水平,增加抗体形成。

3. 对内分泌系统的作用 人参能增强正常或切除一侧肾上腺大鼠的肾上腺皮质功能，而对于应激状态下亢奋的下丘脑-垂体-肾上腺轴则有抑制作用。人参还可调节性腺功能。

（1）调节下丘脑-垂体-肾上腺轴（HPA）功能（图 24-5）：人参总皂苷及 Rd 可促进正常及切除一侧肾上腺动物的肾上腺皮质激素合成和分泌，且该作用与促进下丘脑或垂体前叶分泌 ACTH 有关；Rg_1、Rb_1 亦提高 ACTH 血浆水平。而在应激状态下，人参皂苷则抑制大鼠促肾上腺皮质素释放素（CRH）和 ACTH 释放，其中 Rb、Re、Rg_1 均可抑制 HPA 的过度应激反应，降低血浆皮质酮含量。

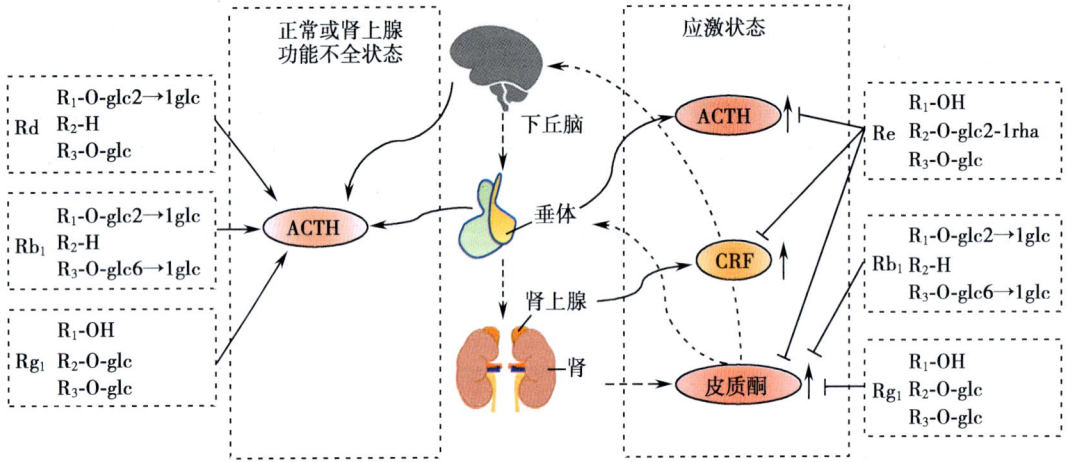

图 24-5 人参对下丘脑-垂体-肾上腺轴功能的作用

（2）调节性腺功能：Rb_1 改善雄性小鼠性功能，升高血清睾酮浓度，提高 cGMP 及 NO 水平。人参多糖可上调低温应激大鼠 LH 与 FSH 水平。人参皂苷使中老年大鼠血浆中 LH 含量下降，雌鼠血浆雌二醇含量增高。

4. 对心血管系统的作用 人参皂苷在治疗心血管疾病方面有显著的生物活性，对心血管的多个方面起到重要的保护作用（图 24-6）。

（1）心肌保护：Rb_1、Rb_3、Rg_1、Rg_2 通过不同环节保护心肌细胞。①Rb_3 抑制肾素-血管紧张素系统，减少血管紧张素Ⅱ（Ang Ⅱ）、内皮素（ET）含量；②Rb_1 下调钙调神经磷酸酶

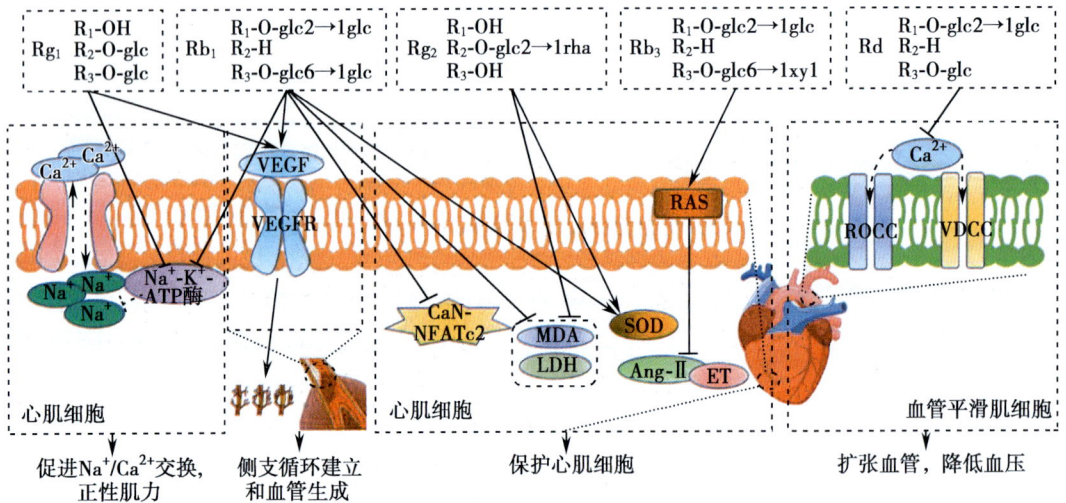

图 24-6 人参对心血管系统的作用

（CaN）-NFATc2 信号通路分子的表达,保护心肌;③Rb_1、Rg_2 降低 MDA 含量,增加 SOD 活性,减少 LDH 释放,减轻自由基损伤;④Rb_1、Rg_1 通过增加 VEGF 表达,刺激心肌梗死区的血管生成和侧支循环建立。

（2）强心:Rg_1、Rb_1 抑制心肌细胞膜 Na^+-K^+-ATP 酶活性,使细胞内 Na^+ 增加,促进 Na^+/ Ca^{2+} 交换,使 Ca^{2+} 内流增加,起正性肌力作用。

（3）降血压:Rd 通过影响受体操控钙通道（ROCC）和电压依赖性钙通道（VDCC）而减少血管平滑肌细胞钙内流,扩张血管,降低血压。Rb_3 抑制肾素-血管紧张素系统,也参与人参的降压作用。

（4）抗心律失常:Rb_1 可阻滞钙通道及钾离子通道,是一种多离子通道阻滞剂,在临床应用中不仅有可能改善心律失常,而且其心脏不良反应较少,致心律失常的可能性也大为降低。

5. 抗肿瘤　人参的有效成分复杂、种类多样,能对抗多种类型的肿瘤。人参皂苷是人参抗肿瘤作用的主要成分,其次为人参多糖。人参的抗肿瘤作用贯穿于肿瘤的发生、发展及转移等多个步骤,如肿瘤细胞增殖、肿瘤血管生成、肿瘤细胞浸润转移和肿瘤细胞耐药等（图 24-7）。

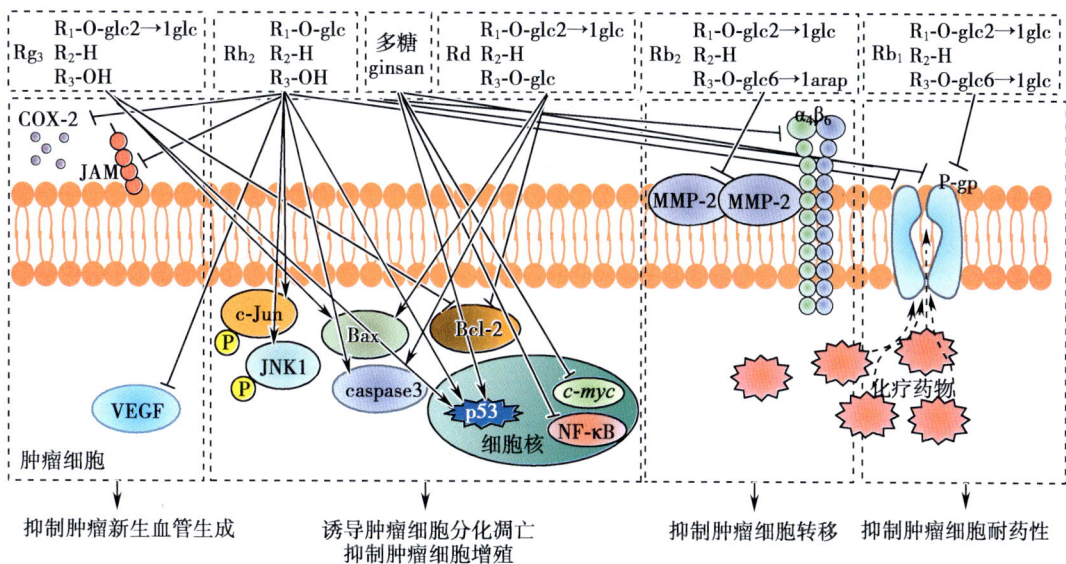

图 24-7　人参抗肿瘤的作用机制

（1）抑制肿瘤细胞增殖:Rg_3、Rh_2 和多糖 ginsan 影响细胞周期,使肿瘤细胞周期阻滞于 G_0/G_1 或 S 期,从而抑制其增殖。人参多糖可能是通过增强 p53 基因的表达阻止肿瘤细胞的增殖。

（2）诱导肿瘤细胞凋亡:①Rd、Rg_3 上调 Bax 基因及下调 Bcl-2 蛋白表达;Rd、Rh_2 激活 caspase-3 等分子,诱导肿瘤细胞凋亡;②Rh_2 诱导 JNK1 磷酸化,增强磷酸化 c-Jun 蛋白表达,促进癌细胞凋亡;③人参多糖抑制 NF-κB 信号转导通路,下调原癌基因 *c-myc* 表达,促进肿瘤细胞凋亡与分化。

（3）抑制肿瘤转移:①Rg_3 抑制肿瘤细胞黏附和浸润;②Rb_2 抑制基质金属蛋白酶-2 （MMP-2）的表达;③Rh_2 调节整合素 $\alpha_4\beta_6$,降低肿瘤细胞与基底膜的黏附。

（4）抑制肿瘤血管生成:Rh_2 可抑制肿瘤新生血管生成,机制与下调肿瘤细胞的细胞间连接黏附分子（JAM）的表达及抑制 COX-2 的释放,降低 VEGF 分泌有关。

（5）抑制肿瘤多药耐药：①Rb$_1$、Rh$_2$ 提高肿瘤细胞内化疗药物的浓度，增加其对化疗药物的敏感性；②人参多糖及 Rb$_1$ 可阻滞 P-gp 胞膜蛋白泵的功能，使细胞内化疗药物外排减少，恢复多药耐药细胞对化疗药物的敏感性。

6. 改善物质代谢　人参能促进核酸和蛋白质合成，并有调节血糖稳态和降血脂的作用。

（1）促进核酸和蛋白质合成：Rb$_2$ 可提高 RNA 聚合酶活性，促进细胞 RNA 的合成。Rb$_2$ 能将蛋白质分解代谢转变为合成代谢，使氮存留有效增加，调节新陈代谢。

（2）调节血糖稳态（图 24-8）：人参皂苷及人参多糖都能降低糖尿病模型动物血糖。①人参皂苷提高糖尿病 PPARγ 的表达，改善糖脂代谢；②Rb$_2$ 抑制葡糖-6-磷酸酶（G-6-P），激活葡萄糖激酶（GK），纠正两种酶活性的异常变化而使血糖降低；③Rg$_1$ 增强肌肉对葡萄糖的处理能力，使肌糖原合成增加，维持糖代谢的稳态；④多糖加速糖的有氧代谢过程，并促进胰岛素的释放；⑤Rh$_2$ 增加 β-内啡肽（β-EP）分泌，进而提高葡萄糖转运蛋白亚型 4（GLUT 4）的表达，降低血糖；⑥Re、Rg$_3$ 激活腺苷酸活化蛋白激酶（AMPK），改善糖脂代谢紊乱。

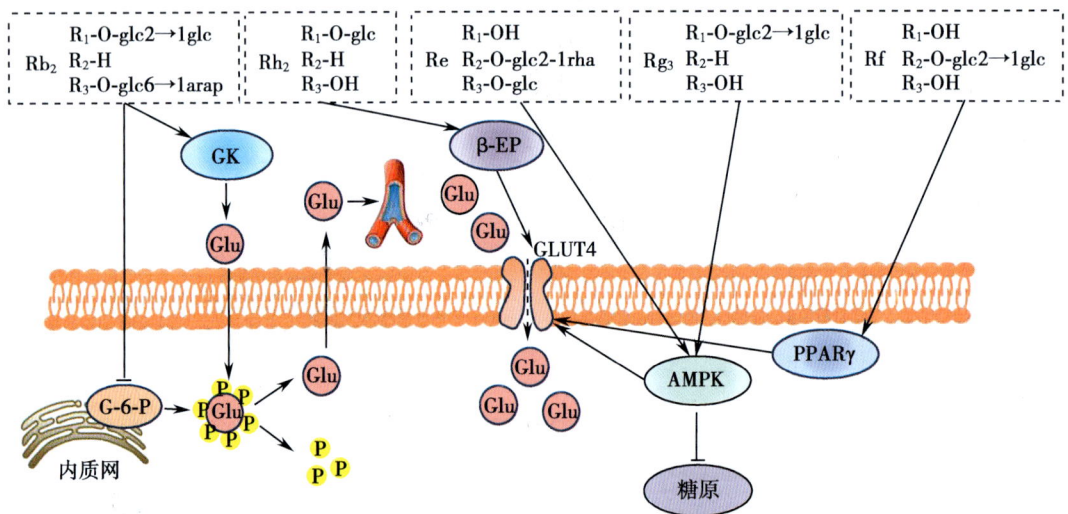

图 24-8　人参调节血糖稳态的作用机制

（3）降血脂：多种人参皂苷可调节脂质代谢。①Rb$_2$ 既能促进胆固醇合成，又可促进胆固醇排泄，降低总胆固醇（TC）、LDL-C，增加 HDL-C；②Rb$_2$ 抑制脂肪酶活性，抑制机体对脂肪的吸收；③Rd 抑制非电压依赖性 Ca^{2+} 通道介导的 Ca^{2+} 内流，从而减少巨噬细胞内氧化型低密度脂蛋白（ox-LDL）摄取及胆固醇堆积；④Rf 通过与 PPARα 相互作用而调节脂质代谢紊乱；⑤Rh$_2$ 激动糖皮质激素受体（GR），促进前脂肪细胞分化。

综上，人参的活性成分群通过不同作用机制，共同实现药理作用，发挥其功效。人参皂苷 Rg$_1$、Rb$_1$、Rg$_2$、Rb$_3$、Rd 参与调节中枢神经功能；人参皂苷 Rg$_1$、Rb$_1$、Re、Rd 参与调节内分泌功能；人参皂苷 Rg$_1$、Re、Rd 及多糖参与调节免疫功能。参与调节心血管作用的有人参皂苷 Rg$_1$、Rb$_1$、Rg$_2$、Rb$_3$、Rd；调节物质代谢的有 Rb$_2$、Re、Rg$_3$、Rf、Rd、Rh$_2$。人参皂苷 Rb$_2$、Rd、Rh$_2$ 及多糖共同实现抗肿瘤作用。

（三）药动学研究

人口服人参制剂（Ginsana）后，血浆中可检测到人参二醇型成分中的人参皂苷 Rb$_1$ 及二醇型人参皂苷去糖基化的产物、人参三醇型成分的人参皂苷 Rg$_1$ 的代谢产物 Rh$_1$ 及胃肠道降解产物 F$_1$；此外，尿液中还可检测到二醇型成分 Rd、Rb$_2$、Rc 和三醇型成分 Rg$_1$、Re，但浓度均很低。

知识链接

人参活性成分药代动力学参数

人参皂苷 Rb_1 大鼠灌胃的绝对生物利用度小于5%，未吸收的 Rb_1 主要在大肠被分解代谢，中间代谢产物 Rd 及 F_2 可吸收入血。Rb_1 静脉注射后符合二室模型，$t_{1/2\alpha}$ 约为12分钟，蛋白结合率为85%，在肾、心、肺、肝中浓度高。少量 Rb_1 在体内发生水解、结合、氧化和异构化。Rb_1 主要随尿液缓慢排泄，$t_{1/2\beta}$ 为 14～18 小时。尿液中检测到的代谢产物多为肠道菌群代谢的产物，其中主要为水解产物。

人参皂苷 Rg_1 大鼠灌胃的绝对生物利用度为18%，在上消化道迅速吸收，t_{max} 为30分钟，在肠道中发生水解反应；静脉注射 $t_{1/2\alpha}$ 为20分钟，蛋白结合率分别约为10%，广泛分布到除脑以外的组织，在肝、肾中浓度最高；血中可检测到若干代谢产物。Rg_1 主要随胆汁(61%)和尿液(28%)排泄，$t_{1/2\beta}$ 为 14 小时。总皂苷灌胃后，大鼠体内 Rg_1 的血药浓度在 6 小时后出现明显的第 2 峰。

Rd 在犬体内的绝对生物利用度低于1%。人静脉滴注人参皂苷 Rd 注射液后，符合线性动力学，分布容积为10L，$t_{1/2}$ 约为 18 小时。犬静脉注射给药的 $t_{1/2}$ 为 39 小时，灌胃给药则为 24 小时。在小鼠和大鼠体内静脉注射给药后，Rd 符合二室模型，$t_{1/2\alpha}$ 约为 0.5 小时，组织分布广泛，在肺中浓度最高，其次为肝、肾、心、肠、脾、心、睾丸/子宫、肌肉和脂肪等；代谢途径为氧化、水解、结合及异构化代谢反应，$t_{1/2\beta}$ 约为 14 小时，主要随尿液排泄。

人口服人参皂苷 Rg_3 后，血药浓度很低，符合二室开放模型，t_{max} 约为 0.5 小时，$t_{1/2\alpha}$ 和 $t_{1/2\beta}$ 分别为 0.5 小时和 5 小时；大鼠静脉注射 $20(R)$-Rg_3 后，$t_{1/2}$ 约为 18 分钟。

大鼠静脉注射人参皂苷 Rg_2 后，原型药物主要随胆汁(27%)和粪便(23%)排出体外。

（四）现代应用

1. 人参传统用于气虚欲脱、汗出肢冷，可治疗各种休克；用于肺虚咳喘，可治疗呼吸系统疾病，如慢性支气管炎、阻塞性肺气肿；用于心气不足型失眠多梦，可治疗神经衰弱；用于气血两虚，可治疗贫血、白细胞减少症；用于气阴两虚，可治疗 2 型糖尿病。

2. 现代药理研究表明，人参及其制剂可辅助治疗恶性肿瘤，如原发性肝癌、肺癌、直肠癌、恶性淋巴瘤、妇科恶性肿瘤等。也可治疗各种心脑血管疾病，如冠心病、心功能不全、心律失常、高脂血症、脑动脉硬化、缺血性脑卒中恢复期或后遗症期。

3. 临床上，参一胶囊(含人参皂苷 Rg_3)可用于防治术后及放、化疗后肿瘤的复发转移，并对放、化疗起到减毒增效的作用，适用于肺癌、胃癌、肠癌、肝癌及乳腺癌等多种恶性肿瘤。参麦注射液可治疗休克、冠心病、病毒性心肌炎、肺源性心脏病、粒细胞减少症等。人参注射液(100mg/ml)对冠心病、白细胞减少症疗效较佳。人参皂苷片口服有改善衰老、疲劳、瞬时记忆力的效果。

（五）不良反应

人参可诱发中枢神经系统兴奋症状，出现类似于皮质类固醇中毒症状，如出现皮疹、食欲减退、低血钾等；可引起性早熟或雌激素样作用。出血是人参急性中毒的特征。若长期过量使用，亦可出现脘腹胀满。初感外邪，而无虚证时若投人参，也可使表邪久滞不去，加重病情。

（六）毒理作用

根据《美国国家毒理学计划》（2011），人参的 LD_{50} 在大鼠和小鼠中分别为 750mg/kg 和 200mg/kg。对雄性和雌性 F344/N 大鼠和 B6C3F1 小鼠的慢性研究显示，人参以 5 000mg/kg 的剂量治疗 2 年，未显示任何毒性作用；同时，未发现癌症或非肿瘤性病变的发病率增加。生殖和发育毒理研究表明，人参皂苷 Rb_1、Rg_1 和 Re 对啮齿动物有胚胎毒性和致畸作用。遗传毒理学研究显示，0~1mg/ml 人参抑制中国仓鼠 V79 细胞的 DNA 合成，但在紫外线照射或甲磺酸甲酯处理下，人参能增加 DNA 切除修复的速率。此外，人参皂苷 Rb_1 和 Rg_1 具有抗沙门菌突变活性的作用。

案例导入

黄芪的入药历史

黄芪始载于《神农本草经》，列为上品，临床应用广泛，是历代中医最为常用的中药之一。《金匮要略》用其补气、活血、利水。《名医别录》提出黄芪"逐五脏间恶血……益气，利阴气"，具有益气活血止渴之功。唐代孙思邈所著《备急千金要方》将黄芪补虚、敛疮、止渴之功得到发挥。在宋代，黄芪的运用更为广泛，《太平圣惠方》中记载的黄芪汤、牡蛎散等，取黄芪补气固表之用。金元时期，名医李杲著《脾胃论》，其中补中益气汤用黄芪甘温除热，治气虚发热或气虚所致的脏器下垂。清代王清任对历代医家关于中风的理论进行了总结，结合临床实践，提出了中风半身不遂是由于"气虚血瘀"所致的论点，创立了补阳还五汤，运用黄芪治疗中风后遗症疗效显著。后世医家在前人基础上，对黄芪的作用进行了进一步的发挥，并应用现代药理学研究方法探讨了黄芪的作用机制。

二、黄芪

黄芪为豆科植物蒙古黄芪 *Astragalus membranaceus*（Fisch.）Bge. var. *mongholicus*（Bge.）Hsiao 或膜荚黄芪 *Astragalus membranaceus*（Fisch.）Bge. 的干燥根，主产于内蒙古、山西、甘肃以及东北地区等地。

黄芪味甘，性微温，双重趋向，归脾、肺二经；具有补气升阳，固表止汗，利水消肿，生津养血，行滞通痹，托毒排脓，敛疮生肌的功效；用于治疗气虚乏力，食少便溏，中气下陷，久泻脱肛，便血崩漏，表虚自汗，气虚水肿，内热消渴，血虚萎黄，半身不遂，痹痛麻木，痈疽难溃，久溃不敛。

（一）药效物质基础

黄芪的化学成分包括皂苷类、多糖、黄酮类及三萜类物质等，其中皂苷类化合物有黄芪皂苷、异黄芪皂苷及大豆皂苷等；多糖类成分以葡聚糖和杂多糖为主；黄酮类化合物有黄酮、异黄酮、异黄烷和紫檀烷四大类。黄芪皂苷Ⅳ（亦称黄芪甲苷，As-Ⅳ）为黄芪药材的定性定量指标。

（二）功效主治与主要药理作用及机制

黄芪补气升阳的功效体现在调节免疫功能、正性肌力、心肌保护、延缓衰老及改善消化系统功能等方面；固表止汗的功效体现在增强机体免疫等方面；利水消肿的功效主要表现为利尿作用;生津养血的功效体现在扩张血管、促进造血功能、改善糖尿病症状等方面;行滞通痹的功效体现在抗骨质疏松等方面;托毒排脓、敛疮生肌的功效体现在对慢性痈疽等疮疡疾病的治疗。其功效主治与主要药理作用如下(图 24-9)。

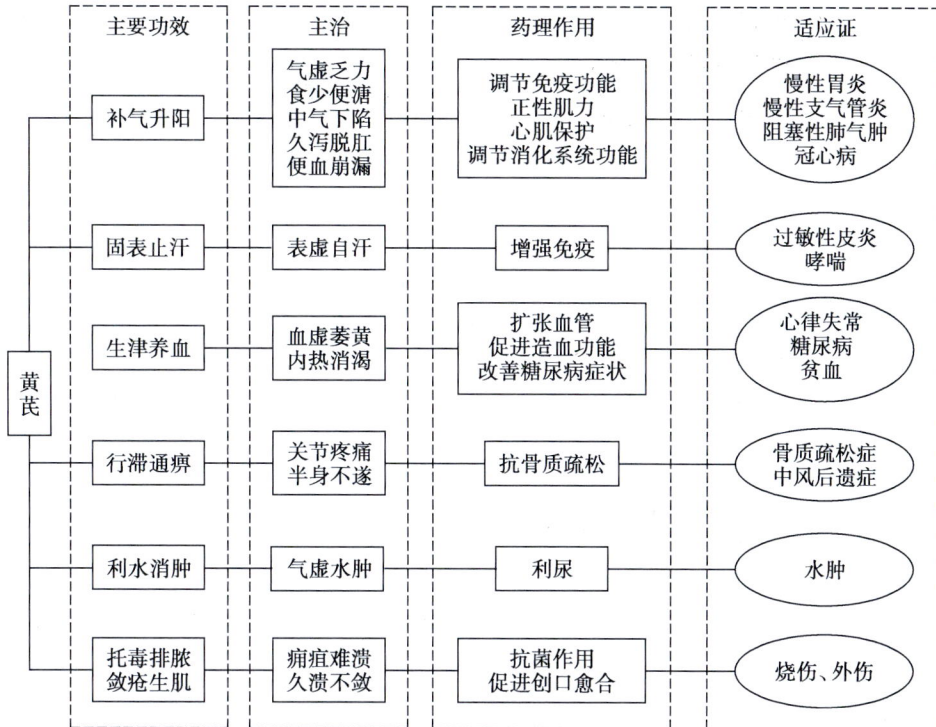

图 24-9 黄芪的功效主治与药理作用

1. 调节免疫功能 黄芪可促进中性粒细胞及巨噬细胞的吞噬能力和杀菌能力,增加溶酶体酶含量,增强巨噬细胞处理和传递抗原的能力;可增强 NK 细胞的活性;提高免疫抑制小鼠的 IL-2、TNF-α、IFN-γ 水平,并可促进 T 淋巴细胞增殖。黄芪还可抑制大鼠被动皮肤过敏反应,缓解哮喘豚鼠气道阻力并降低 IL-5 水平。黄芪调节免疫功能的有效成分主要为皂苷和多糖(图 24-10)。

(1) 对固有免疫功能的影响:①黄芪多糖(APS)增强正常及创伤动物巨噬细胞的吞噬活性;还可通过增强淋巴细胞与内皮细胞黏附而促进淋巴细胞再循环,扩大免疫反应。②APS 促进粒细胞-巨噬细胞集落刺激因子(GM-CSF)的生成,刺激未成熟的粒细胞、巨噬细胞分化成熟。③APS 抑制黏膜局部淋巴细胞活性和炎症因子的表达,促进组织修复,缓解黏膜免疫紊乱。

(2) 调节细胞免疫和体液免疫:①APS 促进小鼠淋巴细胞转化和 T 细胞有丝分裂。黄芪甲苷(As-Ⅳ)也能通过活化 Src/MEK/ERK 通路,促进小鼠 T 淋巴细胞的增殖。As-Ⅳ还能下调末端转移酶端粒的活性,促进 HIV 感染患者的 $CD8^+T$ 淋巴细胞增殖。②APS 使脾虚小鼠 IL-2 活性升高,增强外周淋巴细胞对 IL-12 的反应性,诱导 IFN-γ、IL-3、IL-4 和 IL-6 等细胞因子分泌。③对于哮喘及迟发性变态反应,As-Ⅳ 则能调节 Th1/Th2 平衡,且该作用与促进 HPA 功能,从而抑制 Th1 细胞因子有关。④APS、As-Ⅳ 促进浆细胞增生和抗体形成,提高小鼠脾细胞总数和抗体形成细胞的数量。

2. 改善心脑血管功能及血液流变性 ①黄芪有正性肌力作用,使心脏收缩振幅增大,输出量增加。②扩张血管,降低外周阻力,降低动脉压;但当动物血压降至休克水平时,可增

促进粒细胞、巨噬细胞分化成熟　　　　　　　抑制淋巴细胞活性，促进组织修复

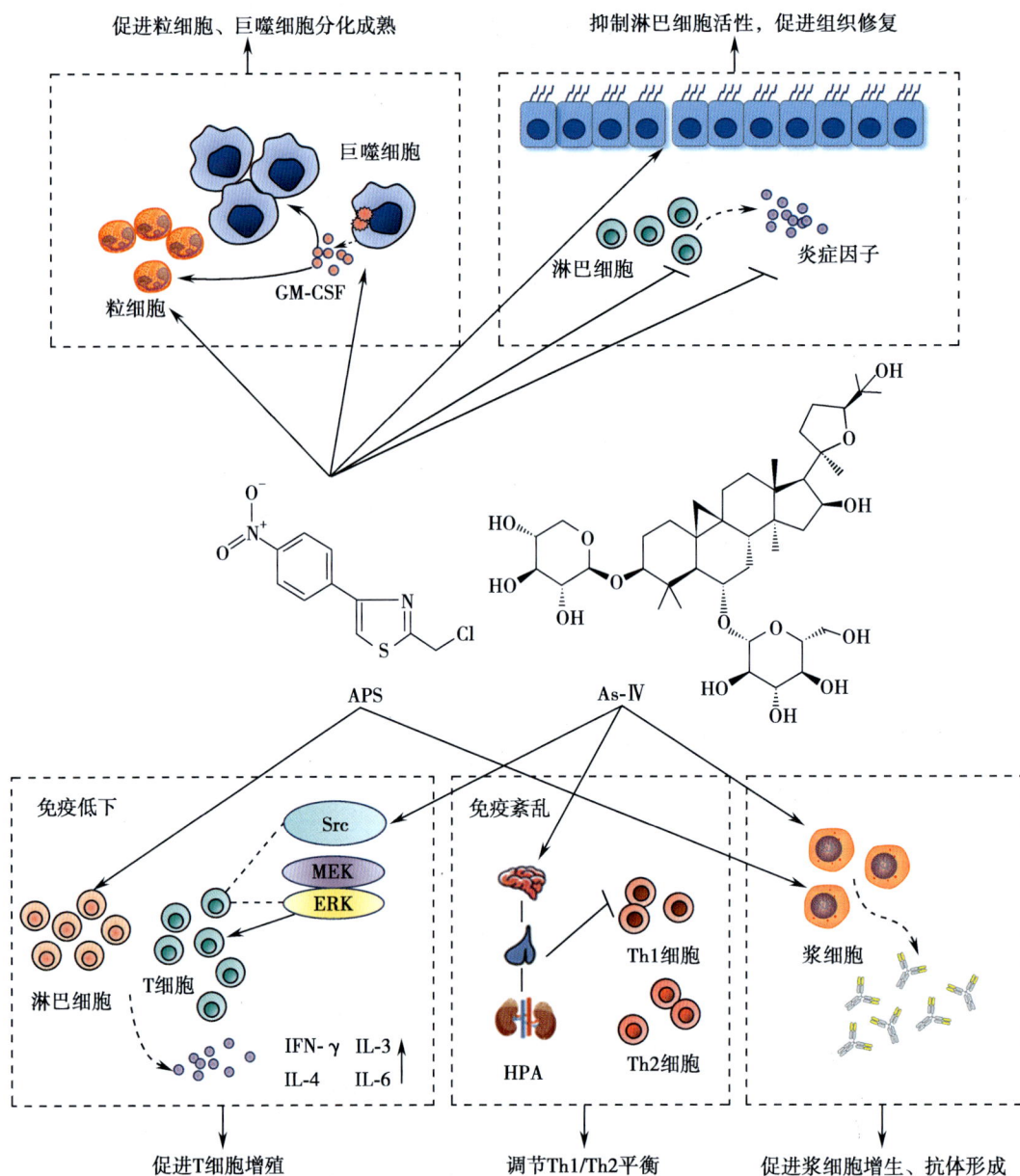

图 24-10　黄芪免疫调节的作用机制

加心输出量，使血压上升且保持稳定。③扩张肠血管、肾血管等，改善微循环。④增强线粒体清除氧自由基的能力，减少脂质过氧化物的生成，保护缺血缺氧的心脑组织。⑤缓解模型大鼠血液"浓、黏、凝、聚"状态，改善血流阻力增加、器官血流量减少、血液黏度增加等异常的血液流变学指数。黄芪改善心脑血管功能的有效成分主要为黄酮类、皂苷类和多糖。

知识链接

黄芪改善心脑血管功能作用机制

（1）正性肌力：①黄芪皂苷抑制心肌细胞磷酸二酯酶（PDE），使 cAMP 含量升高，介导 Ca^{2+} 内流，加强兴奋收缩偶联；②黄芪皂苷抑制心肌细胞膜 Na^+-K^+-ATP 酶，增加

Na^+/Ca^{2+} 交换;③As-Ⅳ提高急性心力衰竭心肌细胞肌质网上 Ca^{2+}-ATP 酶(SERCA2a)的表达和活性,促进 Ca^{2+} 摄取,改善心肌收缩功能。

（2）降压:As-Ⅳ通过以下途径降压。①通过 NO-cGMP 通路,促进内皮细胞 NO 释放,扩张血管;②拮抗钙内流,抑制血管收缩。

（3）保护心肌细胞:APS 和黄芪皂苷都有保护心肌细胞的作用。①As-Ⅳ恢复肌质网 Ca^{2+}-ATP 酶活性,提高细胞内 Ca^{2+} 转运,减少缺血心肌细胞内过多的 Ca^{2+} 积聚;降低缺血心肌组织中 Na^+-K^+-ATP 酶活性,改善能量代谢。②As-Ⅳ抑制心肌肥大大鼠活化的肾素-血管紧张素系统,抑制心肌细胞代偿性肥大。③As-Ⅳ抑制 TGF-β_1 信号,减轻心肌纤维化。④APS 可抑制心肌缺血再灌注损伤中微血管内皮细胞的 NF-κB 信号通路,减少炎症相关基因的表达,保护血管内皮功能。⑤As-Ⅳ提高细胞内 SOD 含量;APS 通过调节 PI3K-Akt 和 p38MAPK 通路抑制氧化应激和细胞凋亡,从而抑制阿霉素诱导的心肌细胞毒性(图 24-11)。

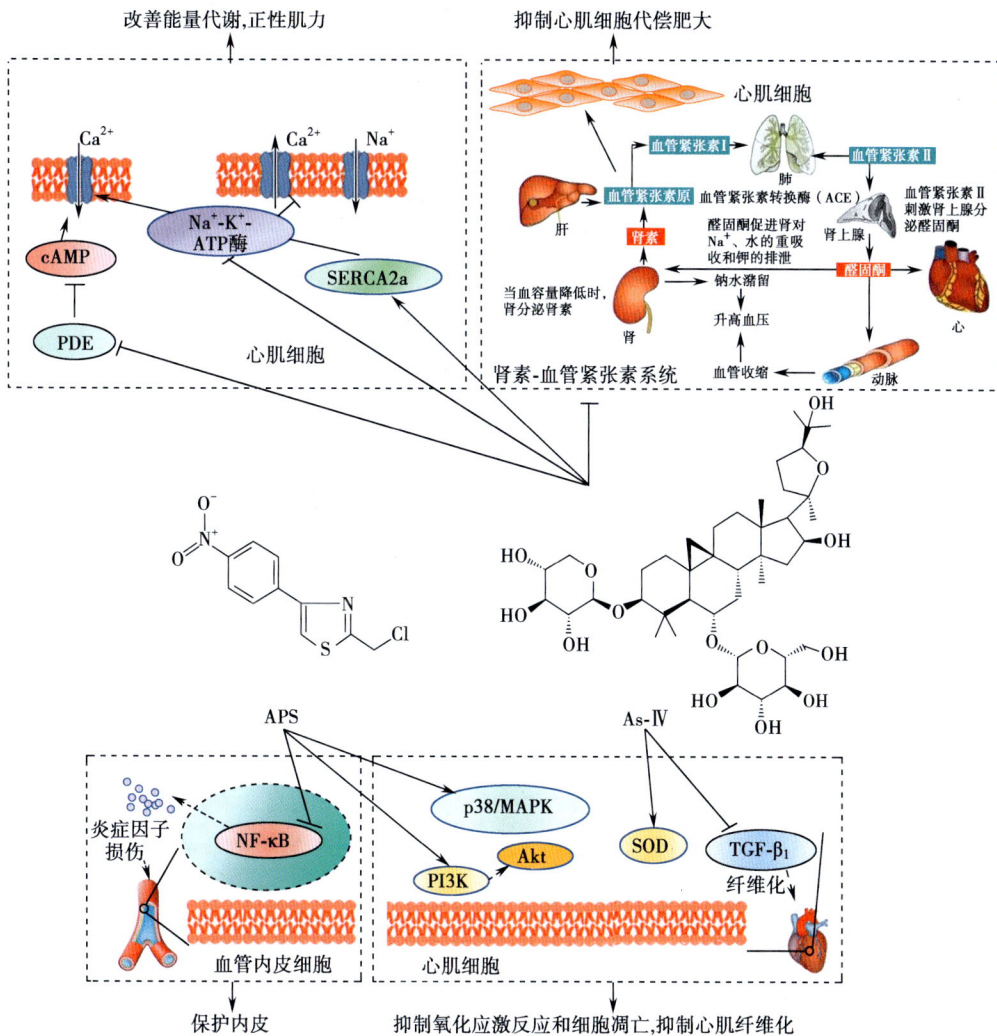

图 24-11 黄芪保护心肌细胞的作用机制

（4）对缺血脑组织的保护：As-Ⅳ降低大鼠脑缺血再灌注损伤中 IL-1β 表达；下调细胞凋亡蛋白酶 caspase-3 基因表达；下调诱生型一氧化氮合酶（iNOS）mRNA，降低 NO 含量，增加 SOD 和 LDH 的活性，降低 MDA 含量。

3. 改善物质代谢　黄芪可促进核酸、蛋白质的代谢和更新；降低糖尿病动物的血糖和糖化血清蛋白水平，诱导脂肪细胞凋亡，影响脂肪细胞的分布，降低血清 TG 水平。黄芪改善物质代谢的主要活性成分为 As-Ⅳ 和 APS。

知识链接

黄芪活性成分改善物质代谢的作用机制

APS 可调节 1 型糖尿病动物血糖，促进 Th2 细胞因子分泌，降低 Th1 细胞因子的释放，调节 Th1/Th2 平衡。在 2 型糖尿病大鼠中，APS 和 As-Ⅳ 均能降低血糖，改善糖耐量异常，改善胰岛素抵抗。机制包括：①APS 抑制转录激活因子-6（ATF-6）的活性，降低糖尿病大鼠对胰岛素信号有负调节作用的蛋白酪氨酸磷酸酶 1B（PTP1B）的过表达，增高肝组织中 AMPK 苏氨酸磷酸化水平，减轻胰岛素抵抗；②As-Ⅳ 抑制葡糖-6-磷酸酶（G-6-P）mRNA 和蛋白的表达及其酶活性；③As-Ⅳ 抑制脂肪细胞 ERK1/2 的磷酸化，从而抑制 TNF-α 诱导的加速脂解作用，改善胰岛素抵抗；④APS 可通过下调 ROS-ERK-NF-κB 信号通路来降低肌肉生长抑制素的表达，从而提高机体对胰岛素的敏感性。

4. 对消化系统的影响　黄芪能降低肝损伤动物血清转氨酶，抗肝纤维化；还可抗消化道溃疡，抑制鼠胃黏膜损伤。对消化系统产生影响的主要活性成分为 As-Ⅳ 和 APS。

（1）抗溃疡：As-Ⅳ 的抗胃溃疡作用有 NO 参与。

（2）保肝：黄芪保护肝的作用主要由硒、黄芪皂苷和 APS 参与。具体表现为：①黄芪中的微量元素硒能提高 GSH-Px 的活性，激活解毒酶系，保护肝细胞。②APS 保护肝细胞内的粗面内质网，增加细胞内的 rRNA 和 mRNA 含量，改善肝功能。③APS 和黄芪皂苷调节肝星状细胞的细胞因子（TGF-β$_1$、IL-10）分泌，抗肝纤维化。

5. 调节内分泌系统功能　黄芪能调节肾上腺皮质功能；增强性腺功能，延长小鼠的动情期，增强精子活力。

6. 促进造血功能　黄芪可促进骨髓造血，促进各类血细胞的生成、发育和成熟，使大鼠低下的红细胞和白细胞计数恢复至正常水平。

7. 延缓衰老　黄芪能抑制自由基的产生和清除体内过剩的自由基，增加 SOD 活性、降低 MDA 含量，从而有抗衰老的作用。黄芪延缓衰老、益智、神经保护的主要活性成分主要是皂苷类。

知识链接

黄芪延缓衰老的作用机制

作用机制涉及：①As-Ⅳ 改善氢化可的松诱导的小鼠记忆损伤和障碍，机制与抑制脑内淀粉样前体蛋白（APP）及其 mRNA 和 β-分泌酶 mRNA 表达，增加 α-分泌酶 mRNA

表达有关。②As-Ⅳ抑制海马神经元细胞内钙超载和细胞凋亡。③As-Ⅳ促进脑缺血模型大鼠海马区神经干细胞增殖和分化,作用与其上调神经生长因子(NGF)mRNA表达有关。APS促进大鼠周围神经损伤修复,机制也与其上调细胞内cAMP水平,增加NGF蛋白的表达,从而促进神经再生有关。④黄芪皂苷可通过促进TGF-β_1分泌,降低MMP-1、提高TIMP-1的mRNA表达来抑制胶原降解,保护皮肤抗老化。

8. 利水消肿　黄芪可通过下调下丘脑视上核、室旁核细胞抗利尿激素(ADH)的过表达,起到利尿作用,从而纠正肾病综合征;还可保护肾,恢复内皮细胞功能,减少内皮素分泌,改善肾局部血流动力学异常。

9. 其他　黄芪还有抗肿瘤、抗骨质疏松等药理作用。

知识链接

黄芪抗肿瘤的作用机制

黄芪抗肿瘤的主要活性成分涉及APS、黄芪皂苷和硒,机制包括:①增强机体免疫功能:APS能提高荷瘤小鼠血清中IL-2、IL-6、IL-12、TNF-α水平,而黄芪中的硒则能刺激抗体的产生。②调控细胞生长周期和凋亡:黄芪总皂苷和APS可将肿瘤阻滞于G_0/G_1期,抑制肿瘤细胞的生长、增殖,并能诱导细胞凋亡。③协同化疗药物的作用:APS与氟尿嘧啶联合应用,可减少氟尿嘧啶的剂量,增强化疗药物的细胞毒活性。APS可与阿霉素发挥协同抗肿瘤效应,能下调多药耐药基因(如MDR1)的mRNA水平以及P-糖蛋白的表达。

(三)药动学研究

黄芪甲苷经口给药的绝对生物利用度极低;静脉注射给药后在体内分布较广,以肺、肝内浓度最高,皮肤、肾、胃、肠和心脏次之,在脑和性腺中分布较少。人静脉注射给药后通过尿药估算$t_{1/2}$约为3小时,尿液累积排泄率为2%;大鼠和家兔静脉注射后血浆C-T曲线符合二室模型,$t_{1/2\alpha}$为10分钟左右,$t_{1/2\beta}$为1~2小时,胆汁和尿液累积排泄率分别为31%和18%。

(四)现代应用

1. 黄芪传统用于气虚乏力、食少便溏,可治疗慢性胃炎;用于气虚咳喘,可治疗呼吸系统疾病,如喘息型支气管炎、阻塞性肺气肿、老年慢性支气管炎;用于气血两虚,可治疗血液系统疾病,如白细胞减少症、原发性血小板减少性紫癜、贫血;用于气阴两虚,可治疗2型糖尿病。

2. 现代药理研究表明,黄芪可治疗心脑血管疾病如冠心病、充血性心力衰竭、脑血栓,以及用于慢性肾炎、原发性肝癌辅助治疗等。

3. 临床上,黄芪注射液可治疗病毒性心肌炎、心功能不全、肝炎等。参芪扶正注射液用于胃癌、肺癌的辅助治疗。

(五)不良反应

黄芪在《神农本草经》中被列入"无毒,多服、久服不伤人"的上品药,历代亦鲜有关于其毒副作用的记载。现代关于黄芪不良反应的报道主要集中在注射制剂,饮片仅见少数个案报道。黄芪注射液的不良反应主要集中于全身反应发热、过敏性休克,由于未辨证使用、未严格掌握用药禁忌、使用前未询问过敏史及溶媒选择不当等多因素导致。黄芪饮片的零星不良反应报道主要集中在皮肤过敏反应,表现不尽相同,如风团丘疹、猩红热样皮损、手足红斑等。

🩺 **案例导入**

　　甘草,别名甜草、国老。张介宾《景岳全书》记载:"甘草……味至甘,得中和之性,有调补之功,故毒药得之解其毒,刚药得之和其性,表药得之助其升,下药得之缓其速。助参芪成气虚之功,人所知也;助熟地疗阴虚之危,谁其晓焉? 祛邪热,坚筋骨,健脾胃,长肌肉,随气药入气,随血药入血,无往不可,故称国老。"甘草具有悠久的使用历史,其临床应用广泛,素有"十方九草"之说。

三、甘草

　　甘草为豆科植物甘草 *Glycyrrhiza uralensis* Fisch.、胀果甘草 *Glycyrrhiza inflata* Bat.或光果甘草 *Glycyrrhiza glabra* L. 的干燥根和根茎。甘草主产于内蒙古、新疆、甘肃、宁夏等地。

　　甘草最早记载于《神农本草经》,属上品。甘草性平,味甘,归心、肺、脾、胃经;具有补脾益气,清热解毒,祛痰止咳,缓急止痛,调和药性等功效;用于治疗脾胃虚弱,倦怠乏力,心悸气短,咳嗽痰多,脘腹、四肢挛急疼痛,痈肿疮毒等,以及缓解药物毒性、烈性。

(一) 药效物质基础

　　甘草化学成分主要有三萜类、黄酮类、生物碱类及多糖类。其中,三萜类成分有甘草酸、甘草次酸等,黄酮类成分有甘草素、异甘草素等,生物碱类为四氢喹啉类化合物,多糖类为中性多糖。甘草酸在体内水解后生成 1 分子甘草次酸和 2 分子葡糖醛酸。

(二) 功效主治与主要药理作用及机制

　　甘草味甘性平,具有补脾益气、清热解毒、祛痰止咳、缓急止痛、调和药性之功。现代药理学研究表明,甘草具有抗炎、抗病毒、抗溃疡、肾上腺皮质激素样作用、抗过敏及增强免疫等多种功效,其功效主治与主要药理作用如下(图 24-12)。

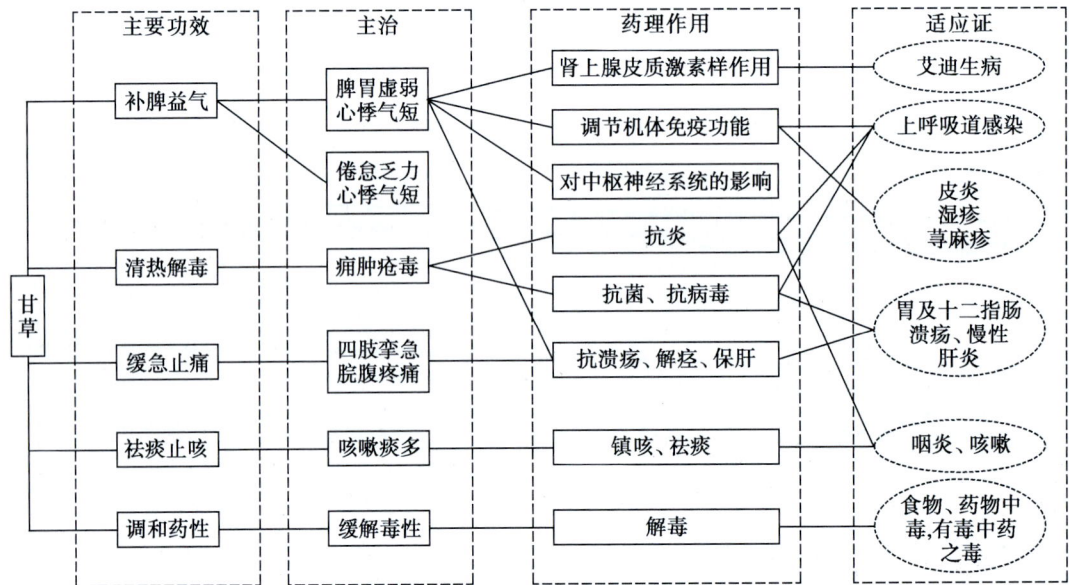

图 24-12　甘草的功效主治与药理作用

1. 肾上腺皮质激素样作用　甘草可使多种动物尿钾排出增加,尿钠和水排泄减少,显示出钠潴留、低血钾、高血压等类似盐皮质激素样作用;同时具有糖皮质激素样作用,使大鼠胸腺萎缩及肾上腺重量增加、血中嗜酸性粒细胞和淋巴细胞减少、尿中游离型 17-羟皮质酮增加。甘草中甘草酸、甘草次酸有皮质激素样作用,作用机制涉及:①通过兴奋下丘脑-垂体-肾上腺轴(HPA)促进皮质激素的合成;②甘草酸和甘草次酸是甾体激素代谢失活酶(尤其是 11β-羟化甾体脱氢酶)抑制剂,减少皮质激素失活代谢,提高内源性和外源性皮质激素的血浓度;③甘草次酸与皮质激素受体有较弱亲和力的结合,表现出直接皮质激素样作用(图 24-13)。

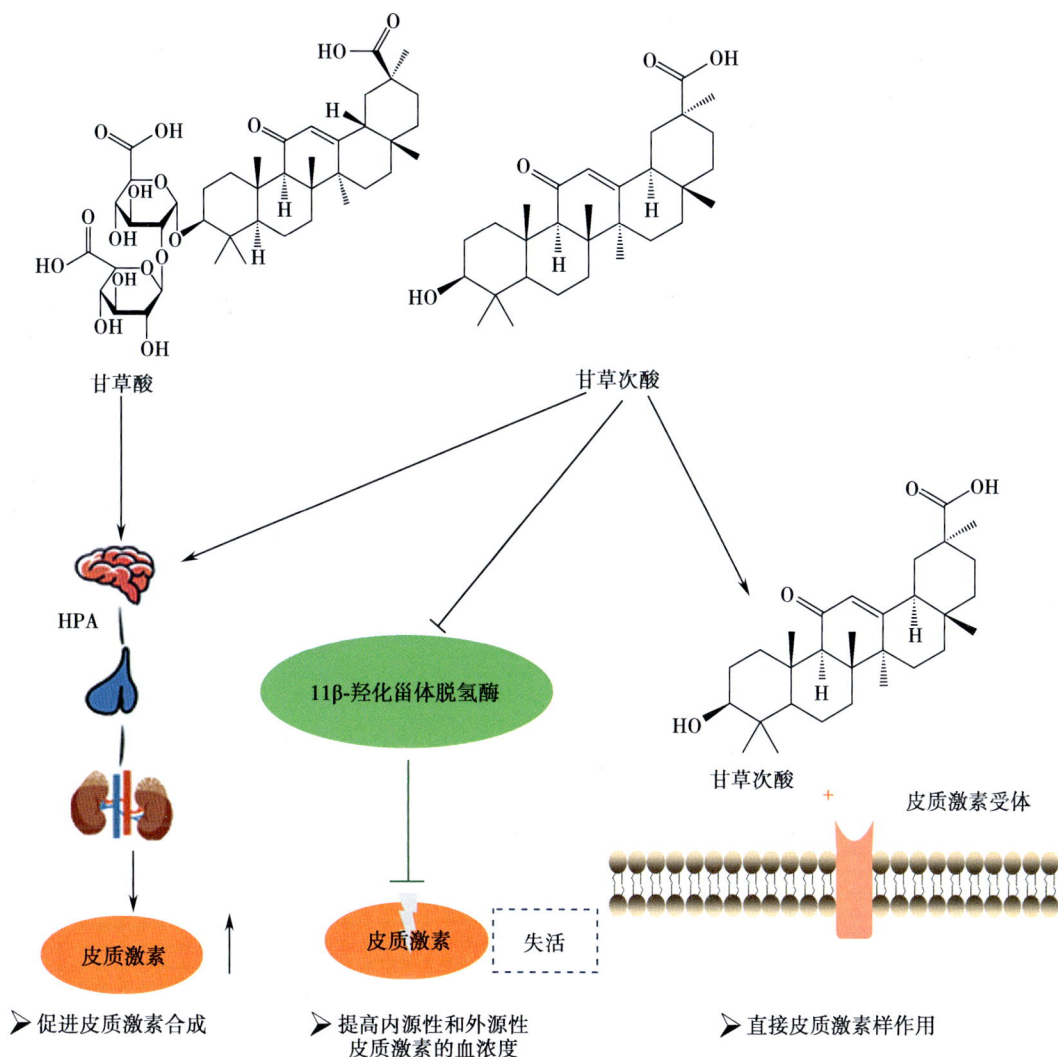

图 24-13　甘草的肾上腺皮质激素样作用

2. 调节机体免疫功能　甘草提取物可增强巨噬细胞吞噬功能,增强 NK 细胞的杀伤能力;能调节 Th1/Th2 平衡,抑制卵清蛋白致敏的慢性小鼠哮喘模型产生的气道炎症;抑制大鼠皮肤被动过敏反应,降低大鼠血清 IgE 抗体水平;还可抑制羊红细胞免疫的动物体内抗体的产生。发挥效应的主要活性成分有甘草酸、甘草多糖、甘草甜素。

笔记栏

知识链接

黄芪调节机体免疫的作用机制

　　作用机制涉及：①甘草提取物甘草酸和甘草多糖可增强巨噬细胞吞噬功能,甘草多糖可以促进巨噬细胞分泌 IL-1、IL-6、IL-12,促进脐血来源单核细胞分化为树突状细胞(DC)。②能调节 Th1/Th2 平衡,抑制卵清蛋白致敏的慢性小鼠哮喘模型产生的气道炎症;甘草多糖能提高小鼠 T 细胞的 E 玫瑰花环数量,提高脾淋巴细胞转化率,提高 IL-2 的分泌;可降低荷瘤小鼠 Treg 细胞的比例;甘草葡聚糖促进小鼠脾淋巴细胞增殖。③甘草酸可抑制蛋清引起的豚鼠皮肤反应及小鼠迟发型超敏反应。甘草酸单铵盐可抑制豚鼠支气管哮喘的发生。甘草酸能调节淋巴细胞数量和功能,纠正外周血 T 淋巴细胞亚群的紊乱。甘草酸还能抑制抗体(IgG、IgE)生成。④甘草甜素能够显著减少组胺、乙酰胆碱等过敏介质的释放,从而抑制超敏反应,如过敏性鼻炎、过敏性皮炎等。

　　3. 抗炎、抗菌、抗病毒　甘草有皮质激素样作用,对小鼠化学性耳廓肿胀、腹腔毛细血管通透性增高、大鼠棉球肉芽肿、角叉菜胶性大鼠关节炎等多种炎症模型都有抑制作用。降低 NO 和 PGE_2 的产生,抑制致炎细胞因子的产生。甘草水提物、甲醇提取物、超临界提取物具有抗菌活性,对多种革兰氏阴性菌、革兰氏阳性菌以及多种病毒均表现出一定的抑制作用。甘草黄酮类化合物对金黄色葡萄球菌、枯草杆菌、酵母菌、真菌、链球菌等具有抑制作用。甘草查耳酮 A 和 B 等对金黄色葡萄球菌和枯草杆菌有抑制作用。甘草酸和甘草多糖可抑制 HIV、肝炎病毒、水疱性口炎病毒、腺病毒、单纯疱疹病毒 I 型、牛痘病毒等。甘草酸降低甲型流感病毒和水疱性口膜炎病毒的感染,降低脊髓灰质炎病毒的感染。

知识链接

甘草抗炎、抗菌、抗病毒的作用机制

　　甘草发挥抗炎、抗菌、抗病毒效应的主要活性成分有甘草酸、甘草多糖、黄酮类化合物等。作用机制涉及：①甘草酸和甘草次酸抑制磷脂酶 A_2,减少 PGE_2,产生抗炎作用;②甘草多糖及光甘草定的抗炎作用与其抑制 iNOS 的表达、NO 的生成及提高 SOD 活性有关;③异甘草素可抑制上皮细胞中 TNF-α 诱导的活性氧生成及血管细胞黏附分子-1(VCAM-1)和 E-选择素的表达,减轻炎症反应;④甘草黄酮类化合物对金黄色葡萄球菌、枯草杆菌、酵母菌、真菌、链球菌等具有抑制作用;⑤甘草查耳酮 A 和 B 等对金黄色葡萄球菌和枯草杆菌有抑制作用;⑥甘草酸和甘草多糖可分别抑制 HIV、肝炎病毒、水疱性口炎病毒、腺病毒、单纯疱疹病毒 I 型、牛痘病毒等,而甘草酸还能降低甲型流感病毒、水疱性口炎病毒、脊髓灰质炎病毒的感染。

　　4. 镇咳、祛痰　甘草对氨水和二氧化硫引起的小鼠咳嗽均有镇咳作用,促进咽喉和支气管黏膜腺体分泌相应物质(主要是浆液),从而使痰液稀释,使痰易于咳出。

知识链接

甘草镇咳、祛痰的作用机制

甘草发挥镇咳、祛痰效应的主要活性成分有甘草黄酮、甘草次酸和甘草酸。作用机制涉及：①甘草黄酮对氨水和二氧化硫引起的小鼠咳嗽均有镇咳作用；②甘草次酸胆碱盐对豚鼠吸入氨水和电刺激猫喉上神经引起的咳嗽有镇咳作用；③甘草酸能抑制 LPS或 IL-4 引起的小鼠杯状细胞增殖，抑制黏液过度产生和气道上皮细胞炎症反应。

5. 对消化系统的影响　甘草对动物多种实验性溃疡模型均有抑制作用，能促进溃疡愈合；甘草可通过调节应激溃疡大鼠体内 ChAT 及皮质酮等，改善胃黏膜血流，缓解其缺血缺氧状态。甘草及其成分对多种实验性肝损伤具有保护作用，可降低肝损伤动物的 ALT、AST水平，减轻肝的炎症反应。

（1）抗溃疡：甘草苷、甘草素、甘草次酸、甘草酸、甘草锌等均有抗实验性溃疡的作用。作用机制包括：①甘草酸铋直接吸着胃酸而降低胃液酸度、改善胃黏膜循环；②甘草酸增加胃黏膜细胞的己糖胺成分，保护胃黏膜；③甘草锌促进溃疡周围组织表皮生长因子（EGF）及其受体（EGFR）表达，增加黏膜及腺体的再生功能，促进溃疡愈合。

（2）保肝：甘草酸或甘草次酸对多种实验性肝损伤和肝硬化有抑制作用，降低血清 ALT水平，抑制肝纤维组织增生，减轻间质炎症反应。作用机制涉及：①甘草酸具有抗炎作用，可抑制损伤肝组织中 TNF-α、IL-18 等炎症因子的释放；②甘草酸对乙型肝炎病毒有直接抑制作用，在体外对乙型肝炎病毒感染细胞表面抗原向细胞外分泌有抑制作用；③甘草酸可下调肝细胞 caspase-3 的表达，抑制线粒体细胞色素 C 释放到胞质中，从而抑制肝细胞坏死；④甘草酸及类似物能诱导肝细胞 DNA 的合成。

6. 解毒作用　对于误食毒物（毒蕈）、药物中毒（敌敌畏、喜树碱、顺铂、咖啡因、巴比妥），甘草均能缓解中毒症状，降低中毒动物的病死率。甘草还能够解乌头、附子、天南星、半夏、马钱子等有毒中药之毒。

甘草酸是其主要活性成分，水解后生成 1 分子甘草次酸和 2 分子葡糖醛酸。主要作用机制包括：①甘草次酸具有肾上腺皮质激素样作用，提高机体对毒物的耐受能力。②葡糖醛酸与体内含有羟基或羧基的毒物和药物结合（如葡糖醛酸可与乌头类生物碱的羟基形成络合物），形成无毒或低毒的葡糖醛酸结合物而随尿排出。③甘草酸、甘草次酸、甘草黄酮均可与生物碱发生沉淀，以减少诸如乌头类有毒生物碱的吸收。④甘草酸可通过激活孕烷（PXR）受体，进而诱导肝细胞 CYP3A4 基因及蛋白表达的增加，加快毒物和致癌物的代谢；甘草次酸又可抑制"增毒"的肝 CYP450 同工酶活性，减少毒物和致癌物的代谢活化（图 24-14）。

7. 其他作用　甘草还具有降糖、降血脂、抗心律失常、抑制血小板聚集、抗肿瘤、抗组织纤维化等药理作用。

（三）药动学研究

甘草提取物经口给药后，血浆中可检测到甘草酸（GL）及其苷元甘草次酸（GA）。GL 口服绝对生物利用度约为 4%，在消化道内绝大部分转化为 GA 而被吸收，而 GA 在大鼠和人体内的 t_{max} 分别为 12~16 小时和 8~12 小时；GL 和 GA 血浆蛋白结合率均大于 95%，主要与白蛋白结合。GL 静脉注射后符合二室模型，分布迅速，肝内浓度最高，其次为肺、肾、卵巢、心、脂肪、睾丸、脾、肠、肌肉，脑中含量最低；主要以原型随胆汁排泄，因肝肠循环使血药浓度出

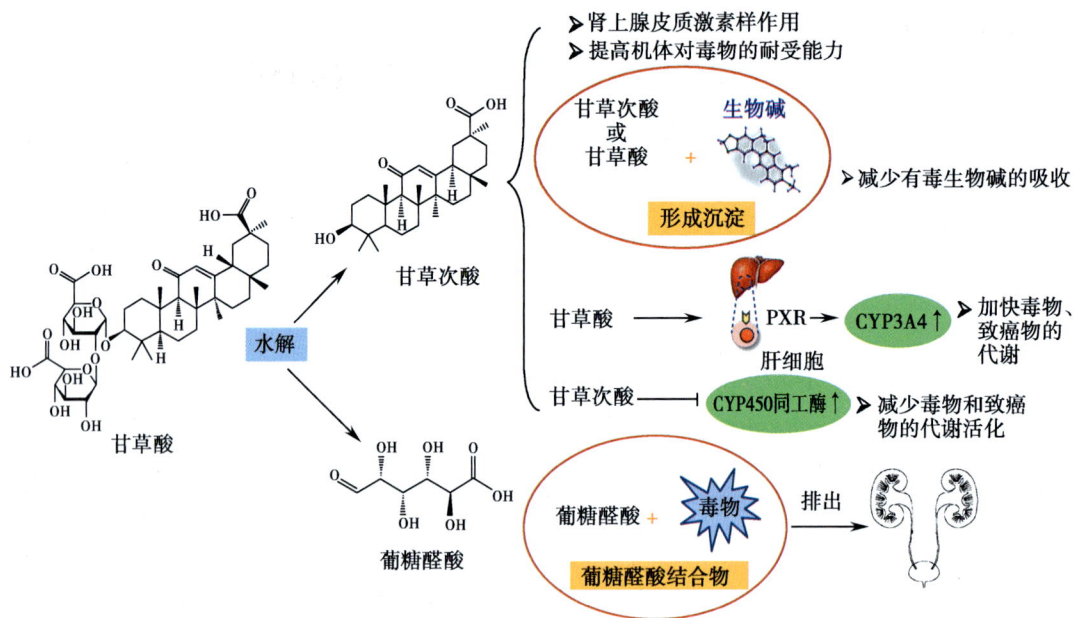

图 24-14　甘草的解毒作用机制

现双峰现象,而尿液排泄量较少。人静脉注射 GL 后,$t_{1/2}$ 为 3~5 小时。GL 在肝炎和肝硬化患者体内的 $t_{1/2}$ 约为正常人的 2 倍和 8 倍。大鼠静脉注射 GA 符合二室模型,$t_{1/2\alpha}$ 约为 10 分钟,分布广,V_d 为 2.5L/kg;主要经Ⅱ相代谢,胆汁和尿液原型排泄量不超过 1%,$t_{1/2\beta}$ 约为 2 小时。

与 GL 单体给药相比,大鼠或人口服甘草提取物后,GL 和 GA 的 C_{max} 和 AUC 降低,而家兔体内则相反,说明甘草提取物中的其他成分会影响 GL 和 GA 的药动学,并存在种属差异。

甘草提取物可诱导细胞色素 P450,如 CYP2E1、CYP3A1/2 和 CYP1A2;但甘草次酸对 CYP2E1 和 CYP1A2 活性有抑制作用,可能引起药物相互作用。

（四）现代应用

1. 甘草传统用于咳嗽,可治疗上呼吸道感染、咽炎咳嗽;用于脾虚腹痛,可治疗胃、十二指肠溃疡。

2. 现代药理研究表明,甘草制剂治疗迁延性肝炎、慢性肝炎有效,也可用于艾迪生病替代治疗。

3. 临床上,甘草甜素片可治疗伴有谷丙转氨酶升高的急、慢性肝炎,也可治疗湿疹、皮炎、荨麻疹。

（五）不良反应

服用甘草流浸膏治疗胃溃疡时,可出现血压增高、水肿、血钾降低,以及头痛、眩晕、心悸。大剂量服用或小剂量长期服用本品,大约有 20% 的人可出现水肿、四肢无力、痉挛麻木、头晕、头痛、血压升高、低血钾等不良反应;老年人及患有心血管病、肾病者,易致高血压和充血性心脏病。长期服用甘草酸可产生假醛固酮增多症,停药后或给予螺内酯则症状改善或消失。

（六）毒理作用

小鼠单次口服单剂量（2 000mg/kg）或按不同剂量（50mg/kg、100mg/kg、500mg/kg 和 1 000mg/kg）治疗 120 天后,小鼠的血压、血液学、生化参数和组织病理学指标未发现明显变化,提示在急性和亚慢性毒性实验中,不同剂量的甘草提取物对小鼠均无明显毒性作用。

四、当归

当归为伞形科植物当归 *Angelica sinensis*（Oliv.）Diels 的干燥根。我国现存最早的药学著作《神农本草经》就有记载，广泛应用于临床各科，素有"十方九归"之称。栽培资源主要分布于甘肃、云南、四川、湖北等地。

当归性温，味甘、辛，归肝、心、脾经，具有补血活血、调经止痛、润肠通便的功效，常用于治疗血虚萎黄、眩晕心悸、月经不调、经闭痛经、虚寒腹痛、风湿痹痛、跌仆损伤、痈疽疮疡、肠燥便秘等，尤其是在治疗各种"血证"的方剂中更是必不可少。因此，当归素有"妇科人参"及"十药九归"的说法。

（一）药效物质基础

目前已从当归中分离鉴定出 70 余种化学成分，主要涉及苯酞类、有机酸类、多糖类等。苯酞类主要包括藁本内酯、丁烯基酞内酯、当归酮、月桂烯以及蒎烯类等。有机酸类主要包括阿魏酸、琥珀酸、烟酸等。《中华人民共和国药典》2020 年版将挥发油、阿魏酸列为质控指标。活性研究主要集中在阿魏酸、藁本内酯、丁烯基酞内酯、当归多糖等。

（二）功效主治与主要药理作用及机制

当归具有补血活血、调经止痛、润肠通便的功效，其中补血活血功效具体表现在促进造血功能、改善血液流变性、抗血栓、扩血管、降血压、抗心肌缺血等方面；调经止痛功效具体表现在对子宫平滑肌的作用、调节生殖内分泌激素、抗炎等方面。此外，当归还有神经保护、降血脂、抗肿瘤、抗辐射等药理作用（图 24-15）。

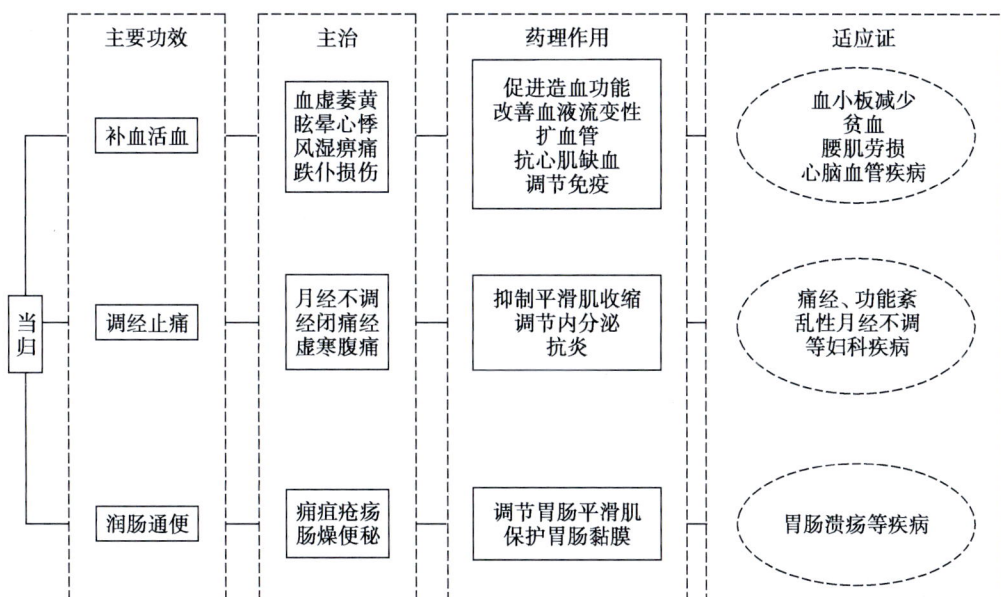

图 24-15　当归的功效主治与药理作用

1. 促进造血功能　当归能升高正常小鼠外周血红细胞、白细胞、血红蛋白等含量，对化学药物、放射线照射引起的骨髓造血功能抑制作用更明显。主要活性成分有当归多糖和阿魏酸，机制涉及：①促进造血生长因子分泌：当归多糖促进急性失血小鼠造血微环境中基质细胞分泌粒细胞-巨噬细胞集落刺激因子（GM-CSF）、IL-6 等造血因子，改善其贫血状态。阿魏酸增加射线照射小鼠的粒细胞集落刺激因子（G-CSF）和促红细胞生成素（EPO）水平，增强造血祖细胞活性，加速血细胞恢复。②促进造血干细胞动员：当归多糖降低骨髓细胞

CD49d 和 CD44 及外周血 CD49d 的表达,降低骨髓基质细胞间黏附分子-1(ICAM-1)和血管细胞黏附分子-1(VCAM-1)的表达,进而促进造血干细胞动员(图 24-16)。

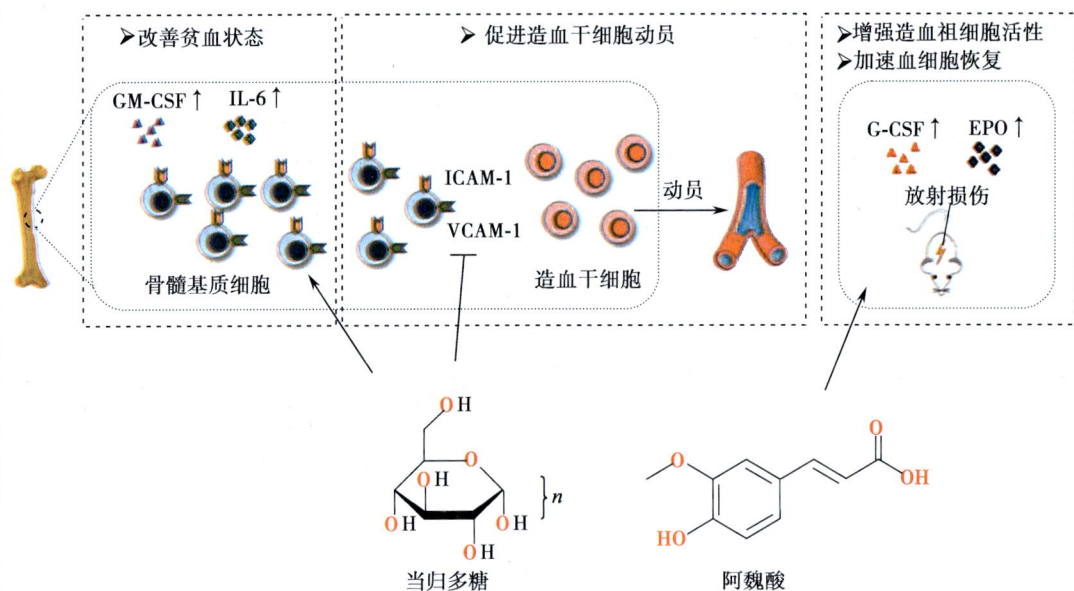

图 24-16　当归调节造血功能的机制

2. 改善血液流变性、抗血栓　当归降低血瘀动物的全血黏度,能延长小鼠血浆凝血时间、凝血酶原时间及凝血活酶时间。藁本内酯和阿魏酸均可改善血液流变性,抑制血小板聚集。阿魏酸抑制血栓素 A_2(TXA$_2$)合成酶活性,通过抑制 TXA$_2$ 的生成,影响 TXA$_2$/PGI$_2$ 的平衡,从而抑制血小板聚集和血栓形成(图 24-17)。

3. 抗心肌缺血　当归能缓解垂体后叶素引起的心肌缺血。静脉滴注当归注射液,可使结扎冠状动脉左前降支引起心肌梗死及心律失常犬的心肌梗死面积缩小,改善缺血时心电图的异常。阿魏酸是主要的效应成分:①阿魏酸分子结构中有酚羟基,可消除自由基;②通过激活 NO/cGMP/PKG 途径减轻缺氧再给氧诱导新生大鼠心肌细胞钙负荷;③还可通过拮抗 ET 的作用,调节 ET 和 NO 生成,减轻心肌损伤(图 24-17)。

4. 降血脂,改善动脉粥样硬化　阿魏酸及阿魏酸酯可通过增加粪便排泄和调节脂肪生成酶活性而对抗高脂饮食诱导的小鼠高脂血症。阿魏酸还能抑制肝内合成胆固醇的限速酶甲羟戊酸-5-焦磷酸脱羧酶(MDD),使血浆胆固醇含量下降。阿魏酸能够改善高脂血清对血管内皮细胞形态结构的损伤,逆转高脂血清导致的内皮细胞中 TGF-β_1 表达降低和碱性成纤维细胞生长因子(bFGF)表达增加,达到抗动脉粥样硬化的作用(图 24-17)。

5. 脑保护作用　阿魏酸和藁本内酯是主要有效成分。①藁本内酯增加缺血再灌注损伤大鼠神经元胞外信号调节激酶(ERK)磷酸化,增加 Bcl-2 表达,降低 Bax 和 caspase-3 活性,减少神经细胞凋亡;②阿魏酸能降低局部短暂缺血大鼠皮质和纹状体中 ICAM-1 和 NF-κB 等炎症相关基因的表达;③阿魏酸能抑制局部脑缺血大鼠损伤软组织中超氧根离子,恢复神经细胞线粒体膜电位,减少细胞色素 C 释放,减轻自由基损伤;④阿魏酸可抑制 β 淀粉样蛋白诱导神经胶质细胞激活引起的炎症反应,进而保护神经细胞。

6. 抑制平滑肌收缩　①子宫平滑肌:阿魏酸、藁本内酯对大鼠子宫自发性收缩具有抑制作用。藁本内酯具有非特异性解痉作用,还能抑制 PGF$_{2\alpha}$、ACh、催产素诱导的子宫收缩。②气道平滑肌:藁本内酯对乙酰胆碱、组胺以及氯化钡引起的气管平滑肌痉挛收缩有解痉作

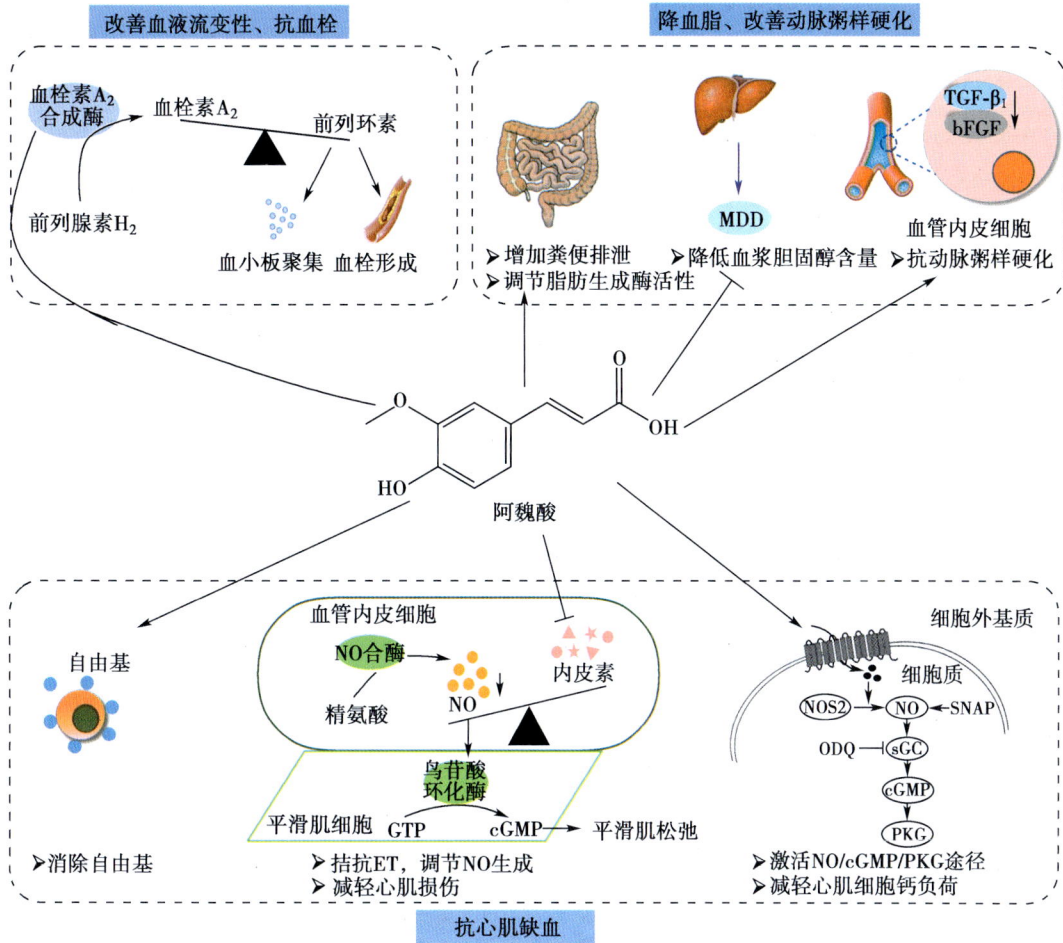

图 24-17 当归对心血管系统的作用

用。③血管平滑肌:阿魏酸、藁本内酯、丁烯基苯酞都可舒张血管。其中,藁本内酯可通过电压依赖钙通道和受体控制钙通道抑制细胞外 Ca^{2+} 内流,抑制细胞内 Ca^{2+} 释放而诱导血管舒张。

7. 调节免疫 ①当归多糖、阿魏酸能促进小鼠碳粒廓清和腹腔巨噬细胞吞噬活性。②当归多糖可提高 E 花环形成率及 ANAE 染色阳性率,对 T 细胞增殖有促进作用,并可调节 Th1/Th2 平衡,促进 IL-2 和 IFN-γ 产生,抑制 IL-4 产生。③当归多糖腹腔注射能增加溶血空斑形成细胞数,显著增加 IgM。阿魏酸也能增加正常小鼠血清溶血素含量和抗体形成细胞数。

8. 抗炎 ①抑制炎症介质释放:阿魏酸能抑制炎症局部 COX-2 的活性和 IFN-γ 分泌。藁本内酯能抑制巨噬细胞 NO、PGE_2 和 TNF-α 的产生。②抑制炎症介质激活的信号转导:阿魏酸能抑制炎症组织中 NF-κB 的表达,藁本内酯则可阻断 MAPK/IKK 激活及下游转录因子 AP-1 和 NF-κB 产生抗炎活性。

9. 调节生殖内分泌激素 当归对六项性激素如 LH、FSH、E_2、P、T 等的分泌均有调节作用。

10. 抗辐射 阿魏酸可通过磷脂酰肌醇 3 激酶(PI3K)和胞外信号调节激酶(ERK)通路,抑制细胞凋亡,发挥抗辐射作用。阿魏酸及阿魏酸乙酯还可降低紫外照射后活性氧(ROS)的增加,进而减少蛋白的氧化,并能显著升高谷胱甘肽(GSH)水平,减轻辐射所致的过氧化损伤。

此外,当归还有神经保护、抗肿瘤等药理作用。

（三）药动学研究

当归水提物经口给药后,大鼠体内阿魏酸的 t_{max} 为 10 分钟, $t_{1/2}$ 为 0.5 小时。大鼠和人口服阿魏酸后, t_{max} 分别为 10 分钟和 25 分钟, $t_{1/2}$ 分别为 3 小时和 1 小时。阿魏酸在胃肠道主要以被动扩散方式吸收,在小肠吸收较好;在大鼠肝、肾、脾、肺分布广泛,可通过血脑屏障,但浓度较低;阿魏酸可代谢为葡糖醛酸结合物;尿中主要以原型排泄。

家兔经口给予当归挥发油后,藁本内酯和丁烯基苯酞均符合二室模型, t_{max} 分别为 1.5 小时和 2 小时左右, $t_{1/2\alpha}$ 分别为 3 小时和 1 小时左右,丁烯基苯酞 $t_{1/2\beta}$ 为 3 小时左右;大鼠经口给予藁本内酯后 $t_{1/2\beta}$ 为 3 小时左右。藁本内酯口服绝对生物利用度约为 3%,吸收后能迅速透过血脑屏障,脏器浓度依次为肺、心、脑、肝、脾和肾;藁本内酯在大鼠体内主要代谢为川芎内酯 I 和川芎内酯 H。

（四）现代应用

1. 当归传统用于心肝血虚型面白无华,可治疗血液系统疾病,如血小板减少、贫血以及肿瘤放化疗引起的白细胞与红细胞减少;用于血虚血瘀型妇科疾病,可治疗原发或继发性痛经、功能紊乱性月经不调;用于瘀血疼痛,可治疗腰肌劳损、创伤性关节炎、骨折及软组织损伤。

2. 现代药理研究表明,当归可治疗心脑血管病,如冠心病、高血压、高脂血症、脑血管病后遗症、血栓闭塞性脉管炎;结缔组织病,如骨性关节炎、强直性脊柱炎。

3. 临床上,阿魏酸钠注射液用于缺血性心脑血管病的辅助治疗,当归流浸膏可治疗月经不调、痛经。当归注射液对冠心病引发的室性期前收缩,以及血栓闭塞性脉管炎疗效较好。

（五）不良反应

复方当归注射液可致过敏性休克。阿魏酸钠注射液常见的不良反应有过敏性皮疹,偶有致心绞痛的报道。

案例导入

麦冬的入药历史

麦冬入药历史悠久,早在《尔雅》中即有记载,《神农本草经》列为上品,谓之"主心腹结气,伤中伤饱,胃络脉绝,羸瘦短气"。《名医别录》谓其主"虚劳客热,口干燥渴,止呕吐,愈痿蹶,强阴益精,消谷调中,保神,定肺气,安五脏,令人肥健"。事实上,已经证明了麦冬作为养阴补虚药的多种功效。后又有唐代《药性论》增入"治热毒大水,面目肢节浮肿,下水。治肺痿吐脓,主泄精"。《日华子本草》言其能"治五劳七伤,安魂定魄,止嗽……时疾狂热,头痛"。宋代《本草衍义》谓其"治心肺虚热"。金元医家张元素在其所著《用药心法》《医学启源》中又谓其"补心气不足及治血妄行""治经枯、乳汁不下"。至此,麦冬的养阴益胃、润肺补心、除烦安神、止呕、止渴、止嗽、止血、下乳等诸多功效已逐渐被人们所认识和利用。明清以来的本草对麦冬主治功用的记载基本没有更多的增补。

五、麦冬

麦冬为百合科植物麦冬 *Ophiopogon japonicus* (L. f) Ker-Gawl. 的干燥块根,味甘、微苦,性微寒,趋向沉降,归心、肺、胃经。麦冬具有养阴生津、润肺清心等功效,用于治疗肺燥干咳、阴虚痨嗽、咽干鼻燥、喉痹咽痛、津伤口渴、内热消渴、心烦失眠、肠燥便秘。

（一）药效物质基础

麦冬含有甾体皂苷类、高异黄酮类、多糖类等成分。其中,甾体皂苷类和高异黄酮类具有多种生物活性。目前已从麦冬中分离出 72 个甾体皂苷、36 个高异黄酮类化合物和 11 种多糖,其中根据甾体皂苷基本化学结构可分为螺甾烷醇型和呋甾烷醇型两大类。除此之外,麦冬中还含有机酸、糖苷、环二肽等成分。

（二）功效主治与主要药理作用及机制

麦冬长于养阴生津、润肺清心,药效学研究主要集中在其皂苷类成分。依据其功效主治,近年来药理作用研究主要集中在降血糖、保护心血管系统、增强免疫、抗衰老等方面。麦冬的功效主治与药理作用见图 24-18。

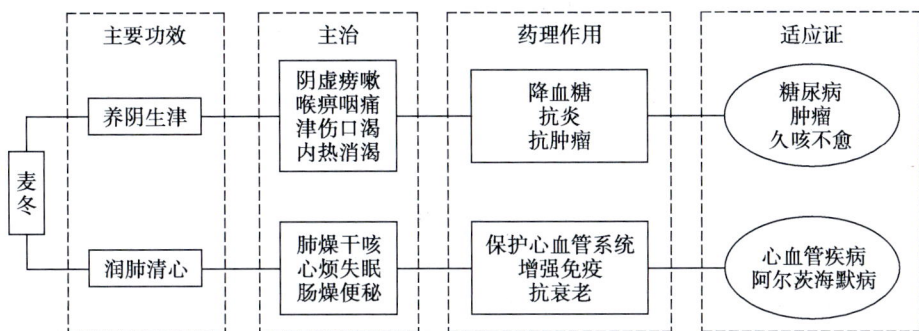

图 24-18 麦冬的功效主治与药理作用

1. 降血糖 麦冬水提物、多糖通过影响核因子 κB（NF-κB）通路,促进瘦素、脂连蛋白表达等途径对在体大鼠或离体细胞达到降血糖作用。目前普遍认为,在 2 型糖尿病的发病机制中,胰岛素抵抗（insulin resistence,IR）和胰岛 β 细胞功能障碍是 2 个重要环节。麦冬既具有修复胰岛 β 细胞损伤的作用,也可改善胰岛素抵抗,增强脂肪细胞对葡萄糖的摄取和利用能力（图 24-19）。

（1）影响 NF-κB 通路:在 2 型糖尿病患者中,炎症因子可引起胰岛素抵抗。抗炎治疗可以改善 2 型糖尿病患者的糖代谢异常,提高胰岛素敏感性。研究表明,麦冬可以抑制细胞凋亡,使胰岛 β 细胞数量增加,并降低胰岛中 NF-κB 的表达,从而保护胰岛。

（2）与脂肪因子相关:脂肪组织产生并释放多种脂肪细胞因子。这些脂肪细胞因子分为两大类:一类是具有减弱胰岛素生理功能的细胞因子,诱发和增强 IR,从而降低胰岛素敏感性,如抗胰岛素蛋白、TNF-α 等;另一类是具有增强胰岛素生理功能的细胞因子,可以改善IR,增强细胞对胰岛素的敏感性,如脂连蛋白等。麦冬多糖能提高胰岛素抵抗脂肪细胞的瘦蛋白、脂连蛋白表达量,而降低抗胰岛素蛋白的表达量,说明麦冬多糖的降糖作用与 IR 脂肪细胞分泌的脂肪因子有关,进而促进对葡萄糖的摄取和利用。

2. 保护心脑血管系统 如图 24-20 所示。

（1）对心血管内皮细胞的保护作用:H_2O_2 类活性氧分子诱发的血管内皮细胞损伤在心血管疾病的发病机制中起重要作用。麦冬皂苷 D（OP-D）能拮抗 H_2O_2 诱导的人脐静脉内皮细胞氧化应激反应、炎症反应以及凋亡;且 OP-D 可使 H_2O_2 诱发的脂质过氧化和蛋白质羰基化作用减弱,并使线粒体中活性氧（ROS）的产生和细胞凋亡减少;同时,OP-D 还能恢复细胞整体的抗氧化能力,抑制炎症细胞因子的释放以及过氧化氢酶（CAT）、血红素加氧酶-1（HO-1）和胱天蛋白酶（caspase）的活性,并阻止 NF-κB 和胞外信号调节激酶（ERK）级联通

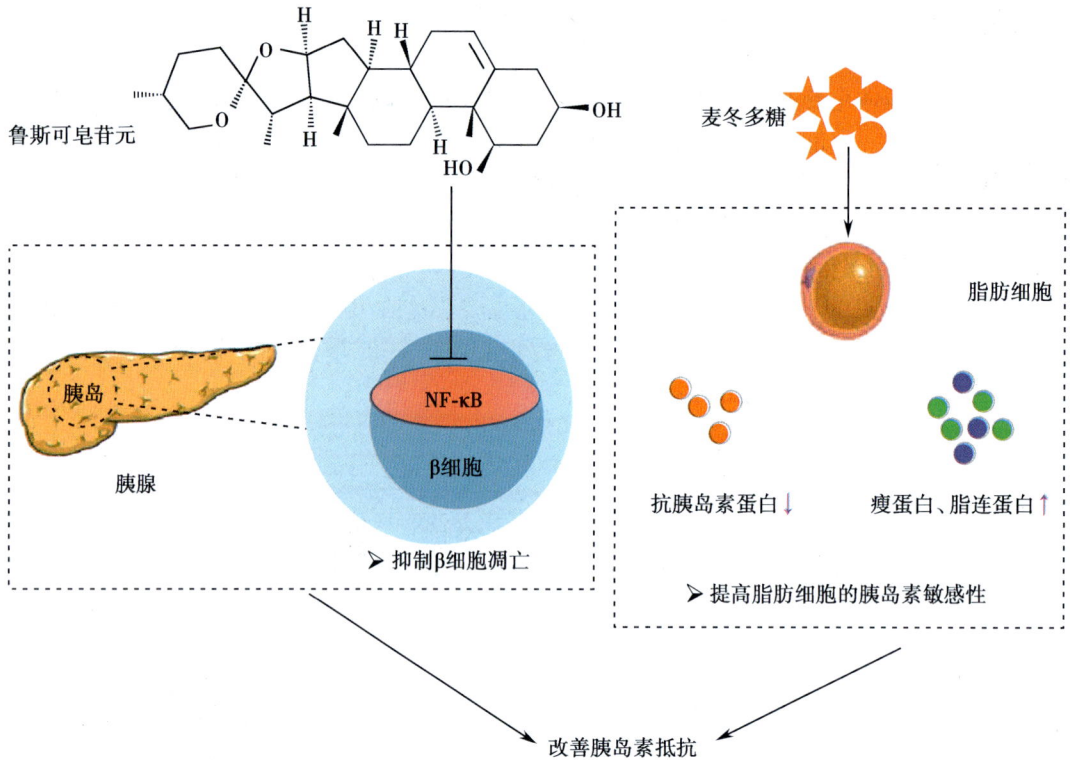

图 24-19　麦冬降血糖的作用环节

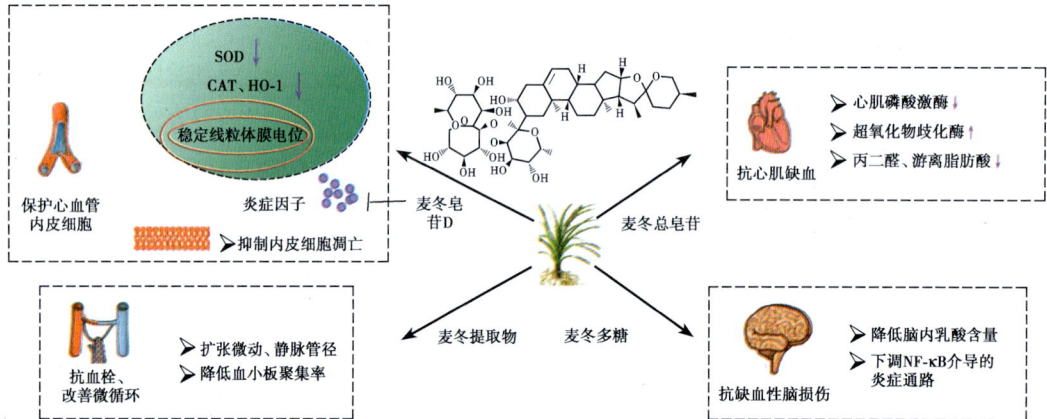

图 24-20　麦冬保护心脑血管系统的作用环节

路的激活。此外,OP-D 能稳定线粒体膜电位,降低细胞膜通透性,防止钙离子内流增加,从而保护内皮细胞免于凋亡。麦冬总皂苷(ophiopogan total saponie,OTS)是麦冬水提物和醇提物中的主要成分,能提高受损心肌细胞的活力和搏动频率,降低细胞培养液上清中的乳酸脱氢酶(LDH)含量,对心肌细胞缺氧再给氧损伤具有保护作用。

（2）抗心肌缺血：有研究者考察 OTS 对实验性心肌缺血模型的保护作用。在异丙肾上腺素诱导的心肌缺血模型及结扎冠状动脉所致的缺血性心肌梗死模型中,OTS 能显著抑制肌酸激酶(CK)的释放,保护心肌活性。OTS 可以保护 SOD 活性,减少脂质过氧化产物 MDA 生成,这可能是其保护缺血心肌的机制之一。且有研究发现,麦冬总多糖和总氨基酸对心肌缺血损伤也具有保护和预防作用,这就为"麦冬水提物能对抗心肌缺血,是由于它含有的麦冬皂苷、麦冬总多糖和总氨基酸等成分协同发挥作用所致"提供了科学依据。

知识链接

心肌缺血与氧自由基

　　心肌缺血时伴有氧自由基生成,后者可转变成羟自由基而引起心肌细胞膜脂质过氧化,破坏膜功能,加剧心肌缺血。超氧化物歧化酶(SOD)是一种源于生命体的活性物质,能消除生物体在新陈代谢过程中产生的有害物质,是降解脂质过氧化物的特异性酶。心肌缺血时 SOD 活性降低。

　　(3) 抗血栓与改善微循环:麦冬能显著扩张小鼠微动、静脉的管径,改善血液流态,加快血流速度,还能降低大鼠的血小板聚集率,从而显示出活血化瘀的功效。络病与微血管的病变关系密切。血管内皮细胞(VEC)损伤是络病发生的物质基础之一。研究发现,麦冬含药血清对 VEC 具有促增殖作用,可明显保护人脐静脉内皮细胞(HUVEC),减少内毒素对其诱导的凋亡,其机制与减少自由基、增加超氧化物歧化酶并缓解钙超载有关。

　　(4) 抗心律失常:实验证明,OTS 可显著抑制三氯甲烷、肾上腺素和氯化钡所诱导的心律失常,并对结扎冠状动脉所致心肌缺氧诱发的室性心律失常有显著疗效。

　　(5) 对缺血性脑损伤的保护作用:大脑在缺血状况下,脑组织内供氧减少,糖的有氧氧化抑制,糖酵解加强,乳酸堆积,造成细胞酸中毒。麦冬多糖对脑缺血损伤的脑内乳酸含量有显著的降低作用,提示麦冬多糖对实验性脑缺血有抗缺氧保护作用。在小鼠大脑中动脉栓塞(MCAO)模型实验中发现,鲁斯可皂苷元能通过下调 NF-κB 介导的炎症通路来保护模型小鼠缺血性脑损伤。

　　3. 增强免疫　麦冬多糖为麦冬发挥增强免疫作用的有效部位。麦冬多糖能通过调节白介素-2(IL-2)、TNF-α、IL-6、γ 干扰素(IFN-γ)及 IL-10 mRNA 的表达增强免疫力。

　　4. 抗衰老　麦冬水提物能对抗 D-半乳糖的致衰老作用,显著升高红细胞的 SOD 活性,显著降低血清脂质过氧化产物 MDA 水平,提示麦冬能降低机体自由基反应而发挥抗衰老作用。

知识链接

D-半乳糖衰老模型

　　D-半乳糖衰老模型是目前较多使用的一种药物衰老模型。D-半乳糖造成衰老模型是因代谢过程中机体产生大量自由基,表现为多种抗氧化酶活性下降,引起小鼠的脑老化效应,并在多种器官、组织的形态及生理、生化的许多观测指标上均呈现出与自然衰老相似的改变。

　　(1) 延缓皮肤衰老:麦冬能清除体内自由基,促进皮肤胶原蛋白合成,使皮肤紧致有弹性,阻断黑色素形成,恢复皮肤白皙润滑,调整女性体内的内分泌系统,矫正激素平衡,提高机体的代谢功能,从而达到延缓皮肤衰老的目的。其中,麦冬多糖可明显提高亚急性衰老小鼠皮肤中的 SOD 活性及羟脯氨酸的含量,并使 MDA 水平降低,具有抗皮肤衰老的作用。

　　(2) 改善学习记忆障碍:麦冬多糖有降低 D-半乳糖所致衰老小鼠脑内 MAO-B 活性,提高衰老小鼠抗氧化能力和延缓机体衰老的作用。还有研究发现,阔叶山麦冬总皂苷(liriope platyphylla total saponine,LPTS)对衰老小鼠的学习记忆障碍也有一定改善作用,可显著增加衰老小鼠的体重,提高其脾系数和胸腺系数,降低血清 MDA 含量、脑组织 MAO 活性和脂褐质水平,上调血清 SOD 活性及肝谷胱甘肽(GSH)含量。

5. 抗肿瘤　现代药理研究表明,麦冬的多种有效部位及成分均具有抗肿瘤作用,主要有效部位是麦冬皂苷。麦冬皂苷主要通过诱导肿瘤细胞产生自噬、影响 NF-κB 信号通路表达等发挥抗肿瘤作用。

(三) 药动学研究

有研究利用超高效液相色谱-质谱串联技术(UPLC-MS/MS)观察大鼠灌胃麦冬提取物后,大鼠血浆中的麦冬皂苷 D、麦冬黄烷酮 E、麦冬黄酮 A、甲基麦冬黄烷酮 A、甲基麦冬黄烷酮 B 等的相关指标。主要药动学参数见表 24-2。

表 24-2　麦冬主要成分的药动学参数

成分	峰浓度 C_{max}/(ng/ml)	峰时间 t_{max}/min	半衰期/min	K/(1/min)	AUC_{0-t}/(ng·min/ml)	$AUC_{0-\infty}$/(ng·min/ml)
麦冬皂苷 D	14.3±1.9	360	724.8±57.6	0.0014±0.02	9 018.3±1 084.3	13 175±2 508.4
麦冬黄烷酮 E	28.8±6.2	480	430.4±114.5	0.0023±0.01	15 097.1±1 550.2	18 398.5±1 097.7
麦冬黄酮 A	10.7±3.5	600	450.3±44.9	0.0022±0.02	4 031.1±1 486.4	4 784.5±1 825.1
甲基麦冬黄烷酮 A	57.1±15.2	90	390.5±79.2	0.0026±0.13	12 025.1±3 003.2	12 991.4±3 119.1
甲基麦冬黄烷酮 B	36.7±8.62	90	673.8±273.7	0.0013±0.004	16 253.8±2 891.5	19 721.8±5 637.8

由表 24-2 可知,麦冬皂苷 D 的半衰期为 724.8 分钟,但血浆峰浓度(C_{max})较低,只有 14.3ng/ml。据文献报道,甾体皂苷类化合物在血浆中的血药浓度较低,推测较大分子量(>500Da)、氢结合能力较强和分子柔性高可能是麦冬皂苷 D 口服吸收差的主要原因。甲基麦冬黄烷酮 A 和甲基麦冬黄烷酮 B 均在 90 分钟(t_{max})达到最大浓度(C_{max}),分别为 57.1ng/ml 和 36.7ng/ml,表明这 2 种物质吸收迅速,可快速进入血液循环系统。另外,还可以看出,尽管麦冬黄酮具有相似的化学结构,但结构相似的化学成分表现出药动学的多样性,这种多样性可能是化合物在吸收、分布、代谢和排泄过程中受到复杂的相互作用影响的结果。

(四) 现代应用

1. 麦冬传统用于肺胃阴虚之津少口渴、干咳咯血;心阴不足之心悸易惊及热病后期热伤津液等。

2. 现代药理研究表明,麦冬可治疗心绞痛、心律失常、心功能不全、糖尿病、萎缩性胃炎,而且对多种原因引起的久咳不愈有效。

3. 临床上,常规药物加用参麦注射液静脉滴注,对劳累型心绞痛疗效显著。参麦注射液静脉滴注治疗病态窦房结综合征患者,治疗后心率明显加快,窦房结恢复时间明显缩短,校正窦房结恢复时间明显缩短,总窦房传导时间缩短。口服麦冬多糖胶囊,治疗后患者的空腹血糖和餐后 2 小时血糖较治疗前明显下降,能使周围组织对胰岛素的抵抗降低。

(五) 不良反应

临床暂未见麦冬单药的不良反应,但复方药物可见不良反应报道。参麦注射液由中药人参、麦冬提取,有效成分为人参皂苷、麦冬皂苷、麦冬黄酮及微量人参多糖,近年来在临床应用中出现过的不良反应有过敏性休克、皮肤过敏反应、心动过速、诱发左心衰竭、诱发心绞痛、剧烈腹痛、严重的胸背痛、肝损害、脉管炎、上消化道出血等。

案例导入

淫羊藿始载于《神农本草经》,曰:"味辛,寒……主阴痿绝伤,茎中痛,利小便,益气力,强志。生山谷。"梁代《本草经集注》、唐代《新修本草》记载:"味辛,寒,无毒。主治阴痿,绝伤,茎中痛,利小便,益气力,强志。坚筋骨,消瘰,赤痈,下部有疮洗出虫,丈夫久服,令人有子。一名刚前。生上郡阳山山谷。……服此使人好为阴阳。西川北部有淫羊,一日百遍合,盖食藿所致,故名淫羊藿。"《新修本草》对淫羊藿的形态作了简要描述:"此草,叶形似小豆而圆薄,茎细亦坚,所在皆有,俗名仙灵脾者是也。"李时珍在《本草纲目》中对其名称进行考证,曰:"豆叶曰藿,此叶似之,故亦名藿。仙灵脾、千两金、放杖、刚前,皆言其功力也。鸡筋、黄连祖,皆因其根形也。柳子厚文作仙灵毗,人脐曰毗,此物补下,于理尤通。"

六、淫羊藿

淫羊藿为小檗科植物淫羊藿 *Epimedium brevicornu* Maxim.、箭叶淫羊藿 *Epimedium sagittatum*(Sieb. et Zucc.)Maxim.、柔毛淫羊藿 *Epimedium pubescens* Maxim. 或朝鲜淫羊藿 *Epimedium koreanum* Nakai 的干燥叶。

淫羊藿味辛、甘,性温,归肝、肾经。淫羊藿具有补肾壮阳、强筋骨、祛风湿等功效,主要用于肾阳虚衰,阳痿遗精,筋骨痿软,风湿痹痛,麻木拘挛。

(一)药效物质基础

淫羊藿含有黄酮类、多糖、木脂素、生物碱、绿原酸、萜类化合物等成分,主要药效成分包括淫羊藿苷(ICA)、淫羊藿次苷Ⅱ、金丝桃苷,淫羊藿多糖(EPS)等。《中华人民共和国药典》2020 年版一部规定,淫羊藿总黄酮和淫羊藿苷作为淫羊藿药材及其制剂的质控指标。

(二)功效主治与主要药理作用及机制

淫羊藿补肾阳、强筋骨、祛风湿功效主要表现在其可增强性腺功能、增强机体免疫功能、调节骨代谢、对心脑血管有保护作用、抗衰老和抗炎。此外,淫羊藿还有抗肿瘤、镇咳、祛痰、平喘、降低血糖、镇静等作用。

1. 增强性腺功能　淫羊藿具有雄激素样作用,可促进附睾及精囊腺的发育,提高血浆中睾酮水平,提高活性氧所致膜功能损伤的精子活性、尾部膨胀率和顶体完整率,改善精子超微结构。淫羊藿也具有雌激素样作用,可提高雌性动物垂体对促性腺激素释放激素的反应性,提高卵巢对黄体生成素的反应性,提高雌二醇、LH、FSH 的水平。

知识链接

淫羊藿增强性腺功能的作用机制

淫羊藿增强性腺功能的作用机制:①淫羊藿苷(ICA)可促进附睾及精囊腺的发育,对睾丸间质细胞表现为雄激素样作用;②ICA 可提高阴茎海绵体平滑肌中 cGMP 的浓度,舒张海绵体,增强阴茎勃起功能;③ICA 可抑制原始卵泡的发育,减少卵母细胞凋亡,从而增加卵巢中卵母细胞的储备量,表现为雌激素样作用;④淫羊藿多糖通过影响垂体内分泌功能,提高性激素水平;⑤淫羊藿总黄酮还可刺激雌二醇、皮质酮的分泌及促进黄体生成素产生(图 24-21)。

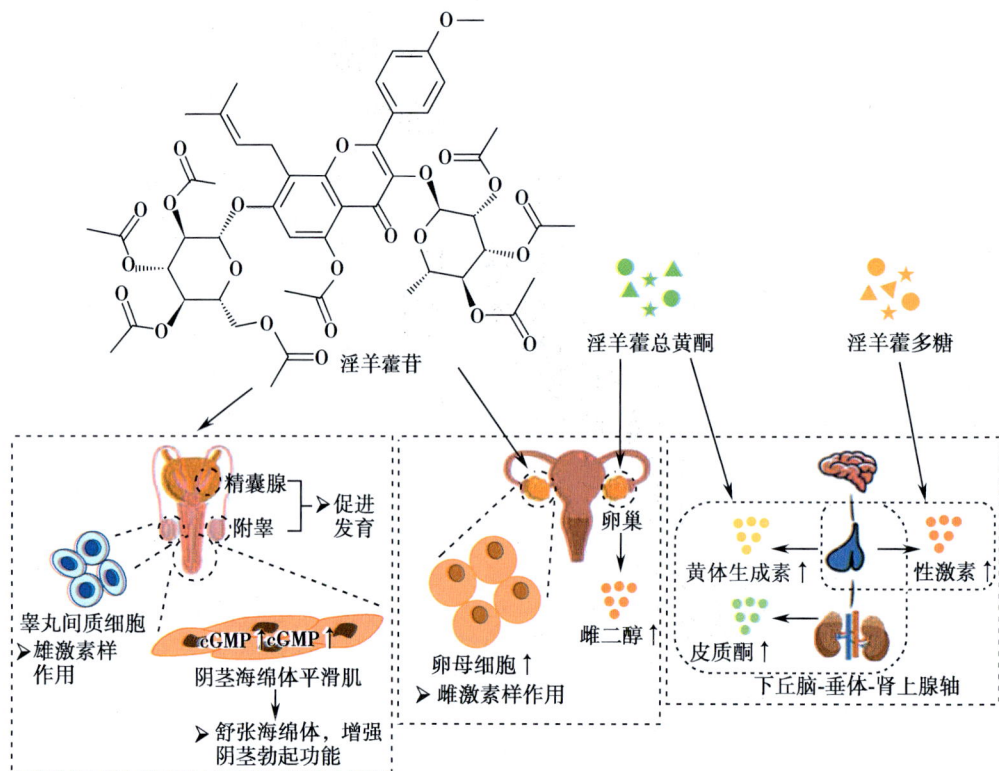

图 24-21　淫羊藿增强性腺功能的作用机制

2. 调节骨代谢　淫羊藿提高糖皮质激素诱导的骨质疏松大鼠成骨细胞的数量和活性,增加骨面积和骨密度;抑制去睾丸大鼠破骨细胞功能,使钙化骨形成增加,降低骨近端骨小梁的骨吸收率;促进骨折早期血肿机化吸收、软骨钙化、骨痂生长及外骨痂桥接,促进后期骨痂改建,使板层骨提早出现和髓腔再通。淫羊藿苷(ICA)是主要活性成分。

知识链接

淫羊藿苷(ICA)调节骨代谢的作用机制

ICA 调节骨代谢的作用机制包括:①调节下丘脑-垂体-卵巢轴的功能及类激素样作用。②通过诱导成骨效应的 Runx2 及 BMP-4 的表达,促进体外成骨细胞增殖;提高 β-catenin 和细胞周期蛋白 D_1(cyclin D_1)信号通路的 mRNA 表达,通过 Wnt/β-catenin 信号通路缩短成骨细胞的分化周期。③上调骨生长因子 TGF-β_1、BMP-2 的表达,诱导骨髓间充质干细胞(MSC)骨向分化。④降低破骨细胞内的钙离子浓度,抑制破骨细胞的骨吸收,改善骨质疏松(图 24-22)。

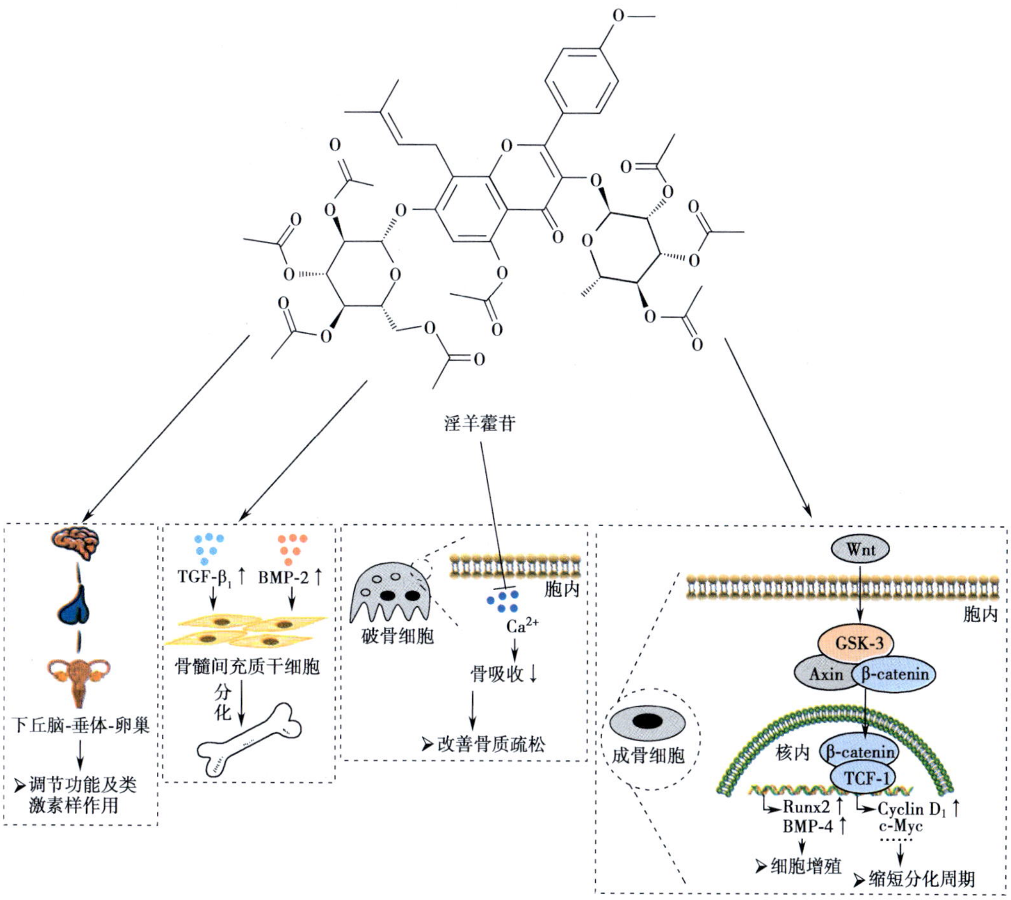

图 24-22　淫羊藿调节骨代谢的作用机制

3. 增强机体免疫功能　淫羊藿可促进巨噬细胞分泌 IL-1 和 TNF-α,提高巨噬细胞的吞噬功能。淫羊藿还可提高细胞免疫功能和调节体液免疫功能。①淫羊藿多糖和 ICA 都能提高正常及环磷酰胺损伤的巨噬细胞的吞噬功能。②淫羊藿多糖和 ICA 能够加速胸腺细胞向外周释放,使其活性增强。ICA 能通过降低抑制性 T 淋巴细胞、产生集落刺激因子样活性而增强 T 淋巴细胞功能。

4. 抗衰老　淫羊藿有延缓衰老作用,如影响细胞传代,延长生长期,调节免疫和内分泌系统,改善机体代谢等。淫羊藿抗衰老的有效成分为 ICA 及多糖等。①淫羊藿多糖和总黄酮提高老龄小鼠下丘脑中单胺类神经递质含量,抑制脑及全血中胆碱酯酶活性。②ICA 改善快速老化小鼠的学习记忆能力,其机制与升高血清雌激素水平有一定关系。③ICA 可促进神经干细胞的重建和自我更新,从而增强老龄大鼠的学习和记忆能力。

5. 心脑血管保护作用　淫羊藿能增加脑血流量,扩张脑血管,对脑缺血缺氧有保护作用。淫羊藿还具有缓慢而持久的强心作用,恢复衰竭心脏的收缩力;能扩张冠状动脉,使心肌营养血流量提高,对垂体后叶素引起的急性心肌缺血有保护作用。另外,淫羊藿能够降低全血黏度、改善血流异常指标,从而改善脑供血,预防血栓形成。

6. 促进造血功能　①ICA 促进脾淋巴细胞产生集落刺激因子(CSF)样活性,促进机体造血并诱导细胞成熟。②ICA 可诱导机体产生 IL-2、IL-3、IL-6 等,作用于骨髓多能干细胞,促使血细胞增殖、分化、成熟。

7. 抗炎　淫羊藿对各种急、慢性炎症和大鼠佐剂性炎症均有显著抑制作用。

此外,淫羊藿还有抗肿瘤、镇咳、祛痰、平喘、降低血糖、镇静等作用。

（三）药动学研究

淫羊藿的主要有效成分淫羊藿苷和淫羊藿素的药动学参数见表24-3。

表24-3　淫羊藿苷和淫羊藿素的药动学参数

成分	剂量/ （mg/kg）	生物利用 度/%	峰浓度C_{max}/ （μg/ml）	峰时间 t_{max}/min	半衰期/ min	曲线下面积/ （μg·min/ml）
淫羊藿苷	100	12	11.4	31.27	51.35	1 240
淫羊藿素	80	10.7	0.6	540	689.4	645.48

（四）现代应用

1. 淫羊藿传统用于肾虚阳痿遗精,可治疗男科疾病,如慢性前列腺炎、前列腺增生症、勃起功能障碍;用于风寒湿痹,可治疗骨关节疾病,如腰部及膝部骨关节炎、骨质疏松症。

2. 现代药理研究表明,淫羊藿可治疗血液系统疾病,如血小板减少性紫癜,以及癌症放化疗引起的白细胞减少症;此外,可治疗冠心病。

3. 临床上,仙灵骨葆胶囊(淫羊藿、续断、补骨脂、地黄、丹参、知母)口服可治疗骨质疏松。

（五）不良反应

长期过量服用淫羊藿会产生中毒;阴虚而相火易动者忌服淫羊藿。

（六）毒理作用

有研究提示,淫羊藿醇提取物高剂量、长时间会引起小鼠睾丸脏器系数出现异常。淫羊藿苷能够抑制TM3睾丸间质细胞增殖。朝鲜淫羊藿和巫山淫羊藿潜在肝毒性较强,雌性动物受肝损害较雄性动物明显。

七、冬虫夏草

冬虫夏草为麦角菌科真菌冬虫夏草菌 *Cordyceps sinensis*（BerK.）Sacc. 寄生在鳞翅目蝙蝠蛾科昆虫幼虫上的子座和幼虫尸体的干燥复合体,主产于四川、青海、西藏、云南、甘肃等地。冬虫夏草的天然资源较少,现已使用人工培养的冬虫夏草菌丝体。

冬虫夏草味甘,性平,归肺、肾经。冬虫夏草具有补肺益肾、止血化痰的功效;用于肾虚精亏,阳痿遗精,腰膝酸痛,久咳虚喘,劳嗽咳血。

（一）药效物质基础

冬虫夏草化学成分有核苷类、糖醇、甾醇、多糖等。《中华人民共和国药典》2020年版中规定腺苷为冬虫夏草的含量测定项目。

（二）功效主治与主要药理作用及机制

与冬虫夏草补肺益肾、止血、化痰功效有关的药理作用主要有以下几方面。

1. 影响内分泌系统功能　①性激素样作用:冬虫夏草具有雄性激素和雌性激素样作用。雄性大鼠灌服冬虫夏草或人工培养的蚕蛹虫草后,血浆睾酮含量增加,体重、包皮腺、精囊、前列腺的重量增加,而且可促进精子生成。冬虫夏草能调节雌性大鼠雌激素水平,增加受孕百分率和产子数。②调节肾上腺皮质功能:冬虫夏草可增加小鼠肾上腺重量,提高血浆皮质醇、醛固酮水平。

2. 调节免疫功能 ①增强固有免疫功能:冬虫夏草可提高小鼠巨噬细胞的吞噬功能和NK细胞的活性,对抗环磷酰胺引起的免疫功能低下。②调节体液免疫:冬虫夏草可刺激B淋巴细胞增殖和抗体的产生,提高血清溶血素、IgM水平。③调节细胞免疫:冬虫夏草能保护功能低下的T细胞,提高外周血T细胞的数量,调整失衡的T细胞亚群,诱导IL-2产生。同时,冬虫夏草有显著的免疫抑制作用,能抑制穿透性异种角膜移植的排斥反应,延长小鼠同种异体皮肤移植皮片的存活时间。虫草多糖、虫草表多糖、虫草素是冬虫夏草调节免疫功能的主要成分。

知识链接

虫草多糖、虫草表多糖、虫草素调节免疫功能的机制

虫草多糖、虫草表多糖、虫草素调节免疫功能的机制包括:①虫草多糖可激活NF-κB通路,促进正常巨噬细胞产生NO,但在炎症因素刺激下,虫草素能通过抑制NF-κB的激活,下调巨噬细胞iNOS和COX-2的表达,抑制NO生成。表明在不同的病理状态下,冬虫夏草成分分别对巨噬细胞发挥不同作用。②虫草多糖通过抑制STAT3磷酸化,促进树突状细胞(DC)的成熟;冬虫夏草DNA则能以TLR9依赖的方式活化骨髓来源DC。③虫草表多糖可促进脾细胞、胸腺细胞增殖,升高TNF-α、IFN-γ和IL-2水平。虫草素则表现出不同的影响,如上调外周血单核细胞IL-10水平,抑制植物凝集素(PHA)诱导的IL-2、IFN-γ等的产生。

3. 保护肾功能 冬虫夏草对肾炎、肾衰竭、药物和缺血造成的肾损伤、肾纤维化均有防治作用;能降低肾切除导致的肾功能不全大鼠病死率,降低血清肌酐和尿素氮,对环孢素及庆大霉素造成的急性肾损伤的肾小管有保护作用。

知识链接

冬虫夏草保护肾功能的机制

虫草多糖能改善肾功能、增加肾血流量、促进肾小管的修复与再生、纠正代谢紊乱。冬虫夏草中的麦角固醇衍生物H1-A能抑制肾系膜细胞的增殖,减少IgA肾病模型小鼠系膜区IgA免疫复合物的沉积,减轻肾小球损伤。虫草素可通过抑制NADPH氧化酶及活性氧(ROS)的产生,减少肾小管上皮细胞上皮间质转化,还可上调肝细胞生长因子(HGF),抑制肾间质成纤维细胞的活化,保护肾。

4. 平喘 冬虫夏草能对抗乙酰胆碱诱发的豚鼠哮喘。对于慢性阻塞性肺疾病大鼠,冬虫夏草可扩张支气管,降低气道阻力,提高肺顺应性。此外,还有镇咳、祛痰作用。虫草酸和虫草多糖能修复已受损的肺泡细胞;D-甘露醇和虫草酸可抗炎、止咳化痰和舒张肺支气管平滑肌;虫草素和腺苷改善呼吸道功能,且与其影响阴离子从上皮细胞基底面向外表面转移有关。

5. 延缓衰老 冬虫夏草具有抗氧自由基的作用,可抑制邻苯三酚自氧化产生超氧化阴离子体系,降低心肌及肝匀浆脂质过氧化物的含量。对模型动物脑内B型单胺氧化酶(MAO-B)活性有抑制作用。

6. 降血糖、降血脂 冬虫夏草可促进高血糖模型动物胰岛细胞分泌胰岛素,降低血糖

水平;还能降低高脂血症动物血清 TC、TG、β-脂蛋白水平,改善脂质代谢紊乱。

> **知识链接**
>
> **冬虫夏草降血糖、降血脂的机制**
>
> 　　虫草多糖能降低糖尿病模型小鼠或大鼠的血糖和糖基化血清蛋白水平,其机制主要包括提高血清胰岛素水平、促进胰岛素抵抗脂肪组织的葡萄糖摄取、促进葡萄糖激酶等肝内葡萄糖代谢酶活力等。虫草素能降低高脂饮食诱导的仓鼠和大鼠血清 TC、TG、低密度脂蛋白含量,且该作用与提高脂蛋白脂酶和肝脂酶活性及激活 AMP 活化蛋白激酶(AMPK)有关。

7. 抗肿瘤　冬虫夏草能抑制小鼠 Lewis 肺癌的原发灶产生和自发肺部转移,对肉瘤(S180)、Lewis 肺癌、乳腺癌(MA-737)、喉癌等离体培养瘤株有抑制作用;可提高荷瘤小鼠淋巴细胞增殖活力,增强 NK 细胞活性。虫草多糖类、虫草素均表现出一定的抗肿瘤作用。

> **知识链接**
>
> **冬虫夏草抗肿瘤的机制**
>
> 　　抗肿瘤机制包括:①虫草多糖类增强免疫细胞的功能,如激活巨噬细胞 Mφ 及 T 细胞,释放细胞因子,激活宿主免疫反应而抑制肿瘤生长;②虫草素与核苷类物质竞争 DNA 或 RNA 聚合酶,抑制核酸的合成,产生抗肿瘤作用;③虫草素激动 A3 腺苷受体,影响 Wnt 信号通路,从而抑制肿瘤增殖。虫草菌丝还可增强其他抗癌药物的抗癌活性。

此外,冬虫夏草还有增强造血功能、保肝、抗心肌缺血、降压、抗心律失常、镇静、催眠和抗惊厥等药理作用。

（三）药动学研究

小鼠单次腹腔注射虫草素 100mg/kg 后,0.5 小时血药浓度达到最高峰,且最高血药浓度只能维持在 8.85μg/ml,随后血药浓度快速下降。

（四）现代应用

1. 冬虫夏草传统用于虚劳咳喘,可治疗呼吸系统疾病,如慢性支气管哮喘、慢性阻塞性肺疾病。

2. 现代药理研究表明,冬虫夏草可辅助治疗肿瘤,如肝癌、乳腺癌、宫颈癌、肺癌、头颈部癌、胰腺癌、胃癌、恶性淋巴瘤、平滑肌瘤、前列腺癌等;泌尿系统疾病,如慢性肾炎、肾病综合征、慢性肾衰竭等;慢性活动性肝炎、肝硬化;心血管系统疾病,如高血压、冠心病、心律失常、高脂血症、病毒性心肌炎等;免疫系统疾病,如狼疮性肾炎等。

3. 临床上,宁心宝胶囊、金水宝胶囊、百令胶囊、至灵胶囊等冬虫夏草制剂可用于各类肾病、慢性支气管哮喘、慢性肝炎及肿瘤的辅助治疗。对各种类型心律失常、顽固性失眠等也有一定治疗作用。

（五）不良反应

有报道,冬虫夏草可引起过敏反应、胃肠道反应以及内分泌紊乱等。

第三节 经典复方

一、补中益气汤

补中益气汤出自金元时代李杲《内外伤辨惑论》,由黄芪9g(病甚、劳役、热甚者18g)、甘草(炙)9g、人参(去芦)6g、当归(酒焙干或晒干)3g、橘皮(不去白)6g、升麻6g、柴胡6g、白术9g组成。

(一)功效主治与主要药理作用

补中益气汤具有补中益气、升阳举陷功效,主治脾胃气弱所致的体倦乏力,气虚下陷所致的胃下垂、脱肛、子宫脱垂、久泻久痢,以及气虚发热所致的身热自汗等。

本方补中益气功效具体表现在调节机体免疫功能、对消化系统的影响、抗缺氧、促进造血功能、抗感染、抗炎、解热、抗肿瘤等方面(图24-23)。

1. 调节机体免疫功能 ①本方可恢复脾气虚小鼠低下的免疫功能,提高红细胞免疫功能、NK细胞活性、巨噬细胞分泌TNF-α的活性,还能提高IFN-γ水平;②刺激单核细胞源树

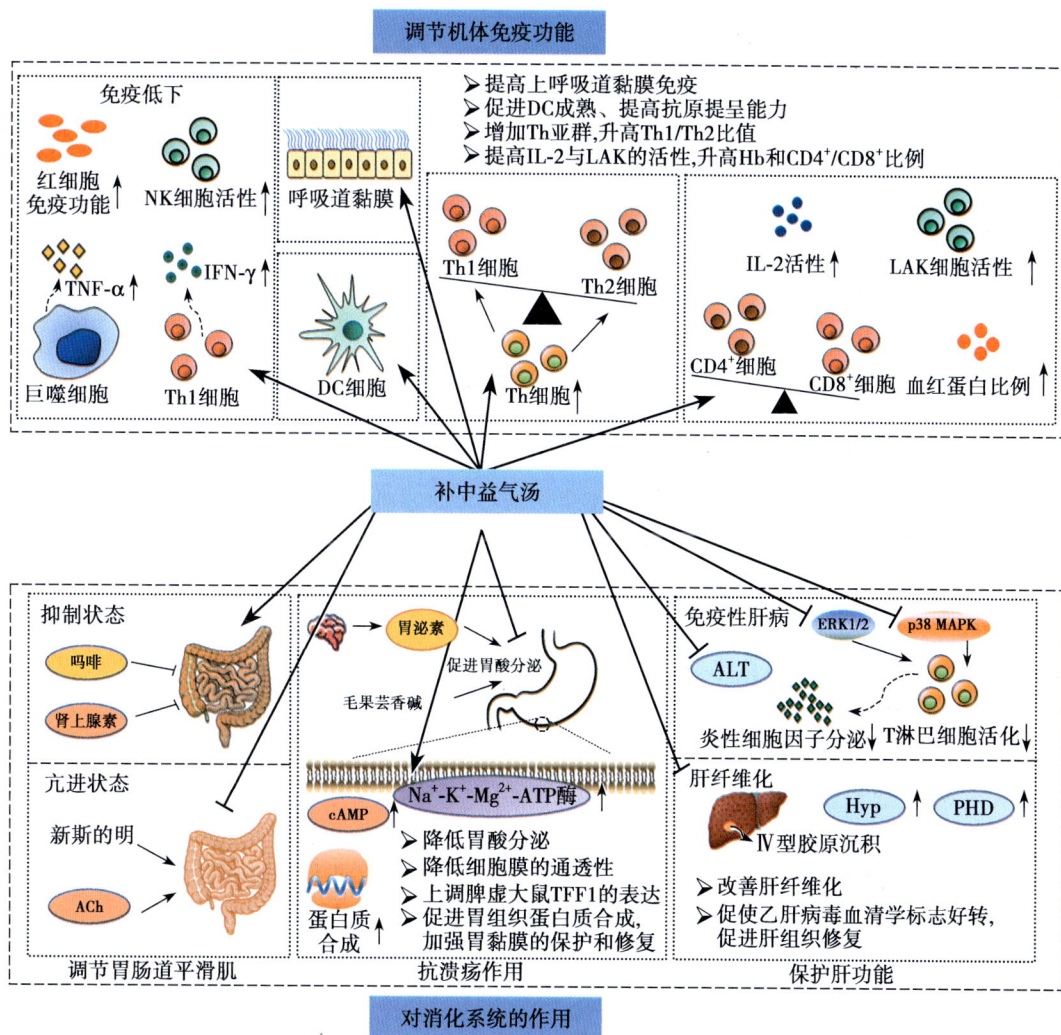

图24-23 补中益气汤的主要药理作用

突状细胞成熟,提高抗原提呈能力;③提高上呼吸道黏膜免疫;④增加小鼠辅助性 T 细胞(Th)亚群,升高 Th1/Th2 比值;⑤提高白介素-2(IL-2)与淋巴因子激活的杀伤细胞(LAK 细胞)等的活性,升高 $CD4^+/CD8^+$ 比例。

2. 对消化系统的影响

(1) 调节胃肠道平滑肌:本方既可使抑制状态的肠管蠕动增快,张力升高,拮抗吗啡及肾上腺素所致小肠运动的减慢;又能使亢进状态的肠管蠕动减慢,张力降低,延缓小鼠胃排空时间,拮抗新斯的明和乙酰胆碱所致小肠运动的亢进。

(2) 抗溃疡:①降低胃酸分泌量及胃蛋白酶的排出,拮抗毛果芸香碱、胃泌素等的促泌酸作用;②激活病理状态的胃黏膜 Na^+-K^+-Mg^{2+}-ATP 酶活性,提高 cAMP 含量,降低细胞膜的通透性;③上调脾虚大鼠三叶因子 1(TFF1,胃黏膜保护多肽)的表达;④促进胃组织蛋白质合成,加强胃黏膜的保护和修复。

(3) 保护肝功能:①改善小鼠免疫性肝病模型中肝组织病理变化,降低血清 ALT 水平,其保护作用机制可能为抑制 ERK1/2 和 p38MAPK 信号通路,从而降低 T 淋巴细胞活化和炎性细胞因子分泌;②抑制猪血清导致的羟脯氨酸(Hyp)升高,减少Ⅳ型胶原在肝内沉积,抑制脯氨酰-4-羟化酶(PHD)活性,改善肝纤维化;③促使乙肝病毒血清学标志好转,促进肝组织修复。

3. 抗缺氧　本方可延长小鼠常压缺氧生存时间及小鼠游泳时间,提高机体的抗应激能力;使动物整体耗氧量减少,增强心肌、脑的耐缺氧能力。

4. 促进造血功能　本方可对抗环磷酰胺所致的小鼠白细胞、红细胞计数下降;增强骨髓的造血功能,使红细胞总数上升。

5. 抗感染、抗炎　①通过提高 Toll 样受体 4(TLR4)表达,增强单核细胞对革兰氏阴性细菌的反应;②抑制鼻病毒 RV14 在上皮细胞中的增殖,抑制病毒进入细胞质,降低病毒感染产生的炎症细胞因子;③延长流感病毒感染鼠的生存时间,抑制病毒在支气管肺泡中的生长;④可改善变应性鼻炎症状,这可能是通过抑制鼻腔黏膜 P 物质的释放和 P 物质受体的表达,从而降低肥大细胞浸润程度,减轻组织炎症反应。

6. 解热　对家兔脾虚发热有解热作用,机制与降低脑脊液 PGE_2 和丘脑下部-视前区(PO/AH)组织 cAMP(可促进脑内 PGE_2 的生物合成)含量有关。

7. 抗肿瘤　可阻滞肿瘤细胞周期于 G_0/G_1 期,并抑制肿瘤细胞 DNA 合成;在应激损害的肿瘤免疫反应中,提高小鼠血清 Th1 型细胞因子水平。

补中益气汤升阳举陷的功效表现在增强子宫平滑肌张力、促进胃肠运动。本方也可兴奋离体或在体子宫及其周围组织,增强子宫平滑肌张力。

此外,补中益气汤还有抗不育、抗骨质疏松、抗幽门螺杆菌/促进肠道益生菌形成、改善物质代谢、改善肺纤维化等药理作用。①抗不育:本方可提高精液浓度、数量及可溶性 Fas,降低精液 IL-6 水平,从而提高精子活力。②抗骨质疏松:使骨质疏松模型大鼠血中碱性磷酸酶(ALP)、尿中肌酐含量明显增加,促进骨代谢;血中孕酮(progesterone,P_4)、雌二醇(estradiol,E_2)含量明显增加,导致骨量增加。③抗幽门螺杆菌/促进肠道益生菌形成:对抗生素耐药幽门螺杆菌和抗生素敏感幽门螺杆菌皆有抑制菌落生长的作用;增加肠道乳酸杆菌、双歧杆菌、肠球杆菌和枯草芽孢杆菌的数量,具有调节肠道益生菌的作用。

(二) 药效物质基础与配伍机制

1. 药效物质基础　补中益气汤主要含有黄酮、皂苷、氨基酸、有机酸等多类成分,主要活性成分包括黄芪甲苷、毛蕊异黄酮、甘草酸、甘草次酸、柴胡皂苷 D 和阿魏酸等。其中,黄芪甲苷具有增强机体免疫力、强心作用;橙皮苷具有抗炎、抗氧化、抗菌、抗癌、调节免疫功能、防辐射、保护心血管系统等作用；甘草酸具有抗炎、抗溃疡、抗过敏、抗氧化、免疫调节、抗病毒、抗癌和保肝等作用；氨基酸具有抗炎、抗疲劳等作用。

2. 组方配伍 本方中黄芪为君药，人参、白术、甘草为臣药，当归、陈皮为佐药，升麻、柴胡兼为佐使药。配伍后效应及其中的化学成分发生变化。

（1）配伍后效应增强：①甘草能增强方中其他药物提高脾虚小鼠免疫功能（NK细胞活性、巨噬细胞释放 TNF-α 活性）的作用；②对小鼠溶血素抗体生成和体内淋巴细胞转化率药效突出的药物为人参、黄芪，而且黄芪与当归配伍（5∶3）使用该效应增强；③对提高脾虚小鼠 IL-2、IFN-γ 活性，起主要作用的是君药和臣药，且与佐药或使药有协同作用；④柴胡、升麻较其他佐药对全方的抗疲劳、改善免疫功能以及胃肠推进作用的贡献度大。

（2）配伍后成分含量的变化：①配伍对甘草酸含量的影响：佐药使甘草酸含量显著降低，君药、使药对臣药中甘草酸的影响无显著差异；②配伍对橙皮苷含量的影响：佐药与君药、臣药配伍，橙皮苷的煎出量能显著增加，与君药、臣药升高 pH 有关，但佐药与使药配伍对橙皮苷煎出量无显著影响；③配伍对氨基酸含量的影响：对氨基酸类指纹图谱影响的大小顺序依次为臣药>君药>佐药>使药。

（三）现代应用

补中益气汤用于脾虚气陷食少、少气、便溏，可治疗消化系统疾病，如慢性肠炎、慢性结肠炎、胃肠功能紊乱、消化性溃疡、慢性胃炎，对脱肛、子宫脱垂、胃下垂、上睑下垂等亦有效。本方亦能用于气虚发热所致的身热自汗，可治疗癌症晚期发热、外科术后发热、血液疾病及免疫疾病发热以及其他非感染性、不明原因的发热，能明显缩短患者退热时间，临床取得了良好效果。

二、当归补血汤

当归补血汤出自金元时代李杲的《内外伤辨惑论》，由黄芪 30g、当归（酒洗）6g 组成。
（一）功效主治与主要药理作用

当归补血汤具有补气生血的功效，主治血虚发热所致的肌热面赤，烦渴欲饮，脉洪大而虚、重按无力，亦可治妇人经期、产后血虚发热头痛，或疮疡溃后，久不愈合者。当归补血汤的补血作用主要表现为促进造血功能的药理作用（图24-24）。

1. 促进造血细胞生长，抑制其凋亡 本方可增加血虚或贫血小鼠红细胞、白细胞、骨髓有核细胞的数量，改善网织红细胞在外周血中的比例及骨髓超微结构，促进血小板的产生；促进骨髓造血细胞从 G_0/G_1 期进入到 G_2/M 期、S 期，并能诱导贫血小鼠表达 c-myc 基因，促进骨髓细胞增殖；同时诱导骨髓细胞内 Bcl-2 基因的活化，调节线粒体过度自噬，抑制骨髓细胞凋亡。含药血清能促进小鼠红系集落形成单位（CFU-E）增殖，显著激活粒-单系集落形成单位（CFU-GM）的生长。本方还可促进体外肌源性干细胞增殖及向造血细胞分化，促进造血相关因子 Wnt3 与 Wnt3a 及 SCF 受体（c-kit）、增殖相关因子 cyclin D_1 与 C-myc、分化相关因子 CD34 mRNA 表达。

2. 促进造血生长因子的生成和分泌 机体骨髓造血功能受集落刺激因子（CSF）、白介素和促红细胞生成素（EPO）等造血生长因子的调控。本方可以：①促进血虚小鼠 CSF 的产生，刺激骨髓细胞分化与增殖，增加粒系、单核系等细胞的生成、成熟和释放；②促进 IL-3 和 IL-6 等造血因子的分泌；③激活 RAf/MEK/ERK 信号通路，刺激肾细胞中 EPO 表达，从而刺激红系细胞产生、成熟与释放。

当归补血汤的补气作用主要表现如下：

1. 增强免疫功能 ①固有免疫功能：本方可增强小鼠巨噬细胞的吞噬能力，提高小鼠

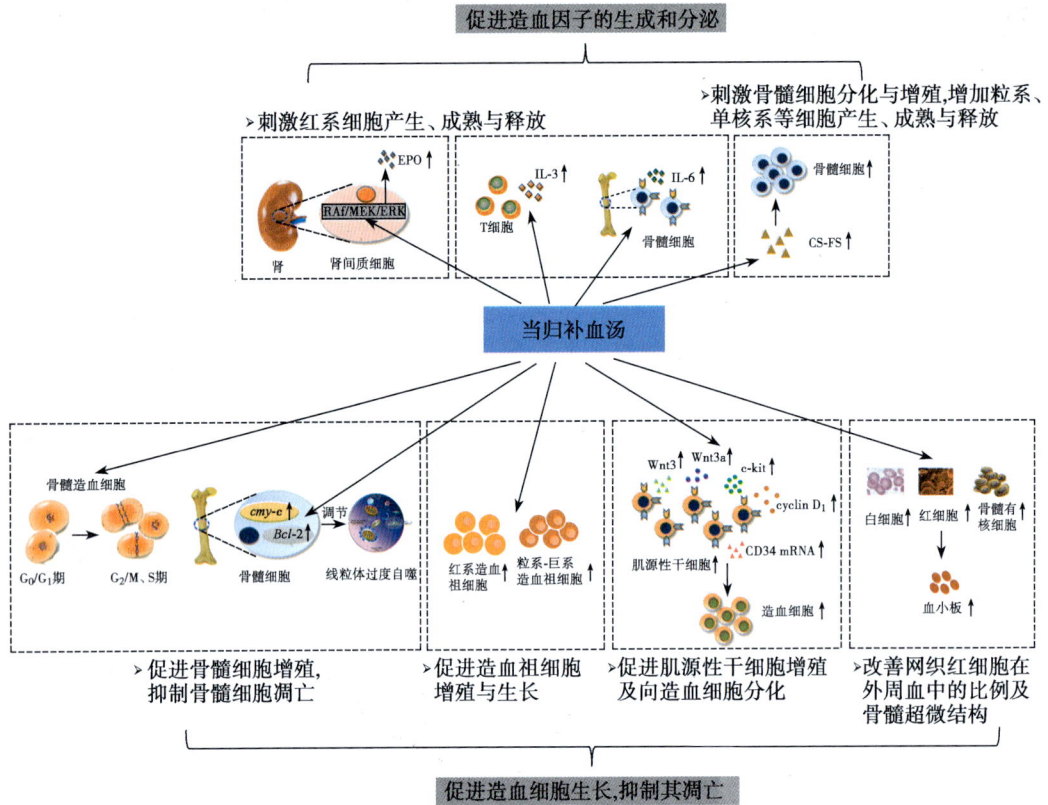

图 24-24　当归补血汤的补血作用机制

血清溶菌酶含量。②体液免疫功能:本方可提高^{60}Co 照射小鼠血清抗体效价,增加免疫抑制小鼠脾内抗体分泌细胞(PFC)的数量。③细胞免疫功能:本方能提高^{60}Co 照射小鼠酸性乙酸萘酯酶阳性率、红细胞-C3b 受体花环率和玫瑰花结形成细胞(RFC)数,促进免疫抑制小鼠迟发型超敏反应(DTH)。本方体内外均能刺激 T 淋巴细胞增殖,促进 IL-2、IL-6 和 IL-10的释放,机制与促进 ERK 磷酸化有关。

2. 耐缺氧作用　本方能提高机体对氧的利用率,降低缺氧动物的心脑组织和血液酸含量,以及促进供氧后脑电的恢复等。

当归补血汤的药理作用还包括:①保护缺血缺氧心脑组织:降低心肌组织 Na$^+$-K$^+$-ATP酶活性和 MDA 含量,提高 cAMP 含量,保护大鼠心肌缺血再灌注引起的心功能减弱;减轻脑缺血后再灌注早期的脑损伤,促进脑组织修复以及神经功能恢复。②改善血液流变学:抑制ADP 诱导的血小板聚集,降低血液黏度,改善对全身组织器官的血液供应。③防止肾小球硬化和间质纤维化:当归补血汤能明显抑制高糖条件下肾小球系膜细胞增殖,抑制细胞中TGF-β$_1$ mRNA 及 NF-κB 蛋白表达增加。

此外,本方还具有保肝、镇痛、抗骨质疏松等药理作用。

(二) 药效物质基础与配伍机制

1. 药效物质基础　当归补血汤中含有多糖、挥发油、黄酮、皂苷等多种成分。其中,当归多糖、黄芪多糖、阿魏酸、黄芪甲苷等具有促进造血功能、调节免疫功能的作用,藁本内酯具有抗炎、改善血液流变性、脑保护等作用。

2. 组方配伍

(1) 配伍对方中化学成分的影响:当归补血汤复方与其单味药比较,主要化学成分的含量发生变化,如合煎液中阿魏酸的含量高于分煎液。黄芪:当归(5∶1)的复方中,阿魏酸、黄芪甲苷含量高于其他配比方,但藁本内酯的含量减低。

（2）配伍对复方生物活性的影响

1）促进造血功能:黄芪:当归(5∶1)配方促进造血的作用明显优于黄芪、当归及两药等量配伍方。本方对红系造血祖细胞的作用以黄芪为主,而刺激粒-巨噬系造血祖细胞增殖的作用主要源于当归,两药配伍后共同调节机体的造血功能。

2）免疫增强作用:黄芪:当归(5∶1)配方的免疫增强作用最明显。复方共煎液的淋巴细胞增殖活性也远远高于分煎液和单煎液,能激活胞外信号调节激酶的磷酸化,促进淋巴细胞增殖。共煎液能增高溶菌酶含量和腹腔巨噬细胞活性。

3）抗骨质疏松:复方共煎液对成骨肉瘤 MG-63 细胞的作用强于分煎液,能显著增强成骨细胞分化过程中的碱性磷酸酶活性,诱导骨骼生长相关基因的表达。

（三）现代应用

1. 当归补血汤传统用于血虚证,可治疗血液系统疾病,如贫血、血小板减少、贫血及放化疗后白细胞减少症。

2. 现代药理研究表明,本方对心绞痛、冠心病、心肌梗死等心血管疾病有一定治疗作用。

三、玉屏风散

玉屏风散出自南宋《究原方》,录自《医方类聚》,由黄芪(蜜炙)、白术各二两(30g),防风一两(15g)组成。

（一）功效主治与主要药理作用

玉屏风散具有益气固表止汗之功效,主治表虚自汗,汗出恶风,面色㿠白,舌淡苔薄白,脉浮虚;亦治虚人腠理不固,易感风邪。玉屏风散作为益气固表经典名方,现代临床常用于治疗小儿反复性呼吸道感染、顽固性慢性支气管炎、慢性肾小球肾炎等反复发作性疾病,以及过敏性鼻炎、荨麻疹、支气管哮喘等过敏性疾病。本方益气固表止汗功效具体表现如下。

1. 调节免疫功能

（1）增强免疫低下动物的免疫功能:本方对免疫抑制和气虚模型动物均有免疫增强作用,可提高特异性和非特异性免疫功能。玉屏风散提取物可显著促进小鼠脾淋巴细胞增殖和伴刀豆球蛋白(ConA)诱导的脾淋巴细胞转化,以及促进小鼠腹腔巨噬细胞活化吞噬能力。本方还可通过激活黏膜免疫防御机制,促进呼吸道保护性抗体 SIgA 和 IgG 抗体的形成而发挥抗病毒作用。

（2）缓解过敏性疾病,减少过敏性疾病复发:本方可调节 Th1/Th2 平衡,降低 IL-4,提高 IL-10 等细胞因子的水平,抑制过敏性鼻炎、哮喘或 Th2 型变应性接触性皮炎动物的过敏反应及病理表现;通过调节胸腺基质淋巴细胞生成素(TSLP)水平以改善哮喘小鼠的呼吸道过敏反应;通过调节淋巴细胞水平以治疗免疫功能紊乱引起的过敏性紫癜;通过调节 IL-6、TNF-α 水平以影响慢性荨麻疹的反复发作。

📖 **知识链接**

玉屏风散调控和维持免疫稳态的作用机制

玉屏风散调控和维持免疫稳态的作用机制主要包括:①固有免疫:本方可提高 NK 细胞的杀伤活性,促进 IL-2、IL-4 对 NK 细胞的激活,调控树突状细胞(DC)表面分子 CD40、CD86、CD80、CD83、HLA-DR 的表达和 DC 的成熟与抗原提呈能力,调节 2 型固有淋巴细胞(ILC2)的数量与功能;②细胞和体液免疫:本方能够调控辅助性T淋巴细胞(Th)及其亚群的数量和分化,维持CD4+/CD8+、Th1/Th2比值的平衡,调控IFN-γ、IL-4、IL-5、IL-13和IL-17等细胞因子的分泌水平,影响Treg细胞功能,恢复调节性B细胞(Bregs)的免疫抑制功能(图24-25)。

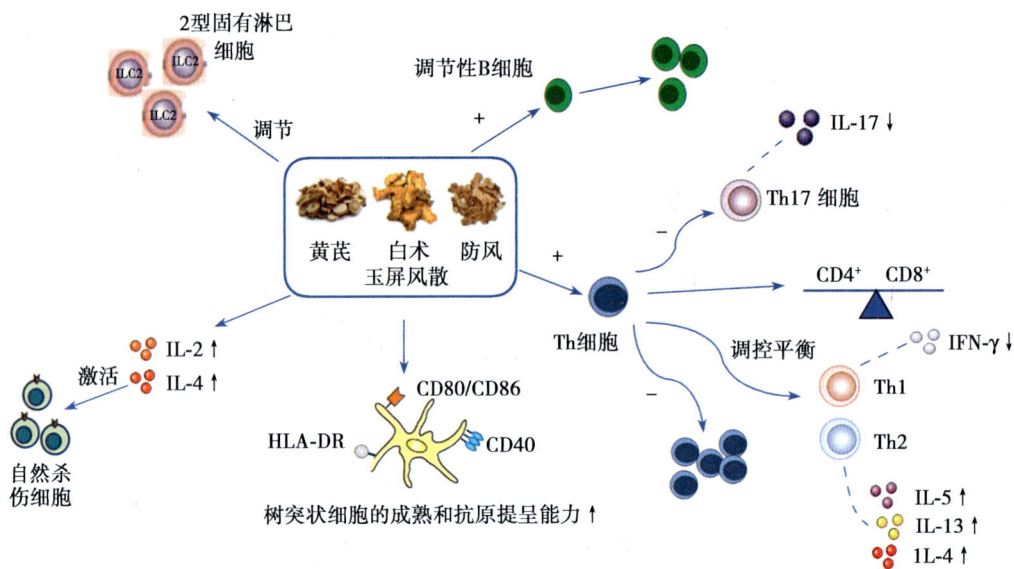

图24-25　玉屏风散调控和维持免疫稳态的作用机制

2. 抗炎作用　本方可改善慢性阻塞性肺疾病(COPD)的气道炎症,抑制NF-κB信号转导,进而抑制炎症因子IL-8、TNF-α等的水平。有研究发现,本方可通过HSP90影响Akt蛋白的稳定来抑制下游NF-κB信号通路的活化,从而改善接触性皮炎的炎症反应;也可改善细颗粒物(PM2.5)致大鼠肺组织损伤,降低IL-8、IL-17水平,升高IL-10水平,减轻炎症。

3. 调节上皮细胞功能,恢复黏膜屏障　本方对过敏或炎症性疾病的黏膜损伤有修复作用,如改善鼻黏膜上皮、支气管及肺上皮或皮肤角质形成细胞的损伤,恢复其屏障作用;同时影响上皮细胞的功能,尤其是调节促过敏因子TSLP、IL-33、IL-25的水平。机制涉及:①抑制模式识别受体(PRR)、Toll样受体(TLR)、PAR-2等相关通路的激活与表达,抑制上皮细胞关键促过敏因子TSLP、IL-33、IL-25的释放,抑制促过敏微环境的形成,从而降低上皮细胞易感性;②上调上皮细胞紧密连接蛋白(TJs)CLDND1、CLDN-1、闭合蛋白(occludin)、ZO-1等的表达,调节上皮钙黏素(E-cadherin)和桥粒黏蛋白1(DSG1)的表达与分布,修复上皮屏障结构完整性,与抑制TLR4介导的NF-κB信号通路的激活、影响雌激素受体活性或调控miR-155-5p的功能有关;③调控上呼吸道菌群密集度、多样性及黏膜免疫分子SIgA的分泌,维持呼吸道黏膜生物屏障(图24-26)。

此外,玉屏风散还具有抗肿瘤、抗氧化、抗光老化、调节激素水平等药理作用。①抗肿瘤:本方对原发性肝癌、胰腺癌具有一定抑制作用,可诱导肿瘤细胞凋亡,并抑制肝癌细胞的增殖及生长。②抗氧化:本方能够提高老龄小鼠脾淋巴细胞T-SOD水平、降低MDA活性和细胞内ROS水平,发挥抗氧化作用,从而延缓细胞衰老。③抗光老化作用:本方可直接促进

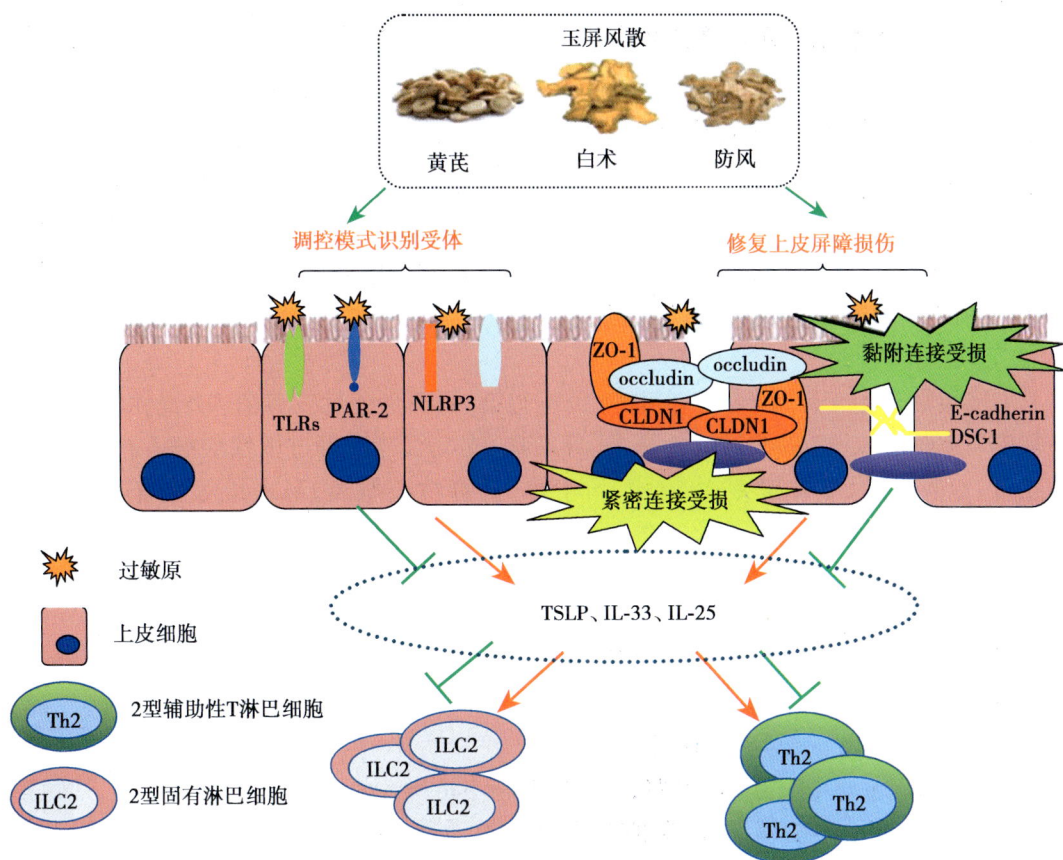

图 24-26 玉屏风散调控上皮细胞功能的作用机制

细胞生长和增殖,改善衰老大鼠的免疫功能,增强衰老大鼠对 UV 辐射的抵抗能力,抗皮肤角质形成细胞和皮肤成纤维细胞光老化。④激素水平调节作用:本方具有改善性腺功能,延缓性腺衰老的作用。在老龄小鼠实验中,服用加味玉屏风散后的老龄小鼠的卵巢可见多个卵泡及处于不同发育阶段生长卵泡,睾丸的曲细精管结构完整、层次丰富,有较多的不同发育阶段的各级精母细胞并可见成熟精子。

(二)药效物质基础与配伍机制

1. 药效物质基础 玉屏风散主要含有黄酮、色原酮、皂苷、多糖、香豆素类成分,其中黄芪甲苷、毛蕊异黄酮、芒柄花素、防风多糖具有免疫调节、抗炎、抗病毒、抗光老化、调控上皮屏障功能等作用;苍术酮和白术内酯 Ⅰ、Ⅱ、Ⅲ 均具有抗炎作用,还可以诱导肿瘤细胞凋亡;升麻素、亥茅酚苷可通过调节免疫细胞影响人体免疫功能,调控上皮屏障蛋白的表达与分布,抑制促过敏微环境的形成;防风中酸性多糖具有抗炎、抗氧化活性。

2. 组方配伍 本方中黄芪为君药,白术为臣药,防风为佐药。黄芪甘温,内补脾肺之气,外可固表止汗,故为君药;白术健脾益气,助黄芪以加强益气固表之功,故为臣药;佐以防风走表而祛风邪,合黄芪、白术则扶正为主,兼以祛邪。

(1)配伍后效应增强:①黄芪配伍白术不仅具有抗炎、抗感染等作用,还具有减轻气道及血管重塑的功能;②黄芪配伍防风可缩短起效时间;③白术与防风配伍能提高 Caco-2 细胞的跨膜电阻并降低大分子细胞通透性,抑制 PAR-2 基因的表达,上调紧密连接蛋白 ZO-1 的表达,对大鼠肠机械屏障也具有不同程度的保护作用,且其对肠机械屏障的保护机制可能是通过降低相关炎症因子 IL-6、IL-8 的水平,上调黏液蛋白 Mucin-1 以及紧密连接蛋白 occludin

和 CLDN1 的表达发挥作用,故认为其可有效提高细胞屏障功能,保护细胞,且较单药疗效更为显著。

（2）改变药物比例时治疗效果的变化:①全方以黄芪、白术、防风 1:1:1 配伍,巨噬细胞的吞噬效果较其他比例好,表现为小鼠腹腔巨噬细胞吞噬率和吞噬指数的增加;拆方以防风-黄芪配伍时巨噬细胞吞噬作用最强,可能与不同黄酮成分的含量高低有关。②黄芪、白术、防风以 2:2:1 配伍中,槲皮素和芒柄花素的含量最高,对淋巴细胞转化效果的作用趋势最明显。以传统原方剂量配伍的玉屏风散能显著提高红细胞免疫功能,减少黄芪剂量则作用降低,但增加黄芪剂量并不增强免疫功能。

（三）现代应用

玉屏风散常用于治疗小儿反复性呼吸道感染、顽固性慢性支气管炎、慢性肾小球肾炎等反复发作性疾病,以及过敏性鼻炎、荨麻疹、支气管哮喘等过敏性疾病。此外,本方对感冒、水肿、类风湿关节炎、银屑病、胃下垂、病毒性心肌炎、高血压等均有一定的临床疗效。

四、六味地黄丸（汤）

本方源自宋代儿钱乙《小儿药证直诀》,由熟地黄 24g、山茱萸 12g、山药 12g、泽泻 9g、牡丹皮 9g、茯苓 9g 组成。

（一）功效主治与主要药理作用

六味地黄丸主要功效为滋阴补肾,主治肾阴精不足所致的腰膝酸软,头晕目眩,视物昏花,耳鸣耳聋,盗汗,遗精,消渴,骨蒸潮热,手足心热,舌燥咽痛,牙齿动摇,足跟作痛,以及小儿囟门不合,舌红少苔,脉沉细数。六味地黄丸滋阴补肾功效相关的药理作用主要有以下几方面。

1. 调节神经-内分泌-免疫网络作用

（1）益智、抗衰老:本方对快速老化模型小鼠(SAMP8)、氢化可的松(HC)、D-半乳糖(D-gal)等诱导的学习记忆障碍均有改善作用,可调节神经突触可塑性。其机制涉及:①神经元保护作用:本方可促进 NMDA 受体通道开放,增加海马神经元 Ca^{2+} 的浓度,加强长时程增强(LTP)效应;含药血清可提高海马神经元线粒体膜电位(MMP),减少神经损伤。②神经内分泌调节:本方含药血清促进海马神经细胞芳香化酶的表达,从而增加脑内雌激素的水平,发挥神经保护作用。本方可降低 SAMP8 小鼠血浆皮质醇(CORT)水平,减轻 CORT 过高造成的神经损害;还可调节下丘脑单胺类神经递质水平(ACh、NE、DA 等),改善 SAMP8 下丘脑单胺能神经张力的增高。③减轻自由基损伤:本方可改善自由基代谢紊乱,增加血清中 SOD 活性,降低氧化脂质的含量。

（2）调节下丘脑-垂体-卵巢(HPO)轴功能:本方对各种原因所致 HPO 轴功能紊乱均具有调节作用,且其调节与机体状态相关,能使升高的激素水平降低,又能使降低的激素水平升高。机制与调节下丘脑肽类神经递质(如提高 β-EP、降低 P 物质含量)、调节单胺神经递质、提高卵巢 α-雌激素受体(ERα)的表达,促进性腺激素的分泌等作用有关。

（3）调节免疫系统:①固有免疫:本方可提高正常及免疫低下动物巨噬细胞表面 I a 抗原表达的阳性率,增强巨噬细胞抗体依赖细胞介导的细胞毒作用(ADCC)和吞噬活性,提高红细胞免疫功能和 NK 细胞的活性。②细胞和体液免疫:本方对糖皮质激素肾阴虚等多种免疫功能低下模型动物的细胞免疫功能有改善作用,提高动物的 IL-2 活性,并提高抗体产生能力。对佐剂性关节炎(AA)大鼠等自身免疫性疾病模型,本方则可调节 Th/Ts (CD4+/

CD8$^+$）、Th1/Th2 细胞亚群的比例,恢复其免疫平衡,减少自身抗体的产生。

2. 对物质代谢的影响　①降血糖及改善糖尿病并发症的作用:本方可降低多种糖尿病模型动物的血糖,降低坐骨神经山梨醇含量,改善糖尿病肾病的高同型半胱氨酸血症。②改善脂质代谢:本方可改善多柔比星性肾病综合征、糖尿病及肥胖大鼠的高脂血症,降低血清 TC、TG、游离脂肪酸水平。

3. 肾保护作用　本方能保护和改善腺嘌呤所致的慢性肾衰竭、多柔比星性肾病综合征、庆大霉素诱导的肾损伤、慢性肾小球肾炎等多种模型大鼠的肾功能,其作用与抑制 NF-κB 表达,提高 SOD 活性,降低过氧化损伤有关。另外,含药血清可抑制肾小管上皮细胞株（HK-2）TGF-β$_1$/Smad2 通路的激活,减轻肾小管损伤。

4. 对心血管的保护作用　六味地黄丸可以降压,降低 1、2 期原发性高血压患者血浆血管性血友病因子（vWF）的水平。六味地黄汤中调血脂的主要成分是泽泻,其次是牡丹皮。因此,长期服用六味地黄汤治疗动脉粥样硬化时,可以增加泽泻、牡丹皮的用量。

5. 对绝经后的骨保护作用　六味地黄丸以及 3 个"补泻药对"对绝经后骨质疏松（PMOP）模型大鼠有骨保护作用,如血清中 ALP、骨钙素（OCN）的水平降低,股骨骨密度增加,并发现六味地黄丸以及山茱萸-牡丹皮药对能上调护骨因子（OPG）表达、下调 NF-κB 受体激活蛋白配体（RANKL）的表达,通过 OPG-RANKL-RANK 信号通路抑制破骨细胞的分化成熟,降低骨吸收。另一方面,六味地黄丸治疗的 PMOP 大鼠,成骨细胞 Wnt/β-catenin 信号通路相关基因 *Lrp*-5、*β-catenin*、*Runx*2、*Osx* 的表达上调,提示其促进成骨细胞功能（图 24-27）。

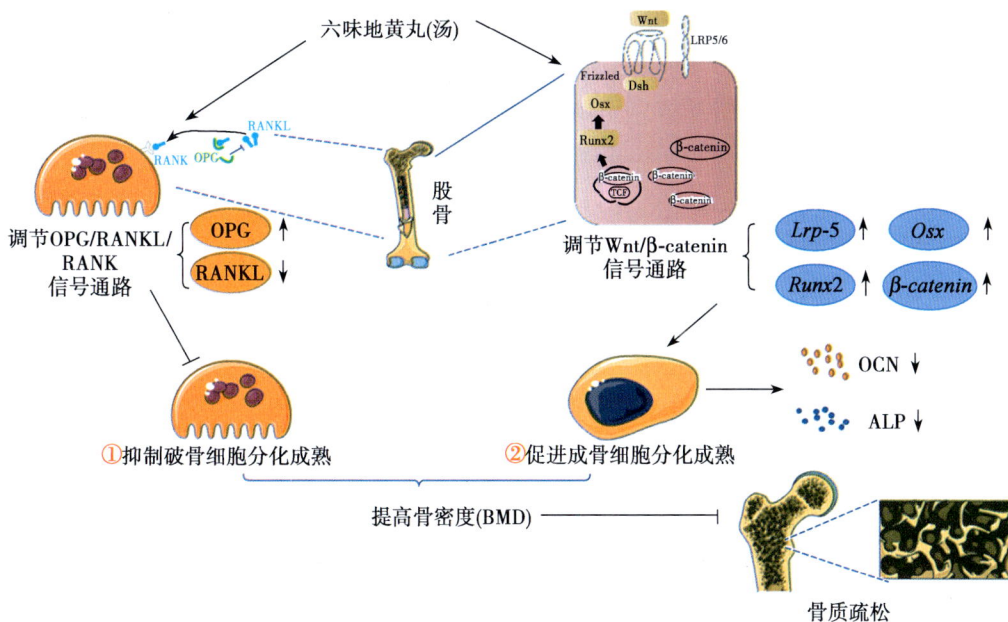

图 24-27　六味地黄丸（汤）的骨保护作用机制

此外,六味地黄丸还有保肝、抗肿瘤、抗心律失常等药理作用。

（二）药效物质基础与配伍机制

1. 药效物质基础　六味地黄丸效应成分包括马钱苷、莫诺苷、芍药苷、丹皮酚、多糖等。本方的组方特征是包涵"三补"和"三泻",熟地黄、山药和山茱萸组成"三补",泽泻、牡丹皮、茯苓构成"三泻"。六味地黄丸的补泻配伍影响其效应的发挥。

2. 组方配伍 本方中熟地黄为君药,山药、山茱萸为臣药,泽泻、牡丹皮为佐药,茯苓为使药。配伍后效应及其中的化学成分发生变化。

（1）抗衰老作用:全方能延长果蝇生存期,提高衰老模型小鼠抗氧化能力和组织端粒酶活性。其中"三补"能提高衰老小鼠组织端粒酶活性,"三泻"能降低衰老小鼠血清 MDA 水平,说明六味地黄汤的补、泻组分通过不同途径提高机体抗衰老能力。全方、"三补"和"三泻"均能改善神经突触可塑性,具有益智作用,而且"三补"的作用更接近全方。

（2）免疫调节作用:全方提高正常及阴虚模型大鼠巨噬细胞表面Ⅰa抗原表达的阳性率。"三补"是方中促进巨噬细胞 MΦⅠa 抗原表达的主要药物;"三泻"单用对巨噬细胞 MΦⅠa 抗原表达无直接影响,但与"三补"配伍后则能提高其对巨噬细胞 MΦⅠa 抗原表达的阳性率。

"三补""三泻"对衰老所致体液免疫功能低下有一定改善作用,但对细胞免疫的作用在配伍应用时才表现出明显影响,提示"三补"和"三泻"在改善免疫功能时具有协同和相互补充的作用。"三补""三泻"在降低自身免疫模型动物抗体和 T、B 细胞反应作用上比全方更强,对 IL-10 也呈现过度抑制,提示单独应用可能导致 Th1/Th2 平衡的偏移,配伍应用则能调整 T 细胞亚群的平衡。

（3）调节内分泌作用:在 CORT 导致的 HPO 轴紊乱模型上,全方及"三补"可升高下丘脑 β-EP 及卵巢 ER 水平,"三泻"则表现出升高下丘脑 SP 的作用;全方、"三补"及"三泻"对单胺类递质 5-HT 和 DA 都有降低作用,且"三补"作用更接近全方。上述研究表明,"三补""三泻"配伍后可产生相互协同或制约作用。

（三）药动学研究

大鼠经口给予六味地黄丸后,血中可检测到丹皮酚、莫诺苷、马钱苷、芍药苷、茯苓酸和去氢茯苓酸等 6 种原型成分和 9 种代谢产物,其中马钱苷、丹皮酚 C-T 曲线符合二室模型, t_{max} 分别为 1 小时和 0.5 小时左右, $t_{1/2\alpha}$ 分别约为 0.5 小时和 1 小时, $t_{1/2\beta}$ 分别约为 5 小时和 24 小时;莫诺苷 t_{max} 为 1 小时左右, $t_{1/2}$ 为 8 小时。与马钱苷和莫诺苷混合物相比,六味地黄丸中莫诺苷 AUC 增加, $t_{1/2}$ 延长。

健康人口服六味地黄丸 14 天可减少 CYP3A4 底物咪达唑仑的吸收;诱导 CYP1A2 活性,抑制 CYP2A6 和 NAT2 活性。

（四）现代应用

1. 六味地黄丸传统用于肝肾阴虚型头晕目眩、消渴、腰酸,可治疗泌尿系统疾病如肾盂肾炎、慢性肾炎、肾病综合征,以及 2 型糖尿病、原发性高血压。

2. 临床上,本方也可治疗呼吸系统疾病,如慢性阻塞性肺疾病合并肺源性心脏病、喘息型支气管炎等;治疗绝经后骨质疏松疾病,提高骨量,改善骨组织微结构、骨脆性;治疗肿瘤疾病,如诱发性食管癌、肝癌、肺腺癌、前胃鳞癌、肠癌、自发性乳腺癌等疾病。本方还可以治疗动脉粥样硬化、高脂血症、过敏性鼻炎、肺结核、男性不育症、围绝经期综合征等。

（五）不良反应

本方熟地黄味厚滋腻,有碍脾运,故脾虚食少便溏者不宜使用。本方适用于肾阴虚证,如果是肾阳不足,寒重、湿胜之人,服用不仅无效,反而会出现纳呆、腹胀、腹泻等多种不良反应。

学习小结

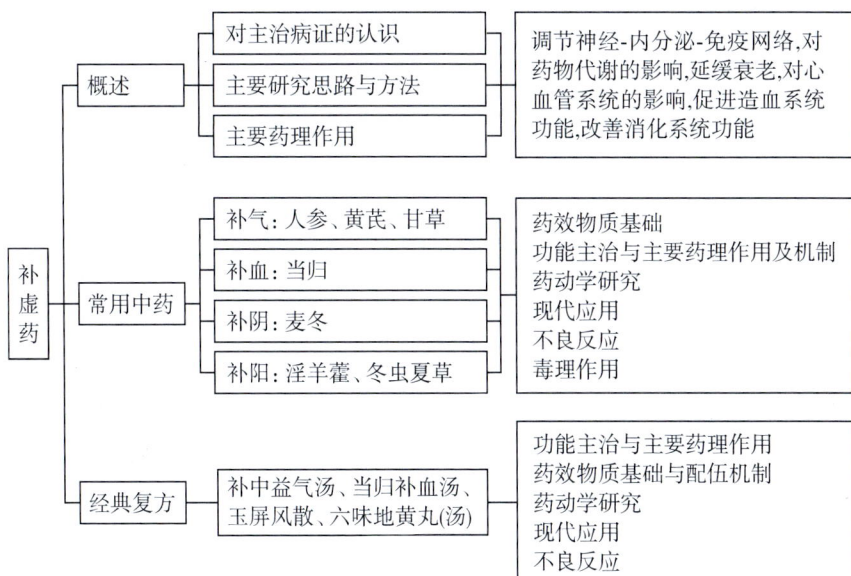

（洪　敏）

复习思考题

1. 补虚药的分类有哪些？可以从哪些方面研究补虚药的作用及作用机制？

2. 人参益智、抗衰老的作用机制包括哪些？如何理解其多成分、多靶点的作用？

3. 当归调经止痛功效的物质基础及相关的药理作用有哪些？

4. 请设计药理学研究方案以验证或研究某补虚药对免疫功能的调节作用。

◆◆◆ 第二十五章 ◆◆◆

收 涩 药

学习目标

通过学习收涩药的中药药理研究思路与方法及常用收涩药的药理作用,掌握收涩药的主要药理作用,五味子、山茱萸的药理作用、作用机制、药效物质基础和现代应用;熟悉收涩药的研究思路和方法;了解收涩药的研究现状;使学生具备进行收涩类中药药效及物质基础研究、指导临床合理及安全用药的基本能力。

第一节 概 述

凡以收敛固涩为主要功效,主治滑脱证的药物称收涩药,又称固涩药。此类药物多味酸涩,性温或平,主入肺、脾、肾、大肠经,具有敛汗、止泻、固精、缩尿、止血、止带、止咳等功效,主要适用于气血精津滑脱耗散之证。根据功效侧重不同,收涩药可分为固表止汗药、敛肺涩肠药、固精缩尿止带药3类。

一、对主治病证的认识

中医认为,滑脱证是久病或体虚使得正气不固、脏腑功能衰退所引起的证候群。如气虚自汗;阴虚盗汗;脾肾阳虚致久泻、久痢;肾虚致遗精、滑精、遗尿、尿频;冲任不固致崩漏下血;肺肾虚损致久咳虚喘。

西医学认为,滑脱证是很多疾病的伴随症状,涉及呼吸系统、消化系统、血液系统、泌尿系统及生殖系统等不同系统的疾病。滑脱证不同症状的产生,主要与各器官、系统的功能衰退,相关平滑肌张力异常等有关。目前治疗多采用相应的对症处理,常用中药有止咳平喘药、止泻药、止血药等。

二、主要研究思路与方法

收涩药主治滑脱证。由于病因和发病部位不同,滑脱证表现出自汗盗汗、肺虚久咳、遗精滑泄、小便失禁、久泻久痢和崩漏带下等不同证候。目前尚未建立相应的滑脱证动物模型,制约了收涩药的药理作用研究。

鉴于收涩药主要用于久病体虚(虚证)者,可考虑在虚证动物模型的基础上再复制某种病证动物模型以评价收涩药的药理作用。例如研究收涩药的固表止汗功效可在选用阳虚证或阴虚证动物模型的基础上,应用拟胆碱药毛果芸香碱等兴奋汗腺,使汗液分泌量增加或影响汗腺上皮细胞形态变化,观察收涩药的止汗药理作用,从而评价其固表止汗功效。

三、主要药理作用

收涩药治疗滑脱证主要与以下药理作用相关。

（一）收敛作用

五倍子、诃子、石榴皮、明矾、赤石脂、禹余粮等中药与创面、黏膜、溃疡面等部位接触，可凝固表层蛋白质，形成致密的保护层，减少创面刺激。五倍子、诃子、石榴皮等还能够减少腺体分泌，使黏膜干燥。

（二）止泻作用

罂粟壳、诃子、肉豆蔻、金樱子、赤石脂、禹余粮等有较明显的止泻作用，可减轻肠内容物对神经丛的刺激，使肠蠕动减慢。赤石脂、禹余粮等口服后能吸附于胃肠黏膜起保护作用，还能吸附细菌、毒素及其代谢产物，减少刺激作用。罂粟壳可抑制小肠及结肠蠕动。

（三）镇咳作用

罂粟壳、五倍子、五味子、诃子等均具有止咳作用。五味子还有一定的祛痰作用。

（四）止血作用

五倍子、诃子、石榴皮等能够使血液中的蛋白质凝固，堵塞小血管，起到局部止血作用。

收涩药的主要药理作用见表 25-1。

表 25-1　收涩药的主要药理作用总括表

药物	药理作用				
	收敛	止泻	镇咳	止血	其他
五味子	+		+		保肝、改善学习记忆、抗心肌缺血、扩张血管、抗血小板、调节免疫、中枢抑制、抗氧化、抗衰老、抗菌、抗肿瘤
山茱萸	+				降糖、抗衰老、保护肝肾、抗氧化、神经保护、心脑血管保护、抗菌、抗肿瘤
罂粟壳	+	+	+		呼吸抑制、镇痛、镇静
乌梅	+		+		驱虫、抗过敏、抗衰老、抗氧化、抗肿瘤、保肝、促消化、抗菌、抗辐射、解毒、抗生育
石榴皮	+	+		+	驱虫、抗菌、抗病毒、增强免疫功能、抗氧化、抗肿瘤
肉豆蔻	+	+		+	抗炎、镇静、抗氧化、保肝、抗菌、抗肿瘤
诃子	+	+			抗动脉硬化、强心、保护心肌细胞、抗氧化、保肝利胆、抗溃疡、抗菌、抗肿瘤
金樱子	+	+			降血脂、抗氧化、抗炎、抗菌、抗病毒
五倍子	+	+		+	抗氧化、抗菌、抗病毒、抗肿瘤、抗突变、化学解毒剂、杀精
海螵蛸	+			+	中和胃酸、抗溃疡、促进骨缺损修复、调节血磷
赤石脂	+	+		+	抗血小板、抗血栓形成
禹余粮	+	+		+	免疫调节、抗肿瘤

第二节 常用中药

案例导入

五味子之"五味"

　　五味子具有很高的医药价值,它的名称由来和宋代名医苏颂有关。苏颂曾经这样形容过五味子:"五味皮肉甘酸,核中辛苦,都有咸味,此则五味见也。"所以五味子由此得名。中医认为酸入肝、苦入心、甘入脾、辛入肺、咸入肾,五味子五味俱全,因而具有养五脏的功效。我国中医药历史上,很多名医都认识到五味子可以养五脏之气,比如唐代名医孙思邈认为五月常服五味子以补五脏气。明代医学家李时珍也曾经说过五味子"酸咸入肝而补肾,辛苦入心而补肺,甘入中宫益脾胃"。另外,同时期的医学家李中梓对五味子养五脏功效的阐述更为细致,还将五味子誉为"生津之要药""收敛之妙剂"。

一、五味子

　　五味子为木兰科植物五味子 *Schisandra chinensis*(Turcz.)Baill. 的干燥成熟果实,习称"北五味子"。秋季果实成熟时采摘,晒干或蒸后晒干,除去果梗和杂质。主要产于黑龙江、吉林、辽宁、内蒙古、河北、山西、宁夏、甘肃、山东等地。

　　五味子性温,味酸、甘,归肺、心、肾经,具有收敛固涩、益气生津、补肾宁心的功效,用于久嗽虚喘、梦遗滑精、遗尿尿频、久泻不止、自汗盗汗、津伤口渴、内热消渴、心悸失眠。

(一)药效物质基础

　　五味子的主要成分为联苯环辛烯型木质素,含量达 2%~8%,主要有去氧五味子素(deoxyschizandrin;即五味子甲素,schisandrin A)、γ-五味子素(γ-schisandrin;即五味子乙素,schisandrin B)、五味子丙素(schisandrin C)、五味子醇甲(schisandrol A)、五味子醇乙(schisandrol B)、五味子酯甲(schisantherin A,又名 gomisin C)、五味子酯乙(schisantherin B,又名 gomisin B)、五味子酯丙(schisantherin C)、五味子酯丁(schisantherin D)、五味子酯戊(schisantherin E)、五味子酚(schisanhenol)、五味子酮(schisandrone),以及戈米辛 A、B、C、D(gomisin A、B、C、D)等。此外,五味子还含有多种挥发油、多糖、萜类、有机酸、黄酮类化合物。五味子的药效物质基础是木质素,其中五味子甲素和乙素的活性最强。

(二)功效主治与主要药理作用及机制

　　五味子"五味具备,五脏皆治",与之相关的药理作用主要体现在保肝、改善学习记忆能力、抗心肌缺血、扩张血管、抗血小板、调节免疫功能、中枢抑制、抗氧化、抗衰老、抗菌、抗肿瘤等方面。

　　1. 保肝作用　五味子对四氯化碳、乙醇所致的小鼠、大鼠肝损伤均有一定的保护作用,可使血清氨基转移酶降低,肝脂肪性变减轻,坏死区部分得以修复。

知识链接

五味子保肝的作用机制

　　五味子保肝的作用机制:总木质素及其中的五味子乙素、丙素、醇乙、酯乙、酯丙是其保肝的有效成分。其作用机制涉及多个环节(图 25-1):

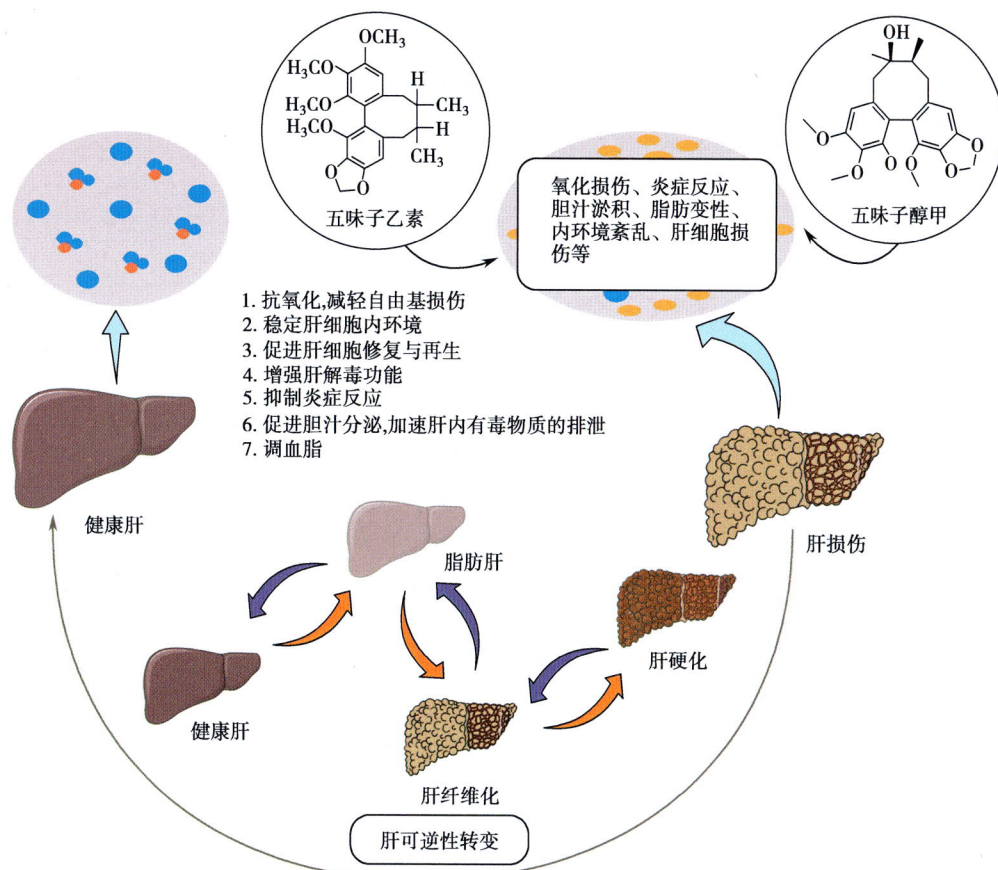

图 25-1　五味子保肝作用机制

①抗氧化。五味子甲素、乙素、丙素和五味子多糖等多种成分可提高肝细胞质内的超氧化物歧化酶（SOD）和过氧化氢酶（CAT）活性，提高肝谷胱甘肽（GSH）抗氧化系统的作用，上调谷胱甘肽硫转移酶（glutathione S-transferase，GST）和 GCLC mRNA 表达，减少肝内丙二醛（MDA）生成。②保护肝细胞。五味子乙素可通过诱导肝内热激蛋白 27（HSP27）和热激蛋白 70（HSP70）的表达，提高肝细胞在应激调节下的生存能力，稳定细胞内环境。③促进肝细胞修复与再生。五味子甲素、乙素、醇甲、醇乙和多糖能促进肝细胞内的蛋白质和糖原合成，加速肝细胞的修复与再生。④增强肝的解毒功能。五味子甲素、乙素、丙素、醇乙和五味子酚可诱导肝微粒体细胞色素 P450 酶（CYP450），增强 NADPH-细胞色素 P450 还原酶（CPR）、氨基比林脱甲基酶（AMD）、苯并芘羟化酶（AHH）等的活性，增强肝的解毒能力。⑤抑制炎症因子。五味子醇甲可降低肿瘤坏死因子-α（TNF-α）、白介素-6（IL-6）和白介素-8（IL-8）水平。⑥促进胆汁分泌。五味子醇乙和多糖可促进胆汁分泌，加速肝内有毒物质的排泄。⑦调血脂。木质素可降低甘油三酯（TG）和总胆固醇（TC）水平，提高高密度脂蛋白（HDL）水平，减轻肝脂肪性变。其机制与上调磷酸化腺苷酸活化蛋白激酶（pAMPK）和过氧化物酶体增殖物激活受体 α（PPARα）的表达，下调肝细胞固醇调节元件结合蛋白-1（SREBP-1）蛋白和 mRNA 的表达有关。

2. 改善学习记忆能力　五味子能提高戊巴比妥钠、亚硝酸钠所致记忆障碍小鼠的学习记忆成绩,可改善 D-半乳糖、Aβ$_{25-35}$ 介导的阿尔茨海默病(AD)等多种拟痴呆动物的学习记忆功能,还可促进胚胎大鼠海马神经细胞增殖和保护 Aβ$_{25-35}$ 诱导的原代大鼠神经细胞损伤。

🔍 知识链接

五味子改善学习记忆作用机制

五味子总木质素、五味子乙素、五味子酮及五味子醇甲是改善学习记忆能力的有效成分。作用机制涉及(图 25-2):①抗氧化。五味子乙素可降低细胞内的活性氧(ROS)含量;五味子醇甲和五味子酮可提高脑组织的超氧化物歧化酶(SOD)、过氧化氢酶(CAT)活性;五味子酚可提高神经细胞内的谷胱甘肽(GSH)含量,降低乳酸脱氢酶(LDH)活性,减少细胞色素 C(Cyt C)释放,减少氧自由基诱导的细胞损伤和细胞凋亡。②保护神经细胞。五味子总木质素和其中的五味子乙素、醇甲可促进 Bcl-2 蛋白的表达,抑制 Bax 蛋白的表达,抑制细胞凋亡;五味子醇甲可促进海马 CA1 区脑源性神经营养因子(BDNF)的表达,促进神经元再生;五味子多糖也可促进衰老的神经细胞发育。③影响神经递质。五味子醇甲可通过增强谷氨酸转运体(GluTs)的转运功能,促进 GluTs 摄取谷氨酸(Glu),降低胞外的 Glu 浓度,减轻 Glu 的兴奋性毒性,增强海马 CA1 区胆碱乙酰转移酶(ChAT)的蛋白表达,使胆碱能神经递质乙酰胆碱(ACh)的合成增加,并增加下丘脑和纹状体内的多巴胺(DA)含量。④抑制钙离子超载。五味子酚和五味子酮可降低脑细胞内的钙离子浓度。⑤抑制炎症因子。五味子醇甲和五味子酮可降低核因子 κB(NF-κB)和诱生型一氧化氮合酶(iNOS)的表达,降低一氧化氮(NO)含量;五味子酮可降低白介素-1β(IL-1β)mRNA 的表达,减轻炎症反应。

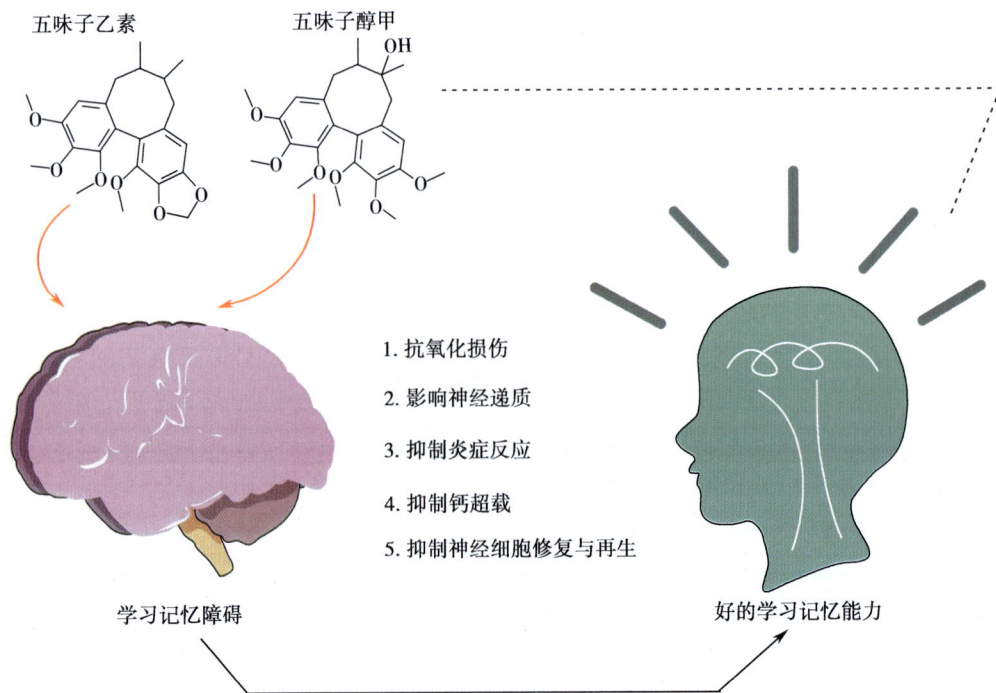

图 25-2　五味子改善学习记忆作用机制

356

3. 抗心肌缺血 五味子能扩张冠状动脉,增加冠状动脉血流量,减轻垂体后叶素引起的急性心肌缺血,抑制心电图 T 波缺血性变化;可改善左前降支结扎引起心肌梗死后的心肌重塑,改善心脏功能,减少梗死面积;对高脂血症大鼠心肌缺血再灌注损伤和多柔比星致小鼠心肌损害,均有明显的保护作用。

知识链接

五味子抗心肌缺血作用机制

总木质素和五味子酚是其抗心肌缺血的主要物质基础。作用机制涉及:①抗氧化。总木质素和五味子酚可清除·OH,降低心肌细胞髓过氧化物酶(MPO)活性及脂质过氧化物(LPO)、丙二醛(MDA)含量,促进谷胱甘肽(GSH)氧化还原循环,提高超氧化物歧化酶(SOD)含量,增强腺苷三磷酸(ATP)酶活性。②抗炎。五味子总木质素可抑制中性粒细胞浸润,降低炎症反应,从而减轻心肌损伤;五味子乙素可降低转化生长因子-β_1(TGF-β_1)及肿瘤坏死因子-α(TNF-α)的表达,从而抑制 ASK1 活化,阻断核因子κB(NF-κB)信号通路,降低炎症反应。③抑制钙离子超载。五味子酚可抑制细胞内的钙离子浓度,提高细胞内环磷酸腺苷(cAMP)含量,抑制中性粒细胞呼吸暴发及溶酶体酶的释放。④保护血管内皮功能。五味子酚可明显拮抗氧化型低密度脂蛋白(ox-LDL)所致的牛主动脉内皮细胞损伤;五味子乙素能刺激内皮型一氧化氮合酶(eNOS)磷酸化,使一氧化氮(NO)合成增加,促进血管再生。⑤抗血小板。总木质素对腺苷二磷酸(ADP)、血小板活化因子(PAF)诱导的家兔血小板聚集均有不同程度的抑制作用。⑥抑制心肌细胞凋亡,促进心肌细胞增殖。五味子乙素可通过上调 Bcl-2 表达,下调 Bax 表达,提高 Bcl-2/Bax,抑制心肌细胞凋亡;还可促进梗死后心肌细胞的增殖,其作用与增强 GATA-4 的表达有关。

4. 扩张血管 五味子对血管有舒张作用,可对抗去甲肾上腺素(NA)、$CaCl_2$、KCl 等引起的血管收缩,可缓解前列腺素 $F_{2\alpha}$($PGF_{2\alpha}$)引起的离体犬肠系膜动脉收缩。

5. 抗血小板 五味子具有一定的抗血小板作用。实验证实,五味子对腺苷二磷酸(ADP)、血小板活化因子(PAF)诱导的家兔血小板聚集均有不同程度的抑制作用,其中五味子丁素的抑制作用最强。

6. 调节免疫 五味子对免疫系统的调节作用主要在于五味子木脂素、多糖成分。五味子木脂素对佐剂性关节炎大鼠炎症反应有抑制作用,其机制可能与促进关节滑膜细胞自噬相关。五味子多糖在体外具有较强的抗氧化活性,能够抑制脂多糖(LPS)诱导巨噬细胞中活性氧水平,进而发挥其对线粒体膜电位的保护作用。五味子粗多糖对小鼠耐氧性、抗疲劳能力有增强作用,增加其免疫器官重量,提高了小鼠网状内皮系统的吞噬功能。五味子醇提物通过抑制破骨细胞骨吸收同时增加成骨细胞活性而增强去卵巢骨质疏松大鼠骨强度。

7. 中枢抑制 五味子中木脂素、三萜类成分等均具有较好的镇静和催眠作用,可延长戊巴比妥钠协同睡眠时间,减少自主活动次数,拮抗电休克、烟碱、戊四氮、北美黄连碱所致强直性惊厥。其中,生品、炮制品通过抑制细胞色素介导作用达到镇静催眠的效果,木脂素类则多与调节 γ-氨基丁酸(GABA)表达水平相关。

8. 抗氧化、抗衰老 五味子能显著增高血红素加氧酶(HO-1)的表达,抑制 MDA 产生,恢复 SOD 活力,抑制神经细胞凋亡;戈米新 A 抑制慢性氧化应激反应,减慢 SIPS-人成纤维

(HDF)细胞的衰老进程;五味子乙素抑制大鼠的 p53 信号通路,减弱炎症反应、氧化应激和细胞凋亡。

五味子可延缓衰老小鼠的胸腺和脾萎缩,增加胸腺皮质细胞及脾淋巴细胞数目,促进衰老小鼠的神经细胞发育,延缓衰老小鼠的脑线粒体能量代谢及神经元超微结构改变。

9. 抗菌　五味子具有广谱的抗菌作用。五味子水提醇沉物、五味子乙醇提取物、五味子木脂素、五味子多酚、五味子甲素、五味子乙素、五味子丙素都具有抑菌活性。五味子提取物和五味子乙素能够抑制肺炎衣原体和沙眼衣原体的生长。五味子对金黄色葡萄球菌和毛菌的抑制效果尤其显著,可用作天然食品防腐剂。

10. 抗肿瘤　五味子具有抗肿瘤作用。五味子多糖类和木脂素类成分为其抗肿瘤的活性成分。五味子多糖通过上调肿瘤蛋白 Bax 和 p53 水平,下调 Bcl-2 水平,降低血管内皮生长因子(VEGF)、血小板内皮细胞黏附分子 CD31 和 CD34 的含量,抑制肿瘤细胞增殖和生长,诱导肿瘤细胞凋亡,达到抗肿瘤作用。五味子中的降三萜类化合物 Kudsuphilactone B 能够抑制卵巢癌 A2780 细胞生长。五味子木脂素类成分 icrantherin A、戈米新 M_2 和五味子素对肝癌细胞系(HepG2)具有抑制作用。

五味子还具有镇咳祛痰平喘、抗肺纤维化、抗骨质疏松、降血脂、调血糖、镇痛抗炎、抗疲劳、抗抑郁、抗高催乳素血症等作用。其中,相比酒蒸、蜜炙及生品,醋蒸炮制五味子的降血糖和降血脂效果更好。

(三)药动学研究

大鼠灌服五味子醇提物,血液中检测到五味子醇甲、戈米辛 D、五味子醇乙、五味子酯甲、五味子甲素、五味子乙素、五味子丙素,这 7 个成分在大鼠体内的药-时数据拟合后均为二室开放模型。

大鼠灌服五味子提取物,血浆中检测到五味子甲素、乙素、醇甲和酯甲,以五味子醇甲的浓度最高。4 种成分符合一级动力学,吸收较慢,t_{max} 为 6~8 小时,五味子甲素的 $t_{1/2}$ 为 13 小时,五味子乙素、醇甲和酯甲的 $t_{1/2}$ 为 4~6 小时。用动物急性死亡率法估测五味子水提液的 $t_{1/2}$ 为 10 小时。

五味子提取物中,五味子醇甲、甲素、乙素在大鼠各肠段均吸收较好,其中十二指肠吸收最好,其次为空肠与回肠。五味子醇甲口服的生物利用度约为 50%;在体内分布较广,肺内分布最高,其次为肝、心、脑及肾,肠和脾内分布最低;主要经肝代谢消除,代谢较快,形成脂溶性代谢产物;五味子醇甲在雄性大鼠肝微粒中的代谢明显快于雌性大鼠;10% 药物以原型随尿液排泄。

五味子提取物中的共存成分可提高五味子甲素、醇甲的溶出,延缓其消除,提高其绝对生物利用度。

五味子甲素、乙素和五味子酯甲是较强的 P-gp 抑制剂;五味子提取物可显著抑制人体的 P-gp,使 P-gp 底物他林洛尔的 AUC 增大;五味子醇乙可抑制大鼠的 P-gp,使 P-gp 底物紫杉醇的 AUC 增大和 C_{max} 增高。

五味子水提物在大鼠整体模型中对肝 CYP3A 具有先抑制后诱导的双重作用,诱导作用较抑制作用更强,且对肠的作用比对肝的作用更强,对离体肝细胞也具有短时间抑制及长时间诱导的作用。五味子甲素、乙素和酯甲可抑制大鼠肝微粒体 CYP3A 活性,但五味子甲素、乙素和醇乙均能诱导人和大鼠 CYP3A1 mRNA 表达。

(四)现代应用

1. 五味子传统用于肺肾两虚型咳喘,可治疗慢性支气管炎、阻塞性肺气肿;用于津伤口渴,可治疗糖尿病;用于失眠心悸,可治疗神经衰弱、失眠、心律失常、病毒性心肌炎;用于久泻不止,可治疗慢性结肠炎、过敏性结肠炎。

2. 现代研究表明,五味子可治疗急慢性肝炎、冠心病、心绞痛、慢性浅表性胃炎、慢性萎缩性胃炎。

3. 目前已有多种含有五味子的中成药及保健品,如五酯胶囊、五味子颗粒、参芪五味子、安神补心丸、扶正化瘀胶囊等,其中五酯胶囊、扶正化瘀胶囊临床中被广泛用作保肝药物。此外,五味子产品还被开发成为治疗头晕、失眠、盗汗等神经衰弱性疾病的保健品或中药复方制剂。

(五)不良反应

五味子煎服或内服糖浆剂,偶有致过敏,心慌气短,胸闷难受,全身瘙痒,周身荨麻疹,心动过速,期前收缩。

临床少数患者服药后有胃部不适感,出现呃逆、反酸、胃烧灼感、肠鸣等消化道反应。

(六)毒理作用

五味子超微粉、五味子普通粉 6.4g/kg 连续灌胃大鼠 4 周,未见明显毒性反应,大鼠体重、血液学指标、血液生化学指标、脏器指数及各组织器官的病理形态与空白对照组均无显著差异。

五味子提取物和五味子乙素的毒性较低,小鼠灌胃五味子挥发油的 LD_{50} 为 8.75g/kg,五味子乙醇粗提物的 LD_{50} 在雄、雌性中分别为 14.67g/kg 和 19.96g/kg,动物出现活动减少、竖毛、萎靡不振、呼吸困难死亡,但对其食量、体重、血象及主要脏器组织的形态均无明显影响。

五味子提取物有致突变的毒理作用。

二、山茱萸

山茱萸为山茱萸科植物山茱萸 *Cornus officinalis* Sieb. et Zucc. 的干燥成熟果肉。秋末冬初果皮变红时采收果实,用文火烘或置沸水中略烫后,及时除去果核,干燥。主要产于山西、陕西、甘肃、山东、浙江、安徽、江西、河南、湖南等地。

山茱萸性微温,味酸、涩,归肝、肾经,具有补益肝肾、收涩固脱的功效,用于眩晕耳鸣、腰膝酸痛、阳痿遗精、遗尿尿频、崩漏带下、大汗虚脱、内热消渴。

(一)药效物质基础

山茱萸的主要成分为环烯醚萜类,主要有山茱萸苷(cornin;即马鞭草苷,verbenalin)、莫诺苷(morroniside)、马钱苷(loganin)、猪牙菜苷(sweroside)、山茱萸新苷(cornuside)、7-去氢马钱苷(7-dehydrologanin)、7-O-丁基莫诺苷(7-O-butylmorroniside)、10-羟基戟叶马鞭草苷(10-hydroxyhastatoside)、β-二氢山茱萸苷(β-dihydrocornin)等,以及鞣质、黄酮类及其衍生物类化合物,如喜树鞣质 A(campatothin A)、喜树鞣质 B(campatothin B)、1,2,6-三-O-没食子酰-β-D-葡萄糖苷(1,2,6-tetra-O-galloy-β-D-glucose)、山柰素(kaempferide)、槲皮素(quercetin)、异槲皮素(isoquercitrin)等。此外,还含有三萜类、有机酸、苯丙素、挥发油类等化合物。

(二)功效主治与主要药理作用及机制

山茱萸擅敛元气以救脱,与之相关的药理作用体现在降糖、抗衰老、保护肝肾、抗氧化、神经保护、心脑血管保护、抗病原微生物、抗肿瘤等方面。

1. 降糖 山茱萸具有明显的降糖作用。山茱萸乙醇提取物能增加非胰岛素依赖型糖尿病(NIDDM)大鼠进食后胰岛素的分泌,加速葡萄糖代谢。山茱萸水提物能明显减少链脲霉素诱导糖尿病大鼠血清和尿液中的血糖和甘油三酯的总量。山茱萸中 7R-O-丁基莫诺苷能显著抑制 β-细胞死亡,降低血清葡萄糖水平。山茱萸中马钱苷和 7-O-没食子酰-D-景天庚酮糖通过抑制醛糖还原酶而降低血糖水平。

2. 抗衰老　山茱萸具有良好的抗衰老作用。山茱萸提取物能缓解空间记忆力减退,减轻氧化应激,降低 TNF-α、IL-6 水平,提高自由基清除活性和 SOD 样活性,从而减缓细胞老化;并且,山茱萸提取物可以抑制紫外线照射引起的皮肤损伤,防止皱纹,且人皮肤成纤维细胞的存活率高达 70%。山茱萸抗衰老作用与活性氧(ROS)有关。

3. 保护肝肾　山茱萸的保护肝肾作用,已被用于滋养肝肾。

山茱萸提取物能减轻醋氨酚所致急性肝损伤模型小鼠肝细胞坏死情况,降低血清 MDA、ALT、AST 含量。山茱萸中环烯醚萜苷能明显降低肝细胞损伤模型细胞的凋亡率,提高损伤细胞的活性及对损伤肝细胞的保护作用。山茱萸总苷能抑制急性免疫性肝损伤模型小鼠肝、脾指数,降低肝组织匀浆中 TNF-α、IFN-γ、IL-1、IL-6 含量,增加 SOD 含量,抑制小鼠血清中 ALT、AST 水平。

山茱萸中的莫诺苷能降低肾损伤模型大鼠血清葡萄糖和尿蛋白水平,还能降低血清尿素水平,并通过抑制高血糖和氧化作用预防肾损伤。山茱萸中马钱苷可缓解高血糖症状、血清和肝组织血脂异常,降低肾中的 TG 水平。山茱萸环烯醚萜总苷显著抑制晚期糖基化终末产物(AGE)诱导的 IL-6、IL-10、MCP-1、TNF-α 的分泌水平,对糖尿病肾病的发生发展具有一定的保护作用。山茱萸中总三萜酸提取物通过减少氧化应激和下调 $TGF-\beta_1$ 表达改善肾功能,降低血清肌酐水平,抑制肾小球肥大。

4. 抗氧化　山茱萸具有很强的抗氧化作用。山茱萸乙醇提取物对 DPPH 自由基的清除率超过 70%,总铁离子还原/抗氧化能力(FRAP)值>200。山茱萸果核多酚对 DPPH 自由基、亚硝酸盐自由基、羟基自由基均具有清除作用,且还原能力较强。

5. 神经保护作用　山茱萸具有神经保护作用。山茱萸中马钱苷能抑制炎症反应并改善由东莨菪碱诱导的记忆缺陷,有助于预防和治疗阿尔茨海默病与记忆缺陷障碍疾病。山茱萸总苷能显著增加脑缺血损伤大鼠 5-溴脱氧尿嘧啶核苷(BrdU)和巢蛋白免疫阳性细胞的数量,从而达到神经保护作用。山茱萸中 7R-O-丁基-莫诺苷、7R-O-甲基-莫诺苷、7S-O-甲基-莫诺苷可以保护谷氨酸损伤的 HT22 细胞,分别高达 78%、60%、59%。山茱萸中环烯醚萜苷对糖原合酶激酶-3β(GSK-3β)和蛋白磷酸酶 2A(PP2A)有抑制作用,其通过促进 PP2A 信号传导来抑制 GSK-3β 的活性,并且能有效延迟自身免疫性脑脊髓炎模型小鼠脑脊髓炎的发生,改善症状。

6. 心脑血管保护作用　山茱萸具有显著的心脑血管保护作用。山茱萸中环烯醚萜苷类成分和苹果酸、琥珀酸和柠檬酸混合后能显著抑制腺苷二磷酸(ADP)、花生四烯酸、血小板活化因子诱导的血小板聚集,尤其对 ADP 导致的血小板聚集体现出最强的抑制作用,同时不会影响血小板的生长,并延长大鼠出血时间。山茱萸中环烯醚萜苷还能促进血管内皮生长因子(VEGF)及其受体 FLK-1 的表达,明显改善局灶性脑缺血大鼠的神经功能。

7. 抗菌　山茱萸的主要抑菌活性成分为酚酸类、总皂苷类和三萜类。山茱萸酚酸类化合物对金黄色葡萄球菌和金芽孢杆菌有良好的抑菌活性。山茱萸总皂苷类化合物对细菌尤其是金黄色葡萄球菌的抑制效果明显。山茱萸中熊果酸对大肠杆菌、金黄色葡萄球菌、枯草芽孢杆菌、黑曲霉菌和啤酒酵母均具有良好的抑制作用。

8. 抗肿瘤　山茱萸具有抗肿瘤的作用。山茱萸中莫诺苷可抑制人体胚胎肺纤维细胞(HELF)的凋亡,保护正常细胞的生态学特征,并减少 HELF 细胞中视网膜母细胞瘤蛋白的表达。山茱萸水提取物能抑制 ER$^+$ 人乳腺癌细胞(MCF-7)的增殖,减少其代谢物 16α-羟基雌酮(16α-OHE$_1$)和雌酮(E$_3$)的产生。山茱萸多糖对肉瘤有明显抑制作用,可以使外周血 CD4$^+$T 细胞表达增加,CD8$^+$T 细胞表达降低,能提高 IL-2 水平、降低 IL-4 水平,可以通过调节荷瘤小鼠异常的免疫状态而发挥抗肿瘤作用。

此外,山茱萸还具有强心、抗心律失常、抗血小板、抗骨质疏松、镇静催眠、调节免疫、调血脂、抗炎等作用。

（三）药动学研究

大鼠灌服山茱萸提取液,血浆中可检测到马钱苷;灌服环烯醚萜苷类成分,血中可检测到莫诺苷,两者 t_{max} 为 1 小时左右, $t_{1/2}$ 为 1~2 小时,二者静脉注射给药, $t_{1/2}$ 为 0.5 小时左右。

马钱苷吸收差,大鼠灌服绝对生物利用度为 19%;分布较广,在肾中浓度最高,其次是胃、肺、小肠等组织,在脑组织中最低。莫诺苷在小肠中浓度最高,其次是肾和胃组织,在心、肝、肺、脾等脏器组织中浓度较低,在脑组织中未检测到;原型尿排泄总量小于给药量的 5%。

（四）现代应用

1. 山茱萸传统用于肝肾不足引起的头晕目眩、腰膝酸软,可用于恶性肿瘤的辅助治疗,如原发性非小细胞肺癌,以及减轻肿瘤化疗的毒副作用。

2. 现代研究表明,山茱萸可治疗冠心病、心绞痛、2 型糖尿病。此外,大剂量山茱萸还可以用于抢救休克。

3. 山茱萸既是传统食品又是中药材,属于"药食同源"的中药,因含有糖类、有机酸、蛋白质、氨基酸、维生素及多种微量元素,营养成分十分丰富,常用于补血、健胃、提高免疫、消除疲劳、延缓衰老保健等。

（五）不良反应

偶见便秘;少数患者使用山茱萸后出现心率加快,个别患者出现心律不齐,停药后症状可以逐渐消失。

（六）毒理作用

山茱萸毒性很低,果肉、果核水煎液口服的 LD_{50} 分别为生药 53.5g/kg、生药 90.8g/kg。

学习小结

```
                        ┌── 对主治病证的认识
               ┌── 概述 ─┼── 主要研究思路与方法
               │        └── 主要药理作用 ── 收敛、止泻、镇咳、止血
        收涩药 ─┤
               │                              药效物质基础、功效主治与
               └── 常用中药 ── 五味子、山茱萸 ── 主要药理作用及机制、药动
                                              学研究、现代应用、不良反
                                              应、毒理作用
```

（刘 明）

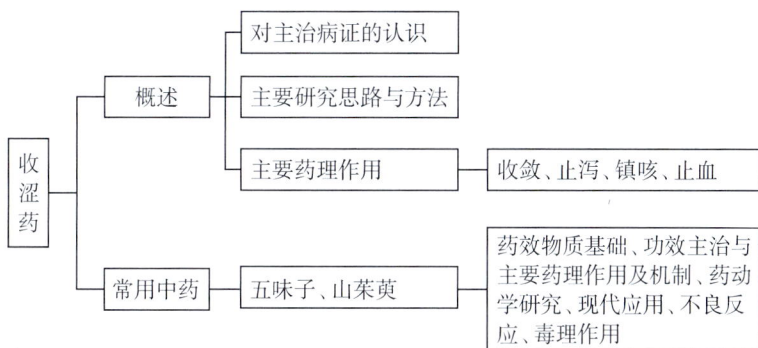

扫一扫,
测一测

复习思考题

1. 收涩药主治滑脱证的主要药理作用有哪些?

2. 与五味子"五味具备,五脏皆治"相关的药理作用有哪些?

3. 五味子的保肝机制涉及哪些环节?

4. 五味子抗心肌缺血的物质基础和作用机制主要是什么?

第二十六章

外 用 药

学习目标

　　通过学习外用药的中药药理研究思路与方法及常用外用药的药理作用,掌握外用药的主要药理作用,雄黄、大蒜、蛇床子的药理作用、药效物质基础和现代应用;熟悉外用药的研究思路和方法;了解外用药的研究现状;使学生具备进行外用类中药药效及物质基础研究、指导临床合理及安全用药的基本能力。

第一节 概 述

　　凡在体表或某些黏膜部位应用,以杀虫止痒、消肿散结、化腐排脓、生肌收口、收敛止血等为主要功效的药物,称外用药。外用药以外治为主,部分外用药兼可内服。

一、对主治病证的认识

　　外用药主要用于痈疽疮毒、瘰疬、疥癣、外伤、蛇虫咬伤、烫伤及五官疾患等。根据外用药功效的不同,可分为 5 类:消肿解毒药、排脓祛腐药、燥湿杀虫止痒药、止血生肌药、发疱药。

(一)消肿解毒药
　　能消散肿毒,用于各种疮疡初起、肿势局限而未溃破者,以及蛇虫咬伤者。

(二)排脓祛腐药
　　能提脓拔毒、化腐蚀疮,促使疮疡内蓄脓毒早日排出、腐肉迅速脱落;用于疮疡脓成未溃,或瘰疬、结核、恶疮溃后脓毒未尽、腐肉不脱、胬肉突出、死肌、瘘管、窦道以及赘疣、息肉等。

(三)燥湿杀虫止痒药
　　能使皮肤溃疡及湿疹局部减少滋水渗出,还有防腐、杀虫、止痒之功;用于湿毒、湿疹浸淫不已,疮面糜烂,滋水渗出较多,以及疥疮、顽癣、瘾疹瘙痒等。

(四)止血生肌药
　　能制止出血,促进新肉生长,加速疮口愈合;用于各种外伤出血,疮疡溃后腐肉已脱、脓水将尽之时,以及疮口久不收口者。

(五)发疱药
　　能通过敷贴患处或穴位,使局部皮肤灼热疼痛,出现水疱;用于疟疾、哮喘、急性黄疸等。

二、主要研究思路与方法

外用药的现代研究思路主要根据外用药的功效主治,结合中医临床用药经验与所治疾病的病因及生理病理过程进行。

外用药一般具有解毒、消肿、杀虫、止痒等功效,相应的主要药效研究集中在抗病原微生物、抗炎镇痛、杀虫止痒、活血止血等方面。而有关抗病原微生物的研究、抗炎作用的研究、镇痛作用的研究、止血作用的研究等在前述相应章节中已经有详细的介绍,与之不同的是,外用药是以外用为主,其给药途径是局部外用给药。因此,在进行外用药的主要药效研究时,要考虑如下一些影响因素。

(一)外用药的给药部位研究

一般而言,其给药部位应与临床用药保持一致,如果临床进行皮肤给药,则动物实验的给药部位也是进行相同部位的皮肤给药。但在实际操作过程中,诸如动物口腔、阴道、皮肤等给药,会因为出现动物吞咽、排泄、舔食等造成给药失败,而通过采用麻醉状态下口腔给药、缝合阴道、耳或背侧皮肤敷药固定避免动物舔食等方式,能较好地保证药物与给药部位充分、持久地接触,保证实验顺利进行。但一般不主张将动物麻醉或固定后用药,因长时间的麻醉或固定易对动物产生不利影响。因动物生性好动,喜欢相互啃咬,易使外用药脱落或不能与皮肤连续接触,影响外用药疗效的发挥,故应考虑用适宜的方式固定药物,确保药物在给药部位外用的时间。但对于穴位给药,动物的穴位与人有较大差异,目前这一问题未得到有效解决。

(二)外用药的动物模型研究

外用药的外用给药可发挥局部作用,也可以通过皮肤黏膜吸收发挥全身作用,但由于外用给药途径所限,外用药的局部作用(特别是全身作用)受到一定影响,往往在动物模型身上不太能迅速、明显观察到外用药的治疗作用。如对于镇痛作用的研究,乙酸致小鼠扭体实验、热板实验等都不太适合进行外用药的镇痛作用研究,而相应的压痛实验、热辐射实验能比较好地满足外用药的镇痛作用研究。因此,能找到合适的动物模型供外用药进行主要药效研究,将是未来研究的热点。

(三)外用药的给药时间研究

一般而言,外用药的给药时间应与临床保持一致,如一天给药几次、每次给药后要让药物与给药部位接触多长时间、需要给几天药物等。但完全与临床一致,能否在动物实验中实现必须考虑,如动物实验是否适宜每天多次给药,是否每天给药量就是累积给药量,一般在给药一定时间后取结果,最后的一次给药能否代表全天的量等。如果临床要进行长期包敷给药,则要考虑动物长时间包敷给药可能会导致局部用药皮肤出现溃烂、瘙痒等问题。由于是在动物身上给药,会牵扯到如何使药物在给药部位保持一定时间。外用药外用的持续时间以临床实际应用的持续时间为重要依据,而对于模型动物的实验,一般应与给药部位每天接触 6 小时。

(四)外用药的给药剂量研究

外用药的剂量很难确定,临床多为适量。对于粉末或膏状,以均匀涂抹在给药部位,薄薄的一层为宜。中药粉剂外用每层厚度约 2~3mm,同时要规定中药粉剂的粉碎度,一般在60~80 目,此粉碎度,无明显的沙粒感,易于药物发挥作用。由于皮肤对药物吸收有限,增加药物厚度不会明显增加对药物的吸收,所以对药物剂量的确定需要实验者根据预实验结果确定。对于液体或膏状制剂的外用,可参考临床用量进行稀释以确定不同剂量。

(五)外用药的给药形式和方式研究

一般而言,外用药的给药形式和方式应与临床保持一致。如果外用药含有透皮促进剂或赋形剂,且该透皮促进剂或赋形剂有一定活性等,应考虑设透皮促进剂或赋形剂的对照组。若外用药为固体粉末,则需适量水或赋形剂调匀,以保证外用药与给药部位的良好接触;确定调和外用药的赋形剂时,应考虑其对外用药透皮吸收的影响。如果外用药为液体制剂,可直接湿敷,选用纱布或药棉为外用药液的辅助品,定量吸附药液,将吸药物品贴敷于用药部位,外用防水纸覆盖后,用一定物品如胶布、绷带包扎固定。如为软膏、乳剂、糊膏等固体制剂,可直接应用;如为固体粉末,应先确定粉碎度,再选用与临床一致的基质调敷,方法同上。

目前,外用药的主要药效研究因受到多方面的限制,发展还很滞后,尤其是动物实验相对薄弱,缺少系统的外用药外用的评价实验、指标体系、评价方法。多数外用药的外用药效实验只是简单的验证,在实验设计中存在不少难以克服的问题,有待于研究者去完善。

三、主要药理作用

（一）抗病原微生物作用

雄黄、硫黄、白矾、大蒜、蛇床子、轻粉、砒石等对多种病原微生物具有抑制作用,对金黄色葡萄球菌、链球菌、肺炎球菌、铜绿假单胞菌、痢疾杆菌、结核杆菌、变形杆菌等均有效,同时对皮肤真菌也有较强的抑制作用。

（二）抗炎作用

外用药的抗炎作用良好。如雄黄、大蒜、硫黄、蛇床子、滑石等对多种实验动物炎症模型有明显抑制作用,其抗炎机制与抗病原微生物,抑制炎症介质的合成、释放,兴奋垂体-肾上腺皮质系统等有关。

（三）杀虫作用

大多数外用药对多种寄生虫具有驱杀作用。如雄黄、硫黄、轻粉等能杀灭疥虫,雄黄、蛇床子、大蒜、白矾等能杀灭阴道滴虫。

（四）止痒作用

蛇床子通过抗组胺和抑制肥大细胞脱颗粒而发挥抗瘙痒作用。

（五）收敛止血作用

白矾、土荆皮等与创面或黏膜接触,可使表层细胞的蛋白质凝固,形成保护膜,减少出血和渗出,促进伤口愈合。

外用药的主要药理作用见表 26-1。

表 26-1　外用药的主要药理作用总括表

药物	药理作用				
	抗菌	抗炎	杀虫	止痒	其他
雄黄	+	+	+		抗溃疡、抗肿瘤
大蒜	+	+	+		抗病毒、保护心肌、降低血压、降血脂、抗动脉粥样硬化、抗心律失常、抗氧化、增强免疫、抗肿瘤
蛇床子	+	+	+	+	降低血压、抗心律失常、抗心肌纤维化、抗脑缺血、镇静催眠、改善学习记忆能力、抗骨质疏松、抗肿瘤
硫黄	+	+	+		中枢抑制、镇咳祛痰、缓泻、溶解角质
白矾	+		+		抗溃疡
炉甘石	+			+	防腐、收敛
硼砂	+				皮肤收敛
砒石	+		+		局部腐蚀、抗肿瘤

续表

药物	药理作用				
	抗菌	抗炎	杀虫	止痒	其他
升药					消毒、促组织再生
滑石				+	止泻
土荆皮	+				止血、抗早孕、抗肿瘤
轻粉	+				抗溃疡

第二节 常用中药

案例导入

雄黄、雌黄、砒霜

雄黄(As_2S_2)又称石黄、黄金石、鸡冠石,是砷硫化物矿物,属于单斜晶系,一般为致密粒状或土状块体。雄黄为橘红色,条痕呈浅橘红色,具有金刚光泽,断口为树脂光辉,质软。雄黄主要产于低温热液矿床及热泉沉积物中,常与雌黄(As_2S_3)、辉锑矿、辰砂共生;产于温泉沉积物和硫质火山喷气孔内沉积物的雄黄,则常与雌黄共生。不溶于水和盐酸,可溶于硝酸,溶液呈黄色。置于阳光下曝晒,会变为黄色的雌黄和砷华,所以保存应避光以免受风化。加热到一定温度后在空气中可以被氧化为剧毒成分三氧化二砷,即砒霜。

一、雄黄

雄黄为硫化物类矿物雄黄族雄黄,采挖后,除去杂质,研成细粉或水飞。主产于湖南、四川、贵州、云南、甘肃、湖北等地均有分布。

雄黄性温,味辛,有毒,归肝、大肠经,具有解毒杀虫、燥湿祛痰、截疟的功效,用于痈肿疔疮、蛇虫咬伤、虫积腹痛、惊痫、疟疾。

(一)药效物质基础

雄黄主含二硫化二砷(As_2S_2),还含少量的三氧化二砷(As_2O_3)及重金属盐。

(二)功效主治与主要药理作用及机制

依据雄黄解毒杀虫、燥湿祛痰、截疟的功效,近年来药理作用的研究主要集中在抗病原微生物、抗肿瘤等方面。

1. 抗病原微生物 雄黄抗菌谱广,对金黄色葡萄球菌、甲型溶血性链球菌、乙型溶血性链球菌、流感嗜血杆菌、肺炎双球菌、炭疽杆菌、白喉杆菌、大肠埃希菌、奈瑟双球菌等均有不同程度的体外抗菌作用,对红色表皮癣菌、星形诺卡菌等皮肤真菌也有不同程度的抑制作用。

2. 抗肿瘤 雄黄可抑制骨髓增殖性肿瘤 HEL 细胞增殖,抑制人乳腺癌细胞 MCF-7 的增殖及诱导其凋亡和 G_2/M 期阻滞,抑制子宫内膜癌细胞 JEC 细胞的增殖和迁移及诱导其细胞凋亡和 DNA 损伤。雄黄对白细胞具有选择性细胞毒作用,可促进肿瘤细胞成熟、分化,诱导肿瘤细胞凋亡,并具有抑制肿瘤细胞核酸合成,抑制血管内皮增殖及直接杀伤肿瘤细胞的作用。

纳米雄黄对肺癌细胞、卵巢癌细胞、皮肤癌细胞、宫颈癌细胞和白血病细胞等具有明显作用。其作用机制涉及：抑制细胞增殖，诱导细胞凋亡、分化，抑制核酸合成，抑制新生血管生成等。

（三）药动学研究

雄黄灌胃大鼠，大部分组织器官中都有砷分布，其中在血液中的蓄积量最高，其次是肝、肾；尿中和胆汁中均可检出砷，但含量极少；粪便总砷排泄量占服用量的 97.7%，表明雄黄主要随粪便排出。

大鼠灌胃雄黄 0.5g/kg，血浆中活性硫的达峰时间为 180 分钟，消除半衰期为 363 分钟，灌胃 48 小时后雄黄总排泄率为 89.6%。

（四）现代应用

1. 雄黄单用或以雄黄为主的复方二味拔毒散用于治疗慢性湿疹、牛皮癣、神经性皮炎、带状疱疹等。

2. 以雄黄为主的复方安虫丸、安虫散用于杀灭蛔虫、蛲虫、脑囊虫等。

3. 以雄黄为主的复方太乙紫金丹用于治疗疟疾。

4. 以雄黄为主的复方雄黄丹用于治疗慢性支气管炎、支气管哮喘、白血病等。

（五）不良反应

雄黄毒性源于其中含有的砷。国内有冶炼雄黄生产砒霜过程中，发生砷中毒，引起皮肤癌和肺癌的报道，也有雄黄通过乳汁排泄致婴儿中毒的报道。按照国际标准，我国多数含雄黄中成药中的总砷含量超标。

长期大量使用雄黄，可致中枢神经系统缺氧和功能紊乱，引起头痛、头晕、乏力，严重者出现抽搐、昏迷甚至死亡；对胃肠系统有一定的刺激作用，引起恶心、腹痛、腹泻；对肾的损伤可致急性肾衰竭；影响骨髓系统，可致红细胞发生形态改变，同时抑制白细胞生成；引起皮肤过度角化；可致突变、致畸、致癌等。

2020 年版《中华人民共和国药典》一部中规定，雄黄内服宜慎，0.05～0.1g 入丸散用，不可久用，孕妇禁用。

（六）毒理作用

雄黄小鼠灌胃给药的 LD_{50} 为 20.5g/kg，纳米雄黄小鼠灌胃给药的 LD_{50} 为 0.31g/kg，雄黄斑马鱼急性毒性实验中 LD_{50} 为 170mg/L，硫化砷家兔静脉注射给药的 LD_{50} 为 80mg/kg。

大鼠连续 6 周，每日一次灌胃雄黄混悬液 0.2g/kg，可使大鼠生长受到一定抑制，血中 BUN 含量明显升高，肝组织出现细胞浊肿、脂肪样变性等现象，肾近曲小管出现脂肪样变性、间质充血并有炎细胞浸润等现象；停药 2 周后，上述病变均有一定程度的恢复。小鼠的毒性实验研究表明，雄黄也具有肝肾损伤的毒性。

二、大蒜

大蒜为百合科植物大蒜 *Allium sativum* L. 的鳞茎。夏季叶枯时采挖，除去须根和泥沙，通风晾晒至外皮干燥。主产于山东、江苏、河北、广西、河南、四川、云南、陕西、新疆等地。

大蒜性温，味辛，归脾、胃、肺经，具有解毒消肿、杀虫、止痢的功效，用于痈肿疮疡、疥癣、肺痨、顿咳、泄泻、痢疾。

（一）药效物质基础

大蒜中含有糖类、蛋白质、脂肪、纤维素、酶、挥发油、微量元素和维生素等，其中糖类是大蒜中最主要的物质，包括单糖、低聚糖和多聚糖；酶类包括蒜氨酸酶、过氧化氢酶、超氧化物歧化酶和胰蛋白酶等。蒜氨酸酶是大蒜中最为重要的酶,能够将蒜氨酸转化为大蒜辣素(allicin)。大蒜辣素的化学性质十分不稳定,可进一步分解生成大蒜素(allitride)、二烯丙基硫醚(diallyl thioether)、二烯丙基二硫(diallyl disulfide)、二硫丙基三硫(diallyl trisulfide)等含硫化合物。

(二)功效主治与主要药理作用及机制

1. **抗病原微生物** 大蒜具有广谱抗菌作用,对多种致病革兰氏阳性菌、革兰氏阴性菌均具有抑制和杀灭作用,对白念珠菌、铜绿假单胞菌、肺炎克雷伯菌、幽门螺杆菌、真菌、巨细胞病毒、阿米巴原虫及阴道滴虫等也均有抑制或杀灭作用。

2. **抗病毒** 大蒜多糖有清除活性氧自由基的能力,对人巨细胞病毒有抑制作用。大蒜提取物对人类免疫缺陷病毒 1 型(HIV-1)、单纯疱疹病毒(HSV-1 和 HSV-2)、腺病毒(ADA3和 ADA7)、科萨奇病毒(COXB5 和 COXB6)均有一定的抑制作用,说明大蒜提取物有较广的抗病毒谱。蒜氨酸、大蒜素、大蒜黄酮和大蒜皂苷对甲型流感病毒均有抑制作用,显示了良好的体外抗流感活性。大蒜多糖可显著抑制呼吸道合胞病毒(RSV)的 L、P 基因表达,并显著下调 RSV 病毒感染诱导的炎症因子 IL-6 和 IL-8 表达,从而有效抑制 RSV 生物合成。

3. **保护心肌** 大蒜辣素能够增加血管紧张素 II 诱导的心肌肥大大鼠的血小板内皮细胞黏附分子-1(PECAM-1)表达,降低凋亡基因 caspase-3 表达水平,从而改善心脏微血管内皮细胞功能;通过抑制细胞内活性氧产生,减轻过氧化氢诱导的离体大鼠心肌细胞(H9c2)损伤和凋亡;通过抑制糖尿病小鼠心肌细胞凋亡,保护糖尿病心肌损伤;通过增加抗凋亡蛋白 Bcl-2 表达,降低促凋亡蛋白 Fas 表达,阻断心肌纤维化相关蛋白表达,降低心室肌细胞内钙离子浓度,多靶点保护链脲佐菌素诱导的糖尿病大鼠心肌损伤。大蒜可以通过抗炎、抗凋亡、抗氧化、抗纤维化、改善内皮功能等发挥心肌保护作用。

4. **降低血压** 大蒜辣素可显著降低收缩压,逆转地塞米松诱导的大鼠高血压。大蒜水提物可剂量依赖性降低正常大鼠和肾性高血压大鼠的收缩压、舒张压、平均动脉压和心率,其对正常大鼠降压效果优于肾性高血压大鼠。大蒜乙醇提取物和大蒜素均能诱导体内 NO生成,舒张去氧肾上腺素预收缩的大鼠离体肺动脉。大蒜素可促进 ACh 诱导的高胆固醇血症家兔主动脉内皮依赖性舒张反应。大蒜降压作用机制与抗炎、改善肠道微生物群和扩张外周血管有关。

5. **降血脂** 大蒜素可剂量依赖性降低高脂血症豚鼠的 TC、TG、LDL-C 水平,增加 HDL-C水平。大蒜辣素可显著降低血清氧化应激因子 MDA 和超敏 C 反应蛋白水平,增加抗氧化因子谷胱甘肽和 SOD 的水平,并增加 HDL-C 水平,减轻炎症反应,改善高胆固醇血症兔的内皮功能,降低 TC、TG、LDL-C 等血脂水平。大蒜降脂作用与其减少脂肪生成、诱导脂肪分解、抗炎、抗氧化、改善内皮功能有关。

6. **抗动脉粥样硬化** 大蒜辣素可通过增强内皮细胞活力,抑制凋亡基因 *caspase*-3 表达和细胞凋亡,降低还原型辅酶 II 和活性氧水平,从而浓度依赖性保护 LDL-C 诱导的内皮细胞损伤;抑制高同型半胱氨酸血症诱导的脂质过氧化,并调节血浆内皮素和 NO 的分泌,预防高同型半胱氨酸血症大鼠的内皮功能障碍。大蒜素可抑制 PM2.5 吸入诱导的小鼠血管平滑肌细胞增殖,减少平滑肌细胞分泌的内皮素-1 和血管细胞黏附分子-1 水平,增加 NO 分泌,预防动脉粥样硬化。大蒜可以通过抗氧化、保护内皮作用来发挥抗动脉粥样硬化作用。

7. **抗心律失常** 大蒜提取物可有效预防夹竹桃干粉诱导的绵羊心律失常,延迟心律失常的发作时间并延长中毒和死亡的间隔时间,显著降低绵羊恶性心律失常导致的死亡率。大蒜辣素可明显延缓氯化钡诱导的糖尿病大鼠室性心律失常的发作,抑制 L 型钙通道电流和蛋白表达,增强内向整流钾通路电流和蛋白表达,从而缩短动作电位时程,使 RR 间期和

QT 间期恢复正常,发挥抗心律失常作用。大蒜抗心律失常的作用机制可能与抑制钙离子内流、促进钾离子外流有关。

8. 抗氧化　大蒜辣素通过与氧化型谷胱甘肽反应,降低细胞内氧化还原电位,清除氧自由基,维持细胞器及其机体的生物学功能。

9. 增强免疫　大蒜辣素可促进巨噬细胞产生 TNF-α 并调节细胞活动,诱导促炎性细胞因子和趋化因子的分泌,发挥免疫调节作用。蒜氨酸、大蒜多糖、大蒜提取物能使免疫抑制小鼠血液中的白细胞总数升高,增强单核巨噬细胞的功能,促进细胞因子 IL-2、TNF-α 和 IFN-γ 的释放,对免疫抑制小鼠免疫功能具有增强作用。

10. 抗肿瘤　大蒜辣素通过降低 Bax/Bcl-2 蛋白表达,抑制肝癌细胞、卵巢癌细胞、人乳腺癌细胞(Bcap-37)、胃腺癌 MGC-803 细胞的生长;通过促进 P21 基因表达,对 HeLa 宫颈癌细胞起抑制作用;通过抑制细胞周期蛋白 B、D、E,激活 NF-KB 信号通路,增强胱天蛋白酶(caspase)活性,诱导胃癌细胞、结肠癌细胞凋亡;通过显著降低 HIF-1α 蛋白水平,减少 Bcl-2、VEGF 的表达,抑制肾透明细胞癌生长。大蒜素对人舌鳞状细胞癌 CAL-27 细胞增殖有显著抑制作用,并降低细胞迁移。

此外,大蒜还具有降血糖、利尿、保护听力、保护脑血管、抗炎、止痒、抗血小板聚集、抗辐射等作用。

(三) 药动学研究

7.5mg/kg 单次剂量灌胃给药后,大蒜素在鲫鱼血浆中的药时关系符合一级吸收二室开放模型。每天 1 次,连续 3 天给药后,大蒜素的主要成分二烯丙基二硫醚在第 13 天时开始低于 10μg/kg,在第 15 天时开始低于 10μg/kg。

(四) 现代应用

1. 大蒜捣烂外敷用于治疗皮肤化脓性感染或神经性皮炎。
2. 大蒜素注射液用于治疗肺部真菌感染、隐球菌脑膜炎和白念珠菌血症。
3. 口服生大蒜用于治疗阿米巴痢疾、细菌性痢疾。
4. 大蒜素胶囊、大蒜素片、大蒜油软胶囊用于治疗高血脂、动脉粥样硬化。
5. 大蒜素注射液用于治疗肿瘤。

(五) 不良反应

局部应用有较强刺激性,可引起局部灼热、疼痛及发疱。生食时消化道也有明显刺激性。

三、蛇床子

蛇床子为伞形科植物蛇床 *Cnidium monnieri*(L.)Cuss. 的干燥成熟果实。夏、秋二季果实成熟时采收,除去杂质,晒干。主产于河北、山东、安徽、江苏、浙江等地。此外,广西、四川、陕西、山西亦产。

蛇床子性温,味辛、苦,有小毒,归肾经,具有燥湿祛风、杀虫止痒、温肾壮阳的功效,用于阴痒带下、湿疹瘙痒、湿痹腰痛、肾虚阳痿、宫冷不孕。

(一) 药效物质基础

蛇床子中含有香豆素类、挥发油类、黄酮类成分。

香豆素类成分是蛇床子中所含的主要成分,其中以简单香豆素与呋喃香豆素为主,如蛇床子素(osthole)、欧芹属素乙(ammidin)、异虎耳草素(isoimpinellin)、佛手柑内酯(bergapten)、花椒毒酚(xanthotoxol)、花椒毒素(xanthotoxin)等。

挥发油成分主要包括具有异戊二烯结构单元的萜烯类、萜酯类、萜醇类及醛类、烷烃类和一般酯类化合物,如左旋蒎烯(1S-alpha-Pinene)、莰烯(camphene)、异缬草酸龙脑酯(bornyl isovalarate)、乙酸龙脑酯(bornyl acetate)等。

黄酮类成分,分别为山奈酚(kaempferol)、山奈酚-3-O-β-D-葡萄糖苷(kaempferol-3-O-β-D-glucopyranoside)、槲皮素-3-O-β-D-葡萄糖苷(quercetin-3-O-β-D-glucopyranoside)、金丝桃苷(hyperoside)、芦丁(rutinum)、香叶木素(diosmetin)等。

(二)功效主治与主要药理作用及机制

1. 抑菌、止痒　蛇床子醇提物能显著抑制大肠杆菌生长。蛇床子甲醇提取物可抑制须发癣菌生长。花椒毒酚具有明显的抑制霉菌作用。蛇床子挥发油通过抗组胺和抑制肥大细胞脱颗粒而具有抗瘙痒作用。

2. 降低血压　蛇床子素可明显降低心肌肥厚大鼠血压;降低麻醉犬的收缩压、舒张压、平均血压,且随着剂量加大降压作用增强。

3. 抗心律失常　蛇床子总香豆素及花椒毒酚对氯仿诱发小鼠心室颤动、氯化钙诱发大鼠心室颤动、肾上腺素诱发家兔心律失常具有改善作用;花椒毒酚对蟾蜍离体坐骨神经动作电位的钠通道有一定阻断作用。蛇床子具有预防和治疗心律失常的双重作用,其主要机制可能与抑制钠离子、钙离子内流有关。

4. 抗心肌纤维化　蛇床子总香豆素能有效降低心肌梗死大鼠的心肌结构损伤,减少心肌纤维断裂,缩小瘢痕面积及降低纤维化,改善心肌线粒体形态,从而改善心肌梗死大鼠心肌结构和功能。蛇床子素可明显降低异丙肾上腺素诱导的小鼠心肌纤维化。

5. 抗脑缺血　蛇床子素可显著改善脑缺血再灌注损伤大鼠的神经功能评分,降低脑组织含水量,抑制 IL-1β 和 IL-8 产生,阻断中性粒细胞激活,抑制 MPO 活性,降低脑缺血再灌注后中性粒细胞在脑组织中的浸润和聚集,抑制局部脑组织炎症反应,保护缺血脑组织。蛇床子抗脑缺血的作用机制可能是通过抑制 IL-1β 和 IL-8 生成,抑制 NOS 活性、降低 NO 含量以及提高相应的酶活性而发挥的。

6. 镇静催眠　蛇床子醇提物可显著抑制小鼠自主活动和延长戊巴比妥钠催眠剂量睡眠时间,有较强的催眠作用。蛇床子总香豆素可以显著缩短失眠大鼠的入睡潜伏期,延长睡眠持续时间,其机制可能与提高失眠大鼠脑干 5-HT,降低 NE 和 DA 含量,改善睡眠-觉醒周期有关。

7. 改善学习记忆能力　蛇床子素可通过降低海马组织与血清中的 MDA 含量,增加 SOD 活性,减少海马组织神经细胞的损害,改善睡眠剥夺小鼠的记忆能力。蛇床子素可改善 Aβ$_{25-35}$ 诱导造成的大鼠海马 CA$_1$ 区神经元超微结构的病理损伤,缩短定向航行试验中的逃避潜伏期,延长在空间探索试验中的逃避潜伏期。蛇床子素可明显减轻脂多糖所致海马神经元的凋亡和坏死,减少 TNF-α、IL-1β、NOS2 及 COX-2 的 mRNA 表达,改善学习记忆能力。

8. 抗骨质疏松　蛇床子素具有明显的抗骨质疏松作用,能够有效地改善成骨细胞及破骨细胞的代谢水平,改善骨结构;对 RAW264.7 细胞系向破骨细胞分化有明显抑制作用,且浓度越高抑制作用越强;能够提高 OPG 基因敲除小鼠和去卵巢骨质疏松大鼠的腰椎骨小梁体积分数,增加骨小梁数目、厚度,降低骨小梁分离度。

9. 抗炎　蛇床子素和花椒毒酚可抑制小鼠耳廓肿胀、降低小鼠腹腔毛细血管通透性、抑制肉芽肿,并抑制大鼠足肿胀。蛇床子素可明显改善弗氏完全佐剂诱导的关节炎大鼠关节滑膜病变,改善足肿胀,降低血清中 TNF-α 和 IL-10 水平。

10. 抗肿瘤　蛇床子素对胆管癌 QBC939 细胞有明显增殖抑制作用,也可诱导其凋亡,其机制与上调 Fas 蛋白和 caspase-3 的表达有关。蛇床子素可显著抑制胃癌 N87 细胞的生长及促进其凋亡,引起胃癌 N87 细胞的 G$_2$/M 期阻滞。蛇床子素可明显下调骨肉瘤细胞中

Bcl-2 蛋白,上调 Bax 蛋白,且呈剂量依赖性。

蛇床子的抗肿瘤作用是相对较为广泛的,其主要成分是蛇床子素,对多种癌细胞有抗侵袭和促进凋亡作用。并不局限于某一种肿瘤的治疗,这也是其在肿瘤治疗方面应用的优势之一,其主要机制可能在于促进相应癌细胞的凋亡。

此外,蛇床子还具有保肝、降血脂、抗氧化、调节免疫、抗凝血、抗生育、舒张支气管、祛痰等作用。

(三) 药动学研究

大鼠尾静脉注射蛇床子素,发现蛇床子素在大鼠体内符合二室模型分布,$t_{1/2}$ 为 123.49 分钟。蛇床子素可在唾液、腮腺、颌下腺中检测发现。

家兔腹腔注射蛇床子素的时量曲线属一室模型,静脉注射的时量曲线属二室模型。蛇床子素血浆蛋白结合率为 76%。

(四) 现代应用

1. 蛇床子配伍苦参等,水煎液先熏后洗,用于治疗滴虫、念珠菌性阴道瘙痒。

2. 蛇床子配伍密陀僧、白矾、大黄等,外敷,用于治疗湿疹。

3. 蛇床子配伍黄柏、防风等,水煎液浸泡患足,用于治疗足癣。

(五) 不良反应

使用蛇床子及复方蛇床子制剂(含蛇床子挥发油)过量,可出现头晕、心悸、出汗、胸闷、口舌发麻、恶心等不良反应。

学习小结

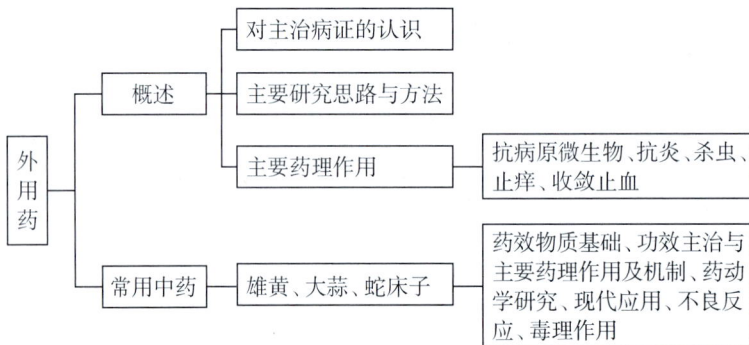

(刘　明)

复习思考题

1. 外用药按照功效分类有哪几类?

2. 外用药的主要药理作用有哪些?

3. 简述雄黄的主要药理作用。

4. 简述大蒜的主要药理作用。

5. 简述蛇床子的主要药理作用。

◆◆◆ 参 考 文 献 ◆◆◆

[1] 李芸,苗小楼,吴平安,等.大黄不同品种不同产地加工品的蒽醌含量比较[J].药物分析杂志,2012,32(12):2257-2261.

[2] 陆茵,王爱云,韦忠红,等.基于"整体观"探讨中药的研究思维和方法[J].世界科学技术:中医药现代化,2019,21(1):1-7.

[3] 杨超,唐洁,熊苏慧,等.中药材挥发油类抗肿瘤活性研究进展[J].中南药学,2017,15(9):1190-1194.

[4] P. Ferreira,T. Cardoso,F. Ferreira,et al. Mentha piperita essential oil induces apoptosis in yeast associated with both cytosolic and mitochondrial ROS-mediated damage[J]. Fems Yeast Research,2014,14(7):1006-1014.

[5] 詹志来,胡峻,刘谈,等.紫草化学成分与药理活性研究进展[J].中国中药杂志,2015,40(21):4127-4135.

[6] Lu L,Qin A,Huang H,et al. Shikonin extracted from medicinal Chinese herbs exerts anti-inflammatory effect via proteasome inhibition[J]. Eur J Pharmacol,2011,658(2-3):242-247.

[7] Seo EJ,Wiench B,Hamm R,et al. Cytotoxicity of natural products and derivatives toward MCF-7 cell monolayers and cancer stem-like mammospheres[J]. Phytomedicine,2015,22(4):438-443.

[8] Gong K,Zhang Z,Chen Y,et al. Extracellular signal-regulated kinase,receptor interacting protein,and reactive oxygen species regulate shikonin-induced autophagy in human hepatocellular carcinoma[J]. European Journal of Pharmacology,2014,738(5):142-152.

[9] 陆茵.血管生成研究方法与技术[M].北京:人民卫生出版社,2014.

[10] Wang H,Wu C,Wan S,et al. Shikonin attenuates lung cancer cell adhesion to extracellular matrix and metastasis by inhibiting integrin β_1 expression and the ERK1/2 signaling pathway[J]. Toxicology,2013,308:104-112.

[11] Chen Y,Zheng L,Liu J,et al. Shikonin inhibits prostate cancer cells metastasis by reducing matrix metalloproteinase-2/-9 expression via AKT/mTOR and ROS/ERK1/2 pathways[J]. International Immunopharmacology,2014,21(2):447-455.

[12] Wang Y,Zhou Y,Jia G,et al. Shikonin suppresses tumor growth and synergizes with gemcitabine in a pancreatic cancer xenograft model:Involvement of NF-κB signaling pathway[J]. Biochemical Pharmacology,2014,88(3):322.

[13] Chen J,Xie J,Jiang Z,et al. Shikonin and its analogs inhibit cancer cell glycolysis by targeting tumor pyruvate kinase-M2[J]. Oncogene,2011,30(42):4297-4306.

[14] Li W,Liu J,Zhao Y. PKM2 inhibitor shikonin suppresses TPA-induced mitochondrial malfunction and proliferation of skin epidermal JB6 cells[J]. Molecular Carcinogenesis,2014,53(5):403-412.

[15] 孔令义.天然药物化学[M].2版.北京:中国医药科技出版社,2015:424-428.

[16] 邢宇,刘鑫,林园,等.小檗碱药理作用及其临床应用研究进展[J].中国药理学与毒理学杂志,2017,31(6):491-502.

[17] Shuang P,Nan H,Wen L,et al. Andrographolide sulfonate ameliorates lipopolysaccharide-induced acute lung injury in mice by down-regulating MAPK and NF-κB pathways[J]. Acta Pharmaceutica Sinica B,2016,6(3):205-211.

[18] Guo W,Sun Y,Liu W,et al. Small molecule-driven mitophagy-mediated NLRP3 inflammasome inhibition is responsible for the prevention of colitis-associated cancer[J]. Autophagy,2014,10(6):972-85.

[19] Shao F,Tao T,Yang T,et al. Andrographolide alleviates imiquimod-induced psoriasis in mice via inducing autophagic proteolysis of MyD88[J]. Biochemical Pharmacology,2016,115:94-103.

[20] Xu F,Li Y,Li S,et al. Complete Freund's adjuvant (CFA) induced acute inflammatory pain could be attenuated by

Triptolide via inhibiting spinal glia activation in rats[J]. Journal of Surgical Research,2014,188(1):174-182.

[21] Chen W,Liu L,Luo Y,et al. Cryptotanshinone activates p38/JNK and inhibits Erk1/2 leading to caspase-independent cell death in tumor cells[J]. Cancer Prev Res (Phila),2012,5(5):778-787.

[22] 聂安政,林志健,王雨,等.秦艽化学成分及药理作用研究进展[J].中草药,2017,48(3):597-608.

[23] 韦忠红,余苏云,陈文星,等.微量中药成分的起效机制研究不容忽视——"遗传协同致死"模式有助于发现并阐释中药显效物质基础及起效机制[J].世界科学技术:中医药现代化,2017,19(9):1424-1429.

[24] 连大卫,许艺飞,任文康,等.广藿香醇抑制幽门螺杆菌脲酶活性及其机制[J].中国中药杂志,2017,42(3):562-566.

[25] Cheng J,Dong S,Yi L,et al. Magnolol abrogates chronic mild stress-induced depressive-like behaviors by inhibiting neuroinflammation and oxidative stress in the prefrontal cortex of mice[J]. Int Immunopharmacol,2018,59:61-67.

[26] Xue XH,Zhou XM,Wei W,et al. Alisol A 24-acetate,a triterpenoid derived from alisma orientale,inhibits ox-LDL-induced phenotypic transformation and migration of rat vascular smooth muscle cells through suppressing ERK1/2 signaling[J]. J Vasc Res,2016,53(5-6):291-300.

[27] Meng Q,Duan XP,Wang CY,et al. Alisol B 23-acetate protects against non-alcoholic steatohepatitis in mice via farnesoid X receptor activation[J]. Acta Pharmacol Sin,2017,38(1):69-79.

[28] Bi X,Wang P,Ma Q,et al. Anti-inflammatory activities and liver protection of alisol F and 25-anhydroalisol F through the inhibition of MAPK,STAT3,and NF-κB activation in vitro and in vivo[J]. Molecules,2017,22(6):951.

[29] Tsui KH,Chang YL,Yang PS,et al. The inhibitory effects of capillarisin on cell proliferation and invasion of prostate carcinoma cells[J]. Cell Prolif,2018,51(2):e12429.

[30] 苏明媛,牛江龙,李林,等.川陈皮素的体外抑癌活性及其机制研究[J].中成药,2011,33(9):1479-1483.

[31] Wen L,Guo X,Liu RH,et al. Phenolic contents and cellular antioxidant activity of Chinese hawthorn "Crataegus pinnatifida"[J]. Food Chem,2015,186:54-62.

[32] Huang XX,Ming Bai,Le Zhou,et al. Food byproducts as a new and cheap source of bioactive compounds:lignans with antioxidant and anti-inflammatory properties from crataegus pinnatifida seeds[J]. J Agric Food Chem,2015,63(32):7252-7260.

[33] Zhu RG,Sun YD,Li TP,et al. Comparative effects of hawthorn (Crataegu spinnatifida Bunge) pectin and pectin hydrolyzates on the cholesterol homeostasis of hamsters fed high-cholesterol diets[J]. Chem Biol Interact,2015,238:42-47.

[34] 孔雪云,陈琦,吴祥,等.中西药联用相互作用研究进展[J].南京中医药大学学报,2018,34(1):5-10.

[35] 王爱云,韦忠红,余苏云,等.基于血管新生探讨活血化瘀中药对肿瘤转移的影响[J].世界科学技术:中医药现代化,2019,21(9):1884-1888.

[36] Xu D,Huang P,Yu Z,et al. Efficacy and safety of panax notoginseng saponin therapy for acute intracerebral hemorrhage,meta-analysis,and mini review of potential mechanisms of action[J]. Front Neurol,2014,5:274.

[37] Li H,Qiang L,Zhang C,et al. Publication trends in studies examining radix notoginseng as a treatment for ischemic brain injury[J]. Neural Regen Res,2014,9(17):1635-1642.

[38] Pan C,Liu N,Zhang P,et al. EGb761 Ameliorates neuronal apoptosis and promotes angiogenesis in experimental intracerebral hemorrhage via RSK1/GSK3beta pathway[J]. Mol Neurobiol,2018,55(2):1556-1567.

[39] Li X,Huang L,Liu G,et al. Ginkgo diterpene lactones inhibit cerebral ischemia/reperfusion induced inflammatory response in astrocytes via TLR4/NF-κB pathway in rats[J]. J Ethnopharmacol,2020,249:112365.

[40] Song W,Zhao J,Yan XS,et al. Mechanisms associated with protective effects of ginkgo biloba leaf extracton in rat cerebral ischemia reperfusion injury[J]. J Toxicol Environ Health A,2019,82(19):1045-1051.

[41] Zhang G,Zhang T,Wu L,et al. Neuroprotective effect and mechanism of action of tetramethylpyrazine nitrone for ischemic stroke therapy[J]. Neuromolecular Med,2018,20(1):97-111.

[42] Zhang H,Tang W,Wang S,et al. Tetramethylpyrazine inhibits platelet adhesion and inflammatory response in vascular endothelial cells by inhibiting P38 MAPK and NF-κB signaling pathways[J]. Inflammation,2020,43(1):286-297.

[43] Chang CY,Kao TK,Chen WY,et al. Tetramethylpyrazine inhibits neutrophil activation following permanent cerebral ischemia in rats[J]. Biochem Biophys Res Commun,2015,463(3):421-427.

[44] Kao TK,Chang CY,Ou YC,et al. Tetramethylpyrazine reduces cellular inflammatory response following permanent focal

cerebral ischemia in rats[J]. Exp Neurol,2013,247:188-201.

[45] Li L,Chu L,Ren C,et al. Enhanced migration of bone marrow-derived mesenchymal stem cells with tetramethylpyrazine and its synergistic effect on angiogenesis and neurogenesis after cerebral ischemia in rats[J]. Stem Cells Dev,2019,28 (13):871-881.

[46] Kong X,Zhong M,Su X,et al. Tetramethylpyrazine promotes migration of neural precursor cells via activating the phosphatidylinositol 3-kinase pathway[J]. Mol Neurobiol,2016,53(9):6526-6539.

[47] 杨开令,周颖,闫福曼,等.补阳还五汤对脑缺血再灌注大鼠恢复期突触可塑性的影响[J].中国实验方剂学杂志,2020,26(1):43-49.

[48] 肖美凤,刘金玲,杨岩涛,等.补阳还五汤的研究现状及其新药创制关键技术[J].中草药,2018,49(7):1688-1694.

[49] 牛雯颖,袁茵,邓思瑶,等.补阳还五汤对气虚血瘀模型大鼠血小板生物学指标的影响[J].中华中医药杂志,2019,34(7):3261-3265.

[50] 吴玉芙,刘晓红,郭伟成,等.补阳还五汤对气虚血瘀型脑梗死患者脑血管储备功能的影响[J].中国实验方剂学杂志,2017,23(12):162-167.

[51] Chang IA,Lim HD,Kim KJ,et al. Enhanced axonal regeneration of the injured sciatic nerve by administration of Buyang Huanwu decoction[J]. J Ethnopharmacol,2016,194:626-634.

[52] Jin C,Cho SY,Park SU,et al. Buyang Huanwu Tang(Boyang Hwano Tang) for the treatment of post-stroke fatigue:Protocol for a systematic review of randomized controlled trials[J]. Medicine(Baltimore),2019,98(37):e17116.

[53] Dou B,Zhou W,Li S,et al. Buyang Huanwu decoction attenuates infiltration of natural killer cells and protects against ischemic brain injury[J]. Cell Physiol Biochem,2018,50(4):1286-1300.

[54] Manzhong Li,Yi Zhang,Haiyan Zou,et al. Investigation of Ginkgo biloba extract(EGb 761) promotes neurovascular restoration and axonal remodeling after embolic stroke in rat using magnetic resonance imaging and histopathological analysis[J]. Biomedicine Pharmacotherapy,2018,103:989-1001.

[55] 罗燕平,张红,胡晗绯,等.银杏二萜内酯葡胺注射液对大鼠局灶性脑缺血的保护作用[J].中国中药杂志,2017,42(24):4733-4737.

[56] 张雯,宋俊科,何国荣,等.银杏二萜内酯对缺血/再灌注大鼠脑组织中神经递质的影响[J].中国药理学通报,2016,32(12):1648-1656.

[57] 周莉,高颖,赖新星,等.银杏二萜内酯葡胺注射液用于6 300例缺血性脑卒中患者的上市后临床安全性再评价研究[J].中国中药杂志,2017,42(24):4744-4749.

[58] 何国林,王羚郦,李远彬,等.蒲黄的抗血栓有效部位筛选[J].中国实验方剂学杂志,2014,20(10):138-141.

[59] 张磊,杨薇,吴诗惠,等.不同产地丹参所组成的复方丹参影响大鼠血液流变及血栓形成的比较研究[J].中药药理与临床,2014,30(2):104-107.

[60] Zhijie Zhu,Yang Zhao,Junbo Li,et al. Cryptotanshinone,a novel tumor angiogenesis inhibitor,destabilizes tumor necrosis factor-α mRNA via decreasing nuclear-cytoplasmic translocation of RNA-binding protein HuR[J]. Molecular Carcinogenesis,2016,55(10):1399-1410.

[61] 齐田田,包怡敏,刘爱华.丹参水溶性成分抗心肌缺血再灌注的研究进展[J].中国实验方剂学杂志,2017,23(24):217-223.

[62] 袁海建,印文静,安益强,等.比较丹参两种水溶性成分对谷氨酸诱导PC12细胞兴奋毒的保护作用[J].中国实验方剂学杂志,2016,22(11):148-151.

[63] 袁媛,吴芹,石京山,等.丹参及其主要成分保肝作用的研究进展[J].中国中药杂志,2015,40(4):588-593.

[64] 林梦雅,张玉萍,李雅,等.基于灰色关联度分析的丹参提取物抗炎作用谱效关系研究[J].中草药,2017,48(16):3447-3452.

[65] 韩炜.川芎的化学成分与药理作用研究进展[J].中国现代中药,2017,19(9):1341-1349.

[66] 杜旌畅,谢晓芳,熊亮,等.川芎挥发油的化学成分与药理活性研究进展[J].中国中药杂志,2016,41(23):4328-4333.

[67] 何谨,龚云鹏,王博龙,等.川芎嗪注射液与阿司匹林和氯吡格雷联用抗家兔血栓形成的作用[J].中国临床药理学杂志,2017(7):612-615.

［68］ Gang Wang，Guoliang Dai，Jie Song，et al. Lactone component from ligusticum chuanxiong alleviates myocardial ischemia injury through inhibiting autophagy［J］. Front Pharmacol，2018，9：301.

［69］ Xu Zhang，Bing Han，Zi-Ming Feng，et al. Ferulic acid derivatives from Ligusticum chuanxiong［J］. Fitoterapia，2018，125：147-154.

［70］ 周惠芬，何昱，张宇燕，等.川芎和黄芪有效部位组合给药后川芎嗪在脑缺血再灌注大鼠体内的 PK-PD 结合研究［J］.中草药，2016，47(19)：3463-3468.

［71］ 彭婉，马骁，王建，等.麦冬化学成分及药理作用研究进展［J］.中草药，2018，49(2)：477-488.

［72］ 秦亚东，王义祁，汪荣斌，等.不同产地五味子类药材质量特征分析［J］.中药材，2014，37(2)：210-214.

［73］ Mayumi T，Okamoto K，Takada T，et al. Tokyo Guidelines 2018：management bundles for acute cholangitis and cholecystitis［J］ Hepatobiliary Pancreat Sci，2018，25(1)：96-100.

［74］ Jianlei Zhao，Wenfu Tang，Jia Wang，et al. Pharmacokinetic and pharmacodynamic studies of four major phytochemical components of Da-Cheng-Qi decoction to treat acute pancreatitis［J］. Journal of Pharmacological Sciences，2013，122(2)：118-127.

［75］ Makharia GK，Garg PK，Tandon RK. Acute pancreatitis associated with acute hepatitis E infection［J］. Trop Gastroenterol，2019，24(4)：200-201.

［76］ Elizabeth Thursby，Nathalie Juge. Introduction to the human gut microbiota［J］. Biochemical Journal，2017，474(11)：1823-1836.

［77］ 罗学文，曾玉群，王仕琦，等.大黄颗粒对慢性肾脏病大鼠肠道微生态的影响［J］.北京中医药大学学报，2020，43(8)：668-674.

［78］ Hong-Xin Cui，Ling-Shuai Zhang，Yang Luo，et al. A purified anthraquinone-glycoside preparation from rhubarb ameliorates type 2 diabetes mellitus by modulating the gut microbiota and reducing inflammation［J］. Frontiers in Pharmacology，2019，10：1423.

［79］ 孟醒，熊兴江.初发高血压病、青年高血压病的中医认识及天麻钩藤饮的临床治疗体会［J］.中国中药杂志，2020，45(12)：2752-2759.

［80］ Gan R，Dong G，Yu J，et al. Protective effects of isorhynchophylline on cardiac arrhythmias in rats and guinea pigs［J］. Planta Med，2011，77(13)：1477-1481.

［81］ Liu S，Cheng Y，Rao M，et al. Muscone induces CYP1A2 and CYP3A4 enzyme expression in L02 human liver cells and CYP1A2 and CYP3A11 enzyme expression in Kunming mice［J］. Pharmacology，2017，99(5-6)：205-215.

［82］ Wei G，Chen DF，Lai XP，et al. Muscone exerts neuroprotection in an experimental model of stroke via inhibition of the fas pathway［J］. Nat Prod Commun，2012，7(8)：1069-1074.

［83］ Chen ZX，Xu QQ，Shan CS，et al. Borneol for regulating the permeability of the blood-brain barrier in experimental ischemic stroke：preclinical evidence and possible mechanism［J］. Oxid Med Cell Longev，2019，2019：2936737.

［84］ 汪宏锦，吴俊杰，薛强.冰片对血脑屏障通透性的双向调节作用影响因素及机制探讨［J］.中国中药杂志，2017，42(11)：2200-2207.

［85］ Dong T，Chen N，Ma X，et al. The protective roles of L-borneolum，D-borneolum and synthetic borneol in cerebral ischaemia via modulation of the neurovascular unit［J］. Biomed Pharmacother，2018，102：874-883.

［86］ Pan Y，Shi J，Ni W，et al. Cryptotanshinone inhibition of mammalian target of rapamycin pathway is dependent on oestrogen receptor alpha in breast cancer［J］. J Cell Mol Med，2017，21(9)：2129-2139.

［87］ Paterniti I，Impellizzeri D，Cordaro M，et al. The anti-inflammatory and antioxidant potential of pistachios (*Pistacia vera* L.) in vitro and in vivo［J］. Nutrients，2017，9(8)：915.

［88］ 丁美红，宁玉梅，王林燕，等.黄连总生物碱有效性和安全性的初步评价［J］.中成药，2018，40(6)：1380-1384.

［89］ Efferth T. Beyond malaria：The inhibition of viruses by artemisinin-type compounds［J］. Biotechnol Adv，2018，36(6)：1730-1737.

［90］ 李兰芳，郭淑英，张畅斌.青蒿有效部位及其成分的解热作用研究［J］.中国实验方剂学杂志，2009，15(12)：65-67.

［91］ 李海波，秦大鹏，葛雯.青蒿化学成分及药理作用研究进展［J］.中草药，2019，50(14)：3461-3470.

［92］ 舒贝，马行一.青蒿素及其衍生物的免疫调节作用［J］.中国中西医结合肾病杂志，2005，6(3)：176-178.

［93］ Yang SX,Xie SS,Gao HL. Artemisinin and its derivatives enhance T lymphocyte-mediated immune responses in normal mice and accelerate immunoreconstitution of mice with syngeneic bone marrow transplantation［J］. Clin Immunol Immunopathol,1993,69(2):143-148.

［94］ 贾强,白杨,马燕,等. 枳壳和枳实化学成分的 HPLC-ESI-MS 分析［J］. 中草药,2005,36(2):169-17.

［95］ 王文凤,刘富林,夏旭婷,等. 枳术丸对脾虚证慢传输型便秘小鼠结肠 PI3K、AKT 表达的影响［J］. 中华中医药杂志,2020,35(6):2824-2828.

［96］ 冯晓异,何朋伦,赵微,等. 三七总皂苷对非酒精性脂肪肝大鼠的改善作用及对 NO/iNOS/NF-κB 通路的影响［J］. 中成药,2021,43(1):50-55.

［97］ 程玥,丁泽贤,张越,等. 茯苓多糖及其衍生物的化学结构与药理作用研究进展［J］. 中国中药杂志,2020,45(18):4332-4340.

［98］ 吴君,侯雪楠,韩芸,等. 五苓散对高血压大鼠 AVPR-V2、AQP2 mRNA 及蛋白表达的影响［J］. 中药材,2020,43(4):981-983.

［99］ Wenting Wang,Lin Yang,Lei Song,et al. Combination of Panax notoginseng saponins and aspirin potentiates platelet inhibition with alleviated gastric injury via modulating arachidonic acid metabolism［J］. Biomed Pharmacother,2021,134:111165.

［100］ Ming-ming Wang,Mei Xue,Yong-gang Xu,et al. Panax notoginseng saponin is superior to aspirin in inhibiting platelet adhesion to injured endothelial cells through COX pathway in vitro［J］. Thrombosis Research,2016,141(5):146-152.

附录1 缩略词表

缩略词	英文名	中文名
5-HETE	5-hydroxytetracosatetraenoic acid	5-羟基二十四碳四烯酸
5-HT	5-hydroxytryptamine	5-羟色胺
Aβ	amyloid β-protein	β淀粉样蛋白
AA	arachidonic acid	花生四烯酸
ACh	acetylcholine	乙酰胆碱
AD	Alzheimer disease	阿尔茨海默病
Ad7	adenovirus type 7	腺病毒7型
ADP	adenosine diphosphate	腺苷二磷酸
AMP	adenosine monophosphate	腺苷一磷酸
AP-1	activator protein 1	激活蛋白-1
ApoA5	apolipoprotein A5	载脂蛋白A5
ARE	antioxidant response element	抗氧化响应元件
ASA	active systemic anaphylaxis	全身主动过敏试验
AT	antithrombin	抗凝血酶
ATP	adenosine triphosphate	腺苷三磷酸
AUC	area under the curve	曲线下面积
Bax	Bcl-2 associated X protein	Bcl-2相关X蛋白
BCG	Bacillus Calmette-Guérin	卡介苗
Bcl-2	B cell lymphoma/leukemia-2	B细胞淋巴瘤/白血病-2
BCRP	breast cancer resistance protein	乳腺癌耐药蛋白
BDNF	brain-derived neurotrophic factor	脑源性神经营养因子
CAM	chorioallantoic membrane	尿囊绒膜
CaMK	Ca^{2+}/calmodulin-dependent protein kinase	Ca^{2+}-钙调蛋白依赖性蛋白激酶
cAMP	cyclic adenosine monophosphate	环磷酸腺苷
CaN	calcineurin	钙调磷酸酶
CAT	catalase	过氧化氢酶
CCR5	chemokine receptor 5	趋化因子受体5
CD18	cell surface antigen 18	细胞表面抗原18

续表

缩略词	英文名	中文名
CDK	cyclin-dependent kinase	周期蛋白依赖性激酶
cGMP	cyclic guanosine monophosphate	环磷酸鸟苷
CK	creatine kinase	肌酸激酶
ConA	concanavalin	伴刀豆球蛋白
CORT	corticosterone	皮质酮
COX-2	cyclooxygenase-2	环氧合酶-2
CVB3	Coxsackie virus B3	柯萨奇病毒 B3 型
DA	dopamine	多巴胺
DC	dendritic cell	树突状细胞
DENV2	dengue virus type 2	2 型登革病毒
DIC	disseminated intravascular coagulation	弥散性血管内凝血
EOS	eosinophil	嗜酸性粒细胞
ERK	extracellular signal-regulated kinase	胞外信号调节激酶
GABA	γ-aminobutyric acid	γ-氨基丁酸
GLUT1	glucose transporter 1	葡萄糖转运蛋白 1
GOT/AST	glutamic-oxaloacetic transaminase/aspartate aminotransferase	谷草转氨酶/天冬氨酸转氨酶
GPT/ALT	glutamic-pyruvic transaminase/alanine aminotransferase	谷丙转氨酶/丙氨酸转氨酶
GSK-3	glycogen synthase kinase-3	糖原合成酶激酶-3
HDL	high-density lipoprotein	高密度脂蛋白
HIV	human immunodeficiency virus	人类免疫缺陷病毒
HIV-RT	HIV reverse transcriptase	HIV 逆转录酶
HMG-CoA	β-hydroxy-β-methylglutaryl-CoA	β-羟基-β-甲戊二酸单酰辅酶 A
HO-1	heme oxygenase-1	血红素加氧酶-1
HPA	hypothalamic-pituitary-adrenal axis	下丘脑-垂体-肾上腺轴
HSC	hepatic stellate cell	肝星状细胞
HSV	herpes simplex virus	单纯疱疹病毒
IAP	inhibitor of apoptosis protein	凋亡抑制蛋白
IAV	influenza A virus	甲型流感病毒
ICAM-1	intercellular adhesion molecule-1	细胞间黏附分子-1
ICVD	ischemic cerebral vascular disease	缺血性脑血管病
IL-1β	interleukin-1β	白介素-1β
IL-2	interleukin-2	白介素-2
IL-6	interleukin-6	白介素-6
iNOS	inducible nitric oxide synthase	诱生型一氧化氮合酶
JNK	c-Jun N-terminal kinase	c-Jun 氨基端激酶
LAK	lymphokine activated killer cell	淋巴因子激活的杀伤细胞

续表

缩略词	英文名	中文名
LD_{50}	half lethal dose	半致死量
LDL	low density lipoprotein	低密度脂蛋白
LPS	lipopolysaccharide	脂多糖
MAPK	mitogen-activated protein kinase	丝裂原活化蛋白激酶
MAVS	mitochondrial antiviral signaling	线粒体抗病毒信号
MC	mast cell	肥大细胞
MCP-1	monocyte chemotactic protein-1	单核细胞趋化蛋白-1
MDA	malondialdehyde	丙二醛
MHC	major histocompatibility complex	主要组织相容性复合体
MLR	mixed lymphocyte reaction	混合淋巴细胞反应
MRP2	multidrug resistance-associated protein 2	多药耐药相关蛋白 2
NA/NE	noradrenaline/norepinephrine	去甲肾上腺素
NF-κB	nuclear factor-κB	核因子 κB
NKC	natural killer cell	自然杀伤细胞
NMDA	N-methyl-D-aspartate	N-甲基-D-天冬氨酸
NO	nitric oxide	一氧化氮
Nrf2	nuclear factor-erythroid 2-related factor 2	核因子 E2 相关因子 2
OCT1	organic cation transporter 1	有机阳离子转运体 1
PAF	platelet activating factor	血小板活化因子
PC-Ⅲ	procollagen Ⅲ	Ⅲ型前胶原
PfATP6	Plasmodium falciparum calcium ATPase 6	恶性疟原虫钙 ATP 蛋白 6
PGE_2	prostaglandin E_2	前列腺素 E_2
PHA	phytohemagglutinin	植物凝集素
PKA	protein kinase A	蛋白激酶 A
PKC	protein kinase C	蛋白激酶 C
PLA_2	phospholipase A_2	磷脂酶 A_2
PMN	polymorphonuclear neutrophils	多形核嗜中性粒细胞
PPARγ	peroxisome proliferator-activated receptor γ	过氧化物酶体增殖物激活受体
ROS	reactive oxygen species	活性氧
SAP	severe acute pancreatitis	重症急性胰腺炎
SDF-1	stromal cell derived factor-1	基质细胞衍生因子-1
SIRT	silent information regulator	沉默信息调节因子
SOD	superoxide dismutase	超氧化物歧化酶
STAT	signal transducer and activator of transcription	信号转导及转录激活蛋白
$t_{1/2}$	elimination half-life	半衰期
t_{max}	peak time	达峰时间

缩略词	英文名	中文名
TAK1	transforming growth factor beta-activated kinase 1	转化生长因子激酶 1
TC	total cholesterol	总胆固醇
TG	triglyceride	甘油三酯
TGF-β_1	transforming growth factor-β_1	转化生长因子-β_1
TLR4	toll-like receptor 4	Toll 样受体 4
TNF-α	tumor necrosis factor-α	肿瘤坏死因子-α
VEGF	vascular endothelial growth factor	血管内皮生长因子
vWF	von Willebrand factor	血管性血友病因子

分类	数据库	英文名称	描述	网址
文献数据库	PubMed	PubMed	提供生物医学方面的论文搜寻以及摘要	https://pubmed.ncbi.nlm.nih.gov/
	CNKI	China National Knowledge Infrastructure	提供中国学术文献、外文文献、学位论文、报纸、会议、年鉴、工具书等各类资源	https://www.cnki.net/
医学信息标准数据库	UMLS	Unified Medical Language System	提供生物医学词汇中的概念术语，以及这些概念之间的关系	https://www.nlm.nih.gov/research/umls/index.html
	MeSH	Medical Subject Headings	提供生物医学术语的标准化描述	https://www.nlm.nih.gov/mesh/meshhome.html
	HPO	Human Phenotype Ontology	提供人类疾病中用于描述表型异常的标准词汇	https://hpo.jax.org/app/
蛋白质相互作用数据库	HPRD	Human Protein Reference Database	收集文献中手工提取的人类蛋白质相互作用数据	http://www.hprd.org/
	STRING	Search Tool for the Retrieval of Interacting Genes	收集已知和预测的蛋白质相互作用	https://www.string-db.org/
疾病-基因信息数据库	OMIM	Online Mendelian Inheritance in Man	收集人类基因和遗传性疾病表型信息	https://omim.org/
	CTD	The Comparative Toxicogenomics Database	收集化合物-基因/蛋白质相互作用、化合物-疾病关联、基因-疾病关联等信息	http://ctdbase.org/
中药和方剂数据库	中药与化学成分数据库	无	收集疾病用药-中药药材-化合物性质的多层次信息	http://www.chemcpd.csdb.cn/cmpref/main/tcm_introduce.asp
	中国中医药数据库	Traditional Chinese Medicine Database System	收集中医药期刊文献、中药、方剂等信息	http://cintmed.cintcm.com/cintmed/main.html
	TCM-ID	Traditional Chinese Medicine Information Database	收集中药方剂、中药及其成分的功能和应用等信息	http://bidd.nus.edu.sg/group/TCMsite/Default.aspx
药物和化合物数据库	DrugBank	DrugBank	收集药物靶标和药理等信息	https://go.drugbank.com/
	STITCH	Search Tool for Interactions of Chemicals	收集化合物与蛋白质相互作用信息	http://stitch.embl.de/
	ChEMBL	ChEMBL	收集化合物靶标及生物活性信息	https://www.ebi.ac.uk/chembl/
	PubChem	PubChem	收集化合物生物活性信息	https://pubchem.ncbi.nlm.nih.gov/

续表

分类	数据库	英文名称	描述	网址
基因功能和通路注释数据库	KEGG	Kyoto Encyclopedia of Genes and Genomes	一个综合的数据库，提供基因组、化学和系统功能等信息	https://www. genome. jp/kegg/
	GO	Gene Ontology	提供基因及基因产物的标准词汇体系	http://geneontology.org/
组学数据库	GEO	Gene Expression Omnibus	提供公共基因表达数据	https://www.ncbi.nlm.nih.gov/geo/
	TCGA	The Cancer Genome Atlas	提供大量癌症基因组测序数据	https://www.genome.gov/Funded-Programs-Projects/Cancer-Genome-Atlas

附录3 生物网络构建与分析的生物信息学与计算生物学工具

分类	名称	英文全称	描述	网址
基因富集分析工具	DAVID	The Database for Annotation, Visualization and Integrated Discovery	整合生物学数据和分析工具，提供系统综合的生物功能注释信息	https://david.ncifcrf.gov/
	GSEA	Gene Set Enrichment Analysis	基于样本随机置换检验的基因集分析方法，该方法考虑到每个基因的表达水平或表达差异值等信息	http://www. gsea-msigdb. org/gsea/index.jsp
分子对接软件	AutoDock	AutoDock	一种自动对接的开源软件，用于预测小分子（如底物或候选药物）如何与已知3D结构的受体结合	http://autodock.scripps.edu/
	DOCK	DOCK	用于模拟分子对接的开源软件	http://dock.compbio.ucsf.edu
网络可视化工具	Cytoscape	Cytoscape	图形化显示网络并进行分析和编辑的工具	https://cytoscape.org/

附录4 常用的中药网络药理学研究工具

方法名	英文全称	描述
CIPHER	Correlating Protein Interaction network and PHEnotype network to Redict disease genes	基于网络的疾病基因预测
DIAMOnD	Disease Module Detection	基于已知致病基因模块的疾病基因预测
drugCIPHER	drugCIPHER	基于网络的药物靶标和功能预测
NBI	Network-Based Inference	基于网络的药物靶标预测
SITAR	Similarity-based Inference of Drug-TARgets	基于相似性预测药物靶标
SEA	Similarity Ensemble Approach	以化学结构为核心比较靶标相似性的方法
RACS	Ranking-system of Anti-Cancer Synergy	协同抗癌药物组合的高效筛选方法
NIMS	Network Target Based Identification of Multicomponent Synergy	基于网络靶标的多成分协同作用和药物组合预测
DMIM	Distance-based Mutual Information Model	中药方剂的药物网络构建方法

复习思考题
答案要点

模拟试卷